出入境检验检疫行业标准汇编

化工品、矿产品及金属材料卷

矿产品

国家认证认可监督管理委员会　编

中国质检出版社
中国标准出版社

北　京

图书在版编目(CIP)数据

出入境检验检疫行业标准汇编. 化工品、矿产品及金属材料卷. 矿产品/国家认证认可监督管理委员会编. —北京:中国标准出版社,2012
ISBN 978-7-5066-6700-5

Ⅰ.①出… Ⅱ.①国… Ⅲ.①国境检疫:卫生检疫-行业标准-汇编-中国②矿产-工业产品-国境检疫-行业标准-汇编-中国 Ⅳ.①R185.3-65②P61-65

中国版本图书馆 CIP 数据核字(2012)第 020323 号

中国质检出版社
中国标准出版社 出版发行
北京市朝阳区和平里西街甲 2 号(100013)
北京市西城区三里河北街 16 号(100045)
网址:www.spc.net.cn
总编室:(010)64275323 发行中心:(010)51780235
读者服务部:(010)68523946
中国标准出版社秦皇岛印刷厂印刷
各地新华书店经销

*

开本 880×1230 1/16 印张 51.5 字数 1 400 千字
2012 年 6 月第一版 2012 年 6 月第一次印刷

*

定价 236.00 元

《出入境检验检疫行业标准汇编》

总 编 委 会

《出入境检验检疫行业标准汇编　化工品、矿产品及金属材料卷》

编　委　会

序

检验检疫标准化工作始于上世纪二十年代末，由于进出口贸易的需要，品质检验机构开始制定部分商品的品质和检测方法标准。新中国成立后，为促进和规范我国商品进出口工作，国家规定进出口商品检验部门可制定外贸标准。1992年，为配合《中华人民共和国标准化法》的实施，进出口商品检验部门将原外贸标准和专业标准调整为进出口商品检验行业标准，代号SN。1998年，原国家进出口商品检验局、动植物检疫局和卫生检疫局"三检"合并，进出口商品检验行业标准随之更名为检验检疫行业标准。2001年底，国家质量监督检验检疫总局成立，检验检疫标准化工作整体划归国家认证认可监督管理委员会管理，由此开启了检验检疫标准化工作新篇章。

时光荏苒，不知不觉中检验检疫标准化工作已经走过了八十多个年头。2003年我曾主持编写了《出入境检验检疫行业标准汇编》，八年来，检验检疫标准化工作又有了长足的发展：行业标准数量从当初的1484项发展到现在的3181项；标准的质量也稳步提升，方法标准验证要求已比肩国际权威机构，规程标准也已开始向国际通行的合格评定程序靠拢；国际地位显著提升；标准制修订各个环节管理更加科学系统；与检验检疫业务和科技工作的联动机制逐渐成熟；检验检疫标准对检验检疫业务的覆盖日趋完善，检验检疫标准体系不断健全。今天，我非常高兴地看到检验检疫标准化工作不断推进，检验检疫行业标准再次修订汇编成册，作为检验检疫行政执法的技术依据，行业标准多年来在保国安民、服务外贸、服务质检事业发展等方面发挥着越来越重要的作用，成为检验检疫业务工作不可或缺的技术支撑。

作为一个在检验检疫部门工作了几十年的老兵，我衷心希望检验检疫标准化工作能够在继承和发扬老一辈优良作风和传统的基础上，站在国家和社会的高度，开拓创新，不断进取，持之以恒，再创辉煌；也祝愿检验检疫行业标准进一步提升国际地位，更好地为检验检疫业务工作服务，在严把国门、促进外贸，推动检验检疫事业科学发展方面做出更大贡献。

王凤清

2011年9月

前　言

出入境检验检疫行业标准是检验检疫系统技术执法的主要依据，自1992年起，检验检疫系统已发布的行业标准达3753项，现行有效的3181项。一直以来，检验检疫行业标准受到了系统内外相关部门的普遍关注和使用。为了便于检验检疫技术执法，更好地服务外贸，也便于生产部门和相关单位的人员在工作中及时掌握、查找和使用检验检疫行业标准，组织出版《出入境检验检疫行业标准汇编》丛书，它在一定程度上反映了检验检疫行业标准化事业发展的基本情况和主要成就。

《出入境检验检疫行业标准汇编》是我国检验检疫行业标准化方面的一套大型丛书，按专业分类分别立卷。本套丛书收录了截至2011年7月1日前发布并有效的出入境检验检疫行业标准3181项，其中有36项标准因各种原因仅收录了标准名称。本套丛书由中国标准出版社陆续出版，分卷情况如下：

——动物检疫卷；

——纺织检验卷；

——化工品、矿产品及金属材料卷；

——机电卷；

——鉴定卷；

——轻工检验卷；

——食品、化妆品检验卷；

——卫生检疫卷；

——危险品包装检验卷；

——植物检疫卷；

——管理卷。

本卷为化工品、矿产品及金属材料卷，收集了截至2011年7月1日批准发布的化工品、矿产品及金属材料方面行业标准464项。化工品、矿产品及金属材料卷分为化工品分册、矿产品分册、金属及金属材料分册和食品接触材料及制品分册。

矿产品分册内容包括：矿产品通用标准，煤炭标准，黑色金属矿标准，有色金属矿标准，非金属矿标准，建材产品标准，耐火材料标准，炭素材料标准，磨料标准，珠宝玉石和钻石标准。

本汇编可供出入境检验检疫行业管理部门、科研机构、技术部门、出口企业的技术人员，各级出入境检验检疫局、检验机构、检测机构的相关人员使用。

编　者

2011年9月

目　　录

矿产品通用标准

煤炭标准

黑色金属矿标准

注：本汇编收集的标准年代号用四位数字表示。

有色金属矿标准

非金属矿标准

建材产品标准

耐火材料标准

炭素材料标准

磨 料 标 准

珠宝玉石和钻石标准

矿产品通用标准

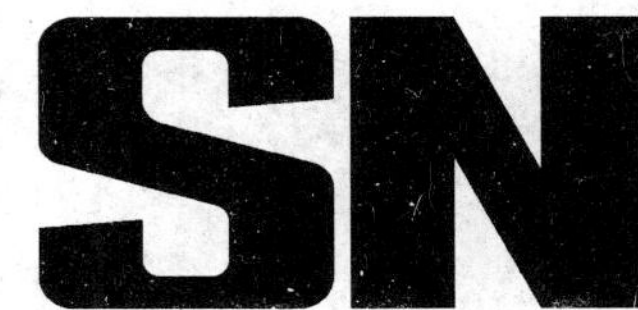

中华人民共和国出入境检验检疫行业标准

SN/T 1537—2005

进口矿产品放射性检验规程

Rules of radioactivity inspection for import minerals

2005-02-17 发布　　2005-07-01 实施

中华人民共和国国家质量监督检验检疫总局 发布

前　言

本标准由国家认证认可监督管理委员会提出并归口。

本标准起草单位:中华人民共和国山东出入境检验检疫局。

本标准主要起草人:宋吉国、马昕、朱金荣、孙健、杜恒清、戚佳琳。

本标准系首次发布的出入境检验检疫行业标准。

进口矿产品放射性检验规程

1 范围

本标准规定了进口矿产品放射性的检验方法及结果判断。

本标准适用于由集装、散装等方式运输的各种进口矿产品的放射性检验。

2 规范性引用文件

下列文件中的条款通过本标准的引用而成为本标准的条款。凡是注日期的引用文件，其随后所有的修改单(不包括勘误的内容)或修订版均不适用于本标准，然而，鼓励根据本标准达成协议的各方研究是否可使用这些文件的最新版本。凡是不注日期的引用文件，其最新版本适用于本标准。

GB/T 4960.5—1996 核科学技术术语 辐射防护与辐射源安全

GB 18871—2002 电离辐射防护与辐射源安全基本标准

3 术语和定义

GB/T 4960.5—1996 确立的以及下列术语和定义适用于本标准。

3.1

检验批 inspection lot

交付检验的进口矿产品检验批，应由同一合同、同一发票、同一产地和品名、同一收用货单位或部门及同一个运输工具所装运的矿产品所组成。

4 检验

4.1 检验地点及场地要求

进口矿产品的放射性应在第一入境地实施检验。

检验场地要求地面平坦，周围无放射性污染，无高大金属物体屏蔽。

4.2 检验仪器设备

现场检验用的γ射线探测仪器必须在仪器正常情况下，其技术参数和功能应满足下列条件：

剂量当量率测量范围：10 nSv/h～1 Sv/h；

能量范围：20 keV～2.5 MeV；

测量不确定度：≤20%(k=3)；

报警水平：可随机设定；

校准：可进行能量自动校准、检测器效率自动校准和自动剂量校准。

4.3 检验人员的防护

检验人员从事放射性检验应配带个人剂量监测计并按 GB 18871—2002 中 4.3 执行。

4.4 检验方法

4.4.1 本底测量

选择能够代表当地环境辐射本底状态、无放射性污染的平坦地面某点作为测量点，将γ射线探测仪的探头置于距离地面 1 m 高处，测定环境本底的γ射线剂量当量率。待示值基本稳定后，每 10 s 读数一次，取其五次测量读数的平均值作为当地环境辐射本底值。

4.4.2 集装矿产品的放射性测量

4.4.2.1 集装箱矿产品的放射性测量

4.4.2.1.1 集装箱外测量

对每个集装箱的前后左右四个面进行测量。

测量方法：将探测仪的探头贴近集装箱外壁，寻找每个面的 γ 射线剂量当量率最高点，在每个面的最高点处重复测量五次（间隔 10 s），五次测量的平均值作为该面的 γ 射线剂量当量率水平值。

或者，集装箱以 15 km/h 的速度一次通过门式探测仪，由探测仪自动记录测量数据。

如果箱外测量的任何一个面上 γ 射线剂量当量率水平值超过当地环境辐射本底值的 5 倍，但低于当地环境辐射本底值的 10 倍，应开箱检测。

4.4.2.1.2 集装箱开箱测量

按下列方法进行开箱测量：打开集装箱门，将探测仪的探头置于距离矿产品 10 cm 处寻找 γ 射线剂量当量率的最高点，在最高点处重复测量五次（间隔 10 s），取其五次测量的平均值作为该箱的 γ 射线剂量当量率水平值。

4.4.2.2 其他形式的集装矿产品的放射性测量

参照集装箱矿产品的测量方法。

4.4.3 散装矿产品的放射性测量

4.4.3.1 船运散装矿产品的放射性测量

对船运散装矿产品，至少保证在卸货开始、卸货到全部货物的 1/3、2/3 以及结束时进行四次检测。大量卸货时，可根据实际情况增加检测频次。

测量方法：用装卸机械抓斗从船舱中的货物表面的不同部位随机抓取约 50 t 矿物到检验场地，堆积成圆锥状。将探测仪的探头置于距离货物底部 1 m 高、距离货物表面 10 cm 处，沿货堆转一周，寻找 γ 射线剂量当量率的最高点，在最高点处重复测量五次（间隔 10 s），取其五次测量的平均值作为该批矿物该次测量的 γ 射线剂量当量率水平值。

如果测得的 γ 射线剂量当量率最高值低于当地环境辐射本底值的 5 倍，则允许卸货；在卸货过程中根据整批货物的重量增加检测频次。批量在 1 500 t 以下的，至少在卸货开始、卸货到全部货物的 1/3、2/3 以及结束时进行四次检测；批量在 1 500 t 以上的，每间隔 500 t 进行一次测量。

如果测得的 γ 射线剂量当量率最高值是当地环境辐射本底值的（5～10）倍，则另外卸取 50 t 货物，堆积成圆锥状进行测量；若测量结果低于当地环境辐射本底值的 10 倍，则允许卸货，并在卸货过程中等间隔进行检测。

任何一次检测的 γ 射线剂量当量率最高值高于当地环境辐射本底值的 10 倍，应立即停止卸货。

4.4.3.2 陆运散装矿产品的放射性测量

对每个车皮进行放射性测量。

将探测仪的探头置于距离货物上方 10 cm 处寻找 γ 射线剂量当量率最高点，在最高点处重复测量五次（间隔 10 s），取其五次测量的平均值作为该车皮的 γ 射线剂量当量率水平值。

5 检验结果的判定

γ 射线剂量当量率高于当地环境辐射本底值的 10 倍时，该检验批判定为不合格。

对于集装运载的矿产品，箱外测量任何一箱的 γ 射线剂量当量率水平值超过当地环境辐射本底值的 10 倍，判定该检验批不合格，箱外测量最高 γ 射线剂量当量率水平值低于当地环境辐射本底值的 5 倍，可以判定该检验批合格；箱外测量 γ 射线剂量当量率水平值是当地环境辐射本底值的（5～10）倍，需开箱检测，并以开箱检测的结果作为判断依据。

对于船运散装矿产品，以整个检测过程中最高一次的γ射线剂量当量率水平值作为该检验批的放射性水平。

对于陆运散装矿产品，以整个检测过程中最高一次的γ射线剂量当量率水平值作为该检验批的放射性水平。

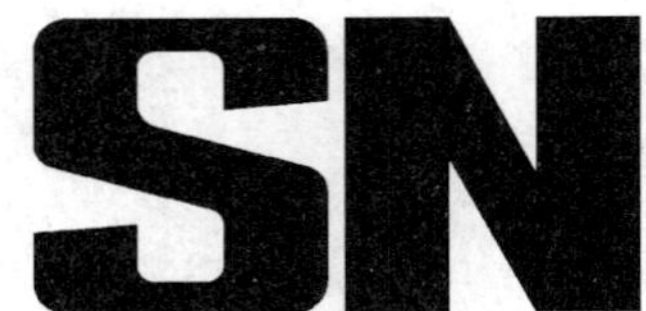

中华人民共和国出入境检验检疫行业标准

SN/T 2720—2010

袋装矿产品取样通则

General rules for the sampling of minerals packed in bags

2010-11-01 发布　　　　2011-05-01 实施

中华人民共和国国家质量监督检验检疫总局　发布

前　　言

本标准按照 GB/T 1.1—2009 给出的规则起草。

本标准由国家认证认可监督管理委员会提出并归口。

本标准起草单位：中华人民共和国宁夏出入境检验检疫局。

本标准主要起草人：黄光泽、张佩香、黄翔宇、孙居宁、王斌、杨晓奋、温剑。

本标准为首次发布的出入境检验检疫行业标准。

引　　言

随着对外贸易的发展，根据 WTO 的规则和贸易双方的需求，袋包装的矿产品越来越普及，而由于袋装矿产品品种多，取样方法的不统一、不规范，进出口贸易双方因此类问题常发生贸易纠纷。为进一步规范袋装矿产品取样标准，提高工作质量和效率，解决袋装矿产品取样方法不统一而造成的误差问题需要制定本标准。

本标准确定的基本内容，根据进出口袋装矿产品取样技术要求的特殊性，对袋装矿产品取样术语、取样基本原则、取样方案、取样技术、样品的制备、计量一次取样等作了原则规定，以保证标准的科学性、系统性和规范性。

本标准引用了 GB/T 2007.1 散装矿产品取样制样通则　手工取样方法、GB/T 2007.2 散装矿产品取样制样通则　手工制样方法、GB/T 4891 为估计批(或过程)平均质量选择样本大小的方法、GB/T 13732 粒度均匀散料抽样检验通则、GB 6678 化工产品取样通则标准当中的相关部分，这些则成为制定《袋包装矿产品取样通则》的主要技术依据。

在制定某一特定袋装矿产品的取样方法标准，应以本通则作为指导性文件。

袋装矿产品取样通则

1 范围

本标准规定了袋装矿产品取样术语及定义，取样的基本原则和方法。

本标准适用于袋装矿产品质量的取样检查。

2 规范性引用文件

下列文件对于本文件的应用是必不可少的。凡是注日期的引用文件，仅注日期的版本适用于本文件。凡是不注日期的引用文件，其最新版本(包括所有的修改单)适用于本文件。

GB/T 2007.1 散装矿产品取样、制样通则 手工取样方法

GB/T 2007.2 散装矿产品取样、制样通则 手工制样方法

GB/T 4891 为估计批(或过程)平均质量选择样本量的方法

GB/T 15000.3 标准样品工作导则 第五部分 标准样品定值的一般原则和统计方法

3 术语和定义

GB/T 2007.1、GB/T 2007.2、GB/T 4891 界定的以及下列术语和定义适用本文件。

3.1

批 lot

在相同条件下加工或生产的一定量物料。

3.2

批量或交货批量 batch

构成一批货或一交货批的物料质量。

3.3

基本批量 basic lot

取样标准中所规定的一批货的最小批质量。

3.4

袋 bags

是一种非刚性大多半刚性的容器，由纸、塑料、布、皮革、或其他弹性材料制成。

3.5

袋包装 packing bag

根据有关规定产品包装的大小，以及运输和储存条件方面的技术要求，选择合适材质的包装保护产品同时还要防止引起危险、毒害、或污染环境。

4 基本原则

4.1 本标准规定以概率为95%，以主成分作为品质特性计算总精确度 β_{S_Dm}，取样精确度 β_s。

4.2 应根据取样的目的、取样的条件、货物的状况(批量大小、几何形状、粒度、均匀强度、特性质的变异

性分布)确定样品种类。

4.3 取样检验是通过检验样品而对总体货物的质量做出评价和判断的一种检验方法，因此，样品必须能够代表总体物料的特性。

4.4 抽取的样品应能够代表总体物料的所有特性，能够满足检验需要的最佳量。并在满足需要的前提下，能给出所需信息的最少样品数和最少样品量为最佳样品数和最佳样品量。

5 一般规定

5.1 定量包装的矿产品，一般以同一商品、同一规格为同一检验批。如品质明显不均匀，最大粒度超过规定或混入外来杂质，必须经加工整理后重新取样。

5.2 取样、制样所用设备、工具和盛样容器必须保持洁净，牢固耐用。

5.3 成分样品妥善保管，一般不得少于6个月，以备检查。

6 取样

6.1 概述

按规定的数目对同一检验批随机抽取样包，具体取样按取样方法(6.5)要求进行，每批可随机倒袋5%，从中下部分用扦样铲随机抽取0.5 kg份样，其余按规定进行。低于30 t的包装货物，用逐包取样法进行；若粒度不均匀时，用倒包三铲法进行；粒度大于150 mm时，可在选取的包装件内，用手工捡拾或砸取份样，进行人工敲碎并混合均匀后方可取样；粒度在10mm以下时，用钎子对角线法进行。

6.2 取样工具

a) 取样铲：具体尺寸按照GB/T 2007.1。

b) 取样钎：尺寸可根据具体情况确定，材料为不锈钢。

c) 带盖盛样桶或内衬塑料薄膜的盛样袋。

6.3 取样数量

6.3.1 应取最少单元数见表1。小于500单元的取样单元数目按表1的规定确定，大于500单元的基本取样数目 n 的确定按(1)式计算。

表1 应取最少单元数的确定

总体物料单元数	取样最少单元数		
	品质波动/%		
	小，$SW<0.4$	中，$0.4\leqslant SW<0.6$	大，$SW\geqslant 0.6$
451～512	24	34	40
395～450	23	30	38
344～394	22	27	36
297～343	21	25	34
255～296	20	23	32
217～254	19	21	30
182～216	18	20	28

表 1(续)

总体物料单元数	取样最少单元数		
	品质波动/%		
	小,$SW<0.4$	中,$0.4\leqslant SW<0.6$	大,$SW\geqslant 0.6$
152～181	17	19	26
126～151	16	18	24
102～125	15	17	22
82～101	14	16	20
65～81	13	15	18
50～64	12	14	17
31～49	11	12	15
注:吨袋 30 袋以下逐包取样。			

$$n=3\times\sqrt[3]{N} \qquad \cdots\cdots(1)$$

式中:

n 为基本取样单元数;N 为总体的单元数,如遇有小数时,则进为整数。

6.3.2 基本批量为 50 000 件,最少抽取 100 件,每件取份样一个。小于 50 000 时,取得件数也不得少于 100 件。批量大于 50 000 件时,不同批量所取份样数(N_1)按下式计算:

$$N_1=N\sqrt{\frac{W}{W_1}} \qquad \cdots\cdots(2)$$

式中:

N ——取样标准规定的基本批量应取份样数;

W ——实际批量,件;

W_1——基本批量,件。

按上式计算所得最小份样数如有小数时进位为整数。

6.4 样品量

在满足需要的前提下,按表 2 抽取量少份样量。样品量至少应满足以下要求:

a) 至少满足三次重复检测的需要;

b) 当需要留存备案样品时,必须满足备案样品的需要;

c) 所留样品必须满足制样处理的需要。

表 2 最少份样量

取样方法	份样量/kg
逐包取样法	0.5
倒包三铲法	0.5
钎子对角线法	0.25

6.5 取样方法

6.5.1 逐包取样法

用取样铲取样，在袋口下 30 cm～50 cm 处取约 0.5 kg 份样。用取样扦取样，由包口呈对角线完全插入，将扦子旋转 180°取约 0.5 kg 样品。

6.5.2 倒包三铲法

根据批量和品质波动类型，按表 1 规定的份样数随机抽取样包，逐包倒于平整洁净的铁板或水泥地上，使成圆锥形，将样铲分别从圆锥底部外圈 120°角的三条母线插至圆心，然后垂直向上提取共取 3 铲，每袋共取 0.5 kg。

6.5.3 扦子对角线法

按表 1 规定的份样数随机抽取样包，敞开袋口将扦样器呈对角线自顶部完全插入，将扦子旋转 180°取出样品约 125 g，二扦共取份样量约 250 g。

6.5.4 水分样品

应置于洁净密封的容器内，勿使水分在测定前发生变化。

7 制样

7.1 制样工具

a) 铁铲；
b) 鄂式破碎机；
c) 密封式震荡研磨机；
d) 二分器；
e) 样铲和挡板；
f) 白铁面混样台或橡胶板面混样台；
g) 磁铁 10 N～15 N 磁力；
h) 盛样器：材质普通钢板；
i) 毛刷；
j) 磨砂塞广口玻璃瓶；
k) 分样筛。

7.2 制样程序

按 GB/T 2007.2 执行。

7.3 缩分方法

样品缩分按 GB/T 2007.2 规定的二分器缩分法、四分法和网格缩分法执行，或重复几种方法。采用网格缩分法时，样品厚度按表 3 进行。

表 3 样品粒度、样品层厚度及份样铲

样品粒度/mm	样品层厚度/mm	样铲容积/cm^3	最小缩分留样量/kg	
			大样	副样
9 以下	25～35	约 125	15	7.5
5 以下	20～30	约 75	4	2
2 以下	15～25	约 40	2	1
1 以下	10～15	约 15	1	0.5

7.4 样品容器和标签

分析样品应装入磨砂塞广口瓶或密闭的容器中，并附以标签。标签上注明以下各项：

a) 编号；

b) 品名、等级、类别、产地；

c) 数(质)量：袋(t)；

d) 取样、制样人员；

e) 取样、制样地点、日期及天气。

8 对抽取样本的验证

8.1 $\boldsymbol{\alpha}$、$\boldsymbol{\beta}$、$\boldsymbol{\mu_0}$、$\boldsymbol{\mu_1}$ 的确定

8.1.1 在进行抽样验证前，必须预先确定 α，β，μ_0，μ_1 值。

8.1.2 本标准规定 α 为 0.05，β 为 0.10，即当交付批或批平均质量等于或优于 μ_0 时，该交付批或批以至少 95%的概率被接受；当交付批或平均质量等于或劣于 μ_1 时，交付批或批以至多 10%的概率接受。

8.1.3 对于单侧上规格限 $\mu_1>\mu_0$；对于单侧下规格限 $\mu_1<\mu_0$；对于双侧规格限，一般转化为单侧上规格限和单侧下规格限处理，$\mu^U_1>\mu^U_0$，$\mu^L_1<\mu^L_0$，且 $|\mu^L_1-\mu^L_0|=|\mu^U_1-\mu^U_0|$，$\mu^L_0$、$\mu^U_0$ 分别为下、上限可接收质量水平，μ^L_1、μ^U_1 分别为下、上限极限质量水平。参数 μ_0，μ_1，μ^U_0，μ^L_0，μ^U_1，μ^L_1 等应由接受方与供货方协商在合同中规定。

8.2 验证检验

8.2.1 确定从批货中随机抽取初始集样个数 n_1^*，n_1^* 一般不少于 8。

8.2.2 从批货中抽取 mn_1^* 个副样，一般 $m=6$。在从每个副样中抽取若干个份样(样品的抽取见第 6 章)。

8.2.3 将份样分成主副样为 n_1^* 个集样。

8.2.4 将主副样独立制成 n_1^* 个试样，每个试样做一次测试，共得 n_1^* 个观测值记为 x_1、x_2、x_3……xn_1^*。

8.2.5 计算$\overline{x^*}$，S^*

$$\overline{x^*}=\frac{1}{n_1^*}\sum_{i=1}^{n_1^*}x_i \qquad \cdots\cdots(3)$$

$$S^* = \sqrt{\frac{\sum_{i=1}^{n}(X_i - \overline{X})^2}{n-1}} \qquad \cdots\cdots(4)$$

8.2.6 对于单侧下规格限，计算

$$d' = \frac{u_0 - u_1}{S} \qquad \cdots\cdots(5)$$

对于单侧上规格限，计算

$$d' = \frac{u_1 - u_0}{S} \qquad \cdots\cdots(6)$$

根据 d' 值，由 GB/T 15000.3 中 t 检验所需样本量表查处所需样本量 n_1。

8.2.7 如果 $n_1 \leqslant n_1^*$ 进入第一步　令

$$\bar{x} = \bar{x}^* \qquad \cdots\cdots(7)$$

$$S = S^* \qquad \cdots\cdots(8)$$

$$\overline{S} = \frac{S}{\sqrt{n}} \qquad \cdots\cdots(9)$$

$$d' = \frac{u_0 - u_1}{S} \qquad \cdots\cdots(10)$$

8.2.8 如果 $n_1 > n_1^*$ 则从批货中再抽取 $m(n_1 - n_1^*)$ 个追加样品，按 8.2.2、8.2.3 和 8.2.4，对这些追加样品分装抽取份样并进分组、缩分和测试，共得 n_1 个新数据，将之与先前的样品数据合并(8.2.4)一起计算。

8.2.9 计算 $\bar{x}$，S

$$\bar{x} = \frac{1}{n_1}\sum_{i=1}^{n_1} x_i \qquad \cdots\cdots(11)$$

$$S = \sqrt{\frac{\sum_{i=1}^{n}(X_i - \overline{X})^2}{n-1}} \qquad \cdots\cdots(12)$$

8.2.10 对于单侧下规格限，计算

$$d' = \frac{u_0 - u_1}{S^*} \qquad \cdots\cdots(13)$$

对于单侧上规格限，计算

$$d' = \frac{u_1 - u_0}{S^*} \qquad \cdots\cdots(14)$$

根据 d' 值，由 GB/T 15000.3 中查出所需样本数 n'。如果 $n' > n_1 + 20\% n_1$，则令 $n_1^* = n_1$，$n_1 = n_1'$，回到 8.2.8，否则进入 8.2.11。

8.2.11 对于单侧上规格限，当

$$\bar{x} \leqslant u_0 + \frac{1.645S}{\sqrt{n_1}} \qquad \cdots\cdots(15)$$

时，接受该交付批，否则拒收该批。

对于单侧下规格限，当

$$\bar{x} \geqslant u_0 - \frac{1.645S}{\sqrt{n_1}} \qquad \cdots\cdots(16)$$

时，接受该交付批，否则拒收该批。

对于双侧规格限，要求

$$u^{U}{}_{0} - u^{L}{}_{0} > \frac{1.7S}{\sqrt{n_1}} \qquad \cdots\cdots(17)$$

是否成立，如果上式不成立，抽取追加样本，使得样本增加到

$$n_1 \geqslant \left(\frac{1.7S}{u_0^{\mathrm{U}} - u_0^{\mathrm{L}}}\right)^2 \qquad (18)$$

然后分别对单侧上规格限和下规格限进行判断，只要其中有一个做出拒收判决，该批就为拒收。

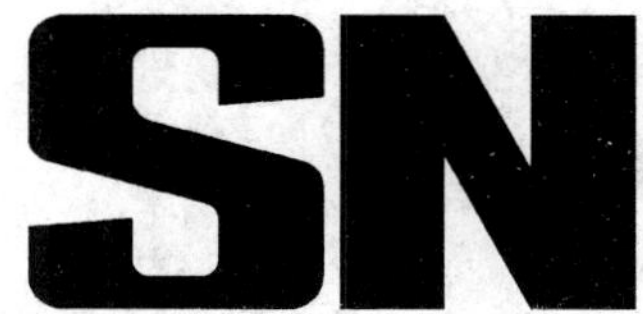

中华人民共和国出入境检验检疫行业标准

SN/T 2721—2010

进出口矿产品中砷和汞的检测方法 原子荧光光度法

Determination of arsenic and mercury in export-import ores—Atomic fluorescence spectrometric method

2010-11-01 发布　　2011-05-01 实施

中华人民共和国国家质量监督检验检疫总局 发布

前　言

本标准按照 GB/T 1.1—2009 的要求起草。

本标准由国家认证认可监督管理委员会提出并归口。

本标准起草单位：中华人民共和国湖北出入境检验检疫局、中华人民共和国广西出入境检验检疫局、中华人民共和国天津出入境检验检疫局、中华人民共和国辽宁出入境检验检疫局、中华人民共和国广东出入境检验检疫局。

本标准主要起草人：陈建华、谷松海、袁爱萍、潘瑞花、黄大亮、郑建国。

本标准系首次发布的出入境检验检疫行业标准。

进出口矿产品中砷和汞的检测方法 原子荧光光度法

警告——使用本标准的人员应有正规实验室工作的实践经验。本标准并未指出所有可能的安全问题，使用者应采取适当的安全和健康措施，并保证符合国家有关法规规定的条件。

1 范围

本标准规定了进出口铜精矿、锌精矿、钼精矿、铁矿石、锰矿石，铬矿、镁砂、滑石粉、铝矾土、重晶石、磷矿石、锑精矿、氟石、煤、石墨等矿产品中砷和汞的通用检测方法。

本标准适用于进出口铜精矿、锌精矿、钼精矿、铁矿石、锰矿石，铬矿、镁砂、滑石粉、铝矾土、重晶石、磷矿石、锑精矿、氟石、煤、石墨等矿产品中砷和汞的检测，其测定范围为砷：0.001%～0.5%，汞：0.000 1%～0.1%，此标准不适用含金矿产品中汞的测定。

2 规范性引用文件

下列文件对于本文件的应用是必不可少的。凡是注日期的引用文件，仅注日期的版本适用于本文件。凡是不注日期的引用文件，其最新版本（包括所有的修改单）适用于本文件。

GB/T 2007.1　散装矿产品取样、制样通则　手工取样方法

GB/T 2007.2　散装矿产品取样、制样通则　手工制样方法

GB/T 6682　分析实验室用水　规范和试验方法

GB/T 8170　数值修约规则

3 原理

试样经酸消解后，加入硼氢化钾，试液中的砷与硼氢化钾反应生成氢化物；汞被硼氢化钾还原成原子态汞。该混合气体由氩气带入石英原子化器中，在砷和汞空心阴极灯的发射光激发下产生原子荧光，其荧光强度在固定条件下与被测液中的砷和汞浓度成正比，与标准系列比较定量。

4 试剂

除非另有说明，分析中仅使用确认为分析纯或分析纯以上级别的试剂，所用水需满足 GB/T 6682 要求的二级水。

4.1　盐酸（ρ1.16 g/mL～1.19 g/mL）。

4.2　硝酸（ρ1.42 g/mL）。

4.3　过氧化氢（质量分数 30%）。

4.4　浓硫酸（ρ1.84 g/mL）。

4.5　氢氧化钾。

4.6　硼氢化钾。

4.7 抗坏血酸。

4.8 硫脲。

4.9 王水:由盐酸(4.1)和硝酸(4.2)按3:1体积比混合制得,现用现配。

4.10 硼氢化钾溶液(25 g/L):称取1.00 g氢氧化钾溶于200.0 mL去离子水中,溶解后加入5.0 g硼氢化钾,完全溶解后,摇匀备用,现用现配。

4.11 预还原剂(50 g/L):称取抗坏血酸和硫脲各5.0 g溶于100 mL去离子水中,完全溶解后,摇匀备用。

4.12 砷标准储备液:1 000 μg/mL。

4.13 汞标准储备液:1 000 μg/mL。

4.14 砷汞混合标准溶液:将砷、汞标准储备液用1.0 mol/L盐酸分别逐级稀释成浓度为砷10 μg/mL、汞1 μg/mL的标准使用液,分别移取10 mL。砷标准使用液和10 mL汞标准使用液于100 mL容量瓶中,用1.0 mol/L盐酸稀释至刻度,混匀,备用。此溶液含砷1000 ng/mL,含汞100 ng/mL。标准使用液和标准混合工作液应当日配制使用。

5 仪器与设备

5.1 原子荧光分光光度计:典型的工作条件参考附录A。

5.2 微波消解仪:消解样品的参考条件:消化罐100 mL,温度180 ℃,压力200 pas,时间40 min。

5.3 精密分析天平:感量0.1 mg。

6 试样

按照GB/T 2007.1和GB/T 2007.2的规定取样和制样。

试样用刚玉研钵研磨通过200目标准筛,于(105±5) ℃下烘1 h~2 h,然后置于干燥器中,冷却至室温备用。

7 分析步骤

7.1 试料量

称取0.2 g试样,精确至0.1 mg。称取两份试料进行平行测定,结果取其测定的平均值。

7.2 空白试验

随同试样做空白试验,所用试剂须取自同一试剂瓶。

7.3 试料的消解

7.3.1 微波消解法

a) 铜精矿、锌精矿、钼精矿等有色金属矿产品:将试料(7.1)置于微波消解专用消化罐中,用少量水冲洗罐壁,加入10 mL现配王水(4.9),2 mL过氧化氢(4.3),旋紧盖子,置微波炉中,按设置好的程序消化,整个过程约40 min。取出消化罐,冷却,将消化至清亮的溶液过滤一下,转入100 mL容量瓶中,用水冲洗罐壁,溶液合并到该容量瓶中,定容至刻度,摇匀备用。
b) 其他金属、非金属矿产品的消解,可将王水稀释一倍,且不加过氧化氢,其余步骤相同。

7.3.2 常温常压分解法

a) 铜精矿、锌精矿、钼精矿等有色金属矿产品:将试料(7.1)置于高型烧杯中,用少量水润湿,加入现配王水(4.9)20 mL,加上小漏斗防止挥发损失,置通风柜中反应约 30 min,取下,加入 10 mL 浓硫酸,加热至冒烟。如还有黑色样品没有分解,可重复前述操作,直至分解完全。取下冷却,转入 100 mL 容量瓶中,用水冲洗杯壁及小漏斗,溶液合并到该容量瓶中,定容至刻度,摇匀备用。
b) 其他金属、非金属矿产品:将试料(7.1)置于 100 mL 烧杯中,加入现配王水(4.9) 10 mL,将底部试样摇散,加上小漏斗防止挥发损失,放微沸水浴中加热分解 30 min~60 min,其间摇动数次。取出冷却,用少量水冲洗杯壁及小漏斗后用慢速滤纸过滤到 50 mL 容量瓶中,加入 5 mL 预还原剂(4.11),用水稀释至刻度,摇匀,放置备用。

7.4 工作曲线标准溶液的配制

分别移取砷汞混合工作液 0.00 mL、1.00 mL、2.00 mL、4.00 mL、5.00 mL 于 50 mL 容量瓶中,每个容量瓶中加入 5 mL。预还原剂(4.11),用 1.0 mol/L HCl 稀释成含砷 0.00 ng/mL、20.00 ng/mL、40.00 ng/mL、80.00 ng/mL、100.00 ng/mL 和含汞 0.00 ng/mL、2.00 ng/mL、4.00 ng/mL、8.00 ng/mL、10.00 ng/mL 的混合标准溶液系列。

7.5 工作曲线的绘制

将混合标准溶液系列依次在仪器最佳测定状态下(推荐的仪器条件参见附录 A)测定其荧光强度,以荧光强度为 Y 轴,被测元素的浓度为 X 轴,得到各元素的工作曲线。

7.6 测定

分取前述过程制备的样品溶液 5 mL 于 50 mL 容量瓶中,加入 5 mL 预还原剂,用 1.0 mol/L 盐酸定容,用原子荧光光度计测定其荧光强度,推荐的仪器条件参见附录 A,同时做试剂空白试验。

砷含量超过 0.15%,汞含量超过 0.015%,则还需依次再稀释一次。

8 结果计算

按式(1)计算砷或汞的质量分数 w_i,数值以%表示:

$$w_i = \frac{(c - c_0) \times V \times 10^{-9}}{m \times K} \times 100 \quad \cdots\cdots (1)$$

式中:

c ——试料溶液中砷或汞的浓度,单位为纳克每毫升(ng/mL);
c_0——空白溶液中砷或汞的浓度,单位为纳克每毫升(ng/mL);
m——试料的质量,单位为克(g);
V——试料溶液的总体积,单位为毫升(mL);
K——再稀释因子。

计算结果表示到小数点后两位,所得数据修约遵守 GB/T 8170 数值修约规则。

9 精密度

在同一实验室,由同一操作者使用相同的设备,按相同的测试方法,并在短时间内对同一被测对象相互独立进行测试获得两次测试结果的绝对差值不大于这两个测定值的算术平均值的 10%。

附　录　A
（资料性附录）
原子荧光分光光度计工作条件

用原子荧光光度计测定砷、汞的原子荧光光度计的参考条件如表A.1。

表A.1　仪器工作条件

元　　素	砷	汞
负高压/V	360	360
炉高/mm	8	8
灯电流/mA	60	15
载气/(mL/min)	400	400
屏蔽气/(mL/min)	800	800
读数时间/s	14.0	14.0
延迟时间/s	0.0	0.0
测定方式	标准曲线法	标准曲线法
读数方式	峰面积	峰面积

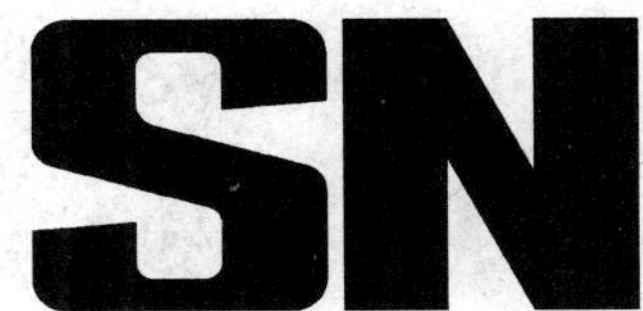

中华人民共和国出入境检验检疫行业标准

SN/T 2726—2010

矿产品检验名词术语

Mineral products inspection—Vocabulary and terms

2010-11-01 发布　　　　2011-05-01 实施

中华人民共和国
国家质量监督检验检疫总局　发布

前　言

本标准是根据 GB/T 1.1—2009 给出的规则起草。

本标准由国家认证认可监督管理委员会提出并归口。

本标准起草单位：中华人民共和国辽宁出入境检验检疫局、中华人民共和国广东出入境检验检疫局、中华人民共和国上海出入境检验检疫局。

本标准主要起草人：蒋晓光、郑建国、任丽萍、卢振国、林忠、王艳君、李卫刚。

本标准是首次发布的出入境检验检疫行业标准。

矿产品检验名词术语

1 范围

本标准规定了进出口矿产品检验中使用的放射性测量、取样、制样、水分测定、粒度分析、物理试验、化学分析和统计的名词术语。

本标准适用于进出口矿产品检验监管和标准制(修)订工作。

2 规范性引用文件

下列文件对于本文件的应用是必不可少的。凡是注日期的引用文件,仅注日期的版本适用于本文件。凡是不注日期的引用文件,其最新版本(包括所有的修改单)适用于本文件。

GB/T 5463.1—1985 非金属矿产品通用名词术语

GB/T 5463.2—1985 非金属矿产品名词术语 滑石

GB/T 5463.3—1986 非金属矿产品名词术语石膏、硬石膏

GB/T 6005 试验筛,金属丝编织网,穿孔板和电成型薄板,筛孔的基本尺寸

3 天然和加工矿石 natural and processed ore

3.1

金属矿产品 metallic mineral products

3.1.1

矿石 ore

商业上能生产出有价值产品的任何天然或加工的岩石,矿物或矿石聚集料。

3.1.2

天然矿石 natural ores

从矿山开采出来,除破碎外未经过任何选矿加工的矿石。

3.1.3

块矿 lump ores/ore lumps

规定粒度下限为 10 mm～6.3 mm 范围的粗颗粒组成的矿石。

3.1.4

筛选矿 size ores

按一定粒度范围制备的矿石。

3.1.5

粉矿 fine ores/ore fines

全部由小颗粒矿石组成,规定粒度上限为 10 mm～6.3 mm 的矿石。

3.1.6

加工矿石 processed ores

通过物理或化学方法处理,使之更适合下一步产品生产的矿石。

3.1.7

人造块矿　agglomerates

形成比原始矿颗粒度大的粘结成块的加工矿石。

注：加工人造块矿的工业处理方式包括烧结和造球。

3.1.8

烧结矿　sinter

通过强制通风，燃烧混合在粉矿中一种燃料而形成的一种人造块矿。

注：烧结矿是通过矿石颗粒之间由其表面熔融、扩散和再结晶而粘结在一起形成的，烧结矿根据其酸碱氧化物的含量可以熔融或进一步熔融。

3.1.9

球团矿　pellets

通常将小于 100 μm 的粉矿，用各种添加剂通过热或冷结合固化而形成的球形人造块矿。

注：球团矿根据其酸碱氧化物含量，可以是酸性的，部分熔融的、熔融的或超熔融的。

3.1.10

直接还原铁　direct reduced iron（DRI）

从天然或加工的铁矿石中还原得到，不需要达到熔融温度，可用于炼铁和炼钢的高品位原料。

注：DRI 包括进一步通过热压或冷压成块的金属化产品。

3.1.11

金属矿产品　metallic mineral products

由采矿、选矿或磨矿等工艺生产出来的金属矿物原料和岩石的总称。

3.1.12

矿石品位　ore grade

单位体积或单位重量矿石中有用组分或有用矿物的含量。

注：通常以质量分数表示，如铁、铜、铅、锌等矿；有的用 g/t 表示，如金、银等矿；有的用 g/cm^3 表示，如砂金矿等；有的用 g/L 表示，如碘、溴等化工原料矿。

3.1.13

精矿　concentrate

矿石经过经济合理的选矿流程选别后，其主要有用组分富集的加工矿石。

3.1.14

精矿品位　concentrates grade

精矿中主要有用组分的含量。它是反映精矿质量的指标，也是制定选矿工艺流程的一项参数。

注：通常以质量分数表示，如铜、铅、锌等；有的以质量比表示，如金矿以 g/t 表示。

3.1.15

重金属精矿产品　heavy metal concentrates

有色金属工业中重金属精矿的总称，一般包括铜精矿、铅精矿、锌精矿、铅锌混合精矿、锡精矿、镍精矿、钴硫精矿等。

3.1.16

铜精矿　copper concentrate

含铜矿石经浮选或其他方法选矿得到的含铜量不小于 13％的供冶炼铜用的精矿产品。

3.1.17

铅精矿　lead concentrate

含铅矿石经浮选或其他方法选矿得到的含铅量不小于 45％，粒度不大于 150 μm（高品位的方铅矿无粒度要求），供冶炼铅用的精矿产品。

3.1.18

锌精矿　zinc concentrate

含锌矿石经浮选或其他方法选矿得到的含锌量不小于40%，粒度不大于150 μm，供冶炼锌用的精矿产品。

3.1.19

混合铅锌精矿　lead and zinc bulk concentrate

含铅锌矿石经浮选或其他方法选矿得到的含铅量不小于14%，含锌量不小于28%或含铅和锌量总计不小于45%，粒度不大于150 μm，供同时冶炼铅和锌用的精矿产品。

3.1.20

锡精矿　tin concentrate

含锡矿石经浮选或其他方法选矿得到的含锡量不小于40%，粒度不大于150 μm，供冶炼锡用的精矿产品。

3.1.21

镍精矿　nickel concentrate

含镍矿石经浮选或其他方法选矿得到的含镍量不小于3%，供冶炼镍用的精矿产品。

3.1.22

钴硫精矿　cobalt-sulphur concentrate

含钴矿石经浮选或其他方法选矿得到的含钴量不小于0.20%，硫含量不小于27%，供冶炼钴及氧化钴用的精矿产品。

3.1.23

有害元素　harmful element

指对人体有明显毒性和/或对环境有明显污染的元素，如Pb、Hg、Cd、As等。

3.2

非金属矿产品　non-metallic mineral products

采用GB/T 5463.1—1985、GB/T 5463.2—1985和GB/T 5463.3—1986中的定义。

4　放射性测量　radioactivity measurement

4.1

放射性　radioactivity

某些核素自发地放出粒子或γ射线，或在发生轨道电子俘获之后放出x射线，或发生自发裂变的性质。

4.2

核素　nuclide

具有相同数目的质子、中子，并处于同一核能态的一类原子。

4.3

放射性核素　radionuclide

具有放射性的核素。

4.4

（放射性）活度　activity

在给定时刻，处在特定能态的一定量的某种放射性核素的活度A是$\mathrm{d}N$除以$\mathrm{d}t$而得的商：

$$A = \mathrm{d}N/\mathrm{d}t$$

式中

$\mathrm{d}N$ 是在时间间隔 $\mathrm{d}t$ 内，该核素由该能态发生自发核跃迁的数目的期望值。

4.5

活度浓度 activity concentration

在辐射安全领域内，一般指单位质量或单位体积物质的放射性活度。

4.6

筛选水平 screening level

为简化矿产品的放射性检验，针对矿产品表面外一定距离处的 γ 辐射剂量率所规定的一种阈值，低于该阈值时，表明矿产品的放射性活度浓度不超标，不需要进行详细的核素分析。

4.7

天然环境本底辐射 natural environment background radiation

宇宙射线和自然分布在地表、地面大气、水体等人体外环境的天然放射性物质的辐射所构成的电离辐射。

4.8

γ 辐射剂量率 gamma-radiation dose rate

由天然核素和人工核素发出的 γ 射线产生的空气吸收剂量率。

4.9

贯穿辐射 penetrating radiation

由矿石堆垛表面溢出的辐射。

4.10

放射性活度比 specific radioactivity

单位质量矿石中的放射性核素在单位时间内衰变的次数。

4.11

矿石集散地 ores distributing center

指矿石接卸地、中转地及用户等矿石贮存堆。

4.12

矿石堆垛 ore stowage

指矿石集散地，面积大于 10 m×10 m，厚度大于 1 m 的矿石贮存堆。

5 取样 sampling

5.1

批 lot

为评定品质特性所构成的不连续的一定数量的矿石。

5.2

交货批 consignment

一次交货的一定数量的矿石。交货批可由一批、数批或一批中的部分矿石组成。

5.3

层 strata

在一批中基于时间、质量或空间大约相等的部分。

注：层的范围包括生产周期，例如 5 min，生产质量（如 1 000 t），表现为一批的装船量和一节火车皮、集装箱、卡车的货物量。

5.4

份样 increment

取样或样品缩分装置一次操作所采集到的一定量的矿石。

5.5

副样 partial sample

由构成一个大样需要的部分份样组成的样品。

5.6

大样 gross sample

由所有的份样组成，完全代表一批的所有品质特性的样品。

5.7

代表性样品 representative sample

一种与被采矿石有相同组成的样品，而此矿石被认为是均匀的。

5.8

样品 sample

从待评定品质特性的一批矿石中取出的有代表性的相对少量的矿石。

5.9

实验室样品 laboratory sample

为送往实验室供检验或测试而制备的样品。

5.10

试样 test sample

由实验室样品制备的从中抽取试料的样品。

5.11

试料 test portion

从试样中取得的(如试样与实验室样品两者相同，则从实验室样品中取得)，并用以进行检验或观测的一定量的物料。

5.12

切割 cut

为采取份样，而通过对传送一股、一堆或一层的矿石进行的一次横截操作。

5.13

取样制度 sample regime

规定组成一个样品的份样数、份样量和份样采集间隔的采样计划。

5.14

取样方案 sampling scheme

规定了连续取样操作步骤以及所有制样和缩分等相关步骤的全部取样阶段的设计和详细程序。

5.15

取样程序 sampling procedure

规定了一个具体取样方案的操作要求说明。

5.16

取样阶段 sampling stage

和任何样品制备相关的单一样品缩分操作过程。

5.17

样品制备 sampling preparation

一个样品制备成适合测定规定品质特性的实施过程。

注：制样可以包括几个过程，例如干燥、混合、筛分、缩分或破碎，这些方法在取样的几个阶段都可以使用。

5.18

样品缩分　sampling division

在不破碎的条件下，减少取样阶段保留的任何样品或份样量的操作程序。

注：缩分操作应进行控制，使每个缩分样品或缩分的份样总数保持代表规定试验的批次。

5.19

定比缩分　proportional mass division

每次缩分后留样的质量与被缩分样品的质量成固定比例的样品或份样的缩分方法。

5.20

定量缩分　constant mass division

不考虑被缩分的样品或份样的质量变化，缩分后留样的质量几乎一致的样品或份样缩分方法。

注：这种方法要求定量取样。“几乎一致”的意思是质量变化的变异系数小于20%。

5.21

样品分用　split use of sample

一样品分成几部分作为试样来分别测定品质特性。

5.22

样品重用　multiple use of sample

一个样品全部用于测定一个品质特性后，接着用同一样品的全部去测定一个或几个其他品质特性。

5.23

交替样品　interleaved samples

由连续的原始的份样交替地放置于两个样品箱组成的样品。

5.24

手工取样　manual sampling

由人工采集样品或份样的方式。

5.25

机械取样　mechanical sampling

由机械装置采集样品或份样的方式。

5.26

分层取样　stratified sampling

从一批矿石按规定间隔采集份样，但第一个份样在第一个时间间隔内随机采取，其余份样按选定的时间间隔采取。

5.27

分层随机取样　stratified random sampling

在一批矿石的每一层随机选取一个或多个份样的分层取样方法。

5.28

系统取样　systematic sampling

从一批矿石中按规定间隔采集份样的取样方法。

5.29

定量取样　mass-basis sampling

以相等质量间隔采集份样，尽可能使份样量一致的取样方法。

5.30

定时取样　time-basis sampling

从自由落体料流中或运输机中，以相等的时间间隔采集的份样，每个份样的量与取份样的料流量成正比的取样方式。

5.31

品质波动　quality variation

是对交货批不均匀性的量度。

5.32

品质特性　quality property

用于测定矿石品质波动的特性参数。一般为主成分含量，也可选用水分、粒度分布和其他特性参数。

5.33

变异系数　coefficient of variation，variation coefficient

标准差与份样质量的平均值之比，通常以百分数表示。

6　粒度分析　particle size analysis

6.1

颗粒　particle

矿石的分散体和粘结体，无论其大小，形状或矿物含量。

6.2

粒度　particle size

不考虑颗粒形状，通过筛分得到的粒度定义。

注：粒度可以用颗粒通过最小筛分孔尺寸和颗粒残留在最大筛分孔（$-a+b$）mm 尺寸来定义。粒度可以用一个筛分孔尺寸粗略地定义（$+x$mm）或（$-z$mm）。

6.3

规格粒度　specification size

用选定的筛分孔大小以确定粒度质量百分数范围的筛网孔径尺寸。

注：标准筛有相当于标准孔径的筛孔。例如球团矿可以规定不大于 m%$+x$mm，烧结矿不大于 n%$-z$mm。

6.4

公称最大粒度　nominal top size

筛分后残留在符合 GB/T 6005 中 R20 系列的方孔试验筛上的矿石量不大于 5%的那个试验筛的尺寸。

6.5

粒级　size fraction

用一道筛子或两道不同筛孔的筛子分离出来的样品部分。

6.6

最粗粒级　oversize fraction

试样的最粗粒级是指试验中保留在最大筛孔上的样品，表示成$+x$mm，并换算成样品总量的百分数。

6.7

中间粒级　intermediate size fraction

用两种筛孔规定的筛分样品那部分，如去除通过的最小筛孔（$a$mm）的样品和保留在最大筛孔上的样品（$b$mm），表示为（$-a+b$）mm，并换算成样品总量的百分数。

6.8

最细粒级　undersize fraction

试验中通过最小筛孔并含有所有颗粒的样品的最细部分，表示为$-z$mm，并换算出样品总量的百分数。

6.9

粒度分布　size distribution

在通过筛分进行的粒度分析中，根据筛网筛孔的大小分配颗粒的比例，以通过或保留在所选用筛孔筛子的颗粒占样品总量的百分数表示。

6.10

筛分　sieving

用一道或多道筛子将矿石颗粒分成两组或两组以上的粒级的过程。

6.11

装料量　charge

在一道筛子或一组筛子上进行一次处理的矿石的量。

注：允许的装料量取决于所使用筛子的筛面和筛孔大小。

6.12

筛分用样量　mass of sample used for sieving

一个完整的粒度分析实际所用筛分的矿石的量。

注：这可以包含几次分开的装料量，这种情况下表示使用的所有装料量的总和。

6.13

手放过筛　hand placing

当样品含有相当粗的颗粒通常为 20 mm 或以上时使用的筛分方法，用手将每个颗粒在不用力的情况下单个地转动通过筛孔，或能明显地分成筛上物。

6.14

手筛　hand sieving

手持并摇动一道筛或一组筛的筛分操作。

6.15

支撑手筛　assisted hand sieving

由机械支撑一道筛或一组筛，但可手工摇动的筛分操作。

6.16

机械筛分　machine sieving

用机械支撑和摇动一道或多道筛以批量进行间歇筛分或连续筛分的筛分操作。

6.17

批量筛分　batch sieving

一定质量或容积的样品用手工或机械摇动一道或多道筛的筛分操作。

注：直到筛分操作结束还有残留在筛子筛框内的粗颗粒，残留在筛子上的颗粒数量取决于筛分时间的长短。

6.18

连续筛分　continuous sieving

样品连续加到机械摇动，旋转或倾斜的一道或几道联贯筛子表面的机械筛分操作。

注：矿石颗粒经过每道筛子表面直到它们通过或作为粗颗粒残留在筛子上，连续卸去所有的残留在筛子上的颗粒和最终的细颗粒 & 通常残留在筛子上的颗粒数量取决于在筛子上通过时间的长短。

6.19

干筛　dry sieving

不用水的筛分。

6.20

湿筛　wet sieving

用足够的水以保证细颗粒通过筛孔的筛分。

6.21

筛分振幅　sieving amplitude

筛子在筛分移动期间偏离它平均位置的最大位移。

注：对直线移动的筛分，振幅是线性移动全长的一半，对椭圆移动的筛分，振幅是椭圆主轴的一半，对圆形运动的筛分，振幅是圆的半径。

6.22

筛分终点　end point

随时间延长筛分操作进行到进一步筛分后不会使筛下量的明显增加而改变结果。

7　物理试验　physical testing

7.1

体积密度和表观密度　bulk density and apparent density

7.1.1

体积密度　bulk density

在空气中单位体积的矿石的质量，包括颗粒内部和颗粒之间的空隙。用 ρ_{ap}，kg/m^3 表示。

注：工业上，矿石的体积密度用在规定的条件下矿石质量与测量容器的体积之比表示。

7.1.2

表观密度　apparent density

样品在空气中的质量与它的表观体积的比。

7.1.3

表观体积　apparent volume

样品的体积，包括任何封闭和开口的气孔，即将样品浸透在一个规定温度的水中达到饱和，用水的质量代替样品体积。

7.1.4

开气孔　open pores

在水中浸透的矿石的气孔。

7.1.5

闭气孔　closed pores

在水中无法浸透的矿石的气孔。

7.1.6

吸水量　water absorption

干燥的样品的开气孔所吸收规定温度下水的质量。

7.2

烧结试验　sinter test

7.2.1

混合矿　ore mix

用于烧结试验的混合矿石或其他含铁物料，如氧化皮、碱性氧气钢渣、粉末等。

注：本条款不包括返矿，助熔剂，煤炭渣或其他固体燃料。

7.2.2

烧结混合料　sinter mix

加入烧结装置的所有材料，包括混合矿助熔剂，焦炭渣或其他固体燃料，返矿和水。

7.2.3

混合时间　mixing time

烧结混合料的混匀和制粒所用时间，以分钟(min)表示。

7.2.4

烧结混合料的体积密度　bulk density of sinter mix

加入烧结设备的湿烧结混合料的体积密度。

7.3

强度试验　strength tests

7.3.1

转鼓强度　tumble strength

块矿、人造块矿或热压块在规定时间旋转的转鼓中通过冲击和磨损导致粒度降级的抵抗力。

7.3.2

转鼓指数　tumble index

块矿、人造块矿或热压块由于冲击使粒度降级的抵抗力的相对量度，以 TI 表示，用转鼓后试验样产生＋6.30 mm 粒级的质量分数表述。

7.3.3

耐磨指数　abrasion index

块矿、人造块矿或热压块由于磨损使粒度降级的抵抗力的相对量度，以 AI 表示，用转鼓后试验样产生－0.5 mm 粒级的质量分数表述。

7.3.4

耐磨指数　abrasion

块矿、人造块矿或热压块在旋转的转鼓里冲击时由于磨损使粒度降级所需抗力的相对量度，称为耐磨指数(AI)并用规定时间内进行转鼓后收集－0.5 mm 粒级试验样的质量分数表示。

7.3.5

抗压强度　crushing strength

在压力试验中施加到单个球团矿上并使其引起破裂所用的压力值。

7.4

热裂和还原试验　heating and reduction test

7.4.1

热裂　decrepitation

快速加热使块矿发生破裂。

7.4.2

还原　reduction

用还原剂把块矿或人造块矿中与铁或其他金属结合的氧除去。

7.4.3

还原度　degree of reduction

在规定的还原时间后，从氧化铁中取出氧的程度，用还原去除的氧与和铁最初结合氧的百分比表示。

7.4.4

还原性　reducibility

与铁结合的氧从块矿和人造块矿中去除的难易程度。

7.4.5

金属化率　degree of metallization

在直接还原铁总铁含量中金属铁占有的相对量。

7.4.6

还原粉化 reduction-disintegration

块矿和人造块矿在还原期间的颗粒粉化现象。

7.4.7

低温还原粉化 low-temperature reduction-disintegration

块矿或人造块矿在低温还原条件下类似高炉上部状态或各种直接还原铁进行还原过程产生的粒度粉化。

7.4.8

自由膨胀 free-swelling

在不强制的条件下还原期间产生烧结球团矿的体积增加。

7.4.9

荷重还原 reduction under load

在负载还原下，块矿或人造块矿的结构稳定性。

7.4.10

成团 cluster

还原球团矿两个或多个颗粒粘在一起。

7.4.11

成团性 clustering

类似直接还原测量条件下的还原反应，球团矿形成的成团。

8 化学分析 chemical analysis

8.1

预干燥样品（化学分析） predried sample(for chemical analysis)

在 105 ℃下干燥至恒定质量的样品。

8.2

吸湿水 hygroscopic moisture

矿石在与试验室气氛平衡环境下，加热到 105 ℃时矿石失去的水分。

8.3

化合水 combined water

去掉吸湿水后，加热到 950 ℃时除去的矿石水分。

8.4

灼烧减量 loss on ignition

在 1 000 ℃条件下，矿石质量的变化，不包括由于吸湿水所造成的损失。

8.5

含量 content

所含某种成分或物质的量。

8.6

主成分 main component

在物质的化学成分中占有大部分成分者。

8.7

干燥失重 loss on drying

干燥物质时减少的重量。

8.8

检测极限　limit of detection, limit of identification

检测的最小量。

8.9

元素分析　elemental analysis

对试样所含元素的检测或对试样进行的定量。

8.10

仲裁分析　umpire analysis

为仲裁而进行的化学分析。

8.11

全分析　total analysis

对试样的总成分进行定量的化学分析。有机元素分析及只对表上记载的成分进行的临床化学分析等都不称全分析。

8.12

空白试验　blank test

求取空白试验值的试验。

8.13

空白试验值　blank value

不加试样，但用于有试样时同时操作而求取到的值。

8.14

平行分析　parallel analysis

将同一试样分成几份，然后用同一方法平行地对它们进行化学分析。

8.15

标准滴定溶液　standard volumetric solution

已知准确浓度的用于滴定分析的溶液。

8.16

基准溶液　standard reference solution

用于标定其他溶液的作为基准的溶液。

8.17

标准溶液　standard solution

由用于制备该溶液的物质而准确知道某种元素、离子、化合物或基团浓度的溶液。

8.18

标准比对溶液　standard matching solution

已知或已确定有关特性（如色度、浊度）的并用于评定试验溶液各特性的溶液。

8.19

标准物质 RM　reference material

具有一种或多种足够均匀和很好确定了的特性值。用以校准设备，评价测量方法或给材赋值的材料或物质。

8.20

有证标准物质 CRM　certified reference material

附有证书的标准物质，其一种或多种特性值用建立了溯源性的程序确定，使之可溯源到准确复现的用于表示该特性值的计量单位，而且每个标准值都附有给定置信水平的不确定度。

9 统计 statistics

9.1

观测值 observed value

作为一次观测结果而确定的特性值。

9.2

测试结果 test result

用规定的测试方法所确定的特性值。

注：测试方法宜指明观测是一个还是多个，报告的测试结果是观测值的平均数还是它的其他函数(例如中位数或标准差)，它可以要求按适用的标准进行修正，如气体容积按标准温度和压力进行修正。因此一个测试结果可以是通过几个观测值计算的结果。在最简单情形，测试结果即为观测值本身。

9.3

精密度试验的测试水平 level of the test in precision

对某测试物料或试样，所有实验室测试结果的总平均值。

9.4

精密度实验单元 cell in precision

由一个实验室在单一水平获得的测试结果。

9.5

接受参照值 accepted reference value

用作比较的经协商同意的标准值，它来自于：

a) 基于科学原理的理论值或确定值；

b) 基于一些国家或国际组织的实验工作的指定值或认证值；

c) 基于科学或工程组织赞助下合作实验工作中的同意值或认证值；

d) 当 a)、b)、c)不能获得时，则用(可测)量的期望，即规定测量总体的均值。

9.6

准确度 accuracy

测试结果与接受参照值间的一致程度。

注：术语“准确度”，当用于一组测试结果时，由随机误差分量和系统误差即偏倚分量组成。

9.7

正确度 trueness

由大量测试结果得到的平均数与接受参照值间的一致程度。

注 1：正确度的度量通常用术语“偏倚”表示。

注 2：准确度曾被称为“平均值的准确度”。这种用法不被推荐。

9.8

偏倚 bias

测试结果的期望值与接受参考值之差。

注：与随机误差相反，偏倚是系统误差的总和，偏倚可能由一个或多个系统误差引起，系统误差与接受参考值之差越大，偏倚就越大。

9.9

实验室偏倚 laboratory bias

一个特定的实验室的测试结果的期望与接受参照值之差。

9.10

测量方法偏倚 bias of the measurement method

所有采用该方法的实验室所得测试结果的期望与接受参照值之差。

注：实际操作中的例子：如测量某化合物中硫的含量，由于测量方法不可能提尽所有的硫，因此该测量方法将有一个负的偏倚。对很多使用相同的方法的不同的实验室得到的测试结果求平均值，就可用来测定该测量方法的偏倚。测量方法的偏倚在不同水平下可以是不同的。

9.11

偏倚的实验室分量　laboratory component of bias

实验室偏倚与测量方法偏倚之差。

注1：偏倚的实验室分量是针对特定实验室和实验室所具有的测量条件的，在不同的测试水平下也可以是不同的。

注2：偏倚的实验室分量与测试结果的总平均值有关，而与真值或标准值无关。

9.12

精密度　precision

在规定条件下，独立测试结果间的一致程度。

注1：精密度仅依赖于随机误差的分布而与真值或规定值无关。

注2：示精密度的量度通常以不精密度表达，其量值用测试结果的标准差表示。精密度越低，标准差越大。

注3："独立测试结果"指的是对相同或相似的测试对象所得的结果不受以前任何结果的影响。精密度的定量测量严格依赖于规定的条件，重复性和再现性条件为其中两种极端情况。

9.13

重复性　repeatability

在重复性条件下的精密度。

9.14

重复性条件　repeatability condition

在同一实验室，由同一操作人员使用相同的设备，按照相同的测试方法，在短时间内对同一被测对象相互独立进行的测试条件。

9.15

重复性标准偏差　repeatability standard deviation

在重复性条件下所得测试结果的标准偏差。

注1：重复性标准偏差是在重复性条件下测试结果分布的分散性度量。

注2：类似地可定义"重复性方差"与"重复性变异系数"，作为重复性条件下测试结果分散性的度量。

9.16

重复性限　repeatability limit

一个数值，在重复性条件下，两个测试结果的绝对差小于或等于此数的概率为95%。

注：再现性限用"r"表示。

9.17

再现性　reproducibility

在再现性条件下的精密度。

9.18

再现性条件　reproducibility conditions

在不同的实验室，由不同操作人员使用不同设备，按相同的测试方法，对同一被测对象相互独立进行的测试条件。

9.19

再现性标准差　reproducibility standard deviation

在再现性条件下所得测试结果的标准差。

注1：再现性标准差是再现性条件下测试结果分布的分散性的度量。

注2：类似地可定义"再现性方差"与"再现性变异系数"，作为再现性条件下测试结果分散性的度量。

9.20

再现性限 reproducibility limit

一个数值，在再现性条件下，两个测试结果的绝对差小于或等于此数的概率为95%。

注：重复性限用“R”表示。

9.21

(测量)不确定度 uncertainty(of measurement)

表征合理地赋予被测量之值的分散性，与测量结果相联系的参数。

9.22

标准不确定度 $\mu(x_i)$ standard uncertainty

以标准偏差表示的测量结果 x_i 的不确定度。

9.23

A类不确定度评定 u_A type A evaluation of uncertainty

用对观测列进行统计分析的方法，来评定标准不确定度。

9.24

B类不确定度评定 u_B type B evaluation of uncertainty

用不同于对观测列进行统计分析的方法，来评定标准不确定度。

9.25

合成标准不确定度 $u_C(y)$ combined standard uncertainty

当测量结果是由若干个其他量的值求得时，按其他各量的方差和协方差算得的标准不确定度。

9.26

扩展不确定度 U expanded uncertainty

确定测量结果区间的量，合成赋予被测量之值分布的大部分可望含于此区间。

9.27

包含因子 k coverage factor

为求得扩展不确定度，对合成标准不确定度所乘之数字因子。

注1：包含因子等于扩展不确定度与合成标准不确定度之比。

注2：包含因子一般为2或3。

9.28

自由度 v degrees of freedom

一般地，和的项数减去对和的限制数。

9.29

置信概率 p confidence level;level of confidence

与置信区间或统计包含区间有关的概率值。

9.30

算术平均值 $\bar{x}$ arthmetic mean(or average)

n 次测量结果的算术平均值。

$$\bar{x}=\frac{\sum_{i=1}^{n}x_i}{n}$$

9.31

实验标准[偏]差 s experimental standard deviation

n 次测量结果的标准差是总体标准差 σ 的估计值。对同一被测量作 n 次测量，表征测量结果分散性的量 s 可按下式算出：

$$s=\sqrt{\frac{\sum_{i=1}^{n}(x_i-\bar{x})^2}{n-1}}$$

式中：

x_i ——第 i 次测量的结果；

$\bar{x}$ ——n 次测量的算术平均值。

9.32

算术平均值的标准差 $s_{\bar{x}}$　standard deviation of average

取自总体的 n 个独立结果的平均值 $\bar{x}$ 的标准差为：

$$s_{\bar{x}}=\frac{s}{\sqrt{n}}$$

9.33

相对标准差 *RSD*　relative standard deviation

实验室标准差除以该样本的平均值。通常表示为变异系数(*CV*)，也常表示为百分数。

$$RSD=\frac{s}{\bar{x}}$$

9.34

变异系数　coefficient of variation

标准差与非正态随机变量的期望值之比。

$$\sqrt{V(X)}/E(X)=\delta/\mu$$

式中：

$E(X)$——随机变量 X 的期望值；

$V(X)$——随机变量 X 的方差；

μ　——数学期望值；

σ　——随机变量的标准差。

参 考 文 献

[1] GB/T 2007.1—1987 散装矿产品取样、制样通则 手工取样方法

[2] GB/T 2007.3—1987 散装矿产品取样、制样通则 评定品质波动试验方法

[3] GB/T 6005 试验筛,金属丝编织网,穿孔板和电成型薄板,筛孔的基本尺寸

[4] GB/T 6379.1—2004 测量方法与结果的准确度(正确度与精密度) 第1部分:总则与定义

[5] GB/T 10322.6—2004 铁矿石 热裂指数的测定

[6] GB 20424—2006 重金属精矿产品中有害元素的限量规范

[7] GB/T 20001.4—2001 标准编写规则 第4部分:化学分析方法

[8] GB/T 20565—2006/ISO 11323:2002 铁矿石和直接还原铁 术语

[9] GB 20664—2006 有色金属矿产品的天然放射性限值

[10] SN/T 1798—2006 进口铁矿石放射性测量方法

[11] JJF 1135—2005 化学分析测量不确定度评定

[12] ISO 3082:2000 Iron ores—Sampling and sample preparation procedures

[13] ISO 3534.1:1993 Statistics—Vocabulary and symbols—Part 1:Probability and general statistical terms

[14] ISO 4696-1:2007 高炉原料用铁矿石 静态法测定低温还原粉化指数 第1部分:CO、CO_2、H_2 和 N_2 还原法

[15] ISO 4696-2:2007 高炉原料用铁矿石 静态法测定低温还原粉化指数 第2部分:CO 和 N_2 还原法

[16] ISO 4698:2007 高炉原料用铁矿石球团 自由膨胀指数的测定

[17] ISO 4700:2007 高炉和直接还原原料用铁矿石球团 抗压强度的测定

[18] ISO 6153:1989 Chromium ores—Increment samplin

[19] ISO 7215:2007 高炉原料用铁矿石 最终还原度指数法测定还原度

[20] ISO 7992:2007 高炉原料用铁矿石 荷重还原的测定

[21] ISO 11256:2007 竖炉直接还原原料用铁矿石球团 成团指数的测定

[22] ISO 11257:2007 竖炉直接还原原料用铁矿石球团 低温还原粉化指数和金属化率的测定

[23] ISO 11258:2007 竖炉直接还原原料用铁矿石球团 还原指数、最终还原度和金属化率的测定

[24] ISO 11323:2002 Iron ore and direct reduced iron—Vocabulary

[25] ISO 13930:2007 高炉原料用铁矿石 动态法测定低温还原粉化指数

[26] ISO 15968:2000 直接还原铁 热压铁块(HBI)表观密度和吸水量的测定

[27] 化学工业部标准化研究所.化工标准名词术语.北京:化学工业部标准化研究所,1988

[28] 韩永志.标准物质手册.北京:中国计量出版社,1998

煤 炭 标 准

中华人民共和国进出口商品检验行业标准

出口煤炭机械采样制样方法

SN 0067—92

Mechanical method for sampling and sample preparation of coal for export

1 主题内容与适用范围

本标准规定了煤炭机械采样制样方法，并对机械采样制样设备的设计、操作作了指导和说明。本标准适用于从运输机的煤流中采取出口煤炭的煤样。

2 引用标准

GB 475 商品煤样采取方法

GB 474 煤样的制备方法

GB 2007.1～2007.7 散装矿产品取样、制样通则

3 术语

下列术语适用于本标准。

3.1 批量

一个单一煤量，需测定其总品质且符合一定精密度。

3.2 采样单元

一个煤量，每采集一个煤量产生一个大样。

3.3 多份采样

从采样单元中取得子样，经组合后交替进入不同的容器中，给出质量大致相等的两个或若干个样品，每一个样品均能代表整个采样单元。

3.4 双份采样

多份采样的特殊形式，只有两个重复样品。

3.5 定时采样

整个采样期间以相等的时间间隔采取子样。

3.6 定量采样

整个采样期间以相等的质量间隔采取子样，子样量基本一致。

3.7 分层随机采样

在定时采样或定量采样各自确定的时间间隔或质量间隔之内随机采样。

3.8 手工采样

凭人工方式采取子样。

3.9 机械采样

以机械方式采取子样。

3.10 子样

采样器单次运行采取的样品。

中华人民共和国国家进出口商品检验局1992-12-24批准　　1993-05-01实施

3.11　初级子样

初级采样器(切割器)从煤流中采集的样品。

3.12　缩分子样

从初级子样缩分后得到的一小部分样品。

3.13　定量缩分

一种能得到缩分样质量基本一致的缩分方法。

3.14　定比缩分

一种得到缩分样的质量正比于缩分前样品质量的缩分方法。

3.15　大样

由一采样单元的全部子样将其逐个进行破碎和缩分后组成的样品。

3.16　副样

由若干个子样或破碎、缩分后的若干个子样组成的样品。

3.17　通用样品

为多种用途而采取的一个试样。

3.18　粒度分析样品

专门为粒度分析而采取的样品。

3.19　全水分试样

专门为测定全水分而采取的样品。

3.20　实验室试样

按规定的方法从大样或副样中缩制而成为递交实验室供分析或试验用的试样。

3.21　制样

使样品达到分析或试验需要条件的过程。

3.22　机内制样

采制样系统内的机械制样。

3.23　机外制样

在采制样系统外人工或机械制备样品。

3.24　空干样品

样品水分与当时空气湿度平衡后的试样。

3.25　样品缩分

制样中保留一部分样品,其余则被舍弃的过程。

3.26　样品粉碎

制样中样品粒度经破碎或研磨变小的过程。

3.27　最大粒度

筛上物产率最接近5%的那个筛孔的尺寸,称为该煤的最大粒度。

3.28　准确度

是一个测定值与真值的符合程度,某一方法的准确度是该方法测出“真实”结果能力的量度。

3.29　精密度

是一组观测值相互一致的量度。总精密度(P_t)包括采样、制样和分析精密度。

3.30　系统误差

导致结果始终比真值偏高或偏低的误差。

3.31　方差

一组观测值和其平均值的均方差,通常用“V”表示。

3.32　标准差

是方差的正平方根，通常用“S”表示。

3.33 极差

一组观测值最大与最小值之间的差。

3.34 变异系数

标准偏差“S”对测定平均值的绝对值的百分数表示，通常用“CV”表示。

3.35 相关系数

是表示两个变量间的相关关系密切程度的指标，通常用“r”表示。

4 采样方案的制定

4.1 制定采样方案的一般程序

a. 确定将要测定的试验变量及所需的样品类型；

b. 确定批量；

c. 确定期望的精密度；

d. 测定煤炭的初级子样方差，设定最小子样数(n)以及期望的精密度所需采样单元数(m)；

e. 决定是采用定时采样还是采用定量采样，并分别确定定时采样的间隔时间(min)或定量采样的间隔质量(t)；

f. 根据煤的最大粒度确定最小子样量；

g. 计算出每级缩分的最小子样量；

h. 确定将子样并为大样或副样的方法。

4.2 样品类型

用于测定全水分、粒度分析和综合分析及其他试验的样品可以是单独样品，也可以是通用样品。

4.3 采样方案

需要整个批量和其中采样单元的品质，将该批量划分成采样单元收集样品。根据各个采样单元品质进行加权平均计算整个批量的品质。为提高结果的精密度，一个批量可划分若干采样单元。一个批量也可定为单个的采样单元，诸如装船、装车或一段生产时间(一班)。每一个采样单元收集的样品都可视为一个大样。

4.4 采样基础

采取子样是以定时采样还是以定量采样必须首先作出决定。采用定时采样，采样间隔以分钟计算，而且子样量与采样时的流率成正比。采用定量采样，采样间隔以吨计算。组成大样和副样的子样量应几乎相等。

4.5 采样的精密度

4.5.1 基本要求

采样、制样和分析中都存在误差，测得煤炭的分析结果与其真值存在差别，因真值无法知道，也就不知道分析结果的准确性。然而可计算分析结果的精密度，即计算该种煤一系列分析结果的相互一致的程度。制定采样方案时，可以采纳一个任意精密度。然而从实际出发，对应当达到的精密度还是规定了极限。总精密度公式如下：

$$P_t = \pm 2\sqrt{\frac{\frac{V_I}{n} + V_{PT}}{m}} \qquad (1)$$

式中：P_t——一个批量在95%置信水平下，采样、制样和分析的总精密度，表示为绝对值，%；

V_I——初级子样方差；

V_{PT}——制样和分析方差；

n——从每个采样单元中应采取的子样数；

m——批量内采样单元数。

对于一个批量期望的精密度要预先确定。对新煤种制定采样方案时，要对该种煤初级子样方差进行推测。该批量采样方案达到的实际精密度按附录B(补充件)核验。经常采集的同种煤可根据以往的数据确定采样方案。附录B也用于设计最佳方案。

4.5.2 初级子样方差

初级子样方差依赖于煤炭的种类、粒度、预先加工混合的程度、所测定的参数以及采集的初级子样量。灰分的变异性高于水分的变异性，要求同一精密度采用测定灰分的子样数足够用于测定水分；如果要求水分有更高的精密度，则相应的初级子样方差将适用于水分和灰分。此外，可先假定出口煤炭的初级子样方差为20。

4.5.3 制样和试验方差

为了在公式(1)中加以置换，在最小值为0.05，最大值为0.20的条件下，先假定V_{PT}为0.002 V_I。在系统操作中V_{PT}值可以用附录C(补充件)给出的方法计算。

4.5.4 采样单元数

要达到某一精密度要求，从一个批量所采集的子样数是批量中煤炭品质差异的函数，与整个批量的质量无关。制定采样方案考虑初级子样方差往往是从采样单元所采样品的结果推算出来，可能对整个批量的变量估计不充分。辟如大量煤炭装卸，堆放期间产生偏析，发运或接收经历的时间太久，质量也会发生变化。该批量就要划分成适当数量的采样单元。一个批量划分采样单元数(m)按表1查出：

表1 批量的采样单元划分

批量，t	采样单元数
小于5 000	1
5 001～20 000	2
20 001～45 000	3
45 001～80 000	4
80 001～125 000	5
125 001～180 000	6
180 001～245 000	7

4.5.5 采样单元内的子样数

如4.5.1中所述，精密度取决于煤的变异性、子样数、采样单元数和制样、分析方差。置换公式(1)一个批量要达到所期望的精密度其子样个数由下列公式计算：

$$n = \frac{4V_I}{mP_t^2 - 4V_{PT}} \quad \cdots\cdots(2)$$

如果n值太大，可由以下任一方法增加采样单元数。

a. 增大m，使之与质量或时间相匹配，重新计算n，直到n成为可行数值；

b. 决定每一采样单元子样的最大可行数(n_1)。并由下列公式计算m：

$$m = \frac{4V_I + 4n_1 \cdot V_{PT}}{n_1 \cdot P_t^2} \quad \cdots\cdots (3)$$

必要时 m 可以向上调，直到得出一个合适的数，并重新计算 n。当 n 值符合实际要求，初始方案即可确立。n 值小于 10，每一采样单元采取 10 个子样。

要达到某一精密度要求，由初级子样方差、制样和分析方差计算每一采样单元所需的子样数比通常所需的子样数要高，原因是煤炭的品质变化是随机的，测定出的子样方差是经过几步制样和化验，误差就不只一次产生。设计机械采制样系统，应使用比系统运转时 V_I 较高的 V_I 值，在执行一个新的采样方案前要采用附录 B 中的方法核查实际精密度。对该煤种的子样数、采样单元数便可从控制程序上得到调整，以最低的费用达到期望的精密度。当不知道所要采样的煤炭特性而又不能马上测定出初级子样方差、制样和分析方差时，可设定 10 000 吨为一个采样单元，采取的子样个数按下列公式计算：

$$n = \text{子样开头数目} \times \sqrt{\frac{L}{1\ 000}} \quad \cdots\cdots (4)$$

式中：n——实际应采子样数目；

L——批量的质量数，t。

子样开头数目由表 2 查出：

表 2 由煤流中所需子样开头数目

煤的状态	灰分试样的子样数目	煤的状态	水分试样的子样数目
洗过的煤	16	未洗过的煤或干煤； 洗过的分级煤	16
未洗过的煤	32	小粒度洗煤	32

子样数目是否合适，必须经过核验以保证采样的精密度（见附录 B)。

4.5.6 实例

例 1：批量 80 000 吨装船的煤炭，期望的精密度 P_L 为±0.25%，已知品质变异程度并测定出 V_I＝0.5，V_{PT}＝0.05。

a. 采样单元数根据表 1 查出 $m=4$，那么该批量划分为 4 个采样单元，每个单元 20 000 吨。

b. 子样数

$$n = \frac{4 \times 0.5}{4 \times (0.25)^2 - 0.05 \times 4} = 40$$

因此，取 4 个采样单元，每个单元 40 个子样。

例 2：批量 100 000 吨装船的煤炭，期望的精密度 P_L 为±0.25%。因为品质变异程度未知，所以假设 V_I＝20，V_{PT}＝0.20。从表 1 查出 $m=5$，为避免隔夜储存样品将 m 定为 20。

$$n = \frac{4 \times 20}{20 \times (0.25)^2 - 4 \times 0.2} = 178$$

对于单个样品来说，这一数量太多，因此定 $m=40$。

$$n=\frac{4\times 20}{40\times (0.25)^2-4\times 0.2}=47$$

此时每单元取 48 个子样是切合实际的(每 10 分钟取一个)。

例 3:批量 8 000 吨,单批装卸煤炭,精密度 P_L 为±0.5%。已知品质变异程度并已测定出 $V_I=15$,$V_{PT}=0.20$。从表 1 查出 $m=2$。

$$n=\frac{4\times 15}{2\times (0.5)^2-4\times 0.2}=\frac{60}{-0.3}=-200$$

无穷大和负值说明制样及分析是错误的,该采样单元数不能得到所期望的精密度。

在这个采样单元可以确定采取 50 个子样为最大可行数值,得出:

$$m=\frac{4\times 15+4\times 50\times 0.2}{50\times (0.5)^2}=8$$

则这一批量划分为 8 个采样单元,每个采样单元取 50 个子样。

4.6 粒度分析样品的采取

机械采样器采取粒度样品,会造成粒度的破损,初级子样的个数必须充足,采取的大样量必须大于表 3 中所列的数值,子样的个数最低不得少于 25 个。还需按附录 B 进行校核并调整子样数。

表 3 用于粒度分析最小大样量

煤炭最大粒度,mm	大样的最小量,kg	
	1%的精密度(绝对)	1%的精密度(绝对)
300	54 000	13 500
200	16 000	4 000
150	6 750	1 700
125	4 000	1 000
90	1 500	400
63	500	125
45	200	50
31.5	65	15
22.4	25	6
16	8	2
11.2	3	0.70
8	1	0.25

续表 3

煤炭最大粒度,mm	大样的最小量,kg	
	1%的精密度(绝对)	1%的精密度(绝对)
4	0.25	0.25
2.8	0.25	0.25

4.7 初级子样量

切割式的采样器从煤流中采取的初级子样量可用下列公式计算：

$$M = \frac{C \cdot A}{3.6 \cdot s} \times 10^{-3} \qquad \cdots\cdots(5)$$

式中：M——最小子样量,kg；

C——流率,t/h；

A——切割器开口,mm；

s——切割器速度,m/s。

根据煤炭的粒度,要采取的或缩分的初级子样量也可从表 4 查得。

表 4 最小子样量

最大粒度,mm	最小子样量,kg
300	100
200	25
150	15
125	10
90	5
63	3
45	2
31.5	1
22.4	0.75
16	0.50
11.2	0.25
8	0.15
5.6	0.10
4	0.10
2.8	0.10

4.8 一般分析和全水分测定最小大样量可从表 5 查得。

表 5 缩分后的最小大样量

煤炭最大粒度,mm	大样的最小量,kg	
	品质样品	水分样品
300	15 000	3 000
200	5 400	1 100
150	2 600	500
125	1 700	350
90	750	125
63	300	60
45	125	25
31.5	55	10
16	20	4
10	10	2
8	6	1.50
4	1.50	1.00
2.8	0.65	0.65
2	0.25	0.25
1	0.10	0.10

5 采样方法

5.1 基本要求

煤炭机械采制样设备形式繁多,不能硬行规定某种形式用于某种专门的采样操作。采样操作可选择定时、定量、分层随机方式。从煤流中采样,煤炭的流率及其断面应基本是一致的。所采的初级子样量远远超过规定的最小子样量,可通过直接缩分达到一个合理的质量。

5.2 定时采样

主运输带上的煤炭流率基本一致选用定时采样。

5.2.1 初级子样采取方法

每一个初级子样从初级采样器的一次动作后得到,选用定速切割器,采取煤流的全断面。初级采样器按预定等时间间隔运行,在整个批量或采样单元中重复进行。装卸完毕前已经采到了预计的子样数,应继续以同等的时间间隔采集到装卸完毕。

5.2.2 采样间隔

定时采样方法的间隔由公式(6)计算:

$$T \leqslant \frac{60Q}{Gn} \qquad (6)$$

式中：T——采集初级子样时间的间隔，min；

Q——采样单元的质量，t；

G——皮带运输机的最高流率，t/h；

n——组成大样的初级子样数。

采样单元的煤炭装卸时间有变化时，应对预计的最短装卸时间重新考虑，确保切实可行的时间间隔和采到足够的子样数，系统中每台设备能够正常处理每一个子样。为使系统误差降低到最小，须在第一个采样间隔内随机起始采样。

5.2.3 子样量

a. 与煤流的平均流率相应的初级子样量不少于4.7中所给的质量数；

b. 采样用定速切割器，切割速度在整个采样单元不变。子样量以煤炭的流率成正比关系。

5.3 定量采样

煤炭的运率变化大，应选用质量间隔采样。

5.3.1 初级子样采取方法

每一个子样都以采样器的一次动作采取，用定速切割器或变速切割器采取煤流的全断面，要采的子样数目以预定的质量间隔进行，该间隔在整个批量或采样单元内不变。装卸完毕前已采到了预计的子样数，应继续以同等的间隔采集到装卸完毕。

5.3.2 采样间隔

子样间隔以吨为单位。定量采取子样的间隔由公式(7)计算：

$$M_{\mathrm{I}} < \frac{Q}{n} \qquad \cdots\cdots(7)$$

式中：M_{I}——为采取子样间的质量间隔，t；

Q——采样单元的质量，t；

n——组成大样的初级子样数。

一个批量划分为几个采样单元，应计算采样单元的质量，以便在采样单元内采到需要的子样个数，系统中每台设备在质量间隔时间内能够处理每个子样。为减小系统误差要在第一个间隔内随机起始采样。

5.3.3 子样量

各级子样的质量要基本相等，即变异系数应低于20%。采样器在采取子样时流率和子样质量之间将不存在统计上的相关性。下列方法都可实现这些准则。

a. 选用变速切割器采取质量几乎相等的初级子样，在切割煤流时切割器的速度保持不变；但可根据皮带运输机的流率一个子样一个子样的调整。初级子样的平均质量应不低于最低子样量(见4.7)；

b. 选用定速切割器采取初级子样构成大样或副样前将各初级子样缩分成质量相等的子样。在平均流率所采取的初级子样量不小于最低子样量(见4.7)。

5.4 分层随机采样

5.4.1 基本要求

无论是选用定量采样还是定时采样都有可能发生煤炭的品质周期性变化，尽管千方百计地避免，仍有可能发生与子样的采取相重迭，往往引起系统误差。这时就要选用分层随机采样修正系统采样，用该方法需要在间隔终止之前采集子样，实际采集子样的时间间隔或质量间隔分别为随机时间、质量所代替。两个子样在不同的时间间隔或质量间隔采集仍可能非常接近，为避免系统的堵塞，要预备一个足够大的初级子样箱，能够容纳至少两个初级子样。煤炭的品质未发生周期性变化的情况下也可选用分层随机采样。

5.4.2 定时分层随机采样

采样间隔按5.2.2确定。在每个采样间隔开始之前，零和采样间隔之间将产生几秒钟或几分钟的随机时间。随机时间过后开始采取子样，子样质量与煤炭的流率成比例。

5.4.3 定量分层随机采样

采样间隔按5.3.2确定。在每个采样间隔开始之前，零和采样质量间隔之间将出现一个随机量，在随机量过后开始采样，各子样的质量与煤炭的流率无关。

5.5 参比采样方法

为了检查系统误差，参比样品最好选择停带采样方法〔见附录D(补充件)〕。检查二级以后机械采样器(缩分器)的系统误差，可以采用前级舍弃样品为本级参比样品。

5.6 采样方式的变更

在一个交货批量的整个采样过程中，为使机械采制样系统处于良好运转状态，应随时检查采制样装置。一旦设备发生故障，一时又难以修复，采集的初级子样直接进入储样箱，或改为手工取样，按GB 475规定的有关方法进行操作，直到设备修复。

6 制样方法

6.1 基本要求

机内制样宗旨是将初级子样制备出一个或若干个试验样品，这应根据试验要求的项目而定。通常初级采样器从运输机皮带主煤流中采取的全断面初级子样，子样量过大，允许在破碎前缩分，然后按采样单元制备出送交制样室进行制备的样品。制样过程如下：

a. 经破碎缩减样品的粒度；

b. 混合使样品均匀一致；

c. 缩分成两份或多份以减少样品量；

d. 取出全水分样品后，对样品进行干燥便于下一步缩分。

按第5章规定的步骤采集的子样经制样系统制备后都可视为试验样品，也可组合构成副样或大样。构成副样或大样的方法见图1。设计机内制样方案应适应预期的流率及品质的正常波动。在定时采样时出现的低流设定点，会发生不符合本条规定的现象，所制定的规则只是满足于正常条件，发生异常应对大样结果的精密度和系统误差无显著影响。水分、粘性大的煤炭初级子样采集后直接运往制样室制样而不能选用系统机内制样，以免造成系统堵塞。采用机内制样，粒度制备到－10 mm为止。

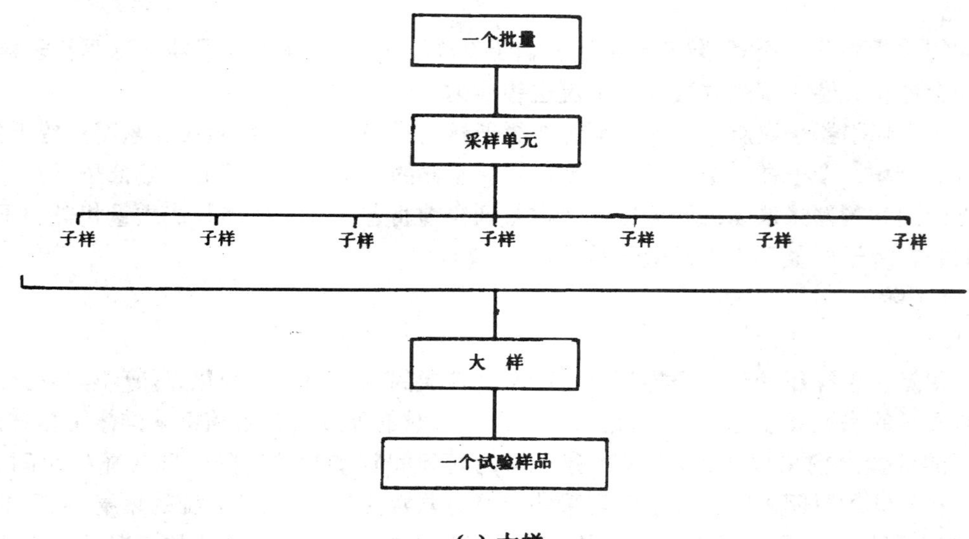

(a) 大样

图1 副样和大样的构成示例

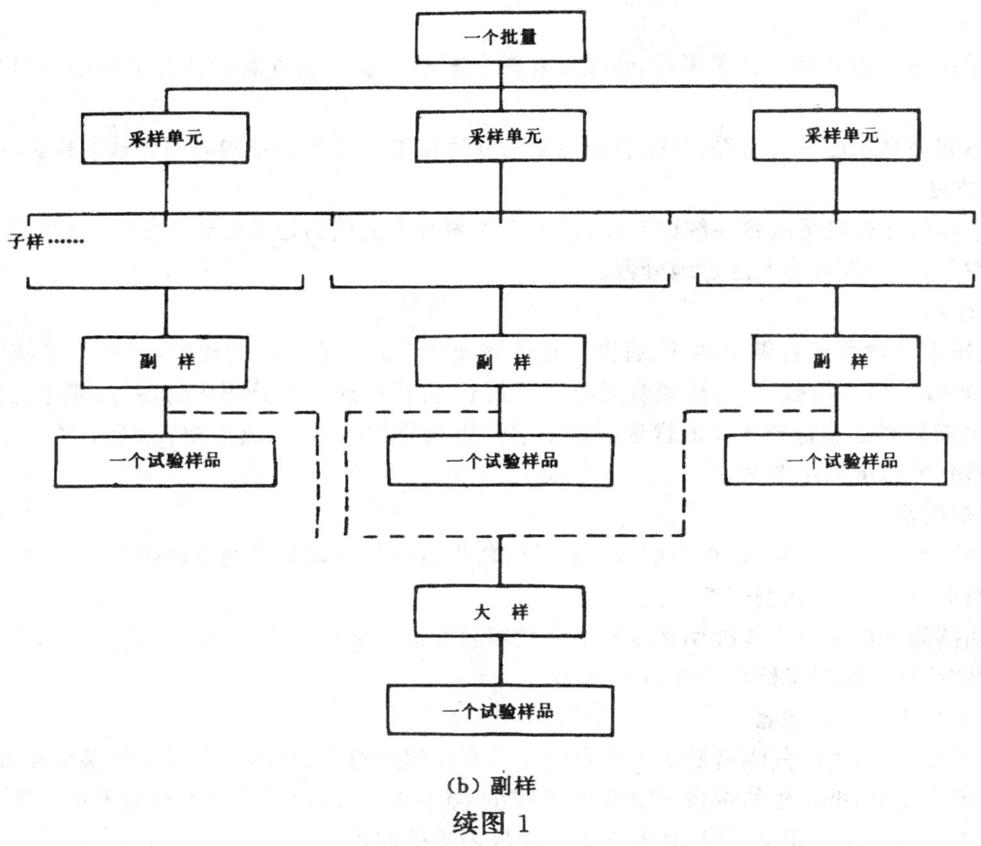

(b) 副样

续图 1

6.1.1 机内制样的精密度

一个大样试验结果的总精密度的公式为：

$$P_G = \pm 2\sqrt{\frac{V_I}{n} + V_{PT}} \quad \cdots\cdots(8)$$

式中：P_G——在 95%置信水平时大样结果的精密度(绝对值)；

V_I——初级子样方差；

n——大样内子样个数；

V_{PT}——制样和分析方差。

本标准所提供的步骤要达到 V_{PT}为 0.02 V_I 或低于 0.02 V_I 的水平(测定灰分时)。经验证明水分误差有较大的 V_I 值，应当采用 0.1 V_I 这一水平。对两个参数来讲，该水平最小值是 0.05，最大值是 0.20。选用最通用的精密度水平接近 20%的总方差来源于制样和分析。采用采样、制样综合的系统，缺少样品混合阶段会使制样和分析难以得到低方差。改进制样系统或将批量划分更多的采样单元能达到期望的精密度。

6.2 副样和大样构成方式

6.2.1 根据制样和分析的要求，应预先决定一个批量内子样构成一个大样还是构成若干副样。下边阐述大样、副样的构成方法。

6.2.2 定时采样的构成方法

a. 不考虑子样量的变化将所采集的子样结合起来构成副样或大样；

b. 缩分初级子样组成副样或大样，应使用定比缩分；在一个采样单元的全过程其缩分比固定不变，确保该批煤品质特性的质量平均值。

6.2.3 定量采样的构成方法

a. 无论是直接采集的初级子样，还是定比缩分将初级子样制备到一种合适状态都可构成副样或大样；

b. 不能满足上述 a 的条件，初级子样定量缩分后在某一阶段也可构成副样或大样。

6.3 缩分方法

初级子样缩分要在采制样系统中完成，机外人工缩分不提倡圆锥四分缩分方法，应采用机械缩分机或二分器缩分，可一次或多次通过缩分器。

6.3.1 机械缩分

6.3.2 机械缩分适用于各级子样，除超重子样外缩分前应破碎成适当的粒度，采制样系统中要选用全封闭式、破碎效率适当的破碎机，破碎粒度可进行调节，并设有避免水分损失的装置。无论是用定量缩分还是用定比缩分都必须符合 6.4 的规定。以下缩分机缩分的子样(二级子样、三级子样……)简称为切割。样品缩分机的示例见图 2。

6.3.3 切割质量

a. 要达到切割质量均匀，在切割器之前设给料机以确保入切割器的煤流始终一致。给料机将尽量减少煤的偏析，切割器和切割速度不变；

b. 切割器开口最小应是被切割煤炭最大粒度的 3 倍以上；

c. 煤炭潮湿，切割器最小开口为 30 mm。

6.3.4 两次切割之间的间隔

6.3.4.1 定量缩分，切割间隔将随煤炭质量变化而有比例地改变，切割样品可获得基本相等的质量。

6.3.4.2 定比缩分，被切割的煤炭质量变化，切割间隔不变，切割的样品质量与原子样质量成比例。

6.3.4.3 为了减小系统误差，首次切割在第一间隔内随机起动。

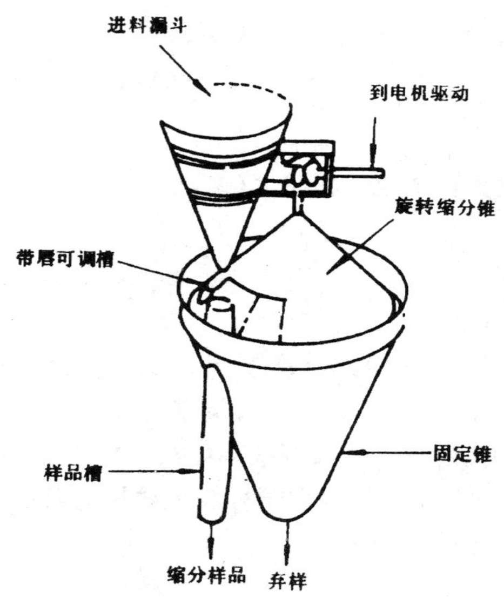

(a) 旋转锥体式缩分机

图 2 样品缩分机示例

煤流从进料斗落至旋转锥上，锥上带唇有可调长孔，
截取煤流的一部分，成为缩分样品

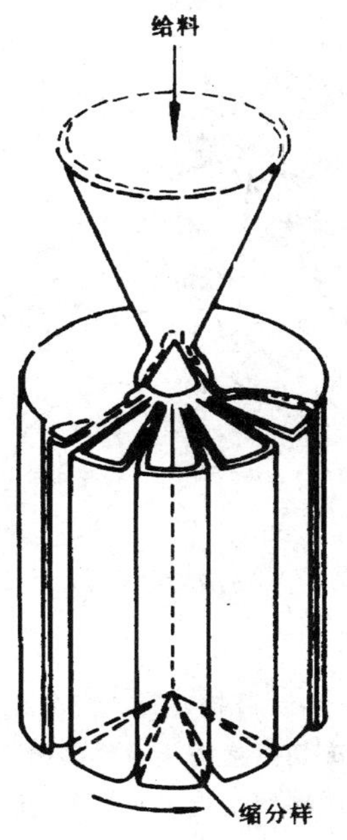

(b) 容器式缩分机

均匀的煤流经漏斗流下，被一些扇形罐的顶端截取，将其缩分成相等的部分。漏斗或扇形罐旋转

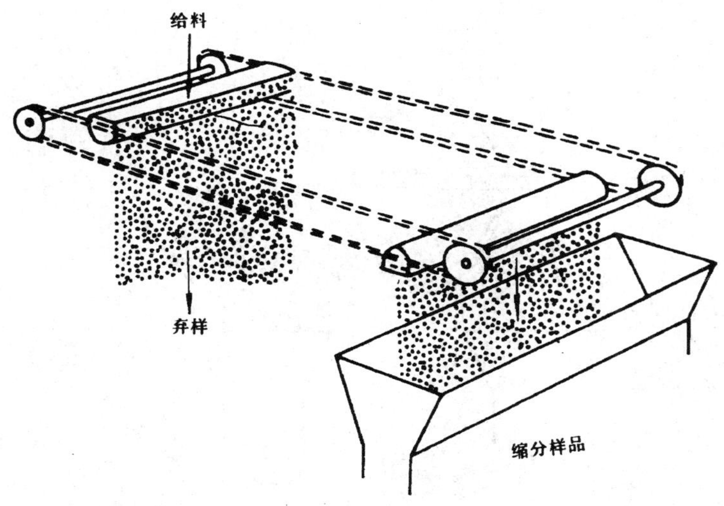

(c) 链式铲斗型缩分机

链式机械装置配有等间距的铲斗。铲斗的运行是单方向的或以预定时间的周期变向。铲斗截取自由落下的煤流采集样品，铲斗倒置时样品卸下

续图 2

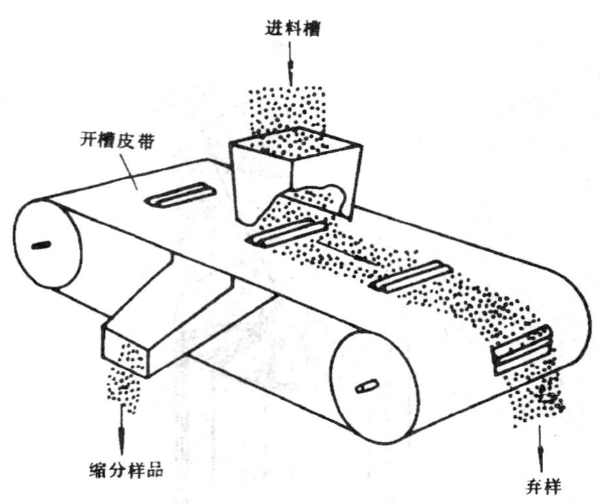

(d) 开槽皮带式缩分机

皮带上等距离切割格槽从给料溜槽下端通过、皮带配有震荡给料器产生均匀的煤流,落入格槽的为缩分样品,落在皮带上的为弃样

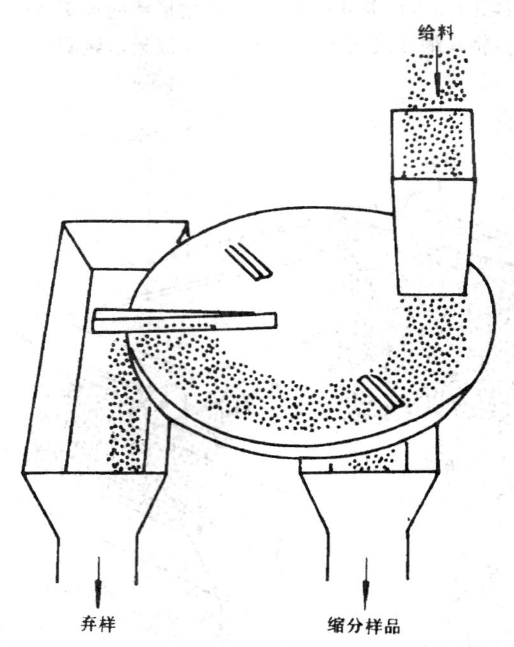

(e) 转盘式刮板型缩分机

有等间距沟槽的平板在给料溜槽下旋转,样品经给料器均匀进入给料溜槽,然后落至旋转板成带状。经刮板排出弃煤。一个沟槽通过煤流即采集一个子样(缩分样品),由沟槽数确定旋转一周所取子样数

续图 2

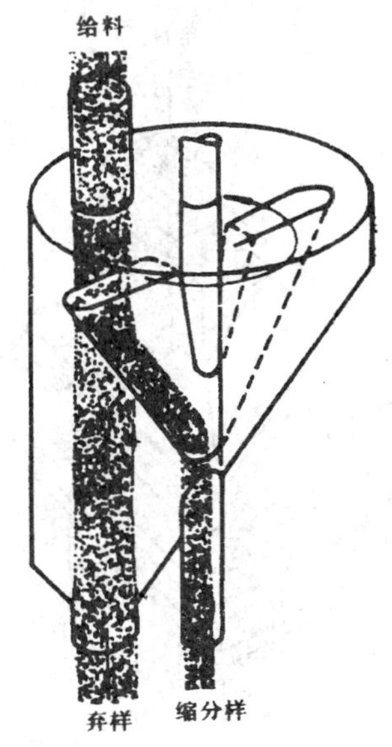

(f) 转槽式缩分机

空心轴连接一个或多个切割器在机套内旋转,每个切割器从均匀料流中采集样品,通过空心轴下落为缩分样品

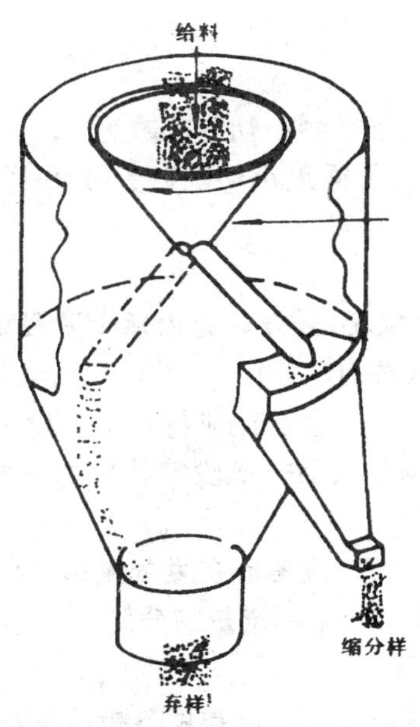

(g) 旋转漏斗式缩分机

旋转漏斗接受均匀给料,斜槽壁某处装有静止切割器,旋转一周经过切割器的煤为缩分样品,其他为弃样

续图 2

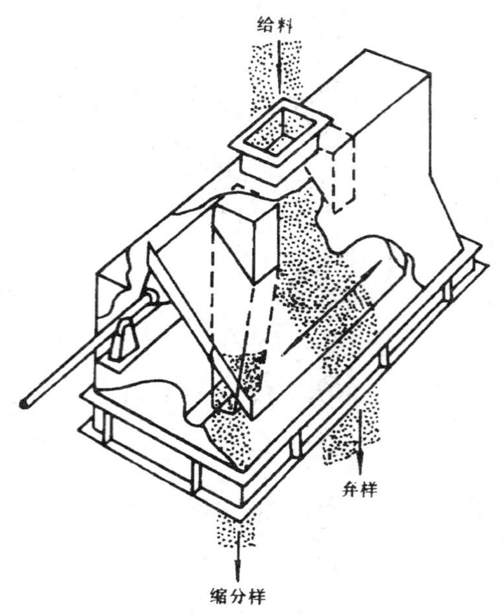

(h) 切割槽式缩分机

切割槽横切全煤流，被切割下来的为缩分样品，未被切割下来的为弃样

续图 2

6.4 单个子样的机械缩分

6.4.1 切割数将满足下列条件：

a. 对于定比缩分，各级中每一个子样最小切割次数为 6；

b. 对于定量缩分，各级中的每一子样最小切割数为 6；采样单元内各子样切割数相等，测定全水分的采样其切割数可定为 4。

6.4.2 缩分子样的最小量

a. 根据采样的用途及煤炭最大粒度，采样单元内每个阶段缩分子样组合的质量要大于表 6 中给出的质量，子样量小于表 6 规定不允许缩分；

b. 定量缩分阶段，每一缩分子样的质量至少应符合最大粒度的最小子样量（见 4.7）；

c. 定比缩分阶段，初级子样量缩分或前一阶段缩分后的子样量至少应符合最大粒度的最小子样量（见 4.7）。

采用定速初级切割器的定量采样方案，应考虑在最低流率时要采取的质量。流率变化大，应采取比 4.7 规定的最小量要大的子样量，确保在低流率定量缩分阶段有足够的煤量。

6.4.3 大样、副样和单个子样的机械缩分

子样通常是合并成副样或大样进行机械缩分。粒度分析或系统误差试验单个子样，直接进行机械缩分。

6.4.3.1 切割数

a. 大样的切割数：充分混合后最少 20 次，未经混合，最少 60 次；

b. 副样的切割数：直接缩分成试验样品，副样按大样对待；

c. 单个子样应视为充分混合的大样，切割数应尽可能接近 20 次。

6.4.4 大样、副样和单个子样切割保留最低质量的要求

6.4.4.1 基本要求

大样和副样依其用途，缩分应不少于 6.4.4.2 和 6.4.4.3 中所规定的最大粒度的质量。制备分析样品单个子样或副样的质量若低于 4.7 规定的相应最大粒度的样量，本级就不允许缩分。

6.4.4.2 粒度分析样品

应保留的最小样品量见表3。

6.4.4.3 水分样品和综合分析样品

大样或副样经缩分后的质量应不小于表6中所规定的相应最大粒度的质量。

表6 缩分后应保留的最小样品量

所要缩分的最大粒度,mm	品质样品,kg	水分样品,kg
125	1 700	350
63	300	60
31.5	55	10
16	20	4
10	10	2
8	6.0	1.5
4	1.5	1.0
2.8	0.65	0.65
2	0.25	0.25
1	0.10	0.10
0.212	0.06	0.10

缩分后应保留的最小样品量是用于异质和未知品质的煤炭。均质的煤炭,特别是水分样可以采用较低的样品量。同时核验精密度(见附录B)并相应的调整样品量,样品量不准减少到小于分析标准规定的最低要求。

7 样品的标签和标志

机械采制样最终样品的标签上应注明以下几点后交制样室进行制备。

a. 煤炭的种类及运输工具的名称(船、车等名称);

b. 批量(t);

c. 采样单元数和近似的质量(t);

d. 样品号、样品质量(kg);

e. 样品的用途;

f. 采样地点、日期、时间;

g. 采样方式;

h. 天气情况、最大粒度以及可能影响试验结果的情况。

8 机械采制样系统的设计

8.1 操作人员的安全

设计和制造采制样系统应注重以下规定:

a. 皮带运输机速度高、运量大,应设计机械采制样系统,避免人工采样发生危险;

b. 从开始设计和制造机械采制样系统对操作人员的安全应充分考虑,同时遵守设备安装的安全规范；

c. 设计者应熟悉本标准4、5、6章的规定。

8.2 基本要求

a. 机械采制样设备种类繁多，实施机械采制样的条件各异，很难制定出适合于所有情况的严格设计规则。本标准叙述的基本要求是机械采制样装置的设计、安装和操作维修导则；

b. 在主设备设计的最初阶段，主要注重采制样系统的总体性能和可靠性；

c. 整个采制样系统作为一个整体安装，从初级采样器及之后各个主机均能手动单独运转；应选用密封式破碎机避免水分的损失，煤样在整个系统中处于密封状态流入最终样品罐；

d. 该系统全部设备易于监视、清理、维护，同时易于核查试验；

e. 选用定量采样操作中，一旦质量脉冲信号消失能立即转换为定时采样；

f. 建议系统发生故障时(如堵塞)应有可选择的采样程序，例如初级采样器所采集的子样可转送到一个预置的储样箱中；

g. 初级采样器的类型见图3，符合本标准的其他初级采样器核验，不存在系统误差方可使用。

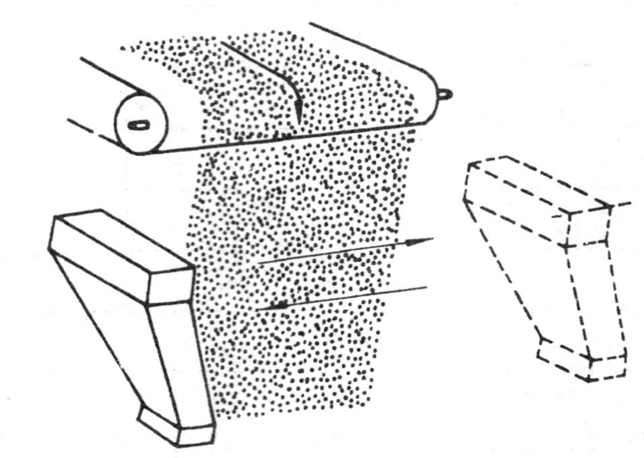

(a) 流槽式切割器

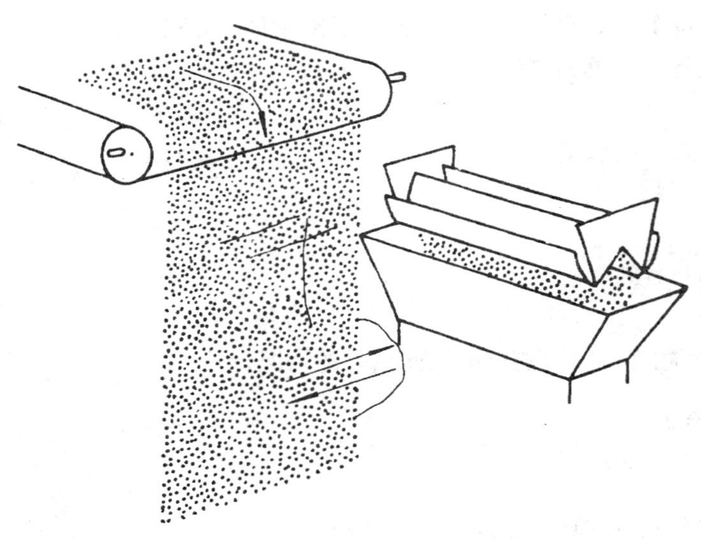

(b) 料斗式切割器

图3 初级采样器示例

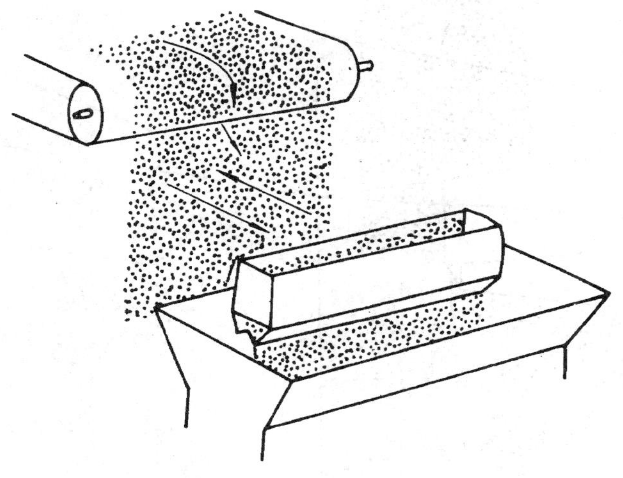

(c) 料斗式切割器

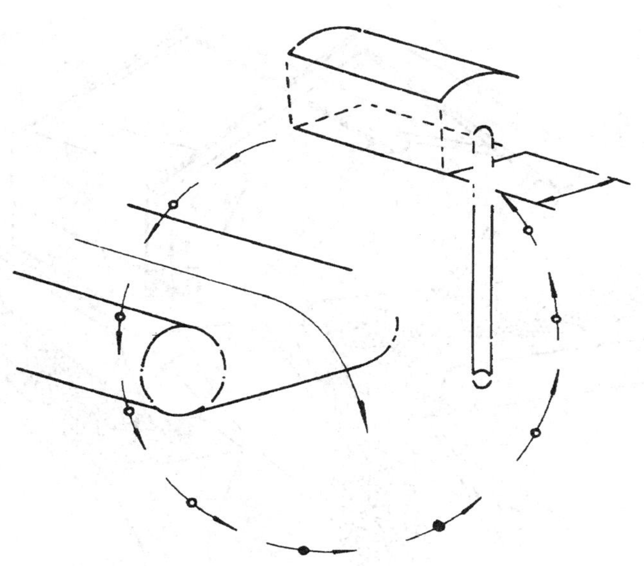

(d1) 摆管式切割器

续图 3

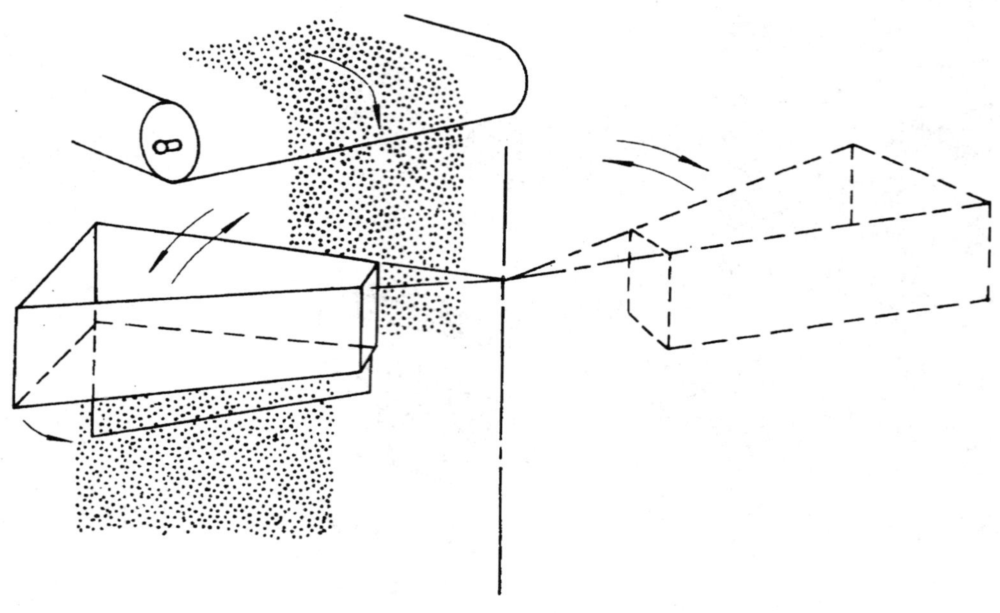

（d2）摆臂式切割器

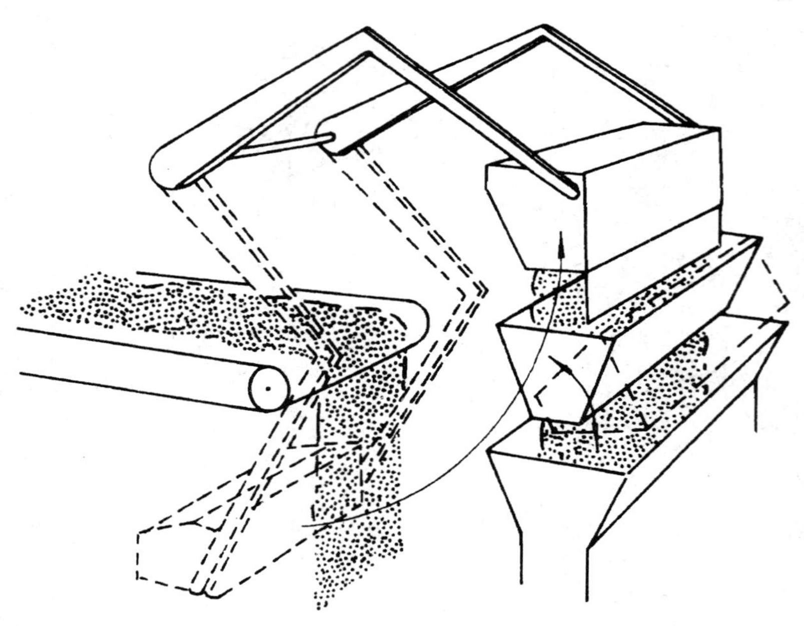

（d3）摆臂式切割器

续图 3

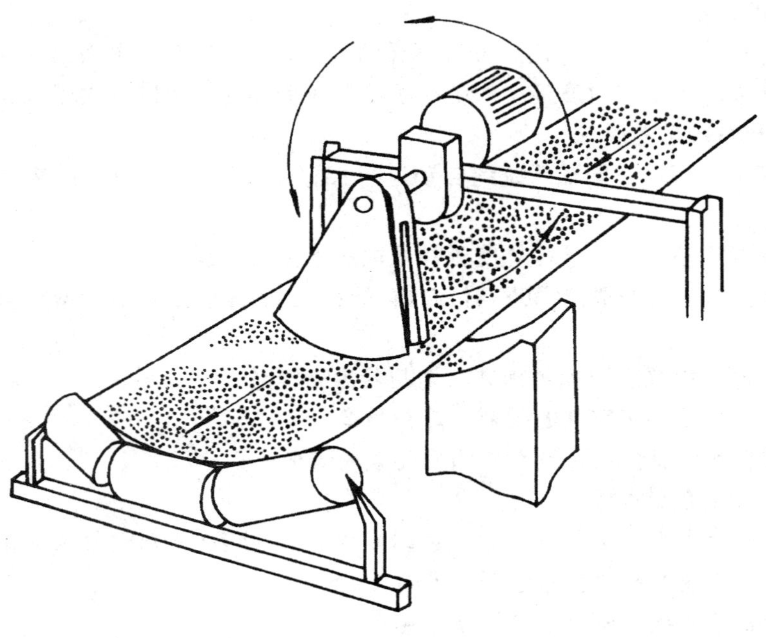

(e) 带上锤式采样器

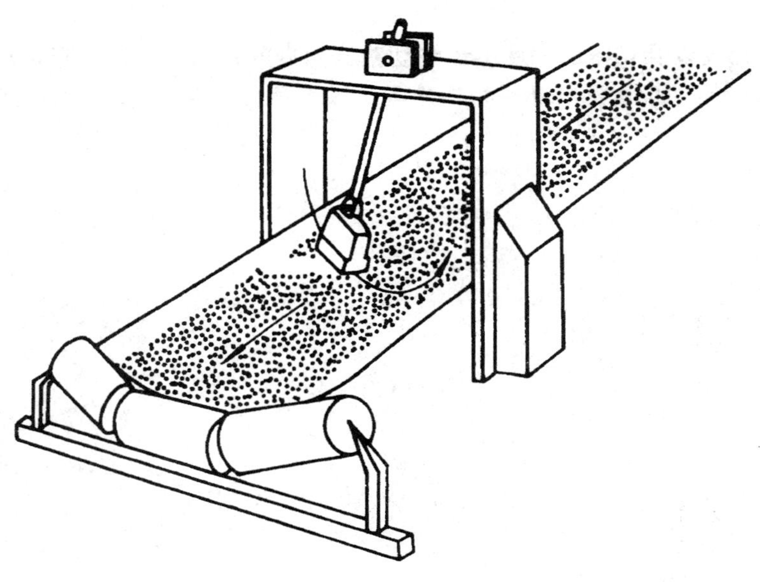

(f) 带上相对速度锤式采样器

续图 3

8.3 采制样设备的位置

依照下列规定选择采制样设备的位置：

a. 采制样系统应设置于能检测全部煤炭品质、说服力最强的位置；

b. 采制样应在装卸系统某一位置进行，该位置没有外观或潜在的煤炭离析，流率或品质没有明显周期性变化；

c. 应考虑在采制样系统的上游设置皮带秤、金属检测器、存储设备，以适应采制样系统客观需要。

8.4 精密度试验装置

最终样品罐交替收集双份样品或连续收集多份样品(见附录 B)，一般不需要附设精密度试验装置。

8.5 系统误差试验的方法

为了进行系统误差试验附录D作出了停带采样的规定。在运输带上采集停带样品的位置应尽量靠近而又不能重迭于已采初级子样的痕迹。采制样系统各级舍弃溜槽都应设便于采集舍弃样品的活门。

8.6 设计机械采制样系统总的要求

a. 控制系统应尽量满足采制样系统的自动运行、部分运行、单机运行、清洗运行及其他要求的控制；

b. 采制样系统能完整地容纳子样并使子样通过而不流失或溢出；

c. 整个采制样系统能自身清洗，切割器、流槽、给料机、破碎机及其他设备尽可能不需要专人现场维护而能正常运转；

d. 切割器处在停止位置应避免异物进入切割器污染样品；

e. 采取粒度分析样品要将粒度的削减度降到最低；

f. 要尽可能减少水分、化学、物理性质的变化或粉煤散失；

g. 缩分机不要产生系统误差；

h. 设备能够在连续的两个初级子样之间的时间内制备完每个初级子样流入最终样品罐；

i. 破碎机破碎后的最大粒度能适合下一级缩分；

j. 联机的缩分机切割频率不与上游设备同相；

k. 在每一缩分阶段，设有控制均匀给料的设备；

l. 缩分机的有效切割开口应至少是被缩分煤的最大粒度的3倍。

8.7 落流式采样机的切割器

切割唇与煤流的角度以及切割的速度会影响切割器的有效切割开口即无阻抗部分的开口宽度。切割器的切割速度、切割器角度、切割器开口和切割唇对煤流角度，这些重要参数设计时要统筹进行考虑（见图4）。

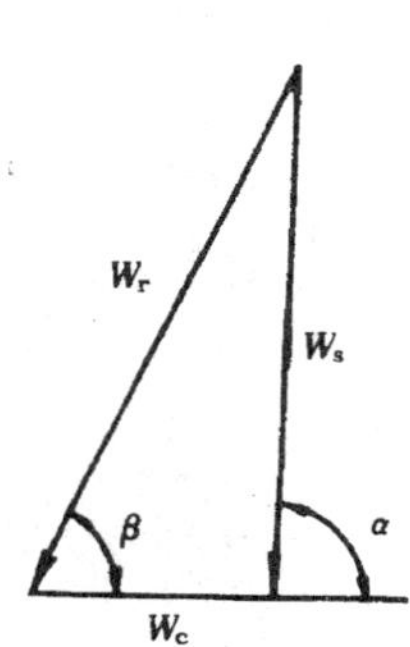

(a) 确定角β矢量图

W_s—煤流速度；W_c—切割器速度；W_r—合速，即煤对应切割器的速度；α—煤流与切割器轨迹间的角度；β—合速度与切割器轨迹间的角度

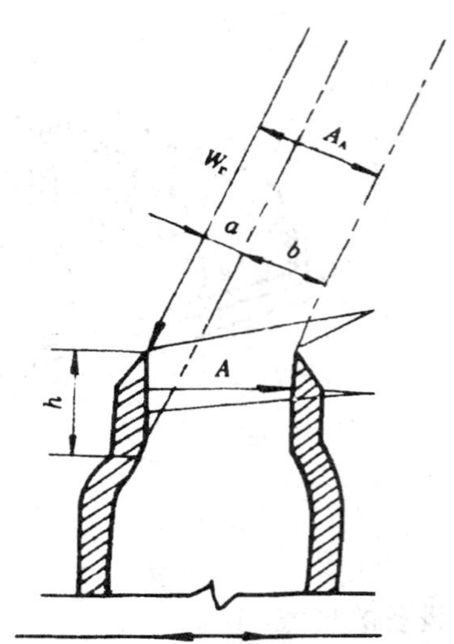

(b) 切割唇与切割器轨迹成直角的切割器

A—切割器的宽度；h—切割器狭窄部分的深度；a—部分阻抗煤流区域的宽度；b—无阻抗煤流区域的宽度；A_A—切割器的近似（表观）宽度

图4 切割边垂直于煤流运动的切割器矢量图

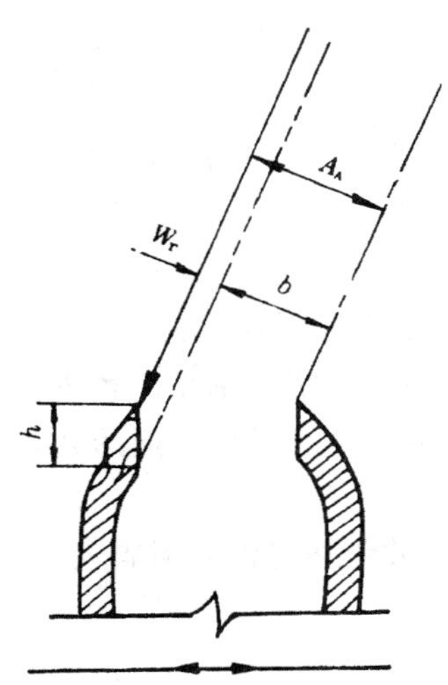

(c) 切割唇与切割器轨迹成直角的切割器
(切割器狭窄部分的深度 h 减小)

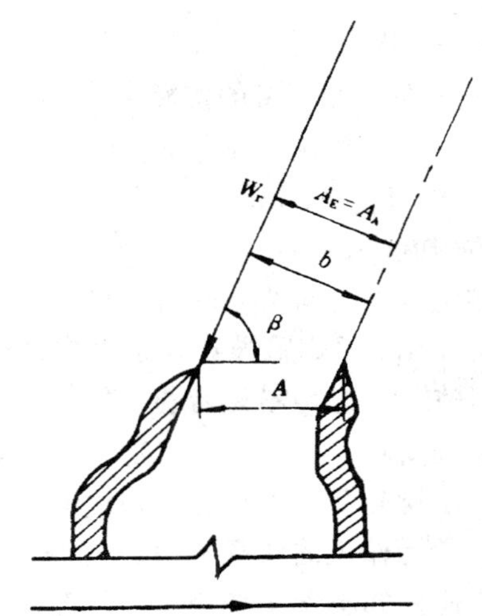

(d) 切割唇与切割器轨迹倾斜的切割器
(无阻抗流的条件胜过全宽度
A_E 为切割器的有效宽度)

续图 4

8.7.1 设计

切割器符合 8.6 条要求,还须符合下列要求:

a. 切割器要能截取煤流的全断面;

b. 切割器应匀速通过煤流,在任何一点上与预定的参比速度偏差不超过±5%;

c. 切割器开口设计成煤流中各点暴露于切割器开口的时间是相等的;

d. 切割器开口宽度至少是被采煤种最大粒度的 3 倍;

e. 所有初级切割器的最小切割开口应为 30 mm;

f. 切割器的有效容积应根据最大流率来确定,以便全部容纳子样并使全部子样通过而不会发生流失或溢出;

g. 切割器与上述要求不符时,要通过试验来证实切割器不存在系统误差后方可使用。

8.7.2 落流式采样器的切割速度

在某种情况下切割器过速会导致:

a. 煤流中较大颗粒的偏高使样品产生系统误差;

b. 产生冲击荷载;

c. 横切煤流时难以保持等速;

d. 切割器通过煤流时产生过分的紊流。

由于初级切割器与其后的缩分机相比有影响操作的各种因素,下面两种情况要分别对待。

8.7.3 初级切割器

初级切割器要在高密度、粒度分布广的煤流中采样,切割器满足 8.7.1 和 8.7.2 条要求达到 1.5 m/s 的速度不会导致系统误差。

8.7.4 二级及其后的切割器

用于子样或联机缩分的切割器是从低密度煤流中采样,切割器的最大速度如下:

切割器最大速度为 0.6 m/s,采样器开口应为最大粒度 3 倍,这种切割器单向或双向切割煤流。凡是开口超过最大粒度 3 倍的切割器,它的最大允许切割速度 W_c 通过下列公式计算:

$$W_c = 0.3\left(1 + \frac{A}{A_0}\right) \quad \cdots\cdots(9)$$

式中：W_c——切割速度，m/s；

A——切割器开口的实际宽度，mm；

A_0——最大粒度的 3 倍，mm。

当 $A=A_0$，$W_c=0.6$ m/s。

8.7.5 锤式初级采样器

本标准主要阐述落流式采样器的规则。从运输皮带上直接采取初级子样所遵循的原则不同于落流式所规定的原则。锤式采样器就是这类采样器，它横切运输带的宽度刮取子样。调整皮带与刮臂刷相吻合，避免刮伤皮带，避免粉煤留在运输带上采集有系统误差的样品。这类采样器应达到 8.7.1 条规定外还要满足下列要求：

a. 经常检查刮臂刷与皮带表面吻合的情况，以保证采样刮臂能从皮带上刮取全断面；

b. 皮带运输机的负载不得超过锤式采样器的设计能力。

移动煤流的卸料端用切割唇与煤流成直角的机械驱动切割器所采取子样量用公式(10)计算：

$$M = \frac{GA}{3.6W_c} \times 10^{-3} \quad \cdots\cdots(10)$$

式中：M——初级子样量，kg；

G——皮带机流率，t/h；

A——是实际切割开口，mm；

W_c——初级采样器的切割速度，m/s。

附 录 A
机械采制样系统操作的技术指导
（补充件）

A1 安装后的采制样系统（参阅4、5、6、8各章）的资料应便于现场查阅。

A2 对机械采样器应进行核查以保证初级子样量符合4.7条所采的煤炭粒度要求。对初级采样器的容量、切割唇的尺寸、样品缩分机切割开口的尺寸、采样间隔和缩分机的切割次数都要进行核查。

A3 当机械采制样系统竣工或主要部件更换后，按A2条规定核查无误后，进行系统误差校核试验和精密度校核试验。

A4 每天应对设备进行巡回检查和维护，以保证每次换班前后可靠运转。

A5 系统内发生堵塞或有可疑变化，都要及时报告并尽快排除。

A6 一种煤采样完毕，即对系统彻底清洗干净，以便进行异种煤炭的采样。

A7 每个机械采制样系统应包括：

a. 整个系统由计算机控制运行；

b. 采样期间能显示装运流率、累计吨数、已采初级子样数目；

c. 在电子计算机控制下，采制样系统运行状况显示在监控盘上，发生故障自动报警，同时打印机能指示故障的原因及位置。

A8 为将误差减少到最低程度，机内制样遵循下列措施：

a. 为防止粉尘和水分的增加或流失而造成品质发生变化，整个采制样系统必须全封闭，在必要的位置安装检查孔，用于检查和排除堵塞、粘附；

b. 破碎机破碎后的样品要适合于下一级缩分；

c. 破碎机和缩分机要防止过大的气流，尽可能减少设备内的空气循环；

d. 系统内制备每一个初级子样的时间应等于或少于两个连续初级子样所设定的最小间隔时间；

e. 进入各级缩分时，应控制均匀给料喂入缩分机；

f. 缩分机应连续运行以避免系统误差。

A9 当班操作人员应详细记录装运流率、累计吨数、已采子样数目、采样单元数、故障排除等情况，并递交制样室。

附 录 B
确定初级子样方差的方法和用多份采样核验精密度的方法
（补充件）

B1 原理

B1.1 基本要求

关于公式的设想：全部被采样煤炭的品质以随机方式变化，获得观测值遵循正态分布。严格地讲这两种设想都不确切。煤在煤流中常常显示出序列相关即随机短期品质波动的重叠趋向长期化。从初级子样方差和样品制备及分析方差估算的大样精密度就会出现更差的精密度。其数值将高于实际精密度，同样从批量中采样单元一系列连续结果估计每一批精密度的也会出现较高的值。多份采样法对序列相关不敏感，为此推荐多份采样方法。精密度的核验第一种情况是从原有采样方案期望精密度中作出新的估计，新的估计值与原先期望值有出入，要对原方案进行调整。第二种情况是测定某一特定批量的精密度。尽管观测值处于正态分布的设想对一些煤炭的品质参数不是非常准确的，但它实际上不会影响精密度核验公式的有效性，主要因为使用的统计对非正态不敏感。严格地说置信界限实际上并非对称分布，在大多数实际应用中误差是不显著的。

B1.2　精密度公式

精密度系指在规定的条件下通过多次试验程序所得出结果间一致性的接近程度，影响结果的试验误差随机部分越小程序越精密，本标准采用95%的置信区间从一个单独煤炭采样单元中取若干个多份样品，分别进行制备和化验，单个结果的精密度按公式(B1)计算得出：

$$P = \pm ts = \pm t\sqrt{V_T} \qquad \text{(B1)}$$

式中：P——精密度；

t——是自由度(f)为$n-1$，n是用来计算s的观测值的个数；

s——多份样品结果的标准差；

V_T——多份样品结果的总方差。

置信水平为95%的t值见表B3，公式(B1)的总方差V_T是煤质变化的函数，包括子样数和样品制备、分析中产生的误差。

对于单个大样的这种关系在公式(B2)中表示：

$$V_T = \frac{V_I}{n} + V_{PT} \qquad \text{(B2)}$$

式中：V_I——初级子样方差；

V_{PT}——制样和分析方差；

n——大样内的子样个数。

如果结果是若干大样的平均值，那么公式要变为：

$$V_T = \frac{V_I}{m \cdot n} + \frac{V_{PT}}{m} \qquad \text{(B3)}$$

式中：m——用于求平均值的大样结果数目。

公式(B1)与公式(B3)合并可展示：

$$P = \pm t\sqrt{\frac{V_I}{m \cdot n} + \frac{V_{PT}}{m}} \qquad \text{(B4)}$$

从公式(B4)中可得出一个大样所需规定子样数目的公式，即公式(B5)。因为子样数目大时t值近似于2，所以应使用本数值。

$$n = \frac{4V_I}{mP^2 - 4V_{PT}} \qquad \text{(B5)}$$

同样每一批量内采样单元数为：

$$m = \frac{4(V_{\rm I} + nV_{\rm PT})}{n \cdot P^2} \quad \text{(B6)}$$

如果制备及分析方差(假定灰分的 $V_{\rm I}/50$),那么应按公式(B7)计算:

$$V_{\rm PT} = \frac{m \cdot n \cdot P^2}{4(50 + n)} \quad \text{(B7)}$$

B2 初级子样方差的估计

B2.1 基本要求

不同煤质的初级子样方差值,只有在严格控制标准条件下才能测出,同时考虑到采样单元的大小、采样间隔(时间或质量)、子样个数、子样量及流率的变化,在现有采制样系统以初级子样方差得出的品质方差不是绝对的。

用经验方法可推出某种煤以及在每个采样点初级子样方差($V_{\rm I}$)的估计值。凡是用采制样系统测定子样方差,用相同或不相同采制样系统在采样过程中都需进行子样方差测定,初级子样方差从多份采样法对单个子样直接测定或通过总精密度的估算来确定。

B2.2 直接测定

初级子样应单独地采集和制备,选择试验变量后逐个进行测定。建议至少采集 50 个子样,将子样分布于整个批量或同种煤若干个批量上。然后通过公式(B8)计算初级子样方差:

$$V_{\rm I} = \frac{\sum_{i=1}^{i=n} X_i^2 - \frac{1}{n}\left(\sum_{i=1}^{i=n} X_i\right)^2}{n - 1} \quad \text{(B8)}$$

式中:X_i——第 i 个子样的结果;

n——设定的子样个数。

B2.3 采用精密度推测

根据公式(B5),用 B1.2 规定的方法,从得到的精密度的估计而算出初级子样方差。

$$V_{\rm I} = \frac{m \cdot n \cdot P^2}{4} - n \cdot V_{\rm PT} \quad \text{(B9)}$$

直接测定和采用精密度推测的初级子样方差值可以调整采制样方案。

B3 制样和分析方差

测定制样和分析方差的方法在附录 C 中介绍。

B4 精密度的测定

根据初级子样方差、制样方差、分析方差、子样数、采样单元数可以估算出精密度(见表 B2)。由于煤在煤流中的系列相关,尤其产生离析时,会出现精密度数值的过高估算。为了使结果有意义,$V_{\rm I}$ 和 $V_{\rm PT}$的估计需制备和分析大量的子样,获得采样精密度的估计。其做法有几种,但要取决于:

a. 试验的目的;

b. 选用机械采制样系统的实际条件限制。

现存的采制样方案也要核验是否达到期望的精密度。没达到就要调整设备直到达到要求为止。因此必须设计一个特殊的核验方案，该方案与正规方案有区别。就正规的采制样方案来说，最严密的方法是采样单元双份采集。然而在一些机械采制样系统的正规方案中，子样与子样的间隔太短，不允许采取另外的子样。在这种情况下，连续采样单元要成对的，并且如有可能从每对中采取双份样品。子样不能被分开，要对成对的结果进行比较。在其他情况下，需要对一个特殊批量采样，了解所获得结果的精密度，重新设计另一个特殊的核查方案，获得此批煤的精密度。测定某一特殊批量的精密度，子样能被分开，多份采样是最好的方法。不能分开，那么通过考虑系列相关对结果的影响的方法对采样单元进行比较。所有为计算精密度而得出的结果基于标准差的估计为基础，而标准差本身并不精密，因此所得精密度的估计后还要推断置信界限。

B5 现存的采制样方案核验

B5.1 基本要求

本附录规定的全部方法中用下列符号表示：

n_0——正规方案的一个采样单元内子样数目；

m_0——正规方案的一个批量内采样单元数；

P_0——正规方案所期望的精密度；

P——所允许的最大精密度(最高绝对值)。

在所有的试验方案应使用相同的制样化验方法。

B5.2 双份采样方法

从每一个采样单元采取 2 倍($2n_0$)的通常子样数目，将全部奇数子样和全部偶数子样合并成双份样品(A 样和 B 样)，每一个样品含 n_0 个子样。根据需要对若干批量重复这种采制样，直到至少获得 10 对双份样品为止。

选择煤炭灰分为试验变量进行测定，双份样品内干态灰分的标准差由下列公式求出：

$$s=\left(\frac{\Sigma d^2}{2n_P}\right)^{\frac{1}{2}} \quad \cdots\cdots(B10)$$

式中：s——双份样品标准差；

d——双份样品之间的差值；

n_P——双份样品对的数目。

下面是用表 B1 所给的结果进行计算的实例。

表 B1 双份采样干态灰分结果实例

样品号	双份样品测定值，%		差值 A－B=d，%	d^2
	A	B		
1	11.1	10.5	0.6	0.36
2	12.4	11.9	0.5	0.25
3	12.2	12.5	－0.3	0.09
4	10.6	10.3	0.3	0.09
5	11.6	12.5	－0.9	0.81

续表 B1

样品号	双份样品测定值,%		差值 A−B=d,%	d^2
	A	B		
6	11.8	12.0	−0.2	0.04
7	11.8	12.2	−0.4	0.16
8	10.8	10.0	0.8	0.64
9	7.9	7.9	−0.3	0.09
10	10.8	10.3	0.5	0.25
总　计				2.78

样品对的个数为 10。

干态灰分的方差 $s^2 = \frac{\Sigma d^2}{2n_P} = 2.78/20 = 0.139\ 0$

标准差 $s = \sqrt{0.139\ 0} = 0.373$

求得单个采样单元的精密度 $P = t \cdot s$

即 $P = 2.28 \times 0.373 = \pm\ 0.83\%$

求通常批量采样期望的精密度 $P = t \cdot s/\sqrt{m}$

如果 m=8,则 $P = \pm\ 2.228 \times 0.373/8 = \pm\ 0.294\%$

用标准差的点估算推断出的 P 值表示精密度是最佳的估算。如用标准差的区间推断在 95%的置信水平下,区间内精密度的界限如下:

上限:±0.294×1.75=±0.51%;

下限:±0.294×0.70=±0.21%。

实际的精密度在 95%的置信水平位于±0.21%和±0.51%之间。

B5.3 从两个连续采样单元中进行双份采样的方法

操作情况不允许从每个采样单元中采取 $2n_0$ 个子样,子样都能分开,应采用下面的方法:

从一对连续采样单元中将子样合并作为双份样品,每个大样包含 n_0 个子样,可对若干批量煤重复操作直到获得 10 对双份样品为止。略去单个的采样单元,计算方法同 B5.2。

B6 调整步骤

如该批煤所期望的精密度水平 P_0 在置信界限之内,说明该精密度已达到期望的水平。置信界限太宽而且包括了不能接受的精密度 P_W,建议进一步试验,试验结果同第一次试验结果相结合,对全部双份样品结果进行计算,因表 B4 中的 f 值将会增大,这样就会减小置信界限的宽度的影响。本方法可持续到 P_W 超过置信界限的上限或 P_0 下降到置信界限以外。对后一种情况必须进行调整。

得出的精密度与期望的精密度有差别,建议在对采制样系统和程序进行修改之前进行成本和效益的分析。在改变采制样方案之前,应先检查样品的制备和化验中的差错。然后再决定是否用 B1.2 中的公式对采样或制样进行修改,调整设备或增大子样量。采制样系统和程序及重新试验所发生的费用也许是不值得的。

决定重新设计新的采制样方案,第一步是计算初级子样方差的新值。用公式(B11)计算:

$$V_I = \frac{m_0 \cdot n_0 \cdot P^2}{4} - n_0 \cdot V_{PT} \quad \cdots\cdots (B11)$$

式中：P——试验期望的精密度；

V_{PT}——原值或用附录C方法得出估计值。

按照B4条规定的方法，用该值可设计出一个新的方案。新的精密度核验重新开始，直到精密度令人满意为止。此后采制样系统正常运转就不需要批批核验，但还得按B5.2条定期核验。

B7 多份采样方法

子样能分开采用多份采样的方法核验精密度最佳，按B4条至少要确保有6个样品。选择试验变量，如干态灰分，将所采子样合并为多份样品，即如果该样品有6份，样品罐上标着A、B、C、D、E和F，然后将逐个子样按下列顺序：A、B、C、D、E、F、A、B、C、D……依次进入样品罐。计算实例如下：

表B2 单批量煤采样干态灰分结果

样品号	测定值，%	测定值的平方
A	15.3	234.09
B	17.1	292.41
C	16.5	272.25
D	17.2	295.84
E	15.8	249.64
F	16.4	268.96
总　计	98.3	1 613.19

大样的个数 m 为6；

平均结果为98.3/6=16.38%；

标准差$=\sqrt{[(1\ 613.19-(98.30)^2)/6]/5}=0.736$；

求得精密度 $P=t\cdot s/\sqrt{m}=2.57\times0.736/\sqrt{6}=2.57\times0.736/2.45=0.77$；

精密度的置信界限为：上限 $\pm0.77\times2.45=\pm1.89$；

下限 $\pm0.77\times0.62=\pm0.48$。

式中参数从表B4用 $f=m-1$ 得出，实际的精密度在95%的置信水平下位于±0.48%和±1.89%之间。

表B3 95%置信水平的 t 值

f	5	6	7	8	9	10	15	20	25	50	∞
t	2.57	2.45	2.37	2.31	2.26	2.23	2.13	2.09	2.06	2.01	1.96

表B4 精密度估算的95%界限

f	5	6	7	8	9	10	15	20	25	50
下限	0.62	0.64	0.66	0.68	0.69	0.70	0.74	0.76	0.78	0.83
上限	2.45	2.20	2.04	1.92	1.83	1.75	1.55	1.45	1.38	1.25

附　录　C
制样误差的校核方法
（补充件）

C1　基本要求

设计校核制样精密度的方法是为估算在制样过程中各个阶段发生的随机误差。误差用方差来表示。一般分析试样的制备通常至少两个阶段完成，每一阶段都包括破碎、混合和把试样缩分成两份，保留其中一份和舍弃一份。误差发生在缩分过程，最后用一克或二克的－0.2 mm 粒度代表性试样测定试验变量。

C2　制样和分析要求的方差

建议按第 6 条规定进行制样并分析灰分计算出方差。该方差是初级子样方差的 1/50 或更小（假定最小值 0.05，最大值 0.2）。一个单独的大样制样和分析方差值（V_{PT}）按下列公式计算：

$$V_{PT}=\frac{m\cdot n\cdot P^2}{4(50+m)} \qquad \text{(C1)}$$

式中：P——一批煤期望的总精密度；

n——大样内的子样数目；

m——一批量中采样单元的数目。

制样总方差来源于制样阶段和分析中。采用两阶段缩分制样后并分析化验，分配比例应为2：2：1。水分的缩分误差是不可避免的，需要避免过多的步骤而导致系统误差，且水分的缩分误差高于灰分误差，在正常情况下水分的初级子样方差较低，若能达到期望总精密度，这类误差是可接受的。

C3　核查整个步骤

首先核查制样和分析的总方差不超过本标准所要求的值（见 6.1.1）。本方法提供一种检验实测值和期望值之间的差值是否是统计上显著性试验方法。做法如图 C1 在第一次缩分试样时取出双份样，随后把它们单独地制备，得出两个分析试样。这两个试样能对制样和分析方差提出一个无偏倚的估计。得到 10 对分析试样，令 10 对结果之间的差值平均值为 Y；那么 Y 应当处于 0.59 $\sqrt{V_{PT}}$和 1.67 $\sqrt{V_{PT}}$之间。连续两组 10 个双份试样的 Y 落在上限和下限内，则可认为步骤是令人满意的。差值低于 0.59 $\sqrt{V_{PT}}$，方差太低，但无必要调整，我们总是希望方差越低越好。如果差值平均值高于 1.67 $\sqrt{V_{PT}}$，那么方差太大，是由于在制样各阶段保留量不足。应估算在每阶段引起的方差，以便采取措施改进制样步骤。

C4　对各阶段分别进行核查

C4.1　步骤

试验如 C3 所述制样步骤的整体方差太大，必需使用下述步骤度量不同阶段的误差。同样步骤也可在添装一台新的设备时或考虑引入一种新的步骤时用来度量不同阶段的误差。对结果整理分析要特别仔细，尤其是对缩分阶段中误差的估计。出现误差可区分如下：

a.　从 Xkg 中取 Ykg 的误差＝方差 V_1；

b.　从 Ykg 中取 60 g 的误差＝方差 V_2；

c. 分析误差，包括从破碎到－0.2 mm，分析试样取 1 g 的误差＝方差 V_3。

程序的总方差 V 由下列公式得出：

$$V = V_1 + V_2 + V_3 \quad \cdots\cdots (C2)$$

C4.2 步骤 1

C4.2.1 方法

在缩分的第一阶段，按 C5 所述取出两个各重 Y 公斤的试样（A 和 B，见图 C2），余下的煤弃掉。试样 B 按通常方式制成一个分析试样，试样 A 按 C5 所述，在试样缩分的第二阶段制取两个各重 60 g 的试样，每一个进一步处理成一个分析试样。上述三个试样（A 两个，B 一个）可标以 A_1、A_2 和 B，然后这三个试样分别进行灰分平行试验。必须按此方式至少做 10 个样品，得出 10 个组，每个组 6 个结果。

C4.2.2 计算

每对双份试样的每一试样，在每一制样阶段的方差，即第一阶段 V_Z，第二阶段 V_Y 和第三阶段 V_X 可以用公式计算出：

$$V = \frac{\Sigma d^2}{2n} \quad \cdots\cdots (C3)$$

式中：d——双份试样间的差值；

n——双份试样数目。

从第三阶段（分析）开始计算阶段方差，同时考虑第二阶段和第一阶段。10 个试样的每一个有六个分析结果，用符号（1）～（6）表示：

A_1：（1）（2）　　A_2：（3）（4）　　B：（5）（6）

a. 对每一个试样计算平行结果之间的差值：

即（1）－（2），（3）－（4），（5）－（6）

称这些差值为 X，并计算 $V_X = 1/60\ \Sigma X^2$；

b. 对于试样 A，计算 A_1 和 A_2 之间的差值：

即：$\frac{(1)+(2)}{2} - \frac{(3)+(4)}{2}$

称这些差值为 Y，并计算 $V_Y = 1/20\ \Sigma Y^2$；

c. 计算 A 和 B 之间的差值：

即：$\frac{(1)+(2)+(3)+(4)}{4} - \frac{(5)+(6)}{2}$

称这些差值为 Z，并计算 $V_Z = 1/20\ \Sigma Z^2$；

d. 计算阶段方差 V_1，V_2 和 V_3

第三阶段：由于没有包括其他误差所以 $V_3 = V_X$；

第二阶段：由于比较结果是两个分析值的平均值，所以第三阶段分量为 $1/2\ V_3$。

$V_Y = V_2 + 1/2\ V_3$

$V_2 = V_Y - 1/2\ V_X$

第一阶段：试样 A 是 4 个分析结果的平均值，第三阶段分量为 $1/4\ V_3$。

在第二阶段包括两个试样，第二阶段分量为 $1/2\ V_2$。试样 A 的方差是：

$V_1 + 1/2\ V_2 + 1/4\ V_3$

试样 B 是两个分析结果的平均值，第三阶段分量为 $1/2\ V_3$。仅有一个试样，第二阶段分量为 V_2。试样 B 的方差是：

$V_1 + V_2 + 1/2\ V_3$

合并两个试样的方差得出：

$V_Z=V_1+3/4\ V_2+3/8\ V_3=V_1+3/4\ V_Y$

$V_1=V_Z-3/4\ V_Y$

就有限的几个结果估算，所估算的误差有可能是负的，负方差在以后运算中应被假定为零。

C4.3 步骤 2

C4.3.1 方法

在第二步骤中，制样、分析费用太大，可用较少分析而准确度稍为低一些的方法，此方法用图 C3 图解说明。除了只对样品 A 试样进行双份分析外，其他与 C4.2.1 相同。制备 10 组试样，每组 4 个结果。

C4.3.2 计算

a. 计算双份分析之间的差值，即(1)－(2)。差值为 X，并计算 $V_X=1/20\ \Sigma X^2$；

b. 计算 A_1 和 A_2 之间的差值，即 $\frac{(1)+(2)}{2}-(3)$，差值为 Y，计算 $V_Y=1/20\ \Sigma Y^2$；

c. 计算 A 和 B 之间的差值，即 $\frac{\frac{(1)+(2)}{2}+(3)}{2}-(4)$，差值为 Z，计算 $V_Z=1/20\ \Sigma Z^2$；

d. 计算阶段方差：V_1, V_2, V_3；

第三阶段：$V_3=V_X$

第二阶段：A 的结果是来自两个分析得出，第三阶段分量为 $1/2\ V_3$。对于 A_2 是单个分析，第三阶段分量为 V_3。合并得出：

$$\frac{\frac{1}{2}V_3+V_3}{2}=\frac{3}{4}V_3$$

$$V_Y=V_2+\frac{3}{4}V_3\text{，并 }V_3=V_X\text{，所以 }V_2=V_Y-\frac{3}{4}V_X$$

第一阶段：	第三阶段分量
试样 A_1	方差 $=1/2\ V_3$
试样 A_2	方差 $=V_3$
试样 B	方差 $=V_3$

第二阶段分量：

试样 A：

$$\frac{V_2+\frac{3}{4}V_3}{2}=\frac{1}{2}V_2+\frac{3}{8}V_3$$

试样 B： V_2+V_3

合并这两项并加 V_1 得：

$$V_Z=V_1+\frac{(\frac{1}{2}V_2+\frac{3}{8}V_3)+(V_2+V_3)}{2}$$

$$=V_1+\frac{3}{4}V_Y+\frac{1}{8}V_X$$

$$\therefore V_1=V_Z-\frac{3}{4}V_Y-\frac{1}{8}V_X$$

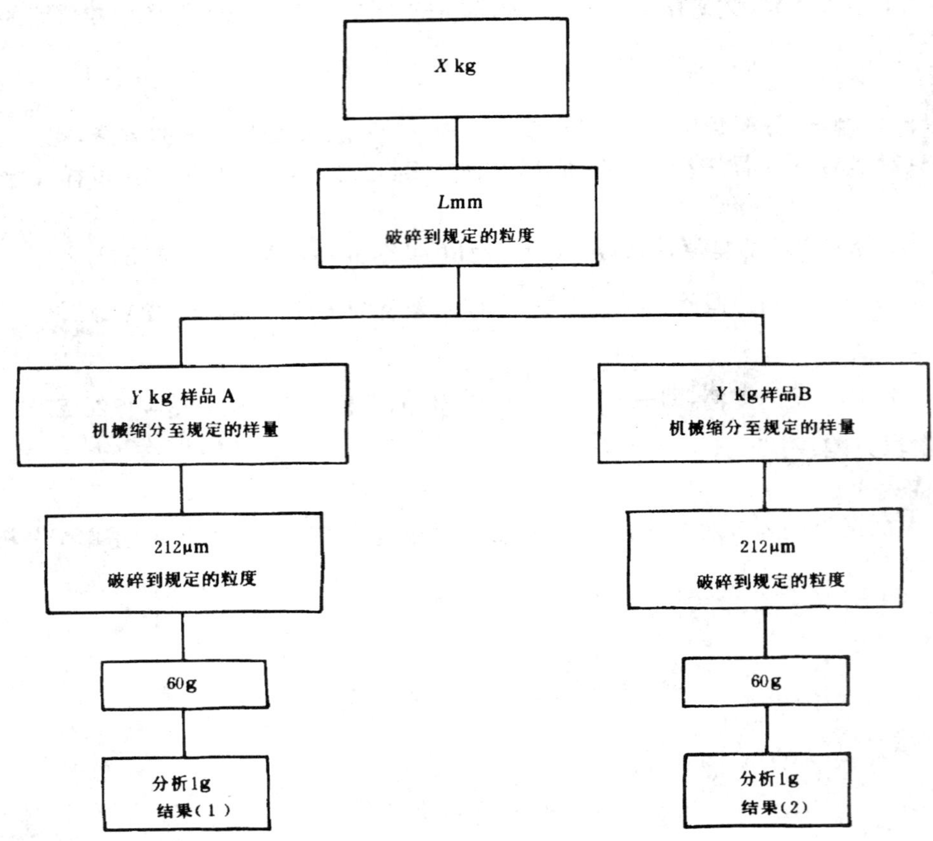

图 C1　核查整个制样阶段流程

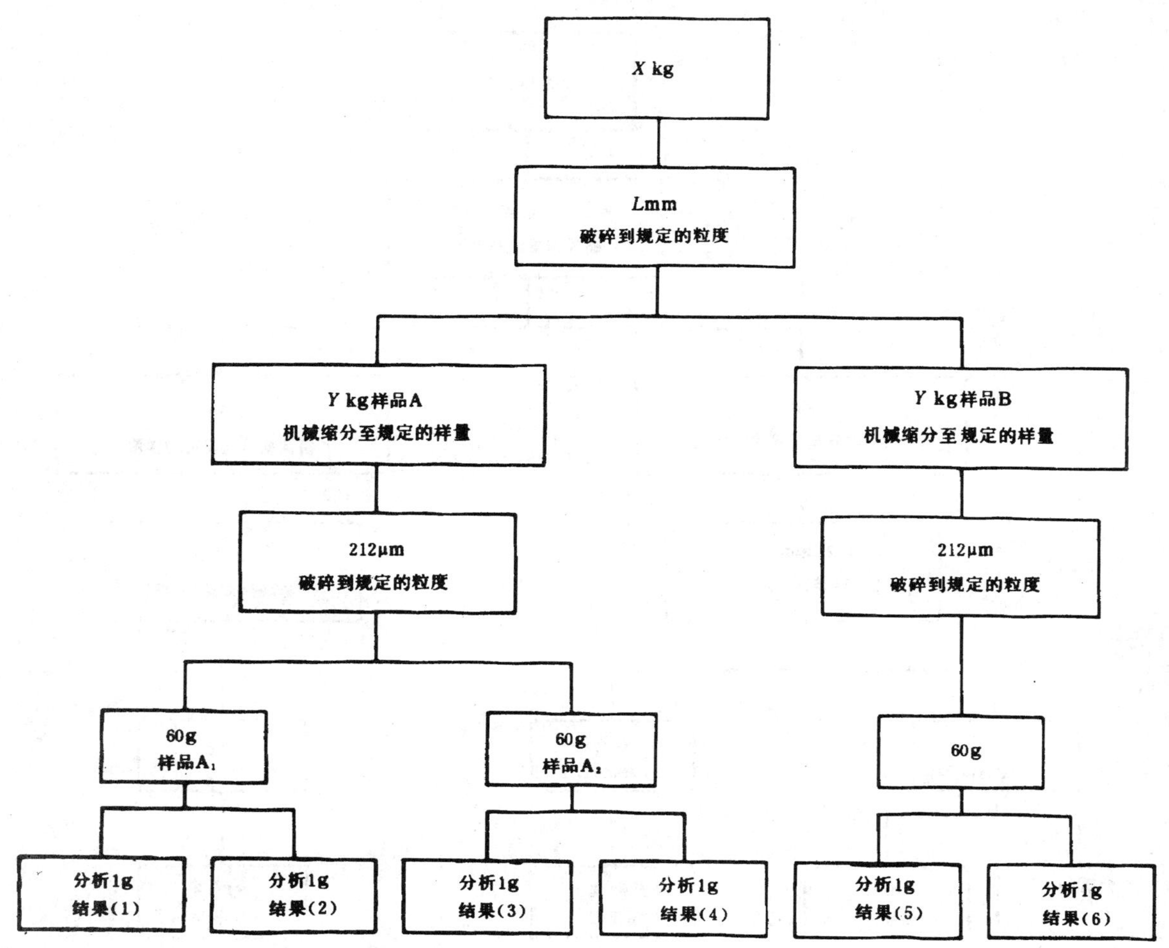

图 C2　分别核查制样各阶段流程

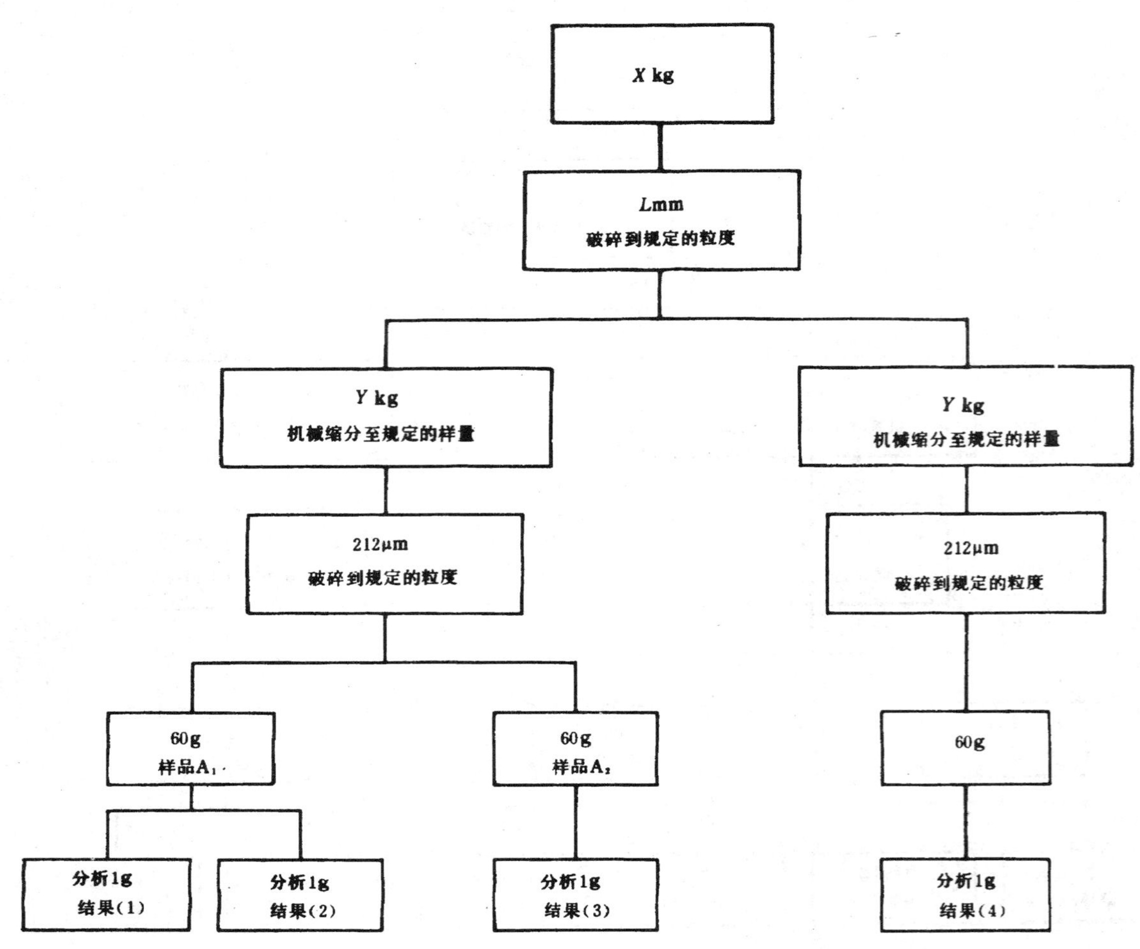

图 C3　分别核查制样各阶段简易流程

C4.4　其他制样步骤

用在 C4.2.2 和 C4.3.2 步骤中的原理，也能检查两个阶段以上的缩分步骤。

C4.5　结果的整理分析

如上所述不应超过总方差 V_{PT}，在估计每一阶段的方差是否过大，一定与总方差相联系。这样三个分量的方差可望为 0.4 V_{PT}，0.4 V_{PT}和 0.2 V_{PT}。准确地估计这类方差是困难的，只进行了少数的试验，得到的每一阶段的方差还存在相当幅度的误差。那阶段的方差特别大，可以断言误差也高，应设法降低。方差低了，不要以为结果令人满意而放松各个操作步骤。上面步骤获得的数据应当检查，判定哪个数字高而应加以注意，即计算中获得 V_1、V_2 和 V_3 方差中最高值那个阶段的步骤。分析方差太高，应当仔细地检查设备，特别是混合步骤的准确性，称量设备和温度是否合适，所使用的步骤是否符合规定。在制样的某一阶段引起大的误差，还必须仔细检查有关阶段的步骤，以确定它是否符合本标准。随时注意检查通过缩分器试样的粒度。在检查中未发现任何差异，仍可采取下列之一的方式进一步完善。

a.　把煤破碎到更小的粒度；

b.　为下一阶段保留较大量的煤。

然后重新进行 C3 试验步骤，测定整个步骤是否已令人满意。不令人满意应当重复 C4 的详细试验，直到连续两组 10 对试样的结果之间的差值平均值在 0.59 $\sqrt{V_{PT}}$和 1.67 $\sqrt{V_{PT}}$之间为止。该步骤是复杂的，不要一发生变化立即重复C4的详细试验。上面提到的误差幅度很难说明某一阶段方差数小了就体现出有显著改进。最好把该步骤看作一个整体来试验，看看是否两个连续10对试样的结果令人满意。

C5 在每一阶段获得两个试样的步骤

可按照下列步骤获得双份试样：

C5.1 二分器法

用二分器按常规的方法进行混合，然后缩分得试样A。全部剩下的煤重复上面的全过程获得第二个试样B。试样A和B都不是来自第一次缩分的半个部分。

C5.2 使用机械缩分器

a. 在缩分器中放两个容器，得到两个合适粒度的试样，然后舍弃余下的煤；

b. 如缩分器一次只能收集一个试样，先收集一个试样，随后再把全部舍弃煤返回缩分器收集第二个同一粒度的试样。

C5.3 用联合制样系统

某些缩分器具有双份采样的装置，它将舍弃的煤立即返回到缩分器上面的煤流中获得双份样品。弃煤的给料形式应当尽可能地与原试样相同，系统中有一个以上的缩分器，则应保留所有的舍弃煤。

C6 示例

假设用灰分含量大约25%的煤炭来核验全部制样步骤。要求精密度为±2%，达到该个精密度，已经得知大样中需要由15个子样组成。由C2中得知制样和分析方差要求V_{PT}为0.2。按通常的方法进行采样，并按照C3制备出10个连续试样。这样获得10对双份试样，并测定出每一个试样的灰分含量。这些试样的数值列于表C1前两纵行(所有表中的数值都是干态灰分%)。计算每一对之间的差值，得出差值平均值，列于表C1的第三纵行。差值平均值是0.61。此值没有超过$1.67\sqrt{V_{PT}}$，(0.75)的上限，但制样方差仍有些偏高。按C4.2进行试验，以便估算在每一阶段引起的误差。得到的结果在表C2中表示。试样A_1、A_2和B之间的差值X在表C3中列出。计算这些ΣX^2〔见C4.2.2(a)〕；同样把平均结果之间的差值Y〔见C4.2.2(b)〕列在表C4。并计算ΣY^2；差值Z〔见C4.2.2(c)〕列在表C5。并计算ΣZ^2。

V_X、V_Y、V_Z计算如下：

$V_X=1/60\ \Sigma X^2=0.024\ 33$；

$V_Y=1/20\ \Sigma Y^2=0.048\ 50$；

$V_Z=1/20\ \Sigma Z^2=0.241\ 03$。

V_3、V_2、V_1估算如下：

$V_3=V_X=0.024\ 33=0.02$(校正到小数点后两位)

$V_2=V_Y-0.5\ V_X=0.036\ 34=0.04$(校正到小数点后两位)

$V_1=V_Z-0.75\ V_Y=0.204\ 66=0.20$(校正到小数点后两位)

V_1、V_2和V_3的上限分别为0.08、0.08和0.04(见C4.5)。

很清楚V_1过大，需要核查缩分的第一阶段。V_2值、V_3值表明了在第二阶段缩分和分析中的误差是可以接受的。按C3核查整个步骤可首先确定改进第一阶段步骤。

表C1 样品制备误差试验

样品号	样品A,%	样品B,%	差值,|A—B|
1	25.7	25.0	0.7
2	24.3	25.1	0.8
3	25.6	25.3	0.3

续表 C1

样 品 号	样 品 A,%	样 品 B,%	差值,|A－B|
4	28.1	27.6	0.5
5	27.8	28.7	0.9
6	25.1	25.5	0.4
7	25.6	25.4	0.2
8	24.4	25.0	0.6
9	27.8	27.1	0.7
10	26.3	27.3	1.0
总 计			6.1
平 均			0.61

表 C2 样品制备误差试验

样 品 号	A_1,%		A_2,%		B,%	
	1	2	3	4	5	6
1	26.8	26.6	26.1	26.6	25.3	25.2
2	26.5	26.6	26.5	26.5	25.4	25.5
3	25.4	25.3	25.4	25.3	25.2	25.3
4	28.8	28.5	28.7	28.6	28.3	28.2
5	29.4	30.1	30.1	29.8	28.7	28.7
6	25.7	25.3	25.7	25.7	25.2	25.3
7	24.5	24.4	24.3	24.4	24.6	24.7
8	26.1	25.9	26.6	26.3	25.7	25.8
9	23.1	23.2	23.5	23.3	23.1	23.1
10	31.5	31.6	30.8	30.9	30.8	30.9

表 C3 *X* 值的计算实例

样 品 号	A_1	A_2	B
	|(1)－(2)| *X*	|(3)－(4)| *X*	|(5)－(6)| *X*
1	0.2	－0.5	0.1
2	－0.1	0.0	－0.1

续表 C3

样品号	A_1	A_2	B
	|(1)−(2)| X	|(3)−(4)| X	|(5)−(6)| X
3	0.1	0.1	−0.1
4	0.3	0.1	0.1
5	−0.7	0.3	0.0
6	0.4	0.0	−0.1
7	0.1	−0.1	−0.1
8	0.2	0.3	−0.1
9	−0.1	0.2	0.0
10	−0.1	−0.1	−0.1

$\Sigma X^2 = 1.46$

表 C4 Y 值的计算实例

样品号	A_1	A_2	$\|A_1 - A_2\|$
	$\frac{(1)+(2)}{2}$	$\frac{(3)+(4)}{2}$	Y
1	26.70	26.35	0.35
2	26.55	26.50	0.05
3	25.35	25.35	0
4	28.65	28.65	0
5	29.75	29.95	−0.20
6	25.50	25.70	−0.20
7	24.45	24.35	0.10
8	26.00	26.45	−0.45
9	23.15	23.40	−0.25
10	31.55	30.85	0.70

$\Sigma Y^2 = 0.970$

表 C5 Z 值的计算实例

样品号	A	B	|A－B|
	$\frac{(1)+(2)+(3)+(4)}{2}$	$\frac{(5)+(6)}{2}$	Y
1	26.52	25.25	1.27
2	26.52	25.45	1.07
3	25.35	25.25	0.10
4	28.65	28.25	0.40
7	24.40	24.65	－0.25
8	26.23	25.75	0.48
9	23.28	23.10	0.18
10	31.20	30.85	0.35
$\Sigma Z^2=4.821$			

附 录 D
系统误差试验方法
（补充件）

D1 基本要求

由于受采制样机形式和现场情况影响，不可能对机械采制样系统的系统误差检验制定标准的试验方法，然而可以规定一些在可能的情况下必须遵守的原则。本附录将讨论这些原则。

D2 原理

本试验方法是以被校核方法所得的结果与参比方法结果进行比较，被校核方法与参比方法的差值是否在统计上有显著性差异，以确定被校核方法能否应用于日常工作中，参比方法是从技术和经济角度考虑不会产生系统误差的方法。

就其统计意义而言，参比方法和被校核的方法所得结果不存在显著性差异，则被校核的方法可确定为常规的采样方法。否则就要查出问题出在哪一级，调整后重新试验，直至不存在系统误差为止。本标准采用 t 检验 5%显著性水平评定系统误差。

D3 程序提要

a. 进行试验前的准备，包括单机性能试验和系统性能试验合格；

b. 选择参比取样方法；

c. 确定试验变量及最大允许系统误差，确定所要试验的成对组数；

d. 选择符合试验用的煤炭；

e. 收集子样制备后，化验及统计分析。

D4 试验程序

D4.1 试验前的准备

系统误差试验前，要对采制样系统首先进行单机性能试验，尔后进行全系统的空载和重载的性能试验，观察到一批煤炭在正常操作条件下运转良好，并做到了已知能引起系统误差的状况已全部被纠正后，同时各级舍弃样品溜槽已安装妥当，停带采样框架已放预测后的位置旁(选停带法时)。这时才可投入系统误差试验。

D4.2 选择参比方法

公认的参比采样方法为停止主装卸运输带的全断面采样方法，即停止负荷运输带。确定采样点(一般定在初级采样采取煤样痕迹之前或后)，马上将采样框架插到煤流底部，并使框架全部与皮带接触(框架长度为煤炭标称最大粒度3倍以上)，将框架内煤炭全部取出为一个参比样品，参比样品量应大致与初级子样量相等为佳。系统内其他各级的参比样品可选择与本级相应的舍弃样品。根据D2的规定和现场条件，也可由有关试验各方协商认定适合的方法为参比方法。

D4.3 选择试验变量

进行系统误差试验的变量可选择煤炭灰分为试验变量，其他如水分、粒度分布等参数，因在操作中易发生变化，除考核水分损失率外不宜采用。

D4.4 确定所需试验的组数

预先试验的组数不得少于20组。所需试验组数根据20个试验差值的标准差和最大允许系统误差(MTB)确定。最大允许系统误差由有关各方在试验前协商确定，可以从技术和经济角度考虑，并确认试验方法的各种精密度，即采样、制样和测定精密度。作为指引，除另有协议外，可用总精密度值的1/2作为最大允许系统误差是适宜的。

D4.5 选择试验的煤炭

试验者都希望通过一次试验得出结果便能说明被校核的方法适用于各类煤炭。显然选择均匀的煤炭(成分或粒度组成均匀)进行试验是无意义，建议选择接近正常或较为不均匀的煤炭进行全部试验。

煤炭的均匀程度可以根据感官鉴定，也可通过试验确定，首先将样品筛分，分别测定各粒度级的灰分，按式(D1)计算：

$$\mathrm{SEI}=\frac{\Sigma R_i}{\overline{X}} \qquad \text{(D1)}$$

式中：SEI——粒度成分指数；

$R_i=|\overline{X}-X_i|\cdot m_i$——第 i 粒度级的加权成分；

m_i——第 i 粒度级的质量百分比；

$\overline{X}$——样品成分百分比的平均值；

X_i——第 i 粒度级的成分百分比。

选择粒度成分指数比较高的煤炭进行试验为宜。

D4.6 选择子样的采样方式

机械采制样有几种操作方式，对于校核机械采制样系统的系统误差试验建议最好选用定量间隔采取子样的方法，并在试验过程中始终不变，以避免机械所采取的子样出现变异($CV>20\%$)，导致试验的失败。

D5 试验步骤

D5.1 采样

当主运输机以正常运率装卸时，采制样系统以定量方式采样，当初级采样器截取一个子样后(并记录当时煤的流率)，立即停止主运输机，在采样痕迹的前面按D4.2采取停带参比样，初级子样后的各级舍弃样品在各级舍弃溜槽采集，并由样品罐收集最终样品，各级采完后立即密封贴标签，称重并记录。这为一组系统误差试验样品。

D5.2 制样

送交制样室的系统误差试验样品核对无误后，按GB 474规定的方法制备各组成分分析样品。

D5.3 化验

按国家标准规定的方法测定系统误差试验选择的试验变量，得到一组观测值。按以上步骤获得20组观测值。

D5.4 确定机械和停带采样的成对组数

所需成对的子样数系根据采样方法的精密度，煤炭的均匀程度以及重要的一点即最大允许系统误差确定。

a. 将20对最终子样与停带子样数据列表，计算差值平均差；

b. 按式(D2)计算单个差值的标准差(S_d)：

$$S_d=\sqrt{\frac{1}{n-1}[\Sigma d_i^2-\frac{1}{n}(\Sigma d_i)^2]} \quad \cdots\cdots (D2)$$

式中：S_d——单个差值的标准差；

d_i——$X_{Bi}-X_{Ai}$；

X_{Bi}——第i对非参比观测值；

X_{Ai}——第i对参比观测值；

n——成对组数。

c. 按式(D3)计算观测系数G：

$$G=\frac{MTB}{S_d} \quad \cdots\cdots (D3)$$

式中：MTB——最大允许系统误差。

d. 由表D1查出所需成对观测值的估计组数n_d，从表的上至下，左至右，查出表内等于或小于系数G的第一个数值，所需成对组数等于该数值所在的行和列首之和n_d。如此数值大于已收集的子样成对组数，则应继续收集附加数据，即需要的子样。采样时要多收集2或3对附加样品备用，以克服废弃是合理的，也可防备由于继续收集数据引起的单个差值标准差的逆向变化。

D6 统计的分析和整理

a. 以X_{Ai}代表参比方法得到的单个测定值，X_{Bi}代表非参比方法得到的单个最终子样的测定值；

b. 且式(D4)算出X_{Ai}和X_{Bi}的差值d_i：

$$d_i=X_{Bi}-X_{Ai} \quad \cdots\cdots (D4)$$

式中：$i=1,2,3,\cdots\cdots,n$；

n=成对测定值的组数。

c. 计算平均差值$\bar{d}$至二位小数(也适用于测定值本身)：

$$\bar{d}=\frac{1}{n}\Sigma d_i \quad \cdots\cdots (D5)$$

此d即估算的系统误差；

d. 按公式(D2)计算差值的标准差(S_d)；

e. 计算t_0值，舍弃第四位小数计算至第三位小数；

$$t_0 = \frac{\overline{d}}{S_d / \sqrt{n}} \quad \cdots\cdots\cdots\cdots\cdots\cdots\cdots\cdots\cdots\cdots\cdots\cdots\cdots\cdots \text{(D6)}$$

f. 从表(t 分布表)查出 t 值其概率为 95%，自由度为 $n-1$；

g. 以 t_0 绝对值与表 t 值比较，如 $t_0<t$ 则认为机械采制样与停带采取全断面方法无显著性差异。则机械采制样系统可采纳为常规的采样方法。如果 $t_0>t$ 则认为机械采制样方法与停带采取全断面有显著性差异，则机械采制样系统不能采用，应根据 D4.2 各级子样结果与相对应的各级舍弃样品进行如上统计分析，查出系统误差出在哪一级，采取措施消除该级系统误差。

表 D1　为确定所需观测值组数的 G 系数表

	0	1	2	3	4	5	6	7	8	9
0	*****	*****	*****	4.170	2.768	2.195	1.872	1.659	1.506	1.389
10	1.295	1.218	1.154	1.099	1.051	1.009	0.971	0.938	0.907	0.880
20	0.855	0.832	0.810	0.790	0.772	0.755	0.739	0.724	0.710	0.696
30	0.684	0.672	0.660	0.649	0.639	0.629	0.620	0.611	0.602	0.594
40	0.586	0.579	0.571	0.564	0.558	0.551	0.545	0.539	0.533	0.527
50	0.521	0.516	0.511	0.506	0.501	0.496	0.491	0.487	0.483	0.478
60	0.474	0.470	0.466	0.463	0.459	0.455	0.451	0.448	0.445	0.441
70	0.438	0.435	0.432	0.429	0.426	0.423	0.420	0.417	0.414	0.411
80	0.409	0.406	0.404	0.401	0.399	0.396	0.394	0.392	0.389	0.387
90	0.385	0.383	0.380	0.378	0.376	0.374	0.372	0.370	0.368	0.366

对应已知系数 G 的观测值组数等于行首和列首之和。

D7　实例

表 D2　系统误差试验(干态灰分数据)

组　号	最终样品 X_{Bi},%	参比样品 X_{Ai},%	差　值 d
1	9.05	8.68	0.37
2	7.80	7.97	−0.17
3	7.28	7.92	−0.64
4	7.53	7.61	−0.08
5	7.70	7.81	−0.11
6	9.52	9.48	0.04
7	8.31	7.43	0.88
8	7.78	8.01	−0.23
9	10.12	9.84	0.28

续表 D2

组　号	最终样品 X_{Bi},%	参比样品 X_{Ai},%	差　值 d
10	10.28	10.65	−0.37
11	8.87	8.98	−0.11
12	8.65	9.11	−0.46
13	11.28	11.79	−0.51
14	8.25	8.39	−0.14
15	7.33	7.22	0.11
16	7.59	7.67	−0.08
17	9.32	9.52	−0.20
18	9.87	9.78	0.09
19	9.44	9.52	−0.08
20	11.03	10.81	0.22
总　计			−1.19

a. $d=0.0595$

b. $S_d=0.3397$

c. X_{Ai}和X_{Bi}的相关系数 $r=\dfrac{\Sigma(X-\overline{X})(Y-\overline{Y})}{\sqrt{\Sigma(X-\overline{X})^2\cdot\Sigma(Y-\overline{Y})^2}}=0.9631$

d. 确定所需成对组数

假设最大允许系统误差 MTB 为 0.3%干态灰分

$G=\mathrm{MTB}/S_d=0.3/0.3397=0.8831$

表 D3　5%显著性水平的 t 值

自由度	t	自由度	t
5	2.015	14	1.761
6	1.943	15	1.753
7	1.895	16	1.746
8	1.860	17	1.740
9	1.833	18	1.734
10	1.812	19	1.729
11	1.796	20	1.725
12	1.782	21	1.721
13	1.771	22	1.717

续表 D3

自由度	t	自由度	t
23	1.714	40	1.684
24	1.711	41	1.683
25	1.708	42	1.682
26	1.706	43	1.681
27	1.703	44	1.680
28	1.701	45	1.679
29	1.699	46	1.679
30	1.697	47	1.678
31	1.695	48	1.677
32	1.694	49	1.677
33	1.692	50	1.676
34	1.691	55	1.673
35	1.690	60	1.671
36	1.688	70	1.667
37	1.687	80	1.664
38	1.686	90	1.662
39	1.685	100	1.660

由表 D1 从左上角向右，由上至下找出第一个小于 0.883 1 的数据为 0.880，行首和列首之和为 19，收集数据的组数是充足的。

e. 计算 t_0 值

$$t_0 = \frac{\bar{d}}{S_d/\sqrt{n}} = \frac{0.0595}{0.3397/\sqrt{20}} = 0.783$$

f. 从表 D3 中查得自由度为 20－1＝19 的 t 值为 1.729

g. 结论：由于 $t_0 < t$ 故机械采制样与停带全断面取样无显著性差异，那么可以将机械采制样系统作为常规采样使用。

D8 记录的流率和称重的子样量可用于考察装卸流率与子样有无相关性，无相关性是合理的。同时根据各级子样量还可以式(D7)计算出变异系数：

$$CV\% = \frac{s}{|\bar{X}|} \times 100 \qquad \cdots\cdots (D7)$$

D9 根据各级子样的全水分值，算采制样系统水分损失率和发生水分损失的部位：

水分损失率(%)＝停带样品全水分平均值(%)－最终样品全水分平均值(%)

D10 校核制样系统误差

校核制样方法是以制样标准的第一法为参比方法，校核缩分器以全部舍弃样品为参比样品，按本试验方法规定的步骤进行校核试验。

D11 校核分析系统误差

可使用几个分析试验程序，通过协同试验方案，以校核分析程序的系统误差。如怀疑有系统误差，应使用保证参比样品（标准样品）校核结果。关于分析方法系统误差校核试验的更详细的讨论，不属本标准范围。

附加说明：

本标准由中华人民共和国国家进出口商品检验局提出。

本标准由中华人民共和国秦皇岛进出口商品检验局负责起草。

本标准主要起草人王仲勤、姚利林。

中华人民共和国进出口商品检验行业标准

出口水煤浆采制样方法

SN/T 0362.1—95

Method for the sampling and preparation of coal water mixture for export

1 主题内容与适用范围

本标准规定了出口水煤浆的采样和制样方法。

本标准适用于出口水煤浆的采样和制样。

2 引用标准

GB 475 商品煤样采取方法

GB/T 4756 石油和液体石油产品取样法(手工法)

3 术语

3.1 批与批量

批系指买卖双方根据合同一次装运的水煤浆货物。批量系指一批水煤浆的数量。

3.2 采样单元

为了采样的目的,货物总量常被认为是由很多分立的单元构成的,每一采样单元产生一个大样。

3.3 大样

由一采样单元的全部子样经混合缩分后组成的样品。

3.4 子样

采样器具操作一次所采取的一份样品。

3.5 管线自动采样

在输送管线上以自动化方式采取子样。

3.6 手工采样

凭人工方式采取子样。

3.7 制样

使样品达到分析或实验需要条件的过程。

3.8 检验样品

是从运到实验室的大样中缩制出来的样品。

主要用于水分、密度及一些物理项目的测试,也用于制备煤的分析样品。

3.9 煤的分析样品

用于分析水煤浆煤炭品质的样品。

4 管线自动采样方法

4.1 管线自动采样方案的制定

制定采样方案的一般程序为:

中华人民共和国国家进出口商品检验局1995-04-17批准 1995-10-01实施

a. 确定采样的批量；

b. 确定所要求的精密度；

c. 确定水煤浆变异性（见 4.2.2）和应采取的子样数目（见 4.2.5）及所需的采样单元数（见 4.2.4）；

d. 根据装运的流量及批量确定采样的质量间隔（吨或升）或定时采样的时间间隔（分钟）；

e. 确定最小子样量。

4.2 采样的精密度

4.2.1 精密度的计算

采样精密度可按（1）式计算：

$$P = \pm 2\sqrt{\frac{V_{\mathrm{I}}}{m \cdot n} + \frac{V_{\mathrm{PT}}}{m}} \quad \cdots\cdots(1)$$

式中：P——一个批量在 95%置信水平下采样、制样和试验的总精密度；

V_{I}——子样方差；

V_{PT}——制样和试验方差；

n——每个采样单元应采取的子样数；

m——批量中的采样单元数。

对于批量所需要的精密度，将由有关双方协议制定。如果初次设计采样方案时，应对水煤浆的变异性进行推测（见 4.2.2），以后设计采样方案时，可直接引用以前的数据。批量实际达到的精密度可按以下的 4.2.2，4.2.3，4.2.4 步骤得出数据代入（1）式直接计算出。估计精密度的理论见附录 A（补充件）。

4.2.2 子样方差

水煤浆的试验变量可选用灰分或水分，一般灰分的变异性比水分的变异性高，要求相同的精密度时，用于测定灰分的子样数足够用于测定水分。但若水煤浆的稳定性差，用水分作试验变量更为适宜。子样方差的估计可按以下程序进行。

4.2.2.1 预采的子样数目

制定采样方案时，若预先不了解水煤浆的子样方差、制样和试验方差时，可按（2）式计算出应预采的子样数目：

$$n = N\sqrt{\frac{L}{1\ 000}} \quad \cdots\cdots(2)$$

式中：n——预采的子样数目；

N——子样开头数目；

L——批量，t。

子样开头数目按表 1 选择。

表 1 子样开头数目

煤的类型	子样开头数目
灰分＜10%	15
灰分≥10%	20

按计算出的子样数目，在批量发运的过程中要间隔逐个采取子样，并单独存放。

4.2.2.2 子样方差的计算

把预采的子样分别制样，并逐个测定其试验变量（灰分或水分），然后按（3）式求出子样方差：

$$V_{\mathrm{I}} = \frac{\Sigma x_i^2 - \frac{1}{n}(\Sigma x_i)^2}{n-1} \quad \cdots\cdots(3)$$

式中：V_I——子样方差；

x_i——i 个子样的分析结果；

n——预采的子样数目。

4.2.3 制样和试验方差

制样和试验方差 V_{PT} 按附录 B(补充件)所规定的测定方法进行。

4.2.4 采样单元数

采样单元数可按(4)式计算

$$m = \sqrt{\frac{l}{5\,000}} \quad \cdots\cdots(4)$$

式中：m——采样单元数目；

l——批量，t。

计算结果进至整数。

4.2.5 采样单元的子样数目

如 4.2.1 中的(1)式所示，精密度取决于水煤浆的变异性、子样数目、采样单元数、制样和试验方差。变换(1)式，一个批量所期望达到某一精密度所需子样数目可由(5)式计算：

$$n = \frac{4V_I}{mP^2 - 4V_{PT}} \quad \cdots\cdots(5)$$

但当计算出的 n 小于 10 时，则每一采样单元应按 10 个子样采取。

4.3 采样程序

4.3.1 采样设备

泵出口的自动采样装置设置应合理(见 GB 4756)，应保证所采的样品无系统误差[系统误差检验方法见附录 C(补充件)]，以确保样品具有代表性。在每次采样前应检查采样管线是否畅通。贮样桶建议采用不锈钢或塑料制作。采样前应检查贮样桶是否干燥清洁，采取时应保证贮样桶密闭，以免造成水分损失或表面结膜现象。

4.3.2 采样间隔

管线自动采样分为定量采样法与定时采样法两种。采样时采样机按预定时间或质量的等间隔运转，每一次动作采一个子样。采样在整批量或采样单元的装运过程中重复进行。如果在装运完成之前已经采集了计算的子样数，应以等间隔继续采取附加的子样，直到装运完成为止。

4.3.2.1 定时采样方法　定时采样的时间间隔可由(6)式确定：

$$T \leqslant \frac{60Q}{G \cdot n} \quad \cdots\cdots(6)$$

式中：T——采集子样的时间间隔，min；

Q——采样单元的质量，t；

G——管线输送水煤浆的流量，t/h；

n——采样单元中应采子样的数目。

4.3.2.2 定量采样方法　当船流量变化大于平均流量的 10% 时，应按定量采样方法。定量采样的质量间隔由(7)式确定：

$$M1 = \frac{Q}{n} \quad \cdots\cdots(7)$$

式中：$M1$——子样之间的质量间隔，t；

Q——采样单元的质量，t；

n——采样单元中应采子样的数目。

4.3.3 子样量

每次采集水煤浆的子样量在100～500 mL(120～600 g)之间选择，各子样的质量应基本一致，其变异系数应低于20%(检验方法见附录C)。

5 手工采样方法

在不具备机械自动采样设备的情况下，或机械采样设备出现故障时，可采用手工的方法进行采样。

5.1 采样方式及搅拌

水煤浆的手工采样根据其贮存的场所及条件，分为贮罐采样、船仓采样及管线采样。但无论采用何种方式，采样前必需启动机械搅拌器进行充分搅拌，避免表面明水的出现及底部沉淀产生。

5.2 采样设备

5.2.1 贮罐及船仓采样器

贮罐及船仓采样器可采用筒状取样器，以便能扦取容器中任何部位的样品。取样器的容积约500 mL，可由黄铜或不锈钢制成(详见GB 4756图9)。

5.2.2 管线采样设备

管线采样设备 可参照GB 4756有关规定进行设计。

5.3 采样方法

5.3.1 贮罐采样

先将筒状取样器与手摇或手拨线连结好，放入罐内，当取样器接触液面时，读记空距，并由贮罐的总高度计算出水煤浆的高度。从液面下的六分之一、二分之一和六分之五处各采取二份子样。移入洁净、干燥、密闭约5 000 mL的容器内。

5.3.2 船仓取样

当水煤浆装载结束后，按本标准5.3.1条操作步骤进行上、中、下三点取样，作为该仓的代表样品。全船水煤浆的代表样品，应按各仓水煤浆的质量比例(或体积比)配制成混合样品。

5.3.3 管线取样

子样数目、采样间隔及子样量应按本标准采取，取样前应放出一些样品，把取样管道冲净。取样时，用500 mL塑料瓶盛接样品，每次所采的子样量应大致相等，每次采样结束后，应立即迅速地把样品倒入一个干燥、清洁、密封的容量约15 L的塑料或不锈钢容器内。

6 水煤浆样品的制备方法

样品采集完毕后，应立即送交试验室进行样品制备

6.1 样品的制备

在样品的整个制备过程中，动作要快，尽可能地缩短水煤浆与空气的接触时间，以防水分的损失及结膜现象的发生。开启样品容器后，应使用不锈钢制成的勺子用力搅拌，若底部有沉淀时，应先把沉淀刮起，再进行搅拌。当样品呈均匀状态后，立即从中取出两份各约1 kg的样品，分别倒入两个洁净、干燥、可密闭的塑料瓶中，立即密封、贴上标签，标签上应注明产品名称，报验号、船名、采样地点，装运数量，取样日期等内容。一份供检验用，一份供备查。

6.2 煤的分析样品的制备

6.2.1 样品的干燥

打开盛有检验样品的塑料瓶，用不锈钢小勺搅拌均匀后，取出100～150 g样品在不锈钢或搪瓷盘内均匀地摊成一薄层，使其不超过0.5 g/cm²，然后移入烘箱中干燥。以表2中所列的干燥温度和时间进行。如有必要，可延长干燥时间。

表 2 干燥的温度时间参照表值

温　　度	时间,h
45℃	6
60℃	4
80℃	2.5

6.2.2 样品的粉碎

样品干燥后,从烘箱中取出,放在空气中冷至室温。然后用不锈钢小铲铲起,破碎后,放入微型试样粉碎机中磨细到全部通过孔径为 0.2 mm 的筛子,装入干燥清洁的广口玻璃瓶中供煤的分析用。装瓶前,样品应达到空气干燥状态。

附 录 A
确定子样方差和校核采样精密度的方法
（补充件）

A1 原理

A1.1 序言

由于水煤浆在采样、制样和分析中都存在误差，所以无法准确地知道它的真值及与真值相互一致的程度，然而可以计算出一系列分析结果的相互一致的程度。因此可以设计出一个采样方案，根据这个采样方案就可以取得一个所需的精密度。子样方差可以通过计算得出，即对水煤浆所采的子样（至少 20 个），分别存放、制样，选择试验变量（一般取干基灰分或全水分或同时取灰分和全水分两个变量）作为特性值进行测试，由此得出一系列的分析结果。根据这些结果计算出它的子样方差。然后根据子样方差，制样和试验方差对采样精密度做出估计。

A1.2 公式的导出

精密度系指在规定的条件下通过多次试验程序得出的一系列分析结果间的接近程度。影响分析结果的随机误差越小，它的精密度越高（本标准采用 95%的置信水平）。从一个采样单元中采取若干份子样，分别进行制备和化验。单个结果的精密度按（A1）式计算得出：

$$P = \pm t.S = \pm t\sqrt{V_I} \quad \cdots\cdots(A1)$$

式中：P——精密度；

t——是自由度 $f(n-1)$ 的表 t 值，n 是用来计算 S 的子样数目；

S——标准偏差；

V_T——总方差。

公式（A1）的总方差 V_T 是水煤浆特性值变化、子样数目和由样品制备和试验引起误差的函数。

对于单个大样来说，可由（A2）式表示这种关系：

$$V_T = \frac{V_I}{n} + V_{PT} \quad \cdots\cdots(A2)$$

式中：V_I——子样方差；

V_{PT}——制样和试验方差；

n——采样单元中的子样数目。

对于出口批量较大的水煤浆采用单一的采样单元，有可能对整批的变量估计不足，如贮存时间过长产生偏析现象或装运时间太长其品质发生变化。为此，为了使检验更加准确，获得更高的精密度。可把批量划分成适当数量的采样单元，每一采样单元制成一个大样，得出一个分析结果。批量总的分析结果由各个采样单元进行加权平均求出。采样单元数按公式（4）计算。

对于若干采样单元的子样方差，应按公式（A3）求出它的平均值：

$$V_T = \frac{V_I}{m \cdot n} + \frac{V_{PT}}{m} \quad \cdots\cdots(A3)$$

式中：m——用于求平均值的采样单元数目。

公式（A1）与公式（A3）合并后，可用下式表示：

$$P = \pm t\sqrt{\frac{V_I}{m \cdot n} + \frac{V_{PT}}{m}} \quad \cdots\cdots(A4)$$

由于子样数目大时，t 值近似于 2，因此上式可写为：

$$P=\pm 2\sqrt{\frac{V_{\mathrm{I}}}{m\cdot n}+\frac{V_{\mathrm{PT}}}{m}} \quad \cdots\cdots\cdots\cdots\cdots\cdots(\mathrm{A}5)$$

从该式可求得一个采样单元所需要的子样数目 n 的公式：

$$n=\frac{4V_{\mathrm{I}}}{m\cdot P^2-4V_{\mathrm{PT}}} \quad \cdots\cdots\cdots\cdots\cdots\cdots(\mathrm{A}6)$$

同样每一批量内的采样单元数 m，在 V_{I},V_{PT},P 已知的情况下，也可由下式求出：

$$m=\frac{4(V_{\mathrm{I}}+n\cdot V_{\mathrm{PT}})}{n\cdot P^2} \quad \cdots\cdots\cdots\cdots\cdots\cdots(\mathrm{A}7)$$

实例：

出口批量为 10 000 t 的水煤浆，要求其精密度 P 为±0.20%，已通过预采的子样数目，测得其 $V_{\mathrm{I}}=0.15$，$V_{\mathrm{PT}}=0.015$，试求应取的采样单元及子样数目。

a. 采样单元数

$$m=\sqrt{\frac{10\ 000}{5\ 000}}=2 \quad （应用公式 4）$$

因此，应按 2 个采样单元，每个 5 000 t。

b. 子样数目

$$n=\frac{4\times 0.15}{2\times 0.20^2-4\times 0.015}=30 \quad （应用公式 5）$$

因此，应按 2 个单元取样，每个采样单元采 30 个子样。

A2 子样方差的确定

按本标准 5.3.3 管线取样方法在水煤浆装运过程中采用管线取样设备进行人工采取，所不同的是应单独存放每一样品，并逐一制备成试验样品。并对其特性值进行逐个测试，求得一系列结果。然后按(A8)式可直接求出它的子样方差：

$$V_{\mathrm{I}}=\frac{\Sigma X_i^2-\frac{1}{n}(\Sigma X_i)^2}{n-1} \quad \cdots\cdots\cdots\cdots\cdots\cdots(\mathrm{A}8)$$

式中：X_i——i 个子样的结果；

n——预采的子样数目。

A3 样品制备和子样方差

附录 B 规定了样品制备和试验方差的核验方法。

A4 采样精密度的校核

由于水煤浆是一种比较均匀的液体，品质波动不大，因此可以采用两种方法对采样精密度进行校核。若估算出的精密度达不到规定的精密度，可参照 GB 475 附录 A 增加子样的数目。若估算出的精密度高于规定的精密度，可参照 GB 475 附录 A 减少其子样数目，也可维持原子样数目不变。因为我们总是希望精密度越高越好。

A4.1 精密度的直接计算

即对所采的子样，选择试验变量（干基灰分、全水分）作为特性值，逐一测试，得出一系列分析结果，由此可直接计算出子样方差，然后根据子样方差，制样和试验方差，可直接求出采样精密度。

实例：

为校核水煤浆的采样精密度，按本标准附录 B 的方法测得了样品的制备和试验方差 V_{PT} 为 0.000 79(见 B.5 实例)，并按本标准 A2 方法采样、制样、化验，获得的一系列干基灰分 A_{d} 的分析结果如下：

c1.	c2.	c3.	c4.	c5.	c6.	c7.	c8.	c9.	c10	c11	c12.	c13.	c14.	c15.	c16
9.31	9.14	9.12	9.08	9.05	9.06	9.14	9.24	9.23	9.16	9.19	9.16	9.12	9.21	9.16	9.16
c17.	c18.	c19.	c20.	c21.	c22.	c23.	c24.	c25.	c26.	c27.	c28.	c29.	c30.	c31.	c32
9.42	9.31	9.31	9.27	9.31	9.31	9.16	9.22	9.24	9.24	9.26	9.26	9.25	9.21	9.18	9.23

试估算出它的采样精密度 P

子样方差 V_I 的计算：

$$V_I = \frac{\Sigma X_i^2 - \frac{1}{n}(\Sigma X_i)^2}{n-1} = 0.006\ 861$$

精密度 P 的计算：

$$P = \pm 2\sqrt{\frac{V_I}{m \cdot n} + \frac{V_{PT}}{m}}$$

$$= \pm 2\sqrt{\frac{0.006\ 861}{32} + 0.000\ 79}$$

$$= 0.063\ 38$$

水煤浆的采样精密度为 0.063 38，说明采样精密度很好。

A4.2 双份采样方法

把从每一采样单元中所采的子样分奇数和偶数合并为双份样品(A、B)，对若干批量(大小一致)重复采样。直到至少获得 10 对双份试样为止。选择试验变量，进行测试，得出一系列分析结果，然后根据公式(A9)求出双份试样的标准偏差：

$$S = \sqrt{\frac{\Sigma d^2}{2n}} \quad \cdots\cdots\cdots\cdots (A9)$$

式中：d——双份试样之间的差值；

n——双份试样的数目。

然后根据标准偏差计算出精密度 P 值，P 则是精密度的最佳估算。

实例

为校核水煤浆采样精密度，采用双份采样方法获得了下列 10 对分析结果，试求采样精密度的最佳估算。

双份采样的分析结果(干基灰分 %)

样品号	双份分析值		双份值之差	d^2
	A	B	$A-B=d$	
1	9.16	9.26	−0.10	0.010 0
2	9.31	9.27	0.04	0.001 6
3	9.42	9.31	0.11	0.012 1
4	9.12	9.21	−0.09	0.008 1
5	9.19	9.16	0.03	0.000 9
6	9.23	9.16	0.07	0.004 9

续表 A

样品号	双份分析值		双份值之差	d^2
	A	B	A—B=d	
7	9.14	9.24	—0.10	0.010 0
8	9.05	9.06	—0.01	0.000 1
9	9.12	9.08	0.04	0.001 6
10	9.31	9.14	0.17	0.028 9
				0.078 2

计算标准偏差：

$$S=\sqrt{\frac{\Sigma d^2}{2n}}$$
$$=0.0625$$

精密度 P：

$$P=\pm t.s/\sqrt{n}$$
$$=\pm 2.262\times 0.0625/3.162$$
$$=\pm 0.0447$$

用标准偏差计算出它的采样精密度为0.044 7，它是采样精密度的最佳估算。

附 录 B
水煤浆制样误差的核验方法
（补充件）

B1 序言

水煤浆样品的制备一般是先把样品分为两份，其中一份为试验样品（约 1 kg），一份保留。然后再从试验样品中取出部分样品（100～150 g），制作成煤的分析样品，煤质成分的误差有可能发生在这两次缩分的过程中。

为了方便起见，选择干基灰分 A_d 作为特性值。如果 A_d 的方差令人满意，那么其它煤质成分的分析值也会令人满意。

B2 步骤

水煤浆的制备样品误差可分为：

a. 从 $x$kg 中取出 $y$kg 的误差＝方差 V_1

b. 从 $y$kg 中取出 100～150 g 的误差＝方差 V_2

c. 试验误差，从煤的分析样品中取出 1 g 的误差＝方差 V_3

总方差 V_{PT} 由（B1）式中得出：

$$V_{PT}=V_1+V_2+V_3 \qquad \cdots\cdots(B1)$$

B3 方法

按本标准 5.3.3 管线取样方法进行手工取样（可在 A2 确定子样方差的取样之后依次进行采取），取样结束后，用不锈钢勺把样品搅拌均匀，然后缩分为 A、B 两份样品并再次将其缩分出 A_1、A_2、B_1、B_2 四份样品。分别制备成煤的分析样品。并对每个样品分别进行干基灰分的平行试验，得出八个分析结果。如图 B1 所示：

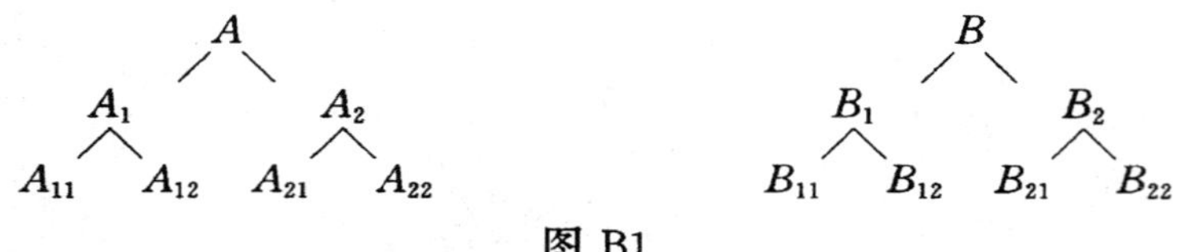

图 B1

B4 计算

用 V_z，V_y，V_x 分别表示第一阶段方差、第二阶段方差和第三阶段方差。

B4.1 每一试样平行结果之间差值的计算：

即：$A_{11}-A_{12}$，$A_{21}-A_{22}$，$B_{11}-B_{12}$，$B_{21}-B_{22}$

称这些差值为 x_i，则 $V_x=\frac{1}{8}\Sigma X_i^2$

B4.2 对于试样 A，计算 A_1 和 A_2 之间的差值：

即：$\frac{A_{11}+A_{12}}{2}-\frac{A_{21}+A_{22}}{2}$

对于试样 B，计算 B_1 和 B_2 之间的差值：

即：$\frac{B_{11}+B_{12}}{2}-\frac{B_{21}+B_{22}}{2}$

分别称差值为 Y_1 和 Y_2。

则 $V_y=\frac{1}{2}(Y_1^2+Y_2^2)$

B4.3 计算 A 和 B 之间的差值：

即：$\frac{A_{11}+A_{12}+A_{21}+A_{22}}{4}-\frac{B_{11}+B_{12}+B_{21}+B_{22}}{4}$

称该差值为 Z

则：$V_z=\frac{1}{2}Z^2$

B4.4 计算阶段方差 V_1，V_2 和 V_3

第三阶段由于没有包括其它误差，所以 $V_3=V_X$

第二阶段由于比较结果是两个分析值的平均值，所以第三阶段分量为 $1/2\cdot V_3$

$$V_y=V_2+\frac{1}{2}V_3$$

$$\therefore V_2=V_y-\frac{1}{2}V_3 \text{ 或 } V_2=V_y-\frac{1}{2}V_X$$

第一阶段由于是试样 A 和 B 的 4 个分析结果的平均值，第三阶段分量为 $1/4\cdot V_3$，在第二阶段包括两个试样，因此第二阶段的分量为 $1/2\cdot V_2$。

$$V_z=V_1+\frac{1}{2}V_2+\frac{1}{4}V_3$$

$$\therefore V_1=V_z-\frac{1}{2}V_2-\frac{1}{4}V_3$$

注：基于有限的几个结果进行计算，所估算的误差有可能是负的，负方差在以后的运算中假定为零。

B4.5 样品的制备和试验总方差 V_{PT} 的计算：

$$V_{PT}=V_1+V_2+V_3$$

实例：

为核验水煤浆采样精密度，按本标准 B3 的方法进行取样、制样，通过化验获得八个结果（A_d）如下：

A_{11}	A_{12}	A_{21}	A_{22}	B_{11}	B_{12}	B_{21}	B_{22}
9.20	9.17	9.15	9.22	9.21	9.19	9.17	9.18

求其制样和试验的方差 V_{PT}

V_x、V_y、V_z 的计算如下：

$$\begin{aligned}V_x&=\frac{1}{8}\Sigma x_i^2\\&=\frac{1}{8}[(A_{11}-A_{12})^2+(A_{21}-A_{22})^2+(B_{11}-B_{12})^2+(B_{21}-B_{22})^2]\\&=0.000\,79\end{aligned}$$

$$\begin{aligned}V_y&=\frac{1}{2}(Y_1^2+Y_2^2)\\&=\frac{1}{2}\left[\left(\frac{A_{11}+A_{12}}{2}-\frac{A_{21}+A_{22}}{2}\right)^2+\left(\frac{B_{11}+B_{12}}{2}-\frac{B_{21}+B_{22}}{2}\right)^2\right]\\&=0.000\,2\end{aligned}$$

$$V_z = \frac{1}{2}Z^2$$

$$= \frac{1}{2}\left(\frac{A_{11} + A_{12} + A_{21} + A_{22}}{4} - \frac{B_{11} + B_{12} + B_{21} + B_{22}}{4}\right)^2$$

$$= 0.000\,05$$

V_3、V_2、V_1 的计算如下：

$$V_3 = V_x = 0.000\,79$$

$$V_2 = V_y - \frac{1}{2}V_3$$

$$= 0.000\,2 - \frac{1}{2} \times 0.000\,79$$

$$\to 0$$

$$V_1 = V_z - \frac{1}{2}V_2 - \frac{1}{4}V_3$$

$$= 0.000\,05 - \frac{1}{2} \times 0 - \frac{1}{4} \times 0.000\,79$$

$$\to 0$$

制样试验方差 V_{PT} 计算如下：

$$V_{PT} = V_1 + V_2 + V_3$$

$$= 0 + 0 + 0.000\,79$$

$$= 0.000\,79$$

该水煤浆的制样、试验方差 V_{PT} 为 0.000 79，在该例中方差 V_1、V_2 出现了负值，这是由于该水煤浆比较均匀，在缩分阶段没有出现误差的原因。

附 录 C
系统误差试验方法
（补充件）

C1 序言

系统误差试验的目的是检验水煤浆的自动采样设备所采集的样品是否存在着一致偏高或一致偏低的结果倾向。即检验采样设备的设计是否合理，是否从不具代表性的部分采取了子样。例如，只从管线的顶端或管线的底部采集了样品。

本试验方法是以管线手工采样方法采集的足够量的样品作为参比样品，与管线自动采样设备采取的样品相比较。以试验变量干基灰分或全水分作为特性值进行比较。经统计分析，判断自动采样方法与手工采样方法之间是否存在着正的或负的系统误差，若无系统误差存在，则认为两种采样方法是一致的，即管线自动采样设备可以用于日常检验的正式采样。若存在系统误差，则应当检查改进自动采样设备的设计及制作工艺。校正后，重新试验，直至不存在系统误差为止。

C2 程序提要

a. 进行试验前的准备；

b. 选择参比取样方法；

c. 选择试验变量及最大允许系统误差；

d. 确定试验所需的成对组数；

e. 采集样品；

f. 样品的制备与试验；

g. 统计分析。

C3 试验程序

C3.1 试验前的准备

系统误差试验前，应对管线自动采样设备及管线手工采样设备进行全面检查，观察其是否运转正常，并用样品冲洗采样设备，防止管道堵塞。并准备好 5 000 mL 及 250 mL 的塑料瓶若干，以便盛接样品。

C3.2 选择参比取样方法

在自动采样的同时，使用管线手工采样设备所采的样品作为参比样品，但手工所采的样品量应大于10 倍的管线自动设备所采的子样量。

C3.3 选择试验变量

进行系统误差的试验变量可选择干基灰分或全水分，在一般情况下，选择干基灰分作为特性值，但如果在水煤浆稳定性差的情况下，最好选取全水分，亦可同时选择全水分和灰分进行试验。

C3.4 最大允许系统误差及试验组数的确定

由于在采样、制样和试验中不可能不发生随机误差和系统误差，但必须使系统误差不超过一定的限度。因此在试验开始前必须确定一个最大允许系统误差(MTB)。要求检验出的系统误差不得大于MTB。

MTB 的选择应当合理，应当根据采样、制样方法及试验精密度以及有关各方在试验前协商确定。在无协议的情况下，可用总精密度的 1/2 作为最大允许系统误差。

试验所需的组数，应根据预先选取试验组数的试验变量之间的差值标准偏差和最大允许系统误差

(MTB)确定(见 C7)。预先试验的组数不得少于 20 组。

C3.5 试验步骤

C3.5.1 采集样品

当水煤浆开始正常装运后，使管线自动采样设备以定量方式运行。当采样设备自动采样时，同时开启管线手动阀门进行采样，样品分别盛接于 250 mL 和 5 000 mL 的塑料瓶中，立即密封加注标签。并对自动采样样品称量、记录。这样依次采集 20 组样品。

C3.5.2 样品的制备及试验

对所采集的 20 组样品，按本标准 6 条款进行制样，并按 SN/T 0362.2 进行干基灰分或全水分的分析，这样可获得 20 组测试值。

C4 子样量变异系数的检验

检验自动采样设备所采样质量变异系数的目的，在于看其是否在每一定间隔中所采的样品量是否大体上一致。以保证所采样品的代表性。检验时根据 C3.5.1 记录的 20 份自动采样设备所采的子样量 X_1、X_2、X_3、……X_i……X_n。按下式计算均值 $\overline{X}$ 及标准差 S：

$$\overline{X}=\frac{1}{n}\Sigma X_i$$

$$S=\sqrt{\frac{\Sigma(X_i-\overline{X})^2}{n-1}}$$

根据 $\overline{X}$ 及 S 即可求得子样量变异系数 $C.V$ 值：

$$C.V=\frac{S}{\overline{X}}\times 100\% \qquad \cdots\cdots\cdots\cdots(C1)$$

若 $C.V$ 值小于 20%，则认为自动采样设备各次所采的子样量基本上一致。

C5 基本统计

按 C3.5.2 步骤进行可获得自动采样的试验变量 A_i 及手工采样的试验变量 R_i 的 20 组测试值，用下面公式可得它们的差值 d_i、差值平均值 $\overline{d}$、差值标准差 S_d、差值方差 S_d^2：

$$d_i=A_i-R_i$$

$$\overline{d}=(\Sigma d_i)/n$$

$$S_d=\sqrt{\frac{\Sigma(d_i-\overline{d})^2}{n-1}}$$

$$S_d^2=\frac{\Sigma(d_i-\overline{d})^2}{n-1}$$

式中：A_i——自动采样设备所采样品的检测值；

R_i——手工采样样品的检测值(作参比值)；

d_i——A_i 与 R_i 的差值；

$\overline{d}$——A_i 与 R_i 的差值平均值；

n——进行试验的组数；

S_d——A_i 与 R_i 的差值标准差。

C6 异常值的判断

当发现一组检测值的差值 d_i 与其它值有较大差异时，应首先在采样、制样及试验的各个步骤上找原因，经查确无疑问后，可按科克伦（cochran）法进行判断，检验统计量由（C2）式得出：

$$c = d_{max}^{2} / \Sigma d_i^2 \quad \cdots\cdots\cdots\cdots (C2)$$

式中：d_{max}——组数中差值绝大值最大者。

表 C1 列出了 $n=20\sim40$ 之间的在 1% 显著性水平下的科克伦临界值。如果公式（C2）的统计值大于表 C1 中的值，则认为该组数据为异常值，应当舍弃。舍弃后的基本统计按 C5 重新进行。

表 C1 科克伦（cochran）检验的临界值

n	1%	n	1%	n	1%	n	1%	n	1%
20	0.480	25	0.413	30	0.363	35	0.325	40	0.294
21	0.465	26	0.402	31	0.355	36	0.318		
22	0.450	27	0.391	32	0.347	37	0.312		
23	0.437	28	0.382	33	0.339	38	0.306		
24	0.425	29	0.372	34	0.332	39	0.300		

C7 核验试验所需的组数

试验实际所需的组数可按（C3）式计算：

$$G = \mathrm{MTB}/S_d \quad \cdots\cdots\cdots\cdots (C3)$$

式中：MTB——最大允许系统误差；

S_d——差值标准偏差。

从表 C2 中得出 N，这个 N 就是试验所需的最小数目。如果 $n \geqslant N$，那么说明试验组数已足够。可继续按 C9 进行评定。如果 $n<N$，就需要再补充试验组数数据。再重新开始 C5 的基本统计步骤。如果需要补充的组数小于 10 时，应按 10 组采集。这样确保有足够的新数据与原数据进行检验统计。

表 C2 确定所需试验组数的 G 系数表

	0	1	2	3	4	5	6	7	8	9
0				4.170	2.768	2.195	1.872	1.659	1.506	1.389
10	1.295	1.218	1.154	1.099	1.051	1.009	0.971	0.938	0.907	0.880
20	0.855	0.832	0.810	0.790	0.772	0.755	0.739	0.724	0.710	0.696
30	0.684	0.672	0.660	0.649	0.639	0.629	0.620	0.611	0.602	0.594
40	0.586	0.579	0.571	0.564	0.558	0.551	0.545	0.539	0.533	0.527
50	0.521	0.516	0.511	0.506	0.501	0.496	0.491	0.487	0.483	0.478
60	0.474	0.470	0.466	0.463	0.459	0.455	0.451	0.448	0.445	0.441
70	0.438	0.435	0.432	0.429	0.426	0.423	0.420	0.417	0.414	0.411
80	0.409	0.406	0.404	0.401	0.399	0.396	0.394	0.392	0.389	0.387
90	0.385	0.383	0.380	0.378	0.376	0.374	0.372	0.370	0.368	0.366

对应已知系数 G 的观测值数等于行首和列首之和。

C8 同质性检验

同质性检验的目的是检验补充组数的数据与原先采集组数的数据是否相符。即进行方差及均值检验。检查新补充的数据与原数据是否一致。

C8.1 方差检验

以新旧数据的差值方差，计算 F_d 的比值：

$$F_d = S_{new}^2 / S_{old}^2 \qquad \text{(C4)}$$

若 F_d 小于 1，上下必须颠倒过来计算比值，然后将 F_d 与 F 检验表中的 F_t 进行比较，如果 $F_d < F_t$，则认为新旧两组数据的方差是一致的，可以进行下一步的检验。如果 $F_d \geqslant F_t$，则认为试验失败

C8.2 按下式计算新旧组数据差值的合并标准差 S_p：

$$S_p^2 = [(n_{old} - 1)S_{old}^2 + (n_{new} - 1)S_{new}^2]/(n_{old} + n_{new} - 2)$$

$$S_p = (S_p^2)^{1/2}$$

按下式计算因数 m：

$$m = \left(\frac{1}{n_{old}} + \frac{1}{n_{new}}\right)^{1/2}$$

然后按下式计算统计量 tc：

$$tc = \frac{\overline{d}_{old} + \overline{d}_{new}}{m \cdot S_p}$$

将 tc 与 t 检验表中的 t_t 进行比较，自由度$(n_{new} + n_{old} - 2)$，如果 $tc < t_t$，则认为新旧两组数据的值是一致的，可以合并进行分析。如果 $tc \geqslant t_t$，则认为试验失败。

C8.3 试验失败

如果方差检验与均差值检验之一有一项未获成功，这表明新旧两组数据存在严重的问题，新组数据与旧组数据是不相容的。而这两组数据都应舍弃。并查出差异的原因，一待问题得到解决，重新进行试验。

C9 系统误差的最终评定

系统误差 BR 由下式计算：

$$BR = \overline{d}/(MTB \times 0.545) \qquad \text{(C5)}$$

试验结果的状况由下列关系来判断：

如果 BR≥+1 存在正的系统误差；

如果 BR≤−1 存在负的系统误差；

如果−1<BR<+1 不存在系统误差。

附加说明：

本标准由中华人民共和国国家进出口商品检验局提出。

本标准由中华人民共和国山东(日照)进出口商品检验局负责起草。

本标准主要起草人周尊英、梁锐昌、袁晓鹰、李宜轩、李尚文。

中华人民共和国进出口商品检验行业标准

出口水煤浆检验方法

SN/T 0362.2—95

Method for the determination of coal water mixture for export

1 本主题内容与适用范围

本标准规定了出口水煤浆检验方法。

本标准适用于出口水煤浆检验。

2 引用标准

GB 212 煤的工业分析方法

GB 213 煤的发热量测定方法

GB 214 煤中全硫的测定方法

GB 476 煤的元素分析方法

GB 483 煤质分析试验方法一般规定

3 试验样品的采取和制备

按 SN/T 0362.1《出口水煤浆采制样方法》采取和制备试验样品。

4 水煤浆全水分、浓度的测定

本标准规定了三种全水分测定方法，其中A法作为水煤浆全水分测定的仲裁方法。

4.1 方法提要：试样在105～110℃或145±5℃的干燥箱中干燥至恒重，以试样质量的减少计算全水分的百分含量，然后通过全水分含量计算水煤浆的浓度。

4.2 仪器设备

4.2.1 干燥箱：内附鼓风机、并带有自动调温装置、温度能保持在105～110℃或145±5℃的范围内。

4.2.2 浅盘：由不锈钢、铝板等耐腐蚀而又耐热的材料制成。也可以用市售不锈钢或搪瓷盘代替。其面积能以大约小于0.5 g/cm² 试样的比例容纳100 g左右的试样。

4.2.3 台称：分度值为0.2 g。

4.2.4 干燥器：内装干燥剂（变色硅胶或块状无水氯化钙）。

4.2.5 玻璃称量瓶：直径为70 mm，高为30～40 mm，并带有严密的磨口盖。

4.2.6 分析天平：分度值为0.001 g。

4.3 测定步骤

4.3.1 方法A

用已知质量的干燥清洁的浅盘（4.2.2）称取试样100 g（称准至0.2 g），并使盘中的试样均匀地展平。

将装有试样的浅盘放入预先鼓风并加热到105～110℃的干燥箱（4.2.1）中，并使浅盘前后左右的水平保持一致，以防水煤浆倾向一侧。在不断鼓风的条件下，干燥1.5 h。再从干燥箱中取出浅盘，趁热

中华人民共和国国家进出口商品检验局1995-04-17批准　　1995-10-01实施

称量。然后进行检查性的试验，每次 30 min，直至试样的减量不超过 0.2 g 或有所增加为止。在后一情况下，应采用增量前的一次质量作为计算依据。

4.3.2 方法B

用已知质量的干燥清洁的浅盘(4.2.2)称取试样 100 g(称准至 0.2 g)并使盘中的试验样品均匀地展平。

将装有试验样品的浅盘放入预先鼓风并加热到 150～160℃的干燥箱(4.2.1)中，并使浅盘前后左右的水平保持一致，以防水煤浆倾向一侧。在 145±5℃和不断鼓风的条件下，干燥 1 h。再从干燥箱中取出浅盘，趁热称量。然后进行检查性的试验，每次 15 min，直至试样的减量不超过 0.2 g 或有所增加为止，在后一情况下，应采用增量前的一次质量作为计算依据。

4.3.3 方法C

用已知质量的干燥、清洁的称量瓶(4.2.5)称取试验样品 10～12 g(称准至 0.001 g)。打开称量瓶盖，将装有试验样品的称量瓶放入预先鼓风并加热到 145±5℃的干燥箱中，在不断鼓风的条件下，干燥 1 h，再将称量瓶从干燥箱中取出，立即盖上盖，在空气中冷却约 5 min 后，移入干燥器(4.2.4)中，继续冷却至室温(约 30 min)再称量。然后进行检查性的试验，每次试验(15 min)，直到试样的减量不超过 0.001 g 或者有所增加时为止，在后一情况下，应采用增量前的一次质量作为计算依据。

4.4 结果计算

测定结果按(1)式计算

$$M_t = G_1/G \times 100 \qquad (1)$$

式中：M_t——水煤浆试样中的全水分，%；

G——试样的质量，g；

G_1——试样干燥后减轻的质量，g。

4.5 允许差

平行测定的差值不得超过 0.5%。

4.6 水煤浆浓度的计算

水煤浆浓度按(2)式计算

$$S.c = 100 - M_t \qquad (2)$$

式中：$S.c$——水煤浆的浓度，%；

M_t——水煤浆的全水分含量，%。

5 水煤浆密度的测定

5.1 方法提要

在密度瓶中装满样品于 20℃恒温条件下测其质量，并在相同条件下测定同样容积水的质量，计算密度瓶容积。以样品质量除以密度瓶容积求得密度。

5.2 仪器及试剂

5.2.1 分析天平：分度值为 0.000 1 g；

5.2.2 密度瓶：100 mL；

5.2.3 恒温水浴：温度控制在 20±0.1℃；

5.2.4 乙醇，乙醚；

5.2.5 滤纸。

5.3 测定步骤

5.3.1 用洗涤液、水、乙醇、乙醚依次洗净密度瓶，干燥后带塞称量。

5.3.2 用新煮沸并冷却至稍低于 20℃的蒸馏水注满密度瓶，不得带入气泡，插入玻璃塞后立即浸入 20±0.1℃的恒温水浴中，使液面与毛细管齐平，恒温 30 min 取出，用滤纸除去溢出毛细管的水，擦干后称重，用减差法算出所含水的质量 m_2。

5.3.3 将密度瓶的水倒出，用乙醇、乙醚清洗干燥后，以试样代替水，同上操作，即得出试样的质量 m_1。

5.4 结果计算

样品密度 ρ_{20} 按(3)式计算：

$$\rho_{20}=\frac{m_1+A}{m_2+A}\times\rho_0 \qquad \cdots\cdots(3)$$

式中：m_1——充满密度瓶所需试样的质量，g；

m_2——充满密度瓶所需水的质量，g；

ρ_0——在 20℃ 时蒸馏水的密度，g/cm³；

A——空气浮力校正值：$\rho_1\times V_0$；

ρ_1——空气的密度约 0.001 2 g/cm³；

V_0——密度瓶的容积：m_2/ρ_0。

5.5 密度的计算：

t℃时的密度按(4)计算：

$$\rho_t=\rho_{20}-0.000\,27(t-20) \qquad \cdots\cdots(4)$$

式中：ρ_t——样品在 t℃的密度；

ρ_{20}——样品在 20℃时测得的密度；

0.000 27——水煤浆的温度密度校正系数(适用于 20～40℃温度范围)。

在做多次测定时(使用同一密度瓶)，不必每次测定 V_0 或 m_2，只需不时校核这些数据是否仍维持恒定。

报告结果应精确至小数第四位，平行测定的差值不得超过 0.001 0。

6 水煤浆中煤的测定

6.1 测定方法

6.1.1 空气干燥水分、灰分、挥发分按 GB 212 规定的方法测定。

6.1.2 全硫按 GB 214 规定的方法测定。

6.1.3 发热量按 GB 213 规定的方法测定。

6.1.4 氢按 GB 476 规定的方法测定。

6.2 测定结果的换算

测定结果按 GB 483 的规定进行换算。

附加说明：

本标准由中华人民共和国国家进出口商品检验局提出。

本标准由中华人民共和国山东(日照)进出口商品检验局负责起草。

本标准主要起草人周尊英、梁锐昌、袁晓鹰、李宜轩、李尚文。

出口焦炭真相对密度、假相对密度和气孔率的快速测定法

SN/T 0482—95

代替 ZB H32 001—90

High-speed determination of true relative density, apparent relative density and porosity of coke for export

1 主题内容与适用范围

本标准规定了出口焦炭的真相对密度、假相对密度和气孔率的快速测定方法。

本标准适用于出口焦炭真相对密度、假相对密度和气孔率的测定，但不适用于仲裁测定。

2 引用标准

GB 1997 冶金焦炭试样的采取和制备方法

3 假相对密度

3.1 方法提要

把一定质量的干燥焦炭样品浸在水箱中，称量排出水的质量和含水焦炭的质量。从中计算出焦炭的假相对密度。

3.2 试样的采取和制备

按 GB 1997的规定采样，弃去小于25 mm 的小块，然后进行混匀，缩分取出两份各大于10 kg 的样品。

3.3 设备

3.3.1 水箱：用厚2 mm 以上的铁板或8 mm 以上的塑料板，制成长560 mm、宽280 mm、高350 mm 的容器。在底部上方的270 mm 水平处安装一个内径13 mm 的排水管。

3.3.2 铁丝筐：容积以能放入10 kg 的样品为宜。用有足够强度的镀锌铁丝编制，顶部连接有可开、闭的网盖和两个长手把，所有网孔长宽约为13 mm。适于放在水箱(3.3.1)的排水管开口下方。

3.3.3 水桶：容量大约10 L，用于接收排出的水。

3.3.4 样品盘：长、宽各380 mm，高75 mm。在焦炭称重时用来盛焦炭。

3.3.5 干燥箱：应有自动恒温及通风装置。

3.3.6 天平：感量0.005 kg。

3.4 检验步骤

3.4.1 将大约10 kg 的样品置于干燥箱(3.3.5)中，在150±50℃的温度下干燥至恒重。冷却后，振动并刷去粘在焦炭上的细粉，然后称重。

3.4.2 把水箱(3.3.1)安装在一个水平的坚固的台面上，水箱的排水管出口用一软木塞塞住。把空铁丝筐(3.3.2)放在水箱中，注入室温的水直到水平面在排水管以上为止。当水静止后，拔出排水管出口的软木塞，让多余的水流出，当水停止滴下后再过1 min，重新塞上软木塞，并从水中取出筐子，仔细地振动使附在筐子上的水落到水箱中。然后将已称重过的干燥焦炭样品放在筐子里，并扣紧盖子，然后把筐子全

中华人民共和国国家进出口商品检验局1995-09-06批准 1996-01-01实施

部浸入水中。

3.4.3 将筐子放在水中15 min,并不断地振动,将附在焦炭表面上的空气泡排除。但一定要小心不要使水箱变动位置。当水静止后再拔出软木塞,让多余的水排到已称重的水桶(3.3.3)中。当水停止滴下后再过1 min,重新塞上软木塞。从水箱中取出筐子并滴水1 min。然后从筐子中取出湿焦炭样品并称重。

3.5 试验结果计算

3.5.1 假相对密度按下式计算:

$$d_A = \frac{A}{B + C - A}$$

式中:d_A——焦炭的假相对密度;

A——干焦炭的质量,g;

B——湿焦炭排出水的质量,g;

C——湿焦炭的质量,g。

取平行测定均值(见3.6),出具结果报告单,应精确至0.01。

3.6 精密度

3.6.1 重复性:在同一实验室由同一操作者,用同一设备、同一样品分析的平行测定结果差值不大于0.03。

3.6.2 再现性:在两个不同的实验室,用同一样品各进行的平行结果均值之间的差值不大于0.04。

4 真相对密度

4.1 方法提要

把一定量粒度小于0.2 mm 的焦炭试样置于密度瓶内,加入无空气的蒸馏水,加热使水沸腾,排除吸附的气体。根据阿基米德定理测出同体积水的质量,即可计算出试样的真相对密度。

4.2 试样的采取和制备

试样的采取和制备按 GB 1997的规定进行,制出小于0.2 mm 的分析试样。

4.3 设备仪器

4.3.1 密度瓶:容量50 mL。

4.3.2 干燥箱:应有鼓风自动恒温装置。

4.3.3 电加热板或砂浴。

4.3.4 天平:感量0.000 1 g。

4.4 检验步骤

将试样在105℃温度下干燥1 h,冷却后称取5 g(准确至0.000 1 g),仔细地全部移入密度瓶(4.3.1)中,沿瓶壁加入约25 mL 新近煮沸的蒸馏水。然后把密度瓶放在电加热板或砂浴上煮沸1 h,其间不断补充新近煮沸的蒸馏水,以便把附在瓶壁上的样品冲洗下去。煮沸后取下密度瓶,加新近煮沸并冷却至室温的蒸馏水到瓶口的上端为止。然后盖上瓶塞,冷却至室温。再用上述蒸馏水添加至密度瓶标线。立即擦干密度瓶并称重,称重后立即取下瓶塞,测量瓶中的温度 t(℃)。使用同一密度瓶装入 t(℃)的蒸馏水至标线为止,称其质量。

注:这一步骤可用下面方法代替:预先测定出各室温下装满蒸馏水密度瓶的质量。作出一张温度与质量的关系表。这样作更为方便。

4.5 试验结果计算

4.5.1 真相对密度按下式计算:

$$d=\frac{m_1}{m_1+m_2-m_3}$$

式中：d——焦炭的真相对密度；

m_1——干燥焦样的质量，g；

m_2——密度瓶和盛满蒸馏水的质量，g；

m_3——密度瓶、焦样和盛满蒸馏水的质量，g。

取平行测定的值（见4.6），出具结果报告单，应精确至0.01。

4.6 精密度

4.6.1 重复性：差值不大于0.02。

4.6.2 再现性：差值不大于0.03。

5 气孔率

5.1 气孔率按下式计算：

$$气孔率(\%)=\left(1-\frac{d_A}{d}\right)\times 100$$

式中：d_A——焦炭的假相对密度；

d——焦炭的真相对密度。

报告结果应精确到1%。

附加说明：

本标准由中华人民共和国国家进出口商品检验局提出。

本标准由中华人民共和国日照进出口商品检验局负责起草。

本标准主要起草人周尊英。

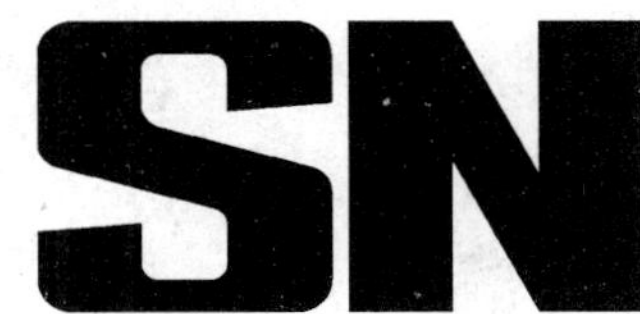

中华人民共和国出入境检验检疫行业标准

SN/T 1072—2011
代替 SN/T 1072—2002

进出口煤的工业分析方法　仪器法

Test method for proximate analysis of coal for import and export by instrumental procedures

(ASTM D5142-04,Standard test methods for proximate analysis of the analysis sample of coal and coke by instrumental procedures,MOD)

2011-02-25 发布　　2011-07-01 实施

中华人民共和国国家质量监督检验检疫总局　发布

前　言

本标准代替 SN/T 1072—2002《进出口煤的工业分析方法　仪器法》。

本标准测定方法修改采用了美国材料与试验协会标准 ASTM D5142-04《煤和焦炭分析样品的工业分析标准测试方法——仪器法》的主要技术内容。附录 B 给出了本标准与 ASTM D5142-04 中的标准条款对照表。

本标准与 SN/T 1072—2002 相比较主要变化如下：

——删掉原标准 ASTM 前言；

——将 5.6 精密度和偏倚修改为方法的精密度，并将偏倚内容列入 5.7；

——将式(5)～式(10)的内容列入表 1，以及原附录 B1 内容列入表 3；

——删掉原标准附录 A 和附录 B；

——对原标准中部分叙述做了文字编辑性修改。

本标准由国家认证认可监督管理委员会提出并归口。

本标准起草单位：中华人民共和国山西出入境检验检疫局。

本标准主要起草人：陈勇、薛平、宋欢、方红、杨晓兵、李卫华、康杰、王旭、屈钧。

本标准所替代标准的历次版本发布情况为：

——SN/T 1072—2002。

进出口煤的工业分析方法　仪器法

1　范围

本标准规定了进出口煤的工业分析方法的热重分析仪测定方法。

本标准适用于进出口煤中水分、灰分、挥发分和固定碳的测定。测定范围：水分：(0.2%～27.9%)；灰分(干燥基)：(6.0%～19.6%)；挥发分(干燥基)(1.0%～50.8%)。

对于某些煤，本标准规定的仪器方法与 GB/T 212 标准方法在测定挥发分时存在相对偏倚，GB/T 212 标准方法应视为仲裁测定方法。本标准规定的仪器方法不适用于微克级样品的热重分析仪。

本标准未阐明所有安全问题，本标准的使用者有责任在使用前制定相应的安全保健措施，并明确使用的限定范围。

2　规范性引用文件

下列文件对于本文件的应用是必不可少的。凡是注日期的引用文件，仅注日期的版本适用于本文件。凡是不注日期的引用文件，其最新版本(包括所有的修改单)适用于本文件。

GB/T 212　煤的工业分析方法

GB/T 215　煤中各种形态硫的测定方法

GB 474　煤样的制备方法

GB 475　商品煤样人工采取方法

GB/T 483　煤炭分析试验方法一般规定

GB/T 3715　煤质及煤分析有关术语

GB/T 19494.1　煤炭机械化采样　第 1 部分：采样方法

GB/T 19494.2　煤炭机械化采样　第 2 部分：煤样的制备

3　定义

GB/T 3715 确立的术语和定义适用于本文件。

4　方法提要

本标准规定的仪器方法采用微机控制的热重分析仪，将煤样放入仪器内的坩埚，启动仪器的分析程序，即可按顺序测定水分、挥发分和灰分。固定碳是 100% 与水分、灰分和挥发分之和的差。

本标准规定的仪器方法所测水分为空气干燥基水分，它可用来按照 GB/T 483 规定的方法将其他分析结果换算成其他基。

5　试剂和材料

5.1　氮气(纯度＞99.5%，水分含量≤1.9 mg/L)。

5.2 氧气(纯度>99.9%)。
5.3 坩埚:带有配合严密盖的石英或瓷坩埚。

6 仪器和设备

6.1 热重分析仪:包括炉(或烤炉)、控制设备、天平、记录仪、供气装置及排气装置等。
6.2 炉(或烤炉):由适当的耐热和绝缘材料包围的形式组成,炉膛的所有部分温度均匀并且温度自由变化幅度最小;同时,能够以 50 ℃/min 的速度从室温快速加热到 950 ℃。
6.3 控制设备:用于监测炉(或烤炉)膛内的温度,并将其保持在每步测定的规定范围内。每步测定的温度范围如表 1 规定。

表 1 测定要求的温度范围

测定项目	温度/℃
水分	104~110
挥发分	930~970
灰分	700~750

6.4 天平:感量 0.000 1 g,内置式。
6.5 记录仪:与控制设备连接,能自动打印测试结果。
6.6 供气装置:用于充入干燥吹扫气或反应气。每步测定的气体及其流速如表 2 规定。

表 2 测定用气体及流速

测定项目	气体	流速/(倍炉体积/min)
水分	氮气或空气	2~4
挥发分	氮气	2~4
灰分	氧气	0.4~0.8

6.7 排气装置:用于将测试过程中产生的燃烧和挥发性气体从仪器中排出。
6.8 应严格遵循生产商提供的使用说明书操作整个仪器系统。

7 采样和制样

本标准煤按 GB 475 和 GB/T 19494.1 中规定的方法采样,按 GB 474 和 GB/T 19494.2 中规定的方法制样,经空气干燥后得到分析煤样。

8 测试步骤

8.1 测试准备

测试前,应在测试条件下灼烧新的坩埚及坩埚盖,并在干燥器中冷却。每次测试时,应先称量准备好的坩埚及坩埚盖,然后迅速加空气干燥分析煤样(1±0.1)g 至坩埚内,称量坩埚和分析样品的总质量。所有称量应准确至 0.000 1 g。所有称重都被自动记录并存储,用于其后的计算。称重时,应将分析煤样快速移入坩埚内,避免分析煤样与环境过多的接触。

8.2 水分测定

在 104 ℃～110 ℃条件下，加热坩埚内已称重的分析煤样，加热过程中不盖坩埚盖，仪器按设定程序在测定过程中以 3 min 间隔重复称量其质量，当连续两次称重结果落在仪器规定的偏差之内时，仪器自动终止测试，并用氮气作为干燥气体充入炉（或烤炉）内。在水分测定前后，使用坩埚盖保护试样。

8.3 挥发分测定

水分测定完毕后，仪器按设定程序以 50 ℃/min 的速度将炉温快速升至 950 ℃±20 ℃。并在保持该温度 7 min 期间等间隔称重，炉（或烤炉）内通氮气保持惰性气氛环境。在测定挥发分过程中使用坩埚盖，坩埚盖与坩埚应严密结合，避免测定过程中焦渣的机械损失。应将坩埚、坩埚盖和本次测试的煤样一起称重。在计算挥发分时，使用 7 min 段末的称重结果。

8.4 灰分测定

挥发分测定完毕后，仪器按设定程序将炉温从 950 ℃降至 600 ℃，并将炉（或烤炉）内气氛切换成氧气，然后逐渐升温至 750 ℃。仪器按固定的时间间隔称量不带盖的坩埚和煤样的总质量，直至达到恒重时停止测试，将氧气气氛切换成氮气，并快速降低炉温。

缓慢加热使煤中含硫化合物在碳酸钙（方解石）分解前氧化，并放出二氧化硫。某些具有高碳酸盐矿、高黄铁矿或两者都高的煤样，硫酸盐中的硫在重复测定中导致结果过高或不一致，在这种情况下，应按 GB/T 215 规定的方法测定煤灰中硫酸盐硫，然后减去所测硫酸盐硫（即三氧化硫与碳酸盐分解物产生的灰分），并在报告中表明测定与校正的灰分值。

9 结果计算

9.1 样品中空气干燥煤样的水分以质量分数表示，按式(1)计算：

$$M_{ad}=\frac{m-m_1}{m}\times 100\% \qquad \cdots\cdots(1)$$

式中：

M_{ad}——空气干燥基煤样的水分，%；

m ——称取煤样的质量的数值，单位为克(g)；

m_1 ——煤样干燥后的质量的数值，单位为克(g)。

9.2 样品中空气干燥煤样的挥发分以质量分数表示，按式(2)计算：

$$V_{ad}=\frac{m_1-m_2}{m}\times 100\% \qquad \cdots\cdots(2)$$

式中：

V_{ad}——空气干燥基煤样的挥发分，%；

m_1 ——煤样干燥后的质量的数值，单位为克(g)；

m_2 ——挥发分测试加热后的煤样的残余质量的数值，单位为克(g)。

9.3 样品中空气干燥煤样的灰分以质量分数表示，按式(3)计算：

$$A_{ad}=\frac{m_3-m_4}{m}\times 100\% \qquad \cdots\cdots(3)$$

式中：

A_{ad}——空气干燥基煤样的灰分，%；

m_3 ——坩埚和灼烧后残留物的总质量的数值，单位为克(g)；

m_4 ——空坩埚的质量的数值，单位为克(g)。

9.4 样品中空气干燥煤样的固定碳以质量分数表示，按式(4)计算：

$$FC_{ad} = 100 - (M_{ad} + V_{ad} + A_{ad}) \quad \cdots\cdots(4)$$

式中：

FC_{ad}——空气干燥基煤样的固定碳，%；

M_{ad}——空气干燥基煤样的水分，%；

V_{ad}——空气干燥基煤样的挥发分，%；

A_{ad}——空气干燥基煤样的灰分，%。

10 精密度

94%置信概率的重复性限和再现性按表3计算。

表3 重复性和再现性

测试项目	重复性限(r)/%	再现性(R)/%
水分	$0.20+0.012\overline{X}$	$0.24+0.034\overline{X}$
挥发分	$0.29+0.014\overline{X}$	$0.62+0.047\overline{X}$
灰分	$0.07+0.020\overline{X}$	$0.14+0.023\overline{X}$

表中：$\overline{X}$——两次测试的平均值，%。

11 偏倚

当本标准方法与GB/T 212标准方法之间存在相对偏倚时，应使用能够覆盖待测指标范围的标准样品对所用仪器进行校准，或校正仪器分析结果(见附录A)。

附 录 A
（资料性附录）
有偏倚仪器分析结果（挥发分）的校正方法

A.1 一般规定

A.1.1 本校正方法适用于带有MAC程序的热重分析仪。

A.1.2 本校正方法采用非线性回归法校正挥发分测定结果。为消除炉与炉之间的环境差异，应对每一炉分别校正。

A.1.3 使用一组挥发分值变化范围较大的标准样品校正时，可得到较好的结果。

A.1.4 为使结果准确，校正时使用尽可能多的标准样品（如可同时测19个样品时，使用19个标准样品校正）；测定煤样品时应在已校正的程序中进行；所测未知煤样品的挥发分值应在校正所用一组标准样品的标准值范围内。

A.1.5 应遵循生产商提供的仪器使用说明书进行校正。

A.2 校正步骤

A.2.1 测定一组标准样品。

A.2.2 测定完毕后，进入非线性校正程序，输入相应标准样品的标准值，并输入需要校正的程序号，校正自动进行。

A.2.3 退出校正程序，打印已校正的测定结果。

附 录 B
（资料性附录）
本标准与ASTM D5142-04中的标准条款对照表

表B.1 本标准与ASTM D5142-04中的标准条款对照表

本标准章节	相应内容的ASTM标准章节	采用说明
1	1.1、1.4和12.1	采用ASTM D5142-04中1.1的内容，所引用ASTM标准由相应国家标准替代；1.4的内容全部采用；采用12.1测定范围的内容
2	2	所引用ASTM标准由相应国家标准替代
3	3	所引用ASTM标准由相应国家标准替代
4	4.4和9.1	采用ASTM D5142-04中4.4和9.1有关自动方法的内容
5.1	8.1	全部采用
5.2		新增加内容
5.3	6.2	采用ASTM D5142-04中6.2有关自动方法的内容
6.1		新增加内容
6.2	6.1	全部采用
6.3	6.1.1	全部采用
6.4	6.3	采用ASTM D5142-04中6.2有关自动方法的内容
6.5	9.2.1的注2	采用ASTM D5142-04中9.2.1的注2有关自动方法的内容
6.6	6.1.2	未采用ASTM D5142-04中6.1.2有关空气的内容
6.7	6.5	全部采用
6.8	6.4	全部采用
7	7	所引用ASTM标准由相应国家标准替代
8.1	9.2	部分采用ASTM D5142-04中9.2的内容，其余内容分别调整至本标准5.4.2和5.4.3
8.2	9.3.1和9.3.2	全部采用
8.3	9.2.1，9.4.1和9.4.2	仅采用ASTM D5142-04中6.2有关自动方法的内容；全部采用9.4.1和9.4.2的内容
8.4	9.6.1和9.6.2	采用ASTM D5142-04中9.6.1和9.6.2有关自动方法的内容
	注5	所引用ASTM标准由相应国家标准替代
9.1	10.1	所用符号改用国家标准规定的符号
9.2	10.2	所用符号改用国家标准规定的符号
9.3	10.3	所用符号改用国家标准规定的符号
9.4	10.4	所用符号改用国家标准规定的符号
10	12.1.1和12.1.2	部分采用ASTM D5142-04中12.1.1和12.1.2的内容

表 B.1（续）

本标准章节	相应内容的 ASTM 标准章节	采用说明
表 3	表 1	全部采用
11	4.7,12.2.1 和 12.2.2	部分采用 ASTM D5142-04 中 4.7 和 12.2.2 全部内容及 12.2.1 有关自动方法的内容，所引用 ASTM 标准由相应国家标准替代，并增加附录 B
附录 A		新增加内容

前　　言

本标准使用电热恒温干燥箱、箱式高温炉测定焦炭中的分析试样水分、灰分。本方法的精密度数据是在1999年～2000年由9个实验室对5个水平的试验所做的实验中确定的。

本标准采用提高试验温度达到缩短检验流程,提高效率的目的。

本标准由中华人民共和国国家认证认可监督管理委员会提出并归口。

本标准起草单位:中华人民共和国天津出入境检验检疫局。

本标准主要起草人:刘敬、靳宏、马德起。

本标准系首次发布。

中华人民共和国出入境检验检疫行业标准

焦炭分析试样水分、灰分的快速测定

SN/T 1083.1—2002

Methods of quick determination of moisture in the analysis sample and ash in coke

1 范围

本标准规定了焦炭中分析试样水分、灰分的快速测定方法。

本标准适用于焦炭类产品，不适用于煤炭。

2 引用标准

下列标准所包含的条文，通过在本标准中引用而构成为本标准的条文。本标准出版时，所示版本均为有效。所有标准都会被修订，使用本标准的各方应探讨使用下列标准最新版本的可能性。

GB/T 1997—1989 焦炭试样的采取和制备

3 焦炭分析试样水分测定方法

3.1 方法提要

称取一定质量的焦炭试样，置于干燥箱中，在160℃～165℃温度下干燥质量恒定，以焦炭试样的质量损失计算水分的质量分数。

3.2 试剂与材料

3.2.1 变色硅胶：工业用品；

3.2.2 无水氯化钙：化学纯，粒状。

3.3 仪器设备

3.3.1 干燥箱：带有自动调温装置，装有鼓风机，能保持温度160℃～165℃。

3.3.2 玻璃称量瓶：直径40 mm，高25 mm，附有严密的磨口盖。

3.3.3 干燥器。

3.3.4 分析天平：感量0.000 1 g。

3.4 试样的采取和制备

试样的采取和制备按GB/T 1997的规定进行。

3.5 试验步骤

3.5.1 用预先干燥至质量恒定并已称量的称量瓶迅速称取粒度小于0.2 mm搅拌均匀的试样1 g±0.05 g(称准至0.000 2 g)，平摊在称量瓶中。

3.5.2 将盛有试样的称量瓶开盖置于160℃～165℃干燥箱中干燥45 min，取出称量瓶立即盖上盖，放入干燥器中冷却至室温(约20 min)，称量。

3.5.3 进行检查性干燥，每次15 min，直到连续两次质量差在0.001 g内为止，计算时取最后一次的质量，若有增重则取增重前一次的质量为计算依据。

3.6 试验结果的计算

中华人民共和国国家质量监督检验检疫总局2002-03-15批准　　2002-09-01实施

分析试样的水分按式(1)计算：

$$M_{ad} = \frac{(m - m_1)}{m} \times 100 \qquad \cdots\cdots(1)$$

式中：M_{ad}——分析试样中水分的质量分数，%；

m——干燥前分析试样的质量，g；

m_1——干燥后分析试样的质量，g；

试验结果取两次试验结果的算术平均值。

3.7 精密度

重复性 r：$r=0.068+0.011m$。

4 焦炭灰分测定方法

4.1 方法提要

称取一定质量的焦炭试样，于 950℃±10℃下灰化，以其残留物的质量占焦炭试样的质量分数作为灰分含量。

4.2 试剂与材料

4.2.1 变色硅胶：工业用品；

4.2.2 无水氯化钙：化学纯，粒状。

4.3 仪器和设备

4.3.1 箱形高温炉：带有测温和控温装置，能保持温度在 950℃±10℃，炉膛具有足够的恒温区，炉后壁的上部具有直径 25 mm～30 mm、高 400 mm 的烟囱，下部具有插入热电偶的小孔，孔的位置应使热电偶的测温点处于恒温区的中间并距炉底 20 mm～30 mm，炉门有一小孔，如图 1。

炉膛的恒温区应每半年校正一次。

单位为毫米

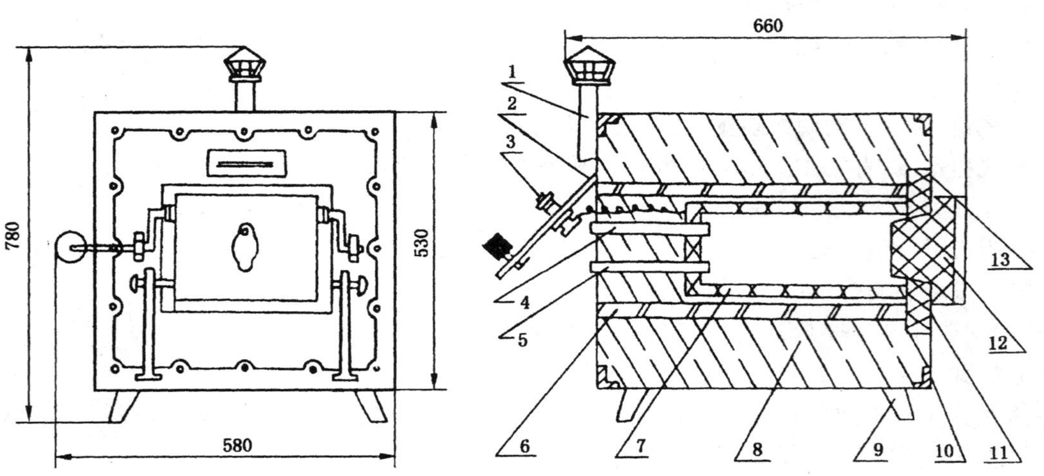

1—烟囱；2—炉后小门；3—接线柱；4—烟道瓷管；5—热电偶瓷管；6—隔层套；7—炉芯；8—保温层；9—炉支脚；10—角钢骨架；11—铁炉壳；12—炉门；13—炉口

图 1 箱形高温炉

4.3.2 灰皿：瓷质，如图2。

单位为毫米

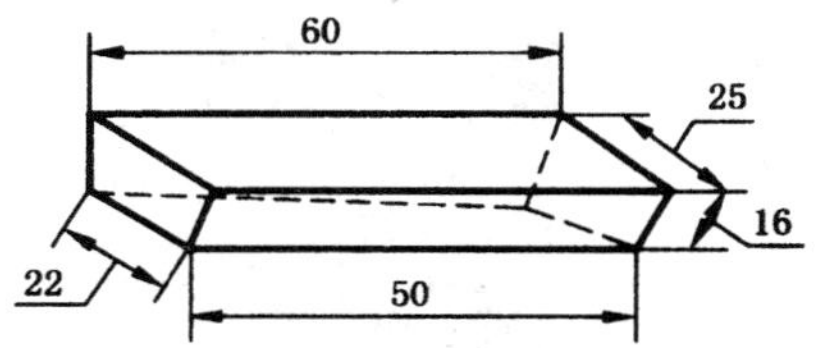

图2 灰皿

4.3.3 灰皿夹：由耐热金属丝制成，也可使用坩埚钳。

4.3.4 干燥器。

4.3.5 分析天平：感量0.000 1 g。

4.4 试样的采取和制备

试样的采取和制备按GB/T 1997的规定进行。

4.5 试验步骤

4.5.1 用预先于950℃±10℃灼烧至质量恒定的灰皿，称取粒度小于0.2 mm并搅拌均匀的试样1 g±0.05 g，称准至0.000 2 g，并使试样铺平。

4.5.2 将盛有试样的灰皿送入温度为950℃±10℃的箱形高温炉炉门口，在10 min内逐渐将其移入炉膛恒温区，关上炉门并使其留有约15 min的缝隙，同时打开炉门上的小孔和炉后烟囱，于950℃±10℃下灼烧45 min。

4.5.3 45 min后，用灰皿夹或坩埚钳从炉中取出灰皿，放在空气中冷却5 min，移入干燥器中冷却至室温(约20 min)，称量。

4.5.4 进行检查性灼烧，每次15 min，直到连续两次质量差在0.001 g内为止，计算时取最后一次的质量，若有增重则取增重前一次的质量为计算依据。

4.6 试验结果的计算

4.6.1 分析试样的灰分按式(2)计算：

$$A_{ad} = \frac{m_1}{m} \times 100 \qquad \cdots\cdots(2)$$

式中：A_{ad}——分析试样中灰分的质量分数，%；

m——焦炭试样的质量，g；

m_1——灰皿中残留物的质量，g。

4.6.2 干燥试样灰分按式(3)计算：

$$A_d = \frac{A_{ad}}{100 - M_{ad}} \times 100 \qquad \cdots\cdots(3)$$

式中：A_d——干燥试样中灰分的质量分数，%；

A_{ad}——分析试样中灰分的质量分数，%；

M_{ad}——分析试样中水分的质量分数，%。

4.6.3 试验结果取两次试验结果的算术平均值。

注：每次测定灰分时，应先进行分析试样水分的测定，水分样与灰分测定试样应同时采取。

4.7 精密度

重复性r：$r=0.15-0.003\,5\,m$；

再现性R：$R=0.092+0.020\,m$。

前　　言

本标准利用对灰化后的试样进行磷钼酸还原比色法进行测定。

本标准等效采用ISO 622:1981《固体矿物燃料　磷含量的测定　还原磷钼酸光度法》。

本标准在比色处理及结果的计算上主要参考了ISO 622:1981,在试样处理及结果基态表述上主要参考了GB/T 216—1996标准。

本标准由中华人民共和国国家认证认可监督管理委员会提出并归口。

本标准起草单位:中华人民共和国天津出入境检验检疫局。

本标准主要起草人:郭芬、王晶、竺建伟。

本标准系首次发布。

中华人民共和国出入境检验检疫行业标准

SN/T 1083.2—2002
eqv ISO 622:1981

焦炭中磷含量的测定

Determination of phosphorous content in coke

1 范围

本标准规定了焦炭中总磷测定方法的试剂、仪器设备、测定步骤、结果表达及精密度。

本标准适用于半焦及焦炭。

2 引用标准

下列标准所包含的条文，通过在本标准中引用而构成为本标准的条文。本标准出版时，所示版本均为有效。所有标准都会被修订，使用本标准的各方应探讨使用下列标准最新版本的可能性。

GB/T 1997—1989 焦炭试样的采取和制备

GB/T 2001—1991 焦炭工业分析测定方法

3 方法提要

试样经灰化后用氢氟酸-硫酸分解、脱除二氧化硅，然后加入钼酸铵和抗坏血酸，生成磷钼蓝，进行比色测定。

4 试剂

本标准除特殊规定外均使用分析纯试剂，所用的水均为蒸馏水或同等纯度的水。

4.1 氢氟酸(GB/T 620)：质量分数为40%以上。

4.2 硫酸：$c(1/2H_2SO_4)=10$ mol/L，量取浓硫酸(GB/T 625) 278 mL缓慢加入水中，边加边搅拌，然后用水稀释至1 000 mL。

4.3 钼酸铵溶液：称取60 g钼酸铵(GB/T 657)溶于1 000 mL水中。

4.4 抗坏血酸溶液：称取抗坏血酸5 g，溶于100 mL水中，现用现配。

4.5 酒石酸锑钾溶液：称取酒石酸锑钾0.34 g溶于250 mL水中。

4.6 试剂溶液：将25 mL硫酸(4.2)，10 mL钼酸铵溶液(4.3)，10 mL抗坏血酸溶液(4.4)和5 mL酒石酸锑钾溶液(4.5)，混匀，现用现配。

4.7 磷标准溶液(0.100 g/L)：准确称取在110℃下烘干1 h的优级纯磷酸二氢钾(GB/T 1274) 0.439 2 g(精确到0.000 1 g)溶于水中，溶液定量移入1 000 mL容量瓶中，稀释至刻度并摇匀。

1 mL本标准溶液含磷0.100 mg。

4.8 磷工作标准溶液(1 μg/mL)：

准确移取10 mL磷标准溶液(4.7)于1 000 mL容量瓶中，稀释至刻度并摇匀，现用现配。

1 mL本标准溶液含磷1 μg。

中华人民共和国国家质量监督检验检疫总局2002-03-15批准 2002-09-01实施

5 仪器设备

5.1 分析天平：感量 0.000 1 g。

5.2 马弗炉：带有调温和通风装置，能保持 815℃±10℃。

5.3 分光光度计或光电比色计。

5.4 铂或聚四氟乙烯皿：容量为 30 mL～40 mL。

5.5 电热板：能控温在 150℃～400℃。

6 试样制备

焦炭应是分析试样，符合 GB/T 1997—1989《焦炭试样的采取及制备》及 GB/T 2001—1991《焦炭工业分析测定方法》中对分析样品的要求。

7 步骤

7.1 按照 GB/T 2001 的要求，准确测定焦炭的灰分，并同时制备灰样。

7.2 在铂金(或聚四氟乙烯)皿中称取约 0.1 g～0.05 g 灰样，(精确到 0.000 1 g)，加入 2.0 mL 硫酸溶液(4.2)和约 5 mL 氢氟酸溶液(4.1)于电热板上加热蒸发(控温约 150℃)直到氢氟酸的白烟冒尽。冷却，再加入硫酸溶液(4.2)0.5 mL，加热继续蒸发，直到白烟冒尽(但不要完全干涸)。冷却，加入 20 mL 水并加热至近沸，所有的浸取物都进入溶液中，冷却，将溶液移至 100 mL 的容量瓶中，用水稀释至刻度。摇匀，备用。

7.3 按 7.2 步骤制备空白溶液。

7.4 吸取上清液(7.2)10 mL、空白溶液(7.3)10 mL 和标准溶液(4.8)10 mL 分别于 50 mL 容量瓶中，同时做试剂空白。

注：校正线性范围为 0～30 μg，所取溶液磷含量应在该范围内。

7.5 用移液管分别向每一个容量瓶中加 5 mL 试剂溶液(4.6)，用水稀释至刻度，混合均匀，静置 20 min，然后移入 10 mm～30 mm 的比色皿内。在分光光度计(或比色计)上，于 710 nm 波长处以水为参比，测定其吸光度。

8 结果计算

磷的质量分数按(1)式计算：

$$\mathrm{P}_{ad} = \frac{A_{ad}(E_1 - E_2)}{1\,000\,VM(E_3 - E_4)} \quad \cdots\cdots(1)$$

式中：P_{ad}——空气干燥试样中磷的质量分数，%；

A_{ad}——空气干燥试样中灰分的质量分数，%；

M——灰分的质量，g；

V——从 100 mL 试样溶液(7.2)中分取的体积，mL；

E_1——试样溶液的吸光度值；

E_2——试样空白溶液的吸光度值；

E_3——磷标准溶液(4.7)的吸光度值；

E_4——试剂空白溶液的吸光度值。

计算结果精确到小数点后三位，报告值为两次测定结果的平均值。

9 精密度

磷含量测定的精密度如表1规定。

表1 %

磷的质量分数	重复性 r	再现性 R
<0.02	0.002(绝对)	0.002(绝对)
≥0.02	15(相对)	20(相对)

前　　言

本标准的方法A参照了GB/T 214—1996《煤中全硫的测定方法》,制定了用库仑法测定焦炭中硫的检测方法。

本标准的方法B等效采用AS 10386.3.3:1997《高等级煤中总硫的红外分析方法》。

本标准需用标准样品对仪器进行校准。

本标准由中华人民共和国国家认证认可监督管理委员会提出并归口。

本标准起草单位:中华人民共和国天津出入境检验检疫局。

本标准主要起草人:郭芬、竺建伟、王晶。

本标准系首次发布。

中华人民共和国出入境检验检疫行业标准

焦炭中硫含量的测定　仪器法

SN/T 1083.3—2002
eqv AS 10386.3:1997

Determination of sulfur content in coke—Instrumental method

1　范围

本标准规定了测定焦炭样品中全硫分的两种方法。

本标准的方法 A 适用于焦炭。

本标准的方法 B 适用于焦炭和煤。

2　引用标准

下列标准所包含的条文，通过在本标准中引用而构成为本标准的条文。本标准出版时，所示版本均为有效。所有标准都会被修订，使用本标准的各方应探讨使用下列标准最新版本的可能性。

GB/T 1997—1989　焦炭试样的采取及制备

GB/T 2001—1991　焦炭工业分析测定方法

3　样品

3.1　测试样品

符合 GB/T 1997《焦炭试样的采取及制备》及 GB/T 2001《焦炭工业分析测定方法》中对分析样品的要求。

3.2　标准样品

国家级标准样品或相当于国家级带有证书的样品。

4　方法 A　库仑滴定法

4.1　方法提要

样品在不低于 1 150℃高温和催化剂作用下，于净化的空气流中燃烧分解。生成的二氧化硫被碘化钾溶液吸收，以电解碘化钾溶液所产生的碘进行滴定，电生碘所消耗的电量由库仑积分仪积分，计算焦炭中硫的含量。

4.2　仪器设备

以库仑滴定为原理的自动测硫仪包括下列各部分：

4.2.1　送样程序控制器：样品可按指定的程序前进、分解、后退。

4.2.2　高温炉：有不少于 90 mm 长高温带（1 150℃±5℃）。

4.2.3　燃烧舟：由耐温 1 200℃以上的素瓷制成。

4.2.4　搅拌器和电解池：搅拌器转速可连续调节。电解池容量约 400 mL，指示电极响应时间应小于 1 s。

4.2.5　库仑积分器：电解电流 0～350 mA 范围内积分线性度应为±0.1%，配有数码管显示硫的质量

中华人民共和国国家质量监督检验检疫总局 2002-03-15 批准　　2002-09-01 实施

数(毫克)。

4.2.6 空气净化系统:由泵供出的空气经氢氧化钠管净化及变色硅胶管干燥。

4.3 试剂和材料

本标准除特殊规定外,均使用分析纯试剂,蒸馏水或同等纯度的水。

4.3.1 碘化钾(GB/T 1272);

4.3.2 溴化钾(GB/T 679);

4.3.3 冰乙酸(GB/T 676);

4.3.4 三氧化钨(HG 10-1129):化学纯;

4.3.5 变色硅胶:工业品;

4.3.6 氢氧化钠(GB/T 629);

4.3.7 电解液:溶解碘化钾、溴化钾各 5 g 于 300 mL 水中,加入 10 mL 冰乙酸。

4.4 试验准备

4.4.1 接上电源后,使高温炉升温到 1 150℃,调节程序控制器,使预分解及高温分解的位置分别在高温炉的 500℃和 1 150℃处。

4.4.2 在燃烧管高温带后端充填厚为 3 mm 的硅酸铝棉。

4.4.3 将程序控制器、高温炉(内装燃烧管)、库仑积分仪、搅拌器和电解池及空气净化系统组装在一起。燃烧管、活塞及电解池的玻璃接口处需用硅橡胶管封接。

4.4.4 开动送气、抽气泵,将抽速调节到 1 000 mL/min。然后关闭电解池与燃烧管间的活塞。如抽速降到 500 mL/min 以下,表示电解池、干燥管等部位均气密。否则需重新检查电解池等各部位。

4.5 试验步骤

4.5.1 将炉温控制在 1 150℃±5℃。

4.5.2 将抽气泵的抽速调节到 100 mL/min。在抽气下,将电解液倒入电解池内。开动搅拌器后,将积分器电解旋钮转至自动电解位置。

4.5.3 在瓷舟中放入少量非测定用的样品,铺匀后盖一薄层三氧化钨。按 4.5.4 进行测定直至积分仪显示值不为零。

注:每次开机进行分析前,应先烧废样,使库仑积分器的显示值不为“0”,终点电位处于可分析状态。

4.5.4 于瓷舟中称取标准样品 0.05 g(精确到 0.000 2 g),盖一薄层三氧化钨,将舟置于送样的石英舟上,开启程序控制器,石英舟载着样品自动进炉,库仑滴定随即开始。测试值应在标准物质的允差内,否则,应按说明书检查仪器及仪器的测试条件是否处于正常状态。

4.5.5 于瓷舟中称取焦炭样(3.1)0.05 g 左右(精确到 0.000 2 g),按 4.5.4 进行分析。

硫的质量分数按式(1)计算:

$$S_{t,ad}=\frac{m_1}{m_2}\times 100 \qquad (1)$$

式中:$S_{t,ad}$——空气干燥焦炭中硫的质量分数,%;

m_1——库仑积分仪显示值,mg;

m_2——焦炭样质量,mg。

其它基态硫的转换参照 ASTM D 3180。

4.6 精密度

方法 A 的精密度如表 1 规定。

表 1 精密度 %

水平值	重复性 r	再现性 R
<2.00	0.05	0.05

5 方法B 红外吸收法

5.1 方法提要

试样在高频感应炉的氧气流中加热燃烧，生成的二氧化硫由氧气载至红外分析器测量时，二氧化硫吸收某特定波长的红外能，其吸收能与二氧化硫浓度成正比，根据测定器接收能量的变化可测得硫量。

5.2 仪器设备

5.2.1 仪器设备(主要部分见图1)

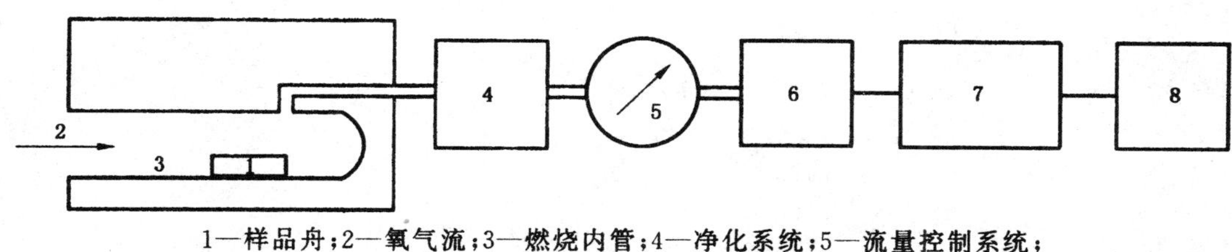

1—样品舟；2—氧气流；3—燃烧内管；4—净化系统；5—流量控制系统；
6—红外测定器；7—微处理机；8—打印机

图1 仪器装置图

5.2.1.1 气体净化系统

用于去除固体残渣的玻璃棉柱。

用于去除水分的高氯酸镁柱。

5.2.1.2 载气系统

载气系统包括氧气容器，两极压力调节器及保证提供合适压力和额定流量的时序控制部分。

5.2.1.3 炉子

分析区的温度保持在1 350℃±5℃。

5.2.1.4 控制系统

5.2.1.4.1 微处理机系统。

5.2.1.4.2 控制功能包括：分析条件选择设置、分析过程的监控和报警中断、分析数据的采集、计算、校正处理等。

5.2.1.5 测量系统

主要由微处理机控制的电子天平(感量不大于0.001 mg)、红外线分析器和电子测量元件组成。

5.3 试剂和材料

5.3.1 高氯酸镁(干燥剂、粒状)：化学纯；

5.3.2 玻璃棉；

5.3.3 氧气：纯度大于99.5%。

5.4 试验步骤

5.4.1 分析准备

按仪器说明书检查仪器各参数是否处于正常稳定状态。

5.4.2 校正

称取一定量(可以参考仪器说明书的推荐称样量)的标准物质(3.2)，此标准物质和被测试样具有相同的组成和相近的含量。为了得到更好的精度，可选择至少两个不同含量范围的标准物质，依次进行测定，所得结果的波动应在允许误差范围内，否则，应按说明书调节系统的线性。

5.4.2.1 选择分析条件：炉温1 350℃，分析时间180 s，比较水平1%。

5.4.3 将已称量的试样(3.1)置于样品舟内，按仪器说明书操作。

5.5 精密度

方法B的精密度如表2规定。

表 2 精密度 %

水平值	重复性 r	再现性 R
<1.00	0.03	0.05
≥1.00	0.05	0.08

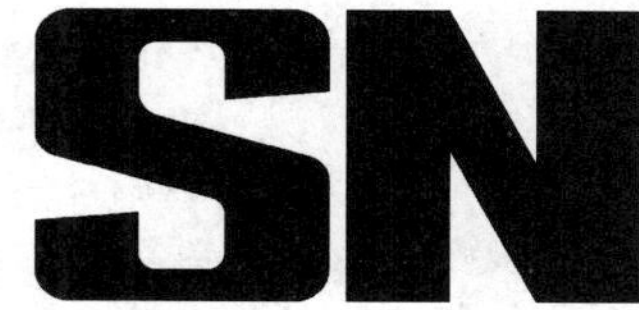

中华人民共和国出入境检验检疫行业标准

SN/T 1549—2005

进出口煤炭外来杂物控制与监管技术规范

Technical code for control and supervision on extraneous impurity in coal for import and export

2005-02-17 发布　　　　2005-07-01 实施

中华人民共和国国家质量监督检验检疫总局 发布

前 言

本标准由国家认证认可监督管理委员会提出并归口。

本标准起草单位:中华人民共和国山西出入境检验检疫局、中华人民共和国秦皇岛出入境检验检疫局、中华人民共和国榆林出入境检验检疫局。

本标准主要起草人:毛春清、陈勇俊、张志坚、屈钧、李勇、陈贵和、赵发宝、郝希宏、李鹏、杜钧。

本标准系首次发布的出入境检验检疫行业标准。

引　言

煤炭是资源性初级产品，炮采方式在原煤开采中占有相当大的比例，导致进出口煤炭在生产、加工中存在残留雷管的清除问题；此外，煤炭在生产、加工、贮存、运输中会混入其他外来杂物(包括检疫类杂物)，导致进出口煤炭存在外来杂物的控制问题。因此，进出口煤炭的加工、处理是涉及安全、卫生、环保的过程。为了规范进出口煤炭涉及安全、卫生、环保的外来杂物的控制与监管工作，确保人身安全健康，维护国家经济利益，本标准对进出口煤炭中的外来杂物规定了检验检疫监管要求，对出口煤炭中的雷管等外来杂物规定了控制要求，为进出口煤炭外来杂物检验监管工作提供了技术依据。

进出口煤炭外来杂物控制与监管技术规范

1 范围

本标准规定了进出口煤炭外来杂物的检验检疫监管要求及出口煤炭中雷管等外来杂物的控制要求。

本标准适用于对进出口煤炭中的外来杂物实施检验监管。

2 规范性引用文件

下列文件中的条款通过本标准的引用而成为本标准的条款。凡是注日期的引用文件，其随后所有的修改单(不包括勘误的内容)或修订版均不适用于本标准，然而，鼓励根据本标准达成协议的各方研究是否可使用这些文件的最新版本。凡是不注日期的引用文件，其最新版本适用于本标准。

GB/T 8031 工业电雷管

GB/T 15663.9 煤矿科技术语 爆炸材料和爆破技术

3 术语和定义

GB/T 15663.9 确立的以及下列术语和定义适用于本标准。

3.1

外来杂物 extraneous impurity

指煤炭在开采、生产、加工、贮存、运输等过程中混入的杂质，包括：

a) 开采过程中引爆的雷管皮(雷管头)和残留雷管(即未爆的雷管)；

b) 生产过程中废弃的杂铁(如炮线、铁丝、道钉、焊条、螺栓、焊渣及其他设备的零部件等)；

c) 支护用的道木、树皮、木块、木楔等；

d) 大块矸石；

e) 塑料(如装炸药的塑料袋、运输和贮存过程中混入的方便面袋及其他塑料包装物等)；

f) 纤维(如纱线、丝绵、绳线、编织袋、水泥袋、包装箱等)；

g) 纸类(如炸药包装纸、纸箱及纸板等)；

h) 运输过程中混入的闸瓦、沙石、石块、杂草、稻草、草绳、草袋、生活垃圾等；

i) 泥土；

j) 动物尸体等动物性杂物；

k) 其他外来杂质。

3.2

一破、一筛、三吸 once crash, once screening and thrice magnetized adsorption

即煤炭生产加工过程中，为了清除外来杂物，由破碎设备、筛分设备和磁力吸铁设备组成机械除杂系统，对原煤进行的至少一道破碎、一道筛分和三道吸铁除杂工艺。

3.3

磁力吸铁设备 magnetized adsorption equipment

是一种利用磁场产生的强大吸力除去铁磁性杂物的设备。

3.4

产地 producing area

本标准专指出口煤炭生产企业和出口煤炭非口岸加工企业所在地。

3.5

口岸 port

本标准专指进口煤炭入境地和出口煤炭离境地或离岸地。

4 进口煤炭外来杂物监管要求

4.1 进口煤炭中不得混有外来杂物。

4.2 进口煤炭在卸货、倒垛、装车过程中，若发现外来杂物，应要求收货人进行有效清除，并对清除的杂物分类、称重、统计、记录。对于检出的检疫类杂物，应按本标准第6章的规定处理。

5 出口煤炭外来杂物控制要求

5.1 产地控制要求

5.1.1 雷管的使用与管理要求

5.1.1.1 出口煤炭生产企业进行开采作业时如需使用雷管，应使用GB/T 8031规定的覆铜钢雷管，严禁使用纸质雷管。

5.1.1.2 雷管在使用前，应逐一进行导通试验检测其电阻值，并打号作标记。导通试验检测不合格的雷管应及时回收处理。严禁使用导通试验检测不合格的雷管进行开采作业。

5.1.1.3 使用雷管进行开采作业的出口煤炭生产企业应按照国家有关规定，建立完善的雷管发放、使用、回收、核销管理制度，报当地公安机关审批后执行，并做好雷管的发放、使用、回收、核销记录。

5.1.2 除杂工艺一般要求

5.1.2.1 出口煤炭生产企业和出口煤炭加工企业应尽可能采用洗选除杂工艺对外来杂物进行有效控制。出口煤炭生产企业和出口煤炭加工企业如采用洗选除杂工艺对外来杂物进行控制，应遵守本标准5.1.4的规定。

5.1.2.2 出口煤炭生产企业和出口煤炭加工企业如采用筛选除杂工艺对外来杂物进行控制，应遵守本标准5.1.3和5.1.4的规定。

5.1.3 人工拣杂要求

采用筛选除杂工艺的出口煤炭生产企业和出口煤炭加工企业应建立完善的人工拣杂管理制度和操作规程，确保在出口煤炭加工过程中对原煤中的外来杂物进行彻底清除，并分类称重、统计、记录。

5.1.4 机械除杂要求

5.1.4.1 出口煤炭生产企业和出口煤炭加工企业在将原煤加工成出口煤的过程中，应采用"一破、一筛、三吸"除杂工艺，在地面输煤皮带上安装机械除杂系统，并确保其在进行出口煤炭加工时正常运行，对原煤中的残留雷管等外来杂物进行彻底清除。当"一破、一筛、三吸"机械除杂系统不能保证有效清除残留雷管等外来杂物或破碎设备、筛分设备和磁力吸铁设备中的任一设备发生故障时，都应立即停止出口煤炭加工作业。

5.1.4.2 磁力吸铁设备及其安装位置输煤皮带的基本技术参数应符合相应磁力吸铁设备使用说明书的要求。

5.1.4.3 出口煤炭生产企业和出口煤炭加工企业应及时清理筛选出的非金属杂物以及磁力吸铁设备吸除的残留雷管和其他金属杂物，并分类拣出、称重、统计、记录。

5.1.5 贮存防污染要求

5.1.5.1 出口煤炭生产企业和出口煤炭加工企业应选择合适的位置建立出口煤炭贮煤场或贮煤仓，贮煤场或贮煤仓的地面应完全硬化，贮煤场周围还应有隔离设施，以防外来杂物混入。

5.1.5.2 出口煤炭贮煤场或贮煤仓应严格管理，确保输入贮煤场或贮煤仓煤炭的外在质量。

5.1.5.3 贮煤场的出口煤应单堆存放，并与其他煤堆隔离，有明显的标示，避免交叉污染。

5.1.6 装车防污染要求

5.1.6.1 出口煤炭生产企业和出口煤炭加工企业应建立完善的清扫车皮管理制度和操作规程，确保装运出口煤炭的运载工具保持洁净。未经清扫或验收不合格的运载工具不准装运出口煤炭。

5.1.6.2 运输部门应确保出口煤炭在由产地运往口岸的过程中不被外来杂物污染。

5.2 口岸控制要求

5.2.1 人工拣杂要求

出口煤炭经营企业应建立完善的人工拣杂管理制度和操作规程，确保对发运到口岸的出口煤炭中的外来杂物进行彻底清除，并分类称重、统计、记录。

5.2.2 机械除杂要求

5.2.2.1 出口煤炭经营企业应在出口煤炭离境口岸的卸车线和装船线上选取最佳位置，自行安装磁力吸铁设备或委托港务部门安装磁力吸铁设备，并确保其在出口煤炭卸车和装船时正常运行，以对出口煤炭中的残留雷管及其他金属杂物进行彻底吸除。

5.2.2.2 磁力吸铁设备及其安装位置输煤皮带的基本技术参数应符合相应磁力吸铁设备使用说明书的要求。

5.2.2.3 出口煤炭经营企业应及时清理卸车线和装船线磁力吸铁设备吸除的残留雷管及其他金属杂物，并分类拣出、称重、统计、记录。对于卸车线磁力吸铁设备吸除的残留雷管及其他金属杂物还应记录其车皮号或车次号，以便对相应的出口煤炭生产企业或出口煤炭加工企业进行追溯。

5.2.3 贮存防污染要求

5.2.3.1 出口煤炭经营企业应选择合适的位置建立出口煤炭贮煤场，贮煤场的地面应完全硬化，贮煤场周围还应有隔离设施，以防外来杂物混入。

5.2.3.2 出口煤炭贮煤场应严格管理，确保输入贮煤场煤炭的外在质量。

5.2.3.3 贮煤场的出口煤炭应单堆存放，并与其他煤堆隔离，有明显的标示，避免交叉污染。

6 进出口煤炭中检疫类杂物的检疫要求

6.1 动物性杂物的检疫要求

进出口煤炭中如混有动物尸体等动物性杂物，应按照国家有关规定实施检疫及处理。

6.2 植物性杂物的检疫要求

进出口煤炭中如混有杂草、稻草、树皮、木质材料等植物性杂物，应按照国家有关规定实施检疫及处理。

6.3 其他检疫类杂物的检疫要求

进出口煤炭中如混有泥土、生活垃圾等其他检疫类杂物，应按照国家有关规定实施检疫及处理。

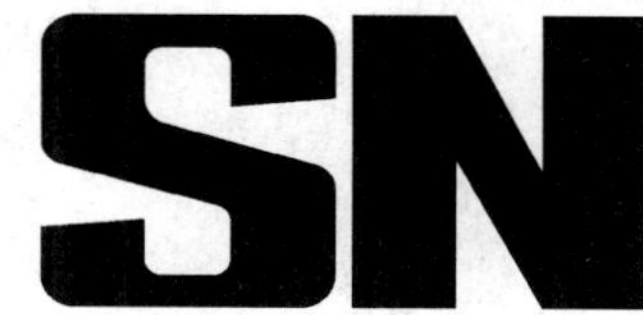

中华人民共和国出入境检验检疫行业标准

SN/T 1599—2005

煤灰中主要成分的测定 电感耦合等离子体原子发射光谱法

Determination for major elements in coal ash by ICP-AES

2005-05-20 发布　　　　2005-12-01 实施

中华人民共和国国家质量监督检验检疫总局 发布

前　言

本标准的附录 A 为资料性附录。

本标准由国家认证认可监督管理委员会提出并归口。

本标准起草单位:中华人民共和国秦皇岛出入境检验检疫局。

本标准起草人:刘翊、钟亚莉、赵秀宏、王杰林、王桂芳、付鸿。

本标准系首次发布的出入境检验检疫行业标准。

煤灰中主要成分的测定 电感耦合等离子体原子发射光谱法

1 范围

本标准规定了煤灰中 SiO_2、Al_2O_3、Fe_2O_3、CaO、MgO、TiO_2、P_2O_5、K_2O、Na_2O、SO_3 含量的电感耦合等离子体原子发射光谱(简称 ICP-AES)测定方法。

本标准适用于煤灰中 SiO_2、Al_2O_3、Fe_2O_3、CaO、MgO、TiO_2、P_2O_5、K_2O、Na_2O、SO_3 含量的测定。焦炭灰和煤矸石灰亦可参照使用。

2 规范性引用文件

下列文件中的条款通过本标准的引用而成为本标准的条款。凡是注日期的引用文件,其随后所有的修改单(不包括勘误的内容)或修订版均不适用于本标准,然而,鼓励根据本标准达成协议的各方研究是否可使用这些文件的最新版本。凡是不注日期的引用文件,其最新版本适用于本标准。

GB/T 212 煤的工业分析方法(eqv ISO 11722)

GB 474 煤样的制备方法(eqv ISO 1988)

GB/T 602 化学试剂 杂质测定用标准溶液的制备(ISO 6353-1,NEQ)

3 原理

试样经过四硼酸锂熔融,硝酸提取后,用电感耦合等离子体原子发射光谱仪测定。

4 试剂和材料

除另有说明,在分析中仅使用确认为分析纯的试剂和去离子水或相当纯度的水。

4.1 无水四硼酸锂:优级纯。

4.2 硝酸(ρ=1.42 g/mL)。

4.3 硝酸溶液(1+9):1 体积硝酸(4.2)与 9 体积水混合。

4.4 标准溶液:各元素标准溶液可按 GB/T 602 方法配制,或直接使用有证标准溶液,其质量浓度为 1 000 mg/L(或 500 mg/L)。

5 仪器设备

5.1 ICP-AES:带有计算机控制及数据处理系统。

5.2 分析天平:感量 0.000 1 g。

5.3 马弗炉:带有控温装置,能控温至(1 000±10)℃。

5.4 电热板:温度可调。

5.5 铂坩埚:30 mL。

5.6 容量瓶:200 mL。

6 灰样的制备

取适量按 GB 474 方法制备的空气干燥分析煤样,按照 GB/T 212 缓慢灰化法的灰化步骤进行灰化。得到的灰用玛瑙乳钵研细全部通过 160 目筛后,再置于灰皿中,在(815±10)℃下灼烧 30 min,直至恒重。

7 分析步骤

7.1 试样溶液的制备

称取 0.1 g 灰样(准确至 0.1 mg)于预先放有 0.5 g 四硼酸锂(4.1)的铂坩埚中，搅匀，在预先升温到(1 000±10)℃的马弗炉中熔融 10 min，摇动坩埚，再熔融 5 min，整个熔样过程不超过 20 min。取出坩埚，稍冷，将坩埚放入盛有 150 mL 硝酸溶液(4.3)的 250 mL 烧杯中，于电热板上加热，并不断搅拌。待熔块全部溶解后，取下烧杯放冷，转移到 200 mL 容量瓶中，以硝酸溶液(4.3)定容，摇匀。

注：此时搅拌速度慢会使硅形成沉淀而不能再溶解，有条件可用带加热功能的磁力搅拌器。

7.2 空白试验

除不称取样品外，其它步骤随同样品按 7.1 步骤进行。

7.3 标准系列溶液的配制

以硝酸溶液(4.3)为基体按表 1 的组合配制 2 组共 11 个标准工作溶液于聚乙烯瓶中。

表 1 标准系列溶液

单位为微克每毫升

元素	标准系列溶液的浓度										
	1	2	3	4	5	6	7	8	9	10	11
Si	0	10	40	80	120	150					
Al	0	10	40	80	120	150					
Fe	0	10	40	80	120	150					
Ca	0	10	40	80	120	150					
Mg	0	1	10	20	30	50					
Ti	0	1	10	20	30	50					
P	0	1	10	20	30	50					
K	0						1	10	20	30	50
Na	0						1	10	20	30	50
S	0						1	10	20	30	50

7.4 测定

7.4.1 工作曲线的绘制

将仪器调节至最佳工作状态(参见附录 A)，按顺序测定标准系列溶液(7.3)的光谱强度。通过计算机数据处理系统，绘制工作曲线。

7.4.2 样品测定

对试样溶液(7.1)和空白溶液(7.2)进行测定。通过仪器的数据处理系统计算其浓度值。

7.4.3 校正试验

必要时随同样品进行同类型标准试样的分析。

8 结果计算

按式(1)计算煤灰中各组分(以氧化物计)的含量：

$$w(R_xO_y)=\frac{(c_1-c_0)\times V\times G\times 10^{-4}}{m} \qquad \cdots\cdots(1)$$

式中：

$w(R_xO_y)$——被测组分的含量；

c_1——试样溶液中被测元素的浓度，单位为微克每毫升(μg/mL)；

c_0——空白溶液中被测元素的浓度，单位为微克每毫升(μg/mL)；

V——被测试样溶液的总体积，单位为毫升(mL)；

G——被测元素折算成氧化物的因数(见表2)；

m—— 试样质量，单位为克(g)。

计算结果表示到小数点后两位。

表2　被测元素折算成氧化物的因数

氧化物	换算因子(G)	氧化物	换算因子(G)
SiO_2	2.139	TiO_2	1.668
Al_2O_3	1.890	P_2O_5	2.291
Fe_2O_3	1.430	K_2O	1.205
CaO	1.399	Na_2O	1.348
MgO	1.658	SO_3	2.497

9　精密度

精密度数据见表3。

表3　方法的精密度

氧化物	含量范围 %	重复性限 r %	再现性限 R %
SiO_2	30～65	$r=0.016x+0.365$	$R=0.035x+0.112$
Al_2O_3	10～35	$r=0.016x+0.375$	$R=0.073x-0.076$
Fe_2O_3	4～18	$r=0.025x+0.339$	$R=0.058x+0.504$
CaO	1.5～42	$r=0.031x+0.191$	$R=0.091x+0.185$
MgO	0.5～3	$r=0.123x+0.016$	$R=0.123x+0.063$
TiO_2	0.5～2	$r=0.071x+0.034$	$R=0.161x+0.016$
P_2O_5	0.05～1.5	$r=0.122x+0.022$	$R=0.189x+0.073$
K_2O	0.5～10	$r=0.078x+0.037$	$R=0.098x+0.235$
Na_2O	0.2～4	$r=0.074x+0.091$	$R=0.226x+0.083$
SO_3	0.3～12	$r=0.094x+0.125$	$R=0.146x+0.124$
注：x——两次测定值的平均值。			

附 录 A
（资料性附录）
仪器的工作条件和元素的分析波长

A.1 使用 IRIS-Advantage 电感耦合等离子原子发射光谱仪的参考工作条件见表 A.1。

表 A.1 仪器的工作条件

发射功率 W	频率 MHz	雾化压力 lbf/in^2	辅助气流量 L/min	进样速率 mL/min	积分时间 s	
					>260 nm	<260 nm
1 150	27.12	28	0.5	1.85	5	10
注：1 lbf/in^2 =6 894.757 Pa。						

A.2 推荐使用的被测元素波长见表 A.2。

表 A.2 被测元素波长

单位为纳米

元 素	波 长	元 素	波 长
Si	212.41	Ti	336.12
Al	308.21	P	213.61
Fe	259.83	K	766.49
Ca	317.93	Na	589.59
Mg	280.27	S	182.03

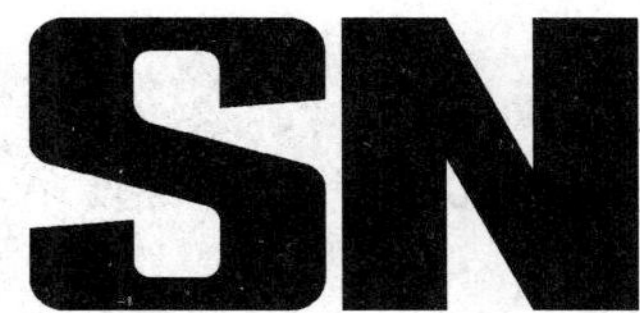

中华人民共和国出入境检验检疫行业标准

SN/T 1600—2005

煤中微量元素的测定 电感耦合等离子体原子发射光谱法

Determination for trace elements in coal by ICP-AES

2005-05-20 发布 2005-12-01 实施

中华人民共和国国家质量监督检验检疫总局 发布

前　言

本标准的附录 A 为资料性附录。

本标准由国家认证认可监督管理委员会提出并归口。

本标准起草单位：中华人民共和国秦皇岛出入境检验检疫局。

本标准起草人：王杰林、钟亚莉、赵秀宏、高建文、张渤、任新宇、付鸿、王桂芳。

本标准系首次发布的出入境检验检疫行业标准。

煤中微量元素的测定
电感耦合等离子体原子发射光谱法

1 范围

本标准规定了煤炭中钡、铍、镉、钴、铬、铜、镓、锰、钼、镍、铅、锶、钒、锌、锆、硼、砷、硒、锗、汞含量的电感耦合等离子体原子发射光谱(简称ICP-AES)测定方法。

本标准适合于煤炭中钡、铍、镉、钴、铬、铜、镓、锰、钼、镍、铅、锶、钒、锌、锆、硼、砷、硒、锗、汞含量的测定。焦炭亦可参照使用。

本标准中20种元素的检出限见表1。

表1 测定元素的检出限

单位为微克每升

元素名称	检出限	元素名称	检出限	元素名称	检出限	元素名称	检出限
Ba	0.38	Cu	0.12	Pb	1	B	0.48
Be	0.005	Ga	0.75	Sr	0.012	As	0.01
Cd	0.15	Mn	0.88	V	0.12	Se	0.03
Co	0.15	Mo	0.18	Zn	0.08	Ge	0.06
Cr	0.05	Ni	0.32	Zr	0.15	Hg	0.02

2 规范性引用文件

下列文件中的条款通过本标准的引用而成为本标准的条款。凡是注日期的引用文件,其随后所有的修改单(不包括勘误的内容)或修订版均不适用于本标准,然而,鼓励根据本标准达成协议的各方研究是否可使用这些文件的最新版本。凡是不注日期的引用文件,其最新版本适用于本标准。

GB 474 煤样的制备方法(eqv ISO 1988)

GB/T 213 煤的发热量测定方法(ISO 1928,NEQ)

GB/T 602 化学试剂 杂质测定用标准溶液的制备(ISO 6353-1,NEQ)

3 钡、铍、镉、钴、铬、铜、镓、锰、钼、镍、铅、锶、钒、锌、锆的测定

3.1 原理

将煤样灰化后经硝酸、高氯酸、氢氟酸分解,在硝酸介质中保温,定容后,用电感耦合等离子体原子发射光谱仪测定。

3.2 试剂和材料

除另有说明外,所用试剂均为优级纯。水为去离子水或相当纯度的水。

3.2.1 硝酸(ρ=1.42 g/mL)。

3.2.2 高氯酸(ρ=1.67 g/mL)。

3.2.3 氢氟酸(ρ=1.16 g/mL)。

3.2.4 氩气:高纯(99.99%)。

3.2.5 标准储备液:15种单元素标准溶液可按GB/T 602方法配制,或直接使用有证标准溶液,其质量浓度为1 000 μg/mL。

3.2.6 混合标准溶液:按表2吸取各元素标准储备液(3.2.5)于100 mL容量瓶中,加5 mL硝酸

(3.2.1),用水定容,摇匀后移入塑料瓶中。

表 2　吸取各元素的标准储备液的量

单位为毫升

元素名称	吸取量	元素名称	吸取量	元素名称	吸取量
Ba	5	Cu	5	Pb	5
Be	0.5	Ga	5	Sr	5
Cd	0.5	Mn	5	V	5
Co	0.5	Mo	5	Zn	5
Cr	0.5	Ni	5	Zr	5

3.3　仪器设备

3.3.1　ICP-AES:带有计算机控制及数据处理系统。

3.3.2　分析天平:感量 0.000 1 g。

3.3.3　电热板:可控温。

3.3.4　马弗炉:可控温至(500±5)℃。

3.3.5　灰皿:长方形灰皿底长 105 mm,宽 50 mm,高 15 mm。

3.3.6　容量瓶:100 mL。

3.3.7　移液管:0.5 mL、5 mL、10 mL。

3.3.8　聚四氟乙烯坩埚:50 mL。

3.3.9　塑料瓶:100 mL。

3.4　实验步骤

3.4.1　试样溶液的制备

3.4.1.1　煤样的灰化

准确称取按 GB 474 方法制备的空气干燥分析煤样 2 g(准确至 0.2 mg)于灰皿中,铺平,将灰皿置于低于 100℃的马弗炉中,1 h 升温到 300℃,然后 1 h 升温到 500℃,在此温度下灼烧至无碳粒。

3.4.1.2　灰样分解

将灰样(3.4.1.1)全部转移至聚四氟乙烯坩埚中,用少许水润湿,加入 5 mL 硝酸(3.2.1)、5 mL 高氯酸(3.2.2)和 15 mL 氢氟酸(3.2.3),在电热板上加热,100℃加热 2 h,150℃加热 2 h,180℃加热至近干,冷却,加 5 mL 硝酸(3.2.1)和 15 mL 蒸馏水在电热板上加热微沸并保持 20 min,使盐类溶解,冷却,溶液全部转移到 100 mL 容量瓶中,用水定容,摇匀后马上转移至 100 mL 塑料瓶中。

3.4.2　空白试验

除不称取样品外,随同试样按 3.4.1 步骤进行。

3.4.3　标准系列溶液的配制

分别吸取混合标准溶液(3.2.6)0 mL、0.5 mL、1 mL、5 mL、10 mL 于 100 mL 容量瓶中,加入 5 mL 硝酸(3.2.1),用水定容,摇匀后马上转移至 100 mL 塑料瓶中。也可根据所测样品中微量元素的含量选择混合标准溶液的浓度。

3.4.4　测定

3.4.4.1　工作曲线的绘制

将仪器调节至最佳工作状态(参见附录 A),按顺序测定标准系列溶液(3.4.3)的光谱强度。通过仪器的计算机数据处理系统,绘制工作曲线。

3.4.4.2　样品测定

对试样溶液(3.4.1)进行测定。通过数据处理系统计算浓度值。

3.5　结果计算

按式(1)计算所测元素的含量:

$$w_{ad}=\frac{c\times V}{m} \quad\cdots\cdots(1)$$

式中：

w_{ad}——空气干燥分析煤样中被测元素含量，单位为微克每克(μg/g)；

c——试样溶液中被测元素的浓度，单位为微克每毫升(μg/mL)；

V——被测试液的总体积，单位为毫升(mL)；

m——试样质量，单位为克(g)。

计算结果表示到小数点后两位。

3.6 精密度

精密度数据见表3。

表3 方法的精密度

单位为微克每克

元　素	含量范围	重复性限 r	再现性限 R
Ba	40～350	r=0.076 x−0.23	R=0.126 x−2.01
Be	2～80	r=0.041 x +0.04	R=0.108 x+0.30
Cd	5～50	r=0.126 x+0.04	R=0.163 x+0.19
Co	5～50	r=0.029 x +0.12	R=0.078 x +0.39
Cr	0.1～5	r=0.109 x−0.26	R=0.164 x +0.05
Cu	5～80	r=0.055 x+0.82	R=0.164 x +0.66
Ga	7～80	r=0.120 x+0.23	R=0.242 x−0.24
Mn	20～500	r=0.056 x+0.86	R=0.150 x−0.64
Mo	0.5～20	r=0.057 x +0.06	R=0.171 x+0.09
Ni	3～100	r=0.044 x +0.26	R=0.151 x+0.19
Pb	15～100	r=0.112 x+0.56	R=0.134 x+1.80
Sr	60～700	r=0.016 x +8.46	R=0.069 x+15.50
V	10～250	r=0.068 x −0.26	R=0.169 x−0.75
Zn	12～125	r=0.060 x+2.02	R=0.126 x +4.63
Zr	20～100	r=0.079 x −0.39	R=0.112 x+1.46
注：x——两次测定值的平均值。			

4 硼的测定

4.1 原理

将煤样与艾氏卡混合试剂混合灼烧，用盐酸溶取灼烧物，将试样溶液喷入电感耦合等离子体炬内，进行光谱测定。

4.2 试剂和材料

除另有说明外，所用试剂均为优级纯。水为去离子水或相当纯度的水。

4.2.1 盐酸(ρ=1.19 g/mL)。

4.2.2 氩气：高纯(99.99%)。

4.2.3 艾氏卡混合试剂：称取二份质量的轻质氧化镁及一份质量的无水碳酸钠(研细至粒度小于0.2 mm)混匀。

4.2.4 艾氏卡混合试剂溶液(100 g/L)：称取艾氏卡混合试剂20 g于300 mL烧杯中，加入150 mL盐酸溶解后移入 200 mL 容量瓶中，用水定容，摇匀。

4.2.5 硼标准储备溶液（1 000 μg/mL）：按 GB/T 602 方法配制标准溶液，或直接使用有证标准溶液。

4.2.6 硼标准溶液（50 μm/mL）：准确吸取硼标准储备溶液（4.2.5）5 mL 于 100 mL 塑料容量瓶中，用水定容，摇匀。

4.3 仪器设备

4.3.1 ICP-AES：带有计算机控制及数据处理系统。

4.3.2 天平：感量 0.000 1 g。

4.3.3 马弗炉：可控温至（780±5）℃。

4.3.4 铂坩埚：30 mL。

4.3.5 塑料容量瓶：100 mL。

4.3.6 塑料烧杯：300 mL。

4.3.7 移液管：1 mL、10 mL。

4.4 实验步骤

4.4.1 试样溶液的制备

准确称取按 GB 474 制备的空气干燥分析煤样 1 g（准确到 0.000 1 g），放入内盛 1.0 g 艾氏卡混合试剂（4.2.3）的铂坩埚中，仔细混匀，再用 1.0 g 艾氏卡混合试剂（4.2.3）覆盖。将坩埚送入低于 100℃马弗炉内，1 h 升温至 500℃，恒温 1 h，再升温至 780℃，恒温 3 h。

将铂坩埚从马弗炉中取出冷却至室温，坩埚灼烧物转入盛有 50 mL 水的 300 mL 塑料烧杯中，用水仔细清洗坩埚内壁，将冲洗液倒入 300 mL 塑料烧杯中，加入 15 mL 盐酸（4.2.1），使其充分溶解后，将塑料烧杯中的溶液全部过滤于 100 mL 塑料容量瓶中，用水定容，摇匀。

4.4.2 空白实验

除不称取样品外，其他按 4.4.1 步骤进行。

4.4.3 标准系列溶液的配制

分别吸取标准溶液（4.2.6）0 mL、1 mL、2 mL、3 mL、4 mL、5 mL 于 100 mL 容量瓶中，每个容量瓶中加入 20 mL 艾氏卡混合试剂溶液（4.2.4），用水定容，摇匀。

4.4.4 测定

4.4.4.1 工作曲线的绘制

将仪器调节至最佳工作状态（参见附录 A），按顺序测定标准系列溶液（4.4.3）的光谱强度。通过仪器的计算机数据处理系统，绘制工作曲线。

4.4.4.2 样品测定

对试样溶液（4.4.1）进行测定。通过数据处理系统计算浓度值。

4.5 结果计算

按式（2）计算空气干燥分析煤样中硼元素含量

$$w(\mathrm{B})_{\mathrm{ad}} = \frac{c \times V}{m} \qquad \cdots\cdots\cdots(2)$$

式中：

$w(\mathrm{B})_{\mathrm{ad}}$——空气干燥分析煤样中硼元素含量，单位为微克每克（μg/g）；

c——试样溶液中被测元素的浓度，单位为微克每毫升（μg/mL）；

V——被测试液的总体积，单位为毫升（mL）；

m——试样质量，单位为克（g）。

计算结果表示到小数点后两位。

4.6 精密度

精密度数据见表 4。

表 4 方法的精密度

单位为微克每克

硼含量范围	重复性限 r	再现性限 R
10～350	$r=0.061\ x+0.13$	$R=0.103\ x-0.07$
注：x——两次测定值的平均值。		

5 砷、硒的测定

5.1 原理

将煤样与艾氏卡混合试剂混合灼烧，用盐酸溶取灼烧物。加入盐酸、保温。冷却，定容后将试液与硼氢化钠溶液同时通入氢化物发生器，所产生的氢化砷和氢化硒气体被辅助气带入电感耦合等离子体炬内，进行光谱测定。

5.2 试剂和材料

除另有说明外，所用试剂均为优级纯。水为去离子水或相当纯度的水。

5.2.1 盐酸(ρ=1.19 g/mL)。

5.2.2 氩气：高纯(99.99%)。

5.2.3 艾氏卡混合试剂：称取二份质量的轻质氧化镁及一份质量的无水碳酸钠(研细至粒度小于 0.2 mm)混匀。

5.2.4 亚铁氰化钾溶液(100 g/L)：称取 10 g 亚铁氰化钾溶解于 100 mL 蒸馏水中。

5.2.5 硼氢化钠溶液(10 g/L)：称取 1 g 氢氧化钠溶解于 100 mL 水中，摇匀后再加入 1 g 硼氢化钠，摇匀，现用现配。

5.2.6 砷、硒单元素标准溶液(1 000 μg/mL)：有证标准物质按 GB/T 602 方法配制，或直接使用有证标准溶液。

5.2.7 砷、硒混合中间标准溶液(As 100 μg/mL，Se 10 μg/mL)：吸取砷标准溶液(5.2.6)10 mL、硒标准溶液(5.2.6)1 mL 于 100 mL 容量瓶中，加 5 mL 盐酸(5.2.1)，用水定容，摇匀。

5.2.8 砷、硒混合标准溶液(As 10 μg/mL，Se 1 μg/mL)：吸取砷标准溶液(5.2.7)10 mL 于 100 mL 容量瓶中，用水定容，摇匀。也可根据所测样品中砷、硒元素的含量选择混合标准溶液的浓度。

5.3 仪器设备

5.3.1 ICP-AES：带有计算机控制及数据处理系统。

5.3.2 氢化物发生器：与 ICP-AES 配套。

5.3.3 分析天平：感量 0.000 1 g。

5.3.4 马弗炉：可控温至(750±5)℃。

5.3.5 水浴。

5.3.6 瓷坩埚：30 mL、50 mL。

5.3.7 容量瓶：100 mL、500 mL。

5.3.8 烧杯：250 mL、500 mL。

5.3.9 移液管：0.5 mL、1 mL。

5.4 测定步骤

5.4.1 试样溶液的制备

准确称取按 GB 474 制备的空气干燥分析煤样 1 g(准确到 0.000 1 g)，放入内盛 1.5 g 艾氏卡混合试剂(5.2.3)的 30 mL 瓷坩埚中，仔细混匀，再用 1.5 g 艾氏卡混合试剂(5.2.3)覆盖。将坩埚送入低于 100℃马弗炉内，缓慢升温至 500℃，恒温 1 h，再升至 750℃，恒温 3 h。

将坩埚从马弗炉中取出冷却至室温，将坩埚中的灼烧物全部转移至250 mL烧杯中，用50 mL水将瓷坩埚中的残渣冲洗到烧杯中，再用15 mL盐酸(5.2.1)分三次仔细清洗坩埚内壁，将冲洗液倒入烧杯。将烧杯中的溶液和残渣全部移入100 mL容量瓶中，加35 mL盐酸(5.2.1)、1 mL亚铁氰化钾溶液(5.2.4)，在(60～90)℃水浴上保温30 min，冷却，用水定容，摇匀待测。

5.4.2 空白溶液的配制

称取15 g艾氏卡混合试剂(5.2.3)于50 mL瓷坩埚中，随同样品按5.4.1的灼烧步骤在马弗炉中进行灼烧，将灼烧物全部转移至500 mL烧杯中。用75 mL盐酸(5.2.1)分三次仔细清洗坩埚内壁，将冲洗液倒入烧杯。将烧杯中的溶液全部移入500 mL容量瓶中，加175 mL盐酸(5.2.1)、5 mL亚铁氰化钾溶液(5.2.4)，用水定容，摇匀。

5.4.3 标准系列溶液的配制

分别吸取砷、硒混合标准溶液(5.2.8)0 mL、0.5 mL、1 mL、1.5 mL于100 mL容量瓶中，用空白溶液(5.4.2)稀释至刻度，在(60～90)℃水浴上保温30 min。

5.4.4 测定

5.4.4.1 标准系列工作曲线的绘制

将氢化物发生器与ICP-AES连接，选择仪器各最佳参数(参见附录A)。将硼氢化钠溶液(5.2.5)和标准系列溶液(5.4.3)同时通入氢化物发生器，将产生的氢化物气体通入等离子体炬，按顺序测定标准系列溶液(5.4.3)的光谱强度，通过计算机数据处理系统，绘制工作曲线。

5.4.4.2 样品测定

对试样溶液(5.4.1)进行测定。通过数据处理系统计算浓度值。

5.5 结果计算

按式(3)计算空气干燥分析煤样中砷、硒元素的含量

$$w_{ad} = \frac{c \times V}{m} \qquad \cdots\cdots(3)$$

式中：

w_{ad}——空气干燥分析煤样中砷、硒的含量，单位为微克每克(μg/g)；

c——试样溶液中砷、硒的浓度，单位为微克每毫升(μg/mL)；

V——被测试液的总体积，单位为毫升(mL)；

m——试样质量，单位为克(g)。

计算结果表示到小数点后两位。

5.6 精密度

精密度数据见表5。

表5 方法的精密度

单位为微克每克

元　素	含量范围	重复性限 r	再现性限 R
As	5～50	$r=0.120\,x-0.01$	$R=0.164\,x+0.22$
Se	0.1～6	$r=0.136\,x+0.06$	$R=0.297\,x+0.08$
注：x——两次测定值的平均值。			

6 锗的测定

6.1 原理

将煤样灰化后用硝酸、磷酸和氢氟酸溶解，试样溶液在磷酸介质中与硼氢化钠溶液同时通入氢化物发生器，产生的氢化锗气体被辅助气带入电感耦合等离子体炬内，进行光谱测定。

6.2 试剂

除另有说明外，所用试剂均为优级纯。水为去离子水或相当纯度的水。

6.2.1 硝酸(ρ=1.42 g/mL)。

6.2.2 磷酸(ρ=1.69 g/mL)。

6.2.3 氢氟酸(ρ=1.16 g/mL)。

6.2.4 氩气:纯度(99.99%)。

6.2.5 硼氢化钠溶液 10 g/L:称取 1 g 氢氧化钠溶解于 100 mL 水中,摇匀后再加入 1 g 硼氢化钠,摇匀,现用现配。

6.2.6 锗标准储备溶液(1 000 μg/mL):用有证标准物质按 GB/T 602 方法配制,或直接使用有证标准溶液。

6.2.7 锗标准溶液(10 μg/mL):准确吸取锗标准储备溶液(6.2.6)1 mL 于 100 mL 容量瓶中,用水稀释至刻度,摇匀。

6.3 仪器设备

6.3.1 ICP-AES:带有计算机控制及数据处理系统。

6.3.2 氢化物发生器:与 ICP-AES 配套。

6.3.3 分析天平:感量 0.000 1 g。

6.3.4 马弗炉:可控温至(650±5)℃。

6.3.5 电热板:带有调温装置。

6.3.6 灰皿。

6.3.7 聚四氟乙烯坩埚:30 mL、50 mL。

6.3.8 容量瓶:50 mL、250 mL。

6.3.9 烧杯:250 mL。

6.3.10 移液管:0.5 mL、1 mL、2 mL、5 mL。

6.4 测定步骤

6.4.1 试样溶液制备

准确称取按 GB 474 方法制备的空气干燥煤样 1g(准确到 0.2 mg),放入灰皿中,铺平。将灰皿置于低于 100℃马弗炉中,半开炉门,用 1 h 升温到 500℃,恒温 1 h,再升温至 650℃灼烧直至无碳粒。将灼烧物全部转移至 30 mL 聚四氟乙烯坩埚中,用水润湿,加入 2 mL 硝酸(6.2.1)、2 mL 磷酸(6.2.2)、5 mL 氢氟酸(6.2.3),在低温电热板加热至近干,稍冷,加 10 mL 水加热近沸,保温 20 min,冷却,溶液全部移入 50 mL 容量瓶中,加入 3 mL 磷酸(6.2.2),用水定容,摇匀。

6.4.2 空白溶液制备

在 50 mL 聚四氟乙烯坩埚中加入 10 mL 硝酸(6.2.1)、10 mL 磷酸(6.2.2)、25 mL 氢氟酸(6.2.3)在低温电热板加热至近干,稍冷,加 30 mL 水加热近沸,保温 20 min,冷却,溶液全部移入 250 mL 容量瓶中,加入 15 mL 磷酸(6.2.2),用水定容,摇匀。

6.4.3 标准系列溶液的配制

分别吸取锗标准溶液(6.2.7)0 mL、0.5 mL、1 mL、2 mL、3 mL 于 50 mL 容量瓶中,用空白溶液(6.4.2)稀释至刻度,摇匀。

6.4.4 测定

6.4.4.1 标准系列工作曲线的绘制

将氢化物发生器与 ICP-AES 连接,选择仪器各最佳参数(参见附录 A)。将硼氢化钠溶液(6.2.5)和标准系列溶液(6.4.3)同时通入氢化物发生器,将产生的氢化物气体通入等离子体炬,按顺序测定标准系列溶液(6.4.3)的光谱强度,通过计算机数据处理系统,绘制工作曲线。

6.4.4.2 样品测定

对试样溶液(6.4.1)进行测定。通过数据处理系统计算浓度值。

6.5 结果计算

按式(4)计算空气干燥煤样中锗元素含量

$$w(\mathrm{Ge})_{\mathrm{ad}} = \frac{c \times V}{m} \qquad \cdots\cdots\cdots\cdots (4)$$

式中：

$w(\mathrm{Ge})_{\mathrm{ad}}$——空气干燥煤样中锗元素含量，单位为微克每克(μg/g)；

c——试样溶液中锗元素的浓度，单位为微克每毫升(μg/mL)；

V——被测试液的总体积，单位为毫升(mL)；

m——试样质量，单位为克(g)。

计算结果表示到小数点后两位。

6.6 精密度

精密度数据见表6。

表6 方法的精密度

单位为微克每克

锗含量范围	重复性限 r	再现性限 R
1～50	$r=0.031\,x+0.10$	$R=0.077\,x-0.26$
注：x——两次测定值的平均值。		

7 汞的测定

7.1 原理

将煤样放入氧弹中燃烧分解，用硝酸溶液吸收，使煤中汞转化为二价汞离子，用硼氢化钠还原二价汞离子为汞原子蒸气，产生的气体用辅助气带入电感耦合等离子体炬内，进行光谱测定。

7.2 试剂

除另有说明外，所用试剂均为优级纯。水为去离子水或相当纯度的水。

7.2.1 硝酸溶液(1+9)：1体积硝酸(ρ=1.42 g/mL)与9体积水混合。

7.2.2 高锰酸钾溶液(50 g/L)：称取5 g高锰酸钾溶于100 mL水中，摇匀。储存在棕色试剂瓶中。

7.2.3 亚铁氰化钾溶液(100 g/L)：称取10 g亚铁氰化钾溶于100 mL水中，摇匀，用时现配。

7.2.4 硼氢化钠溶液(10 g/L)：称取1 g氢氧化钠溶解于100 mL水中，摇匀后再加入1 g硼氢化钠，摇匀。用时现配。

7.2.5 汞标准储备液(1 000 μg/mL)：有证标准物质按GB/T 602方法配制，或直接使用有证标准溶液。

7.2.6 汞标准中间溶液(10 μg/mL)：准确吸取1 mL汞标准储备液(7.2.5)于100 mL容量瓶中，用硝酸溶液(7.2.1)，定容，摇匀。

7.2.7 汞标准溶液(0.1 μg/mL)：准确吸取1 mL汞标准中间溶液(7.2.6)于100 mL容量瓶中，用硝酸溶液(7.2.1)定容，摇匀。

7.3 仪器设备

7.3.1 ICP-AES：带与之相配套的氢化物发生器和计算机控制及数据处理系统。

7.3.2 用于样品燃烧的器具(氧弹、燃烧皿、点火丝、金属容器)：遵循GB/T 213中规定。

7.3.3 分析天平：感量0.000 1 g。

7.3.4 玻璃器具：以下玻璃器具使用前用硝酸溶液(7.2.1)浸泡4 h以上。

7.3.5 容量瓶：50 mL。

7.3.6 烧杯：150 mL。

7.3.7 移液管：0.5 mL、1 mL、5 mL。

7.3.8 漏斗。

7.4 实验步骤

7.4.1 样品溶液的制备

7.4.1.1 称取按照GB 474制备的空气干燥分析煤样1 g(精确到0.1 mg)于燃烧皿中,置于事先加入10 mL硝酸溶液(7.2.1)的氧弹中,安装好氧弹。

注:不易燃烧完全的试样,应在燃烧皿底部铺上石棉垫或用擦镜纸包紧压实。

7.4.1.2 向氧弹缓慢充氧到压力为(2.8~3.0) MPa,充氧时间不得小于15 s。将氧弹浸入金属容器中接到点火电路上,点燃样品。点火后,氧弹在金属容器中放置不得少于10 min。取出氧弹,在空气或冷水中冷却10 min,在不少于5 min的时间里以均匀的速度将压力缓慢释放,达到与大气压力平衡后。打开氧弹,看其内部有无未燃尽的煤样,如有则废弃重做。

7.4.1.3 将氧弹内液体过滤至50 mL容量瓶中,用硝酸溶液(7.2.1)将燃烧皿、氧弹内部及氧弹盖子的内表面清洗干净并把清洗液过滤至容量瓶中,滴加高锰酸钾溶液(7.2.2)至溶液变色,并能稳定1 min,再加入1 mL亚铁氰化钾溶液(7.2.3),用硝酸溶液(7.2.1)定容,摇匀待测。

7.4.2 空白实验

除不称取样品外,均随同样品按7.4.1步骤进行。

7.4.3 标准系列溶液的配制

分别吸取汞标准溶液(7.2.7)0 mL、0.5 mL、1 mL、2 mL、3 mL、5 mL于50 mL容量瓶中,加入40 mL硝酸溶液(7.2.1),滴加高锰酸钾溶液(7.2.2)使溶液变色,并能稳定1 min,加入1 mL亚铁氰化钾溶液(7.2.3),然后用硝酸溶液(7.2.1)定容,摇匀。

7.4.4 测定

7.4.4.1 绘制标准曲线

将氢化物发生器与ICP-AES连接,选择仪器各最佳参数(参见附录A)。将硼氢化钠溶液(7.2.4)和标准系列溶液(7.4.3)同时通入氢化物发生器,将产生的气体由辅助气带入等离子体炬,按顺序测定标准系列溶液(7.4.3)的光谱强度,通过数据处理系统,绘制工作曲线。

7.4.4.2 样品测定

对试样溶液(7.4.1)和空白溶液(7.4.2)进行测定。通过数据处理系统计算浓度值。

7.5 结果计算

按式(5)计算空气干燥煤样中汞含量:

$$w(\mathrm{Hg})_{\mathrm{ad}} = \frac{(c_1 - c_0) \times V}{m} \qquad \cdots\cdots (5)$$

式中:

$w(\mathrm{Hg})_{\mathrm{ad}}$——空气干燥煤样中汞元素含量,单位为微克每克(μg/g);

c_1——试样溶液中汞元素的浓度,单位为微克每毫升(μg/mL);

c_0——空白溶液中汞元素的浓度,单位为微克每毫升(μg/mL);

V——被测试液的总体积,单位为毫升(mL);

m——试样质量,单位为克(g)。

计算结果表示到小数点后三位。

7.6 精密度

精密度数据见表7。

表7 方法的精密度

单位为微克每克

汞元素含量范围	重复性限 r	再现性限 R
0.05~1	$r=0.078x+0.019$	$R=0.098x+0.029$
注:x——两次测定值的平均值。		

附　录　A
（资料性附录）
仪器工作条件

使用 IRIS-Advantage ICP-AES 的参考工作条件见表 A.1。

表 A.1　仪器工作条件

元素	分析波长 nm	发射功率 W	频率 MHz	雾化压力 lbf/in²	辅助气流量 L/min	进样速率 mL/min	冲洗时间 s	积分时间 s
Ba	455.4	1 350	27.12	32	1	1.85	30	5
Be	313.0	1 350	27.12	32	1	1.85	30	5
Cd	226.5	1 350	27.12	32	1	1.85	30	5
Co	228.6	1 350	27.12	32	1	1.85	30	10
Cr	267.7	1 350	27.12	32	1	1.85	30	5
Cu	324.7	1 350	27.12	32	1	1.85	30	5
Ga	294.3	1 350	27.12	32	1	1.85	30	5
Mn	260.5	1 350	27.12	32	1	1.85	30	5
Mo	202.0	1 350	27.12	32	1	1.85	30	10
Ni	231.6	1 350	27.12	32	1	1.85	30	10
Pb	220.3	1 350	27.12	32	1	1.85	30	10
Sr	407.7	1 350	27.12	32	1	1.85	30	5
V	292.4	1 350	27.12	32	1	1.85	30	5
Zn	213.8	1 350	27.12	32	1	1.85	30	10
Zr	339.1	1 350	27.12	32	1	1.85	30	5
B	208.9	1 350	27.12	32	1	1.85	30	10
As	193.7	1 350	27.12	24	1	1.85	120	40
Se	196.0	1 350	27.12	24	1	1.85	120	40
Ge	265.1	1 350	27.12	24	1	1.85	120	40
Hg	184.9	1 350	27.12	24	1	1.85	120	60
注：1 lbf/in² = 6 894.757 Pa。								

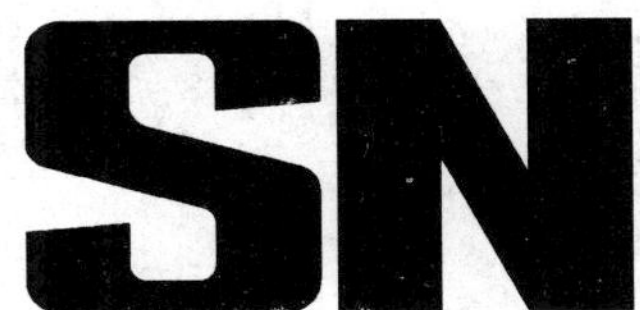

中华人民共和国出入境检验检疫行业标准

SN/T 2087—2008

煤中氯含量的测定 高效液相色谱法

Determination of chlorine in coal—High performance liquid chromatography

2008-04-29 发布　　　　2008-11-01 实施

中华人民共和国国家质量监督检验检疫总局 发布

前　言

本标准的附录A、附录B为资料性附录。

本标准由国家认证认可监督管理委员会提出并归口。

本标准起草单位:中华人民共和国广东出入境检验检疫局。

本标准主要起草人:蔡泓、陈伟、杨俊、杨卫国、孙良娟。

本标准系首次发布的出入境检验检疫行业标准。

煤中氯含量的测定 高效液相色谱法

1 范围

本标准规定了煤中氯含量测定的高效液相色谱法。

本标准适用于褐煤、烟煤和无烟煤中氯含量的测定。

2 规范性引用文件

下列文件中的条款通过本标准的引用而成为本标准的条款。凡是注日期的引用文件，其随后所有的修改单(不包括勘误的内容)或修订版均不适用于本标准，然而，鼓励根据本标准达成协议的各方研究是否可使用这些文件的最新版本。凡是不注日期的引用文件，其最新版本适用于本标准。

GB/T 474 煤样的制备方法

GB/T 475 商品煤样采取方法

3 方法提要

煤样由氧弹燃烧分解，将煤中所含的氯吸收入碱性试剂后转化为 Cl^-，样品吸收液用配有紫外检测器的高效液相色谱仪测定，外标法定量。

4 试剂和材料

除另有规定外，所有试剂均为分析纯，水为新制的二次重蒸馏水(电导率低于 5.5×10^{-6} s/m)。

4.1 碳酸铵。

4.2 碳酸铵溶液(0.01 mol/L)：称取碳酸铵 0.960 8 g，加水溶解并定容到 1 000 mL。

4.3 乙腈：高效液相色谱级。

4.4 氢氧化钠。

4.5 氢氧化钠溶液(10 mol/L)：称取氢氧化钠 40 g，加水溶解并定容到 100 mL，过 0.45 μm 滤膜备用。

4.6 氢氧化钠溶液(1 mol/L)：称取氢氧化钠 4 g，加水溶解并定容到 100 mL，过 0.45 μm 滤膜备用。

4.7 二氯化钙。

4.8 氧气(纯度 99.5%)：不含可燃成分。

4.9 离子色谱流动相添加剂(Agilent 公司提供)。

4.10 氯化钠：优级纯，于 500℃～600℃灼烧 1 h，冷却后贮于密闭容器中备用。

4.11 氯化钠标准储备溶液：准确称取氯化钠(4.10)0.164 9 g，溶于少量水中，再转入 100 mL 容量瓶中，稀释至刻度，摇匀。此溶液的氯离子浓度为 1.00 mg/mL。

4.12 氯化钠标准工作溶液：移取 10 mL 1.00 mg/mL 的标准储备液(4.11)到 100 mL 的容量瓶中，定容到刻度，摇匀，此溶液的氯离子浓度为 0.100 mg/mL。

4.13 流动相的制备：移取 810 mL 的二次重蒸馏水加盖抽真空 15 min，加 50 mL 流动相添加剂(4.9)，抽真空 5 min，加入 140 mL 的乙腈(4.3)，一边抽真空一边用氢氧化钠溶液(4.5)调 pH 至 7.0，再用氢氧化钠溶液(4.6)调 pH 至 8.6±0.1，继续抽真空 15 min。

5 仪器和设备

5.1 高效液相色谱仪：配有紫外检测器。

5.2 离心机:4 000 r/min。

5.3 pH 计:准确至 0.1 单位的精度。

5.4 恒温弹式热量计,配氧弹。

5.5 分析天平:感量 0.1 mg。

6 试样

6.1 试样的采取按 GB/T 475 执行。

6.2 试样应制备为粒度小于 0.2 mm 的空气干燥煤样,制备和保存按 GB/T 474 执行。

7 测定步骤

7.1 样品预处理

准确称取均匀试样约 1 g(精确至 0.000 1 g),置于燃烧皿中,往氧弹中加入 5 mL 碳酸铵溶液(4.2),小心拧紧氧弹盖,将安装完毕的氧弹置入热量计中,缓慢充入 2.8 MPa~3.0 MPa 氧气,按热量计操作程序将样品点燃。燃烧试验结束后,取出氧弹,在不少于 1 min 的时间内匀速将压力缓慢地释放。开启氧弹,用一束细热水充分清洗氧弹内各部分、放气阀、燃烧皿内外和燃烧残渣。把全部洗液收集在一个烧杯中(体积控制在约 80 mL),过滤于 100 mL 容量瓶,用水定容至刻度,摇匀。移取试液 1 mL,4 000 r/min离心 10min,过 0.45 μm 滤膜,供液相色谱测定。

7.2 测定

7.2.1 液相色谱条件

a) 色谱柱:离子色谱柱,Asabipak ODP-50 4.6 mm×125 mm(i. d),粒度 5 μm 或相当者。

b) 流动相:乙腈+水(15+85)。

c) 流动相的平衡:配制好的流动相按表 1 进行平衡(流动相前端接上水和二氧化碳吸附装置图,参见附录 A)。每日分析之前需用流动相活化色谱柱 3 h~4 h,使其基线平稳,在不影响基线平稳的前提下,流动相可循环使用。建议每次使用完毕,不要停泵,保持低流速冲洗色谱柱,使系统始终处于平衡状态。

表 1 流动相平衡时间

流速/(mL/min)	保持时间/h
1.5	0~8.5
1.2	8.5~10.5
1.0	10.5~14.0
0.9	14.0~16.0
0.8	>16

d) 流速:1.0 mL/min。

e) 检测波长:266 nm。

f) 柱温:40℃。

g) 进样量:20 μL。

7.2.2 色谱测定

根据样液中被测物含量情况,选定浓度相近的标准工作溶液,对标准工作溶液与样液等体积参插进样测定,标准工作溶液和待测样液中氯的响应值均应在仪器检测的线性范围内。以 Cl^- 的保留时间定性,峰面积外标法定量。标准品的色谱图参见附录 B。

7.2.3 空白试验

不加样品,按上述测定步骤进行。

8 结果计算和表述

按式(1)计算试样中氯含量,计算结果需扣除空白值。

$$X = \frac{A \times C \times V \times 100}{A_s \times m \times 1\,000 \times 1\,000} \quad \cdots\cdots(1)$$

式中:

X——空气干基煤中氯含量,%;

A——样液中 Cl^- 峰面积;

A_s——标准工作液中 Cl^- 峰面积;

C——标准工作液中 Cl^- 的浓度,单位为毫克每升(mg/L);

V——样液最终定容体积,单位为毫升(mL);

m——最终样液代表的试样质量,单位为克(g)。

9 检测低限、回收率和精密度

9.1 检测低限

本标准测定煤中氯的检测低限(LOQ)为 0.002%(S/N=10)。

9.2 回收率

在氯含量为 0.010±0.002(%)时,回收率为 82.0%~105.0%;

在氯含量为 0.057±0.003(%)时,回收率为 86.0%~105.3%;

在氯含量为 0.110±0.006(%)时,回收率为 86.4%~102.7%。

9.3 精密度

煤中氯测定结果的重复性和再现性如表 2 规定。

表 2 重复性 *r* 和再现性 *R*

重复性 r	再现性 R
$s_r = 0.053\,2M$	$s_R = 0.039\,7M^{0.84}$
注:M 为质量分数(%)。	

附 录 A
（资料性附录）
水和二氧化碳吸附装置

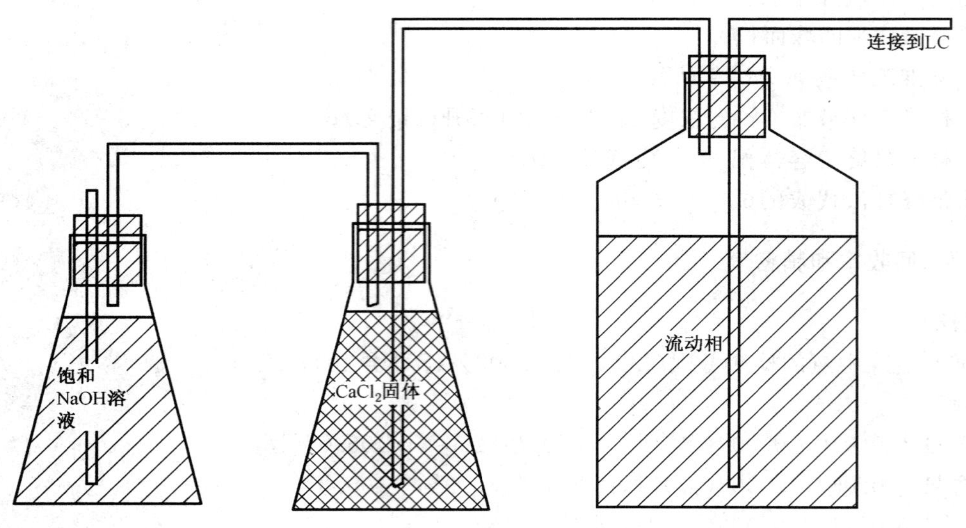

图 A.1 水和二氧化碳吸附装置图

附　录　B
（资料性附录）
标准品色谱图

B.1　标准品色谱图(见图 B.1～图 B.2)

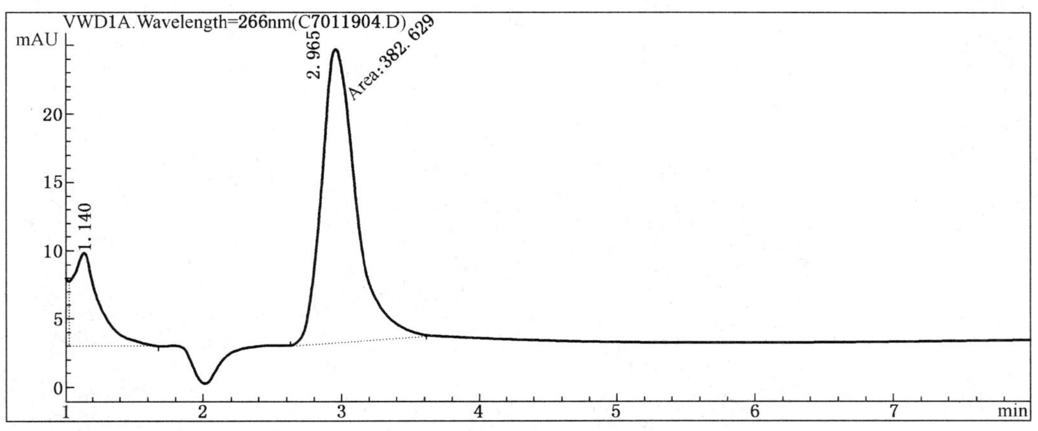

氯离子保留时间(Rt 2.965 min)

图 B.1　Cl^-(10 μg/mL)标准溶液液相色谱图

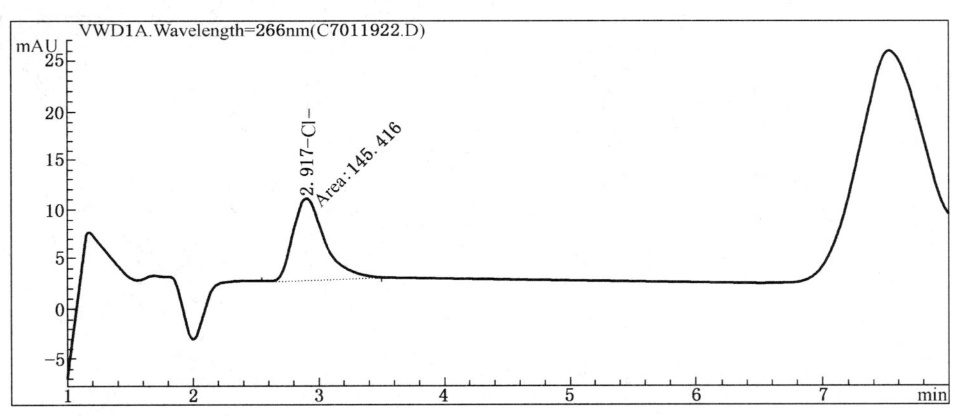

氯离子保留时间(Rt 2.917 min)

图 B.2　煤标准样品(Cl^- 含量 0.11%)液相色谱图

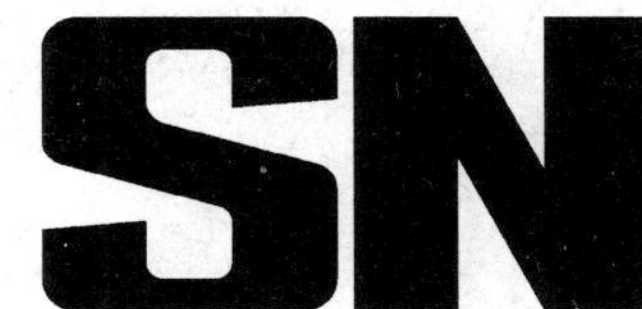

中华人民共和国出入境检验检疫行业标准

SN/T 2263—2009

煤或焦炭中砷、溴、碘的测定 电感耦合等离子体质谱法

Determination of arsenic, bromine and iodine in coal and coke—Inductively coupled plasma mass spectrometry (ICP-MS)

2009-02-20 发布　　　　2009-09-01 实施

中华人民共和国国家质量监督检验检疫总局 发布

前　言

本标准的附录 A 和附录 B 为资料性附录。

本标准由国家认证认可监督委员会提出并归口。

本标准起草单位：中华人民共和国上海出入境检验检疫局。

本标准主要起草人：孙明星、陈宗宏、李晨、尤叶春、范东奇。

本标准系首次发布的出入境检验检疫行业标准。

煤或焦炭中砷、溴、碘的测定 电感耦合等离子体质谱法

1 范围

本标准规定了微波消解 ICP-MS 测定煤或焦炭样品中砷、溴和碘的方法。

本标准适用于煤或焦炭中的砷、溴和碘的 ICP-MS 测定。其测定范围为：砷：0.30 mg/kg～200 mg/kg；溴：30 mg/kg～300 mg/kg；碘：0.5 mg/kg～200 mg/kg。

2 规范性引用文件

下列文件中的条款通过本标准的引用而成为本标准的条款。凡是注日期的引用文件，其随后所有的修改单(不包括勘误的内容)或修订版均不适用于本标准，然而，鼓励根据本标准达成协议的各方研究是否可使用这些文件的最新版本。凡是不注日期的引用文件，其最新版本适用于本标准。

GB/T 602 化学试剂、杂质测定用标准溶液制备

GB/T 6682 分析实验用水规格和实验方法

3 方法提要

试样采用高温压力微波密闭消解——混合酸溶处理，再经氧化剂稳定，稀释定容后，用铟做内标进行 ICP-MS 测定，以质荷比强度与其元素浓度的定量关系，测定样品中砷、溴和碘含量。

4 试剂与材料

除非另有说明，在分析中仅使用确认为优级纯的试剂，必要时采取亚沸蒸馏提纯。实验用水符合 GB/T 6682 规定的一级水。

4.1 硝酸(ρ=1.42 g/mL，65%)。

4.2 氢氟酸，(HF>40%)。

4.3 过氧化氢(ρ=1.10 g/mL，H_2O_2 39%)。

4.4 甲醇。

4.5 乙醇。

4.6 硼酸。

4.7 硝酸(1+1)。

4.8 高锰酸钾，2%(质量分数)。

4.9 四氟硼酸，50%(质量分数)。

4.10 硝酸银，0.1%(质量分数)，硝酸(1+99)介质。

4.11 过硫酸钠，10%(质量分数)。

准确称取过硫酸钠 10 g 溶于 90 mL 水的烧杯中，存于棕色试剂瓶中，现用现配。

4.12 碘酸钾(>99.999%)。

4.13 溴酸钾(>99.999%)。

4.14 砷、溴和碘元素标准储备液：砷、溴和碘质量浓度均为 1 000 μg/mL，硝酸(2+98)介质。直接购买有标准物质证书、且在有效期内的元素标液，也可采用标准试剂(4.12，4.13)按 GB/T 602 方法进行配制。

4.15 铟标准储备液:1 000 μg/mL,直接采用有效期内的有证标准物质或按 GB/T 602 进行配制。

4.16 砷、溴和碘标准溶液:质量浓度均为 1 μg/mL。取适量砷、溴和碘元素标准储备液(4.14),加 2 mL 硝酸(4.7),再用水逐级稀释定容。密闭、避光,室温下可保存 30 d。

4.17 铟标准溶液,1 μg/mL,硝酸(2+98)介质。

4.18 高纯氩气,纯度大于 99.999%。

4.19 混合清洗液,5 mL 乙醇(4.5)加 95 mL 水、0.5 mL 硝酸(4.7),混匀。

5 仪器

5.1 电感耦合等离子体质谱仪,仪器工作条件及仪器参数使用参见附录 A。

5.2 高温压力微波消解炉,配有耐高温压力密封消解罐,其工作条件参见附录 B。

5.3 微量取液器,1 000 μL、100 μL、10 μL 量程不等。

6 样品制备

样品通过 1.0 mm 孔径筛,混匀,分析前 105 ℃烘干待用。

7 分析步骤

7.1 试料

称取样品 0.05 g~0.1 g(准确至 0.1 mg)。

7.2 空白试验

随同试料做空白试验。

7.3 样品处理

7.3.1 将试料置于高温压力密封消解罐(5.2)中,加入 8 mL 硝酸(4.1),2 mL 过氧化氢(4.3),约2 mL 氢氟酸(4.2)或四氟硼酸(4.9),摇匀,将密封消解罐置于微波炉所带的外套,拧紧,放入微波炉(5.2)中进行微波消解。

7.3.2 将微波消解罐取出,冷却至室温,打开消解罐,消解后的澄清溶液直接转移至 100 mL 聚乙烯材料容量瓶中,用亚沸蒸馏水洗消解罐 3 次~5 次,清洗液并入容量瓶,加入过硫酸钠(4.11)1 mL,再加 1 滴硝酸银(4.10),室温下放置 3 min~5 min,待充分氧化后,加入 0.1 g 硼酸(4.6),再加入 1 mL 铟内标(4.17),用水稀释至刻度,用做测试液。

注:若消解后的溶液混浊不澄清,可补加 1 mL~2 mL 硝酸(4.1)和 0.5 mL 氢氟酸(4.2)或四氟硼酸(4.9)于消解罐中,参考附录 B 程序,消解时间减半,再重复消解一次。可得到澄清透明试液。若消解样品前加四氟硼酸,消解后的溶液在加过硫酸钠(4.11)时,不用加硼酸。

7.4 校准溶液配制

按表 1 配制混合离子标准溶液系列。溶液介质为(2+98)硝酸,并按 7.3.2 加入过硫酸钠(4.11)和硝酸银(4.10),放置氧化后定容。

表 1 混合离子标准溶液浓度 单位为微克每升

元素	As	Br	I	In(内标)
标 0	0	0	0	10
标 1	1	1	1	10
标 2	5	5	5	10
标 3	15	15	15	10

7.5 测定

按仪器操作规程或参照附录A中表A.1进行仪器条件参数的优化，选取测定元素的同位素。待仪器稳定后，将分析试液(7.3.2)、试剂空白液(7.2)和标准系列液(7.4)上机进行测定。若测定结果超出校准曲线的浓度范围，应将试液稀释。每个溶液测定间隔中，可视实际情况用混合清洗液(4.19)和亚沸蒸馏水依次泵蠕动抽吸洗涤20 s～30 s。

测定试液中溴含量很高时，应用清洗液清洗，以消除高溴测定带来的记忆效应。

8 结果计算

所测元素含量结果按式(1)计算：

$$w = \frac{(C_i - C_0) \times V}{1\,000m} \qquad \cdots\cdots(1)$$

式中：

w——分析试样中的被测元素含量，单位为毫克每千克(mg/kg)；

C_i——试液中被测元素浓度值，单位为微克每升(μg/L)；

C_0——试剂空白液中被测元素浓度值，单位为微克每升(μg/L)；

V——试液体积，单位为毫升(mL)；

m——试料质量，单位为克(g)；

1 000——由μg/L转换为μg/mL的量纲倍数。

9 精密度

标准方法精密度见表2。

表2 方法的精密度

单位为毫克每千克

测定元素	水平	重复性 r	再现性 R
As	40	4.4	9.0
Br	55	7.0	9.0
I	8	0.7	2.0

附　录　A
（资料性附录）
仪器工作条件

A.1　仪器测定工作条件参见表 A.1。

表 A.1　仪器测定工作条件（测定前的优化）

项　目	测定参数	项　目	测定参数
功率	(1 250～1 350)W	辅助气流量 Ar	(0.65～0.8)L/min
冷却气流量 Ar	13.6 L/min	雾化气流量 Ar	(0.60～0.8)L/min
进样速度	(0.7～1.2)mL/min	采样锥孔径	1.0 mm
火炬焰位置 (X/Y/Z)cm	370/164/163	截取锥孔径	0.7 mm
四杆区真空度/Pa	6.1×10^{-2}	单峰测定时间/s	3.0
检测器区真空度/Pa	5.8×10^{-4}	检测器	PC(脉冲)
质谱峰检测方法	跳峰，3/mass	同位素选择	^{75}As、^{52}Cr、^{53}Cr、^{111}Cd、^{114}Cd、^{200}Hg

A.2　以^{9}Be、^{59}Co、^{115}In、^{140}Ce、^{238}U、^{209}Bi 混合标液（均为 10 μg/L）进行仪器校正操作，最佳优化试验后，使^{115}In 每秒记数（CPS）$>30\times10^{6}$ cps/(μg/L)，具体参数见表 A.2。

表 A.2　仪器参数条件的优化（不定期的校正）

测定元素	^{9}Be	^{59}Co	^{115}In	^{209}Bi	^{238}U
Short term stability 短期稳定性(2 h)/%	2.0	2.0	2.0	2.0	2.0
Long term stability 长期稳定性(4 h)/%	5.0	5.0	5.0	5.0	5.0
Background 背景计数(CPS)	$<$30 CPS				

附　录　B
（资料性附录）
微波消解炉工作条件

B.1　微波消解条件见表B.1。

表 B.1　微波中压消解样品的功率控制程序

步骤	时间/min	温度/℃
升温 1	5	120
升温 2	10	160
恒温 3	10	190
降温 4	—	0

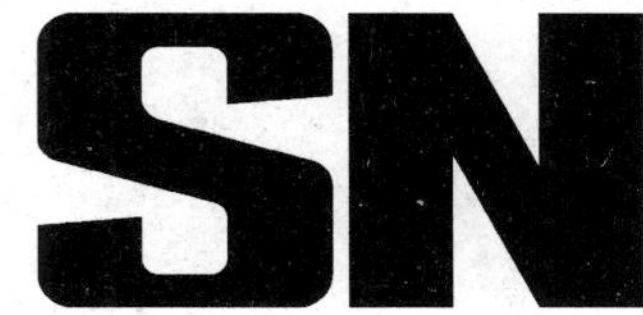

中华人民共和国出入境检验检疫行业标准

SN/T 2493—2010

煤沥青中钙、铁、钠、镍、硅、钛、钒的测定 电感耦合等离子体原子发射光谱法

Determination of Ca, Fe, Na, Ni, Si, Ti, V in coal tar pitch by inductively coupled plasma atomic emission spectrometry

2010-03-02 发布 2010-09-16 实施

中华人民共和国
国家质量监督检验检疫总局 发布

前　言

本标准由国家认证认可监督管理委员会提出并归口。

本标准起草单位:中华人民共和国江苏出入境检验检疫局。

本标准主要起草人:李丙祥、朱登峻、柳天舒、方原民、朱金连。

本标准系首次发布的出入境检验检疫行业标准。

煤沥青中钙、铁、钠、镍、硅、钛、钒的测定 电感耦合等离子体原子发射光谱法

1 范围

本标准规定了煤沥青中钙、铁、钠、镍、硅、钛、钒的测定方法。

本标准适用于煤沥青、石油焦及煅后石油焦中钙、铁、钠、镍、硅、钛、钒的测定。

本标准仅适用于灰分小于1%的样品。

2 规范性引用文件

下列文件中的条款通过本标准的引用而成为本标准的条款。凡是注日期的引用文件，其随后所有的修改单(不包括勘误的内容)或修订版均不适用于本标准，然而，鼓励根据本标准达成协议的各方研究是否可使用这些文件的最新版本。凡是不注日期的引用文件，其最新版本适用于本标准。

GB/T 602 化学试剂 杂质测定用标准溶液的制备

GB/T 1997 焦炭试样的采取和制备

GB/T 2000 焦化固体类产品取样方法

3 术语和定义

下列术语和定义适用于本标准。

3.1

煤沥青 coal tar pitch

通过焦油裂解的产物或裂化原料所产生的碳化产物。

4 原理

煤沥青样品经灰化熔融，稀硝酸溶解后，用电感耦合等离子体原子发射光谱法测定。

5 试剂和材料

除非另有说明，在分析中仅使用确认为分析纯的试剂和蒸馏水或去离子水或相当纯度的水。

5.1 偏硼酸锂。

5.2 粉状焦硼酸锂。

5.3 硼酸锂助熔剂：由66%偏硼酸锂(5.1)和34%粉状焦硼酸锂(5.2)组成的混合物。

5.4 硝酸(ρ,1.42 g/mL)。

5.5 10%硝酸(分析纯)：200 mL 65%硝酸(5.4)用水稀释到2 000 mL。

5.6 空白溶液：称取20 g±0.1 g助熔剂放入100 mL～200 mL铂金皿中，置于1 000 ℃高温炉中熔融5 min，取出熔融液体并冷却。将盛有已冷却重结晶硼酸盐的铂金皿和一个磁力搅拌棒，放到一个2 L的玻璃杯中，加入1 000 mL 10%硝酸(5.5)，在磁力加热板上缓慢加热并搅拌样品，直到硼酸盐完全溶解后用玻璃棒将铂金皿移出。用水冲洗铂金皿和玻璃棒，将溶液立即转移到2 000 mL容量瓶中，用水稀释到1 800 mL，混匀并冷却到室温，用水稀释至刻度，充分混匀。此溶液每50 mL溶液中含0.5 g偏硼酸盐和25 mL 10%硝酸。

5.7 标准溶液：按 GB/T 602 方法配制或直接使用有证标准溶液，元素的浓度为 1 000 μg/mL。

6 仪器

6.1 电感耦合等离子体原子发射光谱仪：按仪器制造商要求操作。
6.2 天平：精确到 0.000 1 g。
6.3 马弗炉：温度可调的 700 ℃±10 ℃的马弗炉和可以进行空气交换的 1 000 ℃±10 ℃的马弗炉。

7 取制样

7.1 按 GB/T 2000 方法取样。
7.2 按 GB/T 1997 方法制样。

8 分析步骤

8.1 称取约 5 g 试料，精确到±0.1 mg，置于 50 mL 铂金皿中。将铂金皿在电炉上加热除去易挥发物后移入马弗炉中，加热到 700 ℃±10 ℃，直到样品完全灰化。取出铂金皿，置于干燥器中，冷却至室温。
8.2 称取约 0.5 g 硼酸锂助熔剂(5.3)，精确到±0.000 5 g，均匀铺盖在灰分上。用铂金钳将铂金皿放到 1 000 ℃±10 ℃马弗炉中熔融(1～2)min，取出，轻轻转动铂金皿，继续加热到熔融物透明。
8.3 把熔融物放在可加热磁力搅拌器上冷却，加入磁振子。加入 25 mL 10%硝酸(5.5)，并立即放到搅拌加热器上加热搅拌溶解。保持较低的沸腾温度，加水保持溶液体积不变，持续搅拌不超过 30 min，直至熔融物完全溶解。
8.4 取出铂金皿，把溶液转移到 100 mL 容量瓶中，用水清洗铂金皿，并入容量瓶中，用水稀释至刻度，混匀。
8.5 取 50 mL 空白溶液(5.6)和适量的标准储备液(5.7)于 100 mL 容量瓶中，用水稀释至刻度，制备标准溶液。
8.6 按电感耦合等离子体原子光谱仪制造商说明书操作要求，依次注入标准溶液和样品溶液。根据校准曲线读出样品溶液中待测元素的浓度。

9 结果计算

煤沥青中待测元素的含量以质量分数 w 计，数值以 mg/kg 表示，按式(1)计算：

$$w = c \times V / m \qquad \cdots\cdots(1)$$

式中：

c——待测元素在分析试样溶液中的含量，单位为毫克每升(mg/L)；
V——试样溶液体积，单位为毫升(mL)；
m——样品质量，单位为克(g)。

10 精密度

经三家不同实验室验证，以每家实验室结果的平均值计算方法的精密度，结果见表 1。

表 1 方法的精密度

元 素	水平值/(mg/kg)	精密度/%
Ca	249	3.4
Fe	247	8.2
Na	20	2.5

表 1（续）

元　　素	水平值/(mg/kg)	精密度/%
Ni	208	3.6
Si	157	2.4
Ti	4	20
V	189	2.8

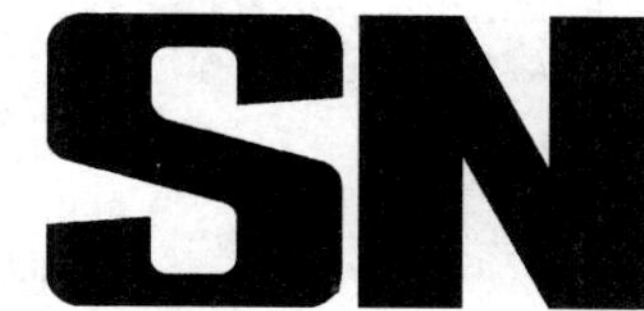

中华人民共和国出入境检验检疫行业标准

SN/T 2696—2010

煤灰和焦炭灰成分中主、次元素的测定 X射线荧光光谱法

Determination of major and minor elements in coal ash and coke ash—X-ray fluorescence spectrometric method

2010-11-01发布　　2011-05-01实施

中华人民共和国国家质量监督检验检疫总局　发布

前　言

本标准按照 GB/T 1.1—2009 给出的规则起草。

本标准修改采用 ASTM D4326:2004《X 射线荧光法测定煤灰和焦炭灰成分中主要和次要元素的标准试验方法》(英文版)。

本标准与 ASTM D4326:2004 相比,存在如下技术性差异:

——删除 ASTM D4326:2004 表 1 中的锶元素,只列出测量的 12 个元素;

——删除 ASTM D4326:2004 的 5.3 中有关使用石墨坩埚的要求;

——删除 ASTM D4326:2004 的 5.5 中网筛应符合 ASTM E11 规范的要求;

——删除 ASTM D4326:2004 的 5.8 中有关能量色散 X 射线荧光光谱仪的要求,同时删除与 5.8.2 中与能量色散 X 射线荧光光谱仪有关的探测器内容;

——删除 ASTM D4326:2004 中 8.3 采用压片法样品制备步骤,同时删除与压片法样品制备有关的仪器(5.6)和试剂(6.5);

——删除 ASTM D4326:2004 中 10.1 内部实验室可以单次测量的规定;

——删除 ASTM D4326:2004 中精密度的要求;

——删除 ASTM D4326:2004 中"7　煤和焦炭灰化制备",用 GB/T 1574—1995《煤灰成分分析方法》中"5　灰样的制备"替代;

——修改 ASTM D4326:2004 中熔融样片的说明,增加了详细的熔融样片步骤及所有试剂。

为了便于使用,本标准还做了下列编辑性修改:

——增加了本标准适用范围的说明;

——修改"本试验方法"一词改为"本标准";

——修改 ASTM D4326:2004 中"5　仪器"与"6　试剂"的编排顺序调整为"4　试剂和材料"与"5　仪器";

——修改 ASTM D4326:2004 中"6.4　熔剂"中增加了对所采用熔剂的说明;

——删除 ASTM D4326:2004 中意义及目的;

——删除 ASTM 指定标准号的说明;

——删除 ASTM D4326:2004 中 SI 单位的说明;

——删除 ASTM D4326:2004 中不是旨在说明所有安全事项的说明;

——删除 ASTM D4326:2004 中关键词说明;

——删除 ASTM D4326:2004 中安全警告的说明。

本标准由国家认证认可监督管理委员会提出并归口。

本标准起草单位:中华人民共和国天津出入境检验检疫局、中华人民共和国宁波出入境检验检疫局。

本标准主要起草人:谷松海、宋义、郭芬、魏红兵、王素梅、潘宏伟、林力、张建波。

煤灰和焦炭灰成分中主、次元素的测定 X射线荧光光谱法

1 范围

本标准规定了煤灰和焦炭灰分成中主、次元素的X射线荧光光谱法测定方法。

本标准适用于煤灰、焦炭灰及煤矸石灰中硅、铝、铁、钙、镁、钠、钾、磷和钛含量的测定，各元素测定范围见表1。

表1 煤灰和焦炭灰中主、次元素氧化物的测定范围 %

氧 化 物	灰样，干态
	测定范围(质量分数)
SiO_2	33.2～57.5
Al_2O_3	11.6～33.1
Fe_2O_3	3.1～41.8
CaO	1.5～25.2
MgO	0.4～4.5
Na_2O	0.2～7.41
K_2O	0.3～3.1
P_2O_5	0.1～3.4
TiO_2	0.5～1.5

注：MnO_2、SO_3 和 BaO 数值作为校正上述9个元素。测试范围 MnO_2：0.008%～0.26%；SO_3：0.05%～2.84%；BaO：0.41%～14.72%。

2 规范性引用文件

下列文件对于本文件的应用是必不可少的。凡是注日期的引用文件，仅注日期的版本适用于本文件。凡是不注日期的引用文件，其最新版本(包括所有的修改单)适用于本文件。

GB/T 1574 煤灰成分分析方法

GB/T 6682 分析实验室用水规格和试验方法

GB/T 16597 冶金产品分析方法 X射线荧光光谱仪通则

3 方法提要

依据GB/T 1574对煤或焦炭样品进行灰化并灼烧至恒重，用四硼酸锂和偏硼酸锂(12∶22)混合熔剂将灰化后的试样熔融制备测试样片，测量待测元素的X射线荧光强度，根据待测元素的X射线荧光强度与待测元素含量之间的定量关系，选用回归方程及数学校正模式，计算出待测元素含量。

4 试剂和材料

除另有说明外，仅使用分析纯的试剂和符合 GB/T 6682 规定的二级水。

4.1 四硼酸锂和偏硼酸锂（12∶22）混合熔剂，优级纯，500 ℃下灼烧 4 h，置于干燥器中冷却、贮存。

4.2 碘化铵。

4.3 硝酸锂，105 ℃烘 1 h，置于干燥器中储存。

4.4 氧化镧，纯度≥99.99%，950 ℃下灼烧 1 h。

4.5 硝酸锂溶液（250 g/L），称取 250 g 硝酸锂（4.3）溶于 1 000 mL 容量瓶中，用水稀释至刻度，混匀。

4.6 气体，流气计数器使用的气体比例是 90%的氩气和 10%的甲烷混合气体。

5 仪器

5.1 波长色散 X 射线荧光光谱仪，符合 GB/T 16597 的规定。

5.2 高温炉，空气可自然流通，温度能保持在 815 ℃±10 ℃，炉体要求应符合 GB/T 1574 的规定。

5.3 马弗炉，至少能维持 1 000 ℃。

5.4 熔样仪，至少能维持 1 000 ℃。

5.5 分析天平，感量 0.1 mg。

5.6 坩埚，由不浸润的铂-金制造坩埚应具有足够装下熔融所需熔剂与灰样的容量。

5.7 模具，由不浸润的铂-金制造，模具应是平底，其厚度应足以防止变形（底部厚度小于 1 mm 不宜使用）。

5.8 研磨机，玛瑙、刚玉或碳化钨研钵及研杵。

5.9 标准筛，筛孔为 250 μm。

5.10 标准筛，筛孔为 75 μm。

6 试样制备

6.1 将空气干燥基分析煤样或焦炭样研磨通过 250 μm 标准筛（5.9），混合均匀，按 GB/T 1574 中灰样的制备规定的灰化条件烧成煤灰或焦炭灰。再将灰样研磨（5.8）至通过 74 μm 标准筛（5.10），然后再置于灰皿内，于 815 ℃±10 ℃（5.2）下再次灼烧 30 min，质量变化不超过 0.2 mg，即为恒重。取出，放入干燥器内冷却后立即称量灰样。如果灰样储存过程中吸收了水分或 CO_2，使用前应于 500 ℃到 815 ℃分段煅烧至恒重。

6.2 如样品为煤灰、焦炭灰，必须于 815 ℃灼烧至恒重，并于干燥器冷却。

7 试样片制备

7.1 准确称取 0.7 g 灰样，4 g 四硼酸锂和偏硼酸锂（12∶22）混合熔剂，0.06 g 碘化氨，于坩埚（5.6）中，如要使用重吸收剂（4.4）时，重吸收剂与样品按 1∶1 的比例称取，混匀，在混合物的上方覆盖 3 g 四硼酸锂和偏硼酸锂（12∶22）混合熔剂（称量均精确至 0.1 mg），以保证冲洗掉坩埚壁上的任何物质，加入 1 mL 硝酸锂溶液（4.5），置于电炉上烤干。

7.2 将坩埚移至马弗炉（5.3）或熔样仪（5.4）中 1 000 ℃熔融 10 min，确保灰样安全熔解，熔融时转动或振动坩埚以保证熔融均匀。将熔融物倒入模具，制备成测试样片。

7.3 测试样片的冷却速度应以既不因冷却速度过慢而引起分层，又不因冷却过快使样片开裂为宜。如冷却后的玻璃状熔融样片开裂,可以将开裂的样片重新熔融注模,该过程不影响测量精度。

7.4 熔融样片过程的最基本要求是标准物质与待测样品的制备过程完全一致,包括称量灰样和熔剂等的质量,灰样和熔剂等的配比,熔融制备过程等。如灰样制备过程发生变化,应重新制备所有的标准物质。

7.5 熔剂在熔融过程中挥发物的损失会使其重量发生变化。应采用下列三种方法中的一种消除这种质量损失产生的误差:

a) 把整批熔剂加热到熔融态,然后冷却、研磨,装瓶储存于干燥器中;
b) 从同一批次熔剂中称取一定量熔剂,加热到熔融状态,并测定其熔融失重,将测得的值作为该批熔剂的校正值;
c) 称量熔融样片制备过程中总的质量损失,计算每个熔融样片各自的熔融损失。

8 标准样片制备

所选标准样品应覆盖表1中给出的各元素含量范围。采用标准物质或用纯化合物合成,按照步骤(第7章)制备标准样片,参见附录A。

9 测量

将熔融样片放于样品盒,将光滑、均匀、平坦的一面朝向靶源,避免接触熔融样片表面,否则会污染熔融样片。按照厂家推荐的条件设置光谱仪,测量条件参见附录B。对同一试样平行测定2次。

10 结果计算

用制备的标准样片(第8章)建立标准曲线,采用经验系数法或线性回归法校正。根据测出的试料片中各元素特征谱线的X射线荧光强度,计算出灰样中各元素含量。

11 精密度

在同一实验室,由同一操作者使用相同的设备,按相同的测试方法,并在短时间内对同一被测对象相互独立进行的测试获得的两次测试结果的绝对差值不大于这两个测定值的算术平均值的10%,以大于这两个测定值的算术平均值的10%的情况不超过5%为前提。

附 录 A
（资料性附录）
校准曲线用标准样品的制备

A.1 范围

本附录给出了校准曲线用煤灰标准样品的配制方法。

A.2 试剂与材料

除另有说明外，所用试剂均为分析纯，水为GB/T 6682规定的二级水。

A.2.1 三氧化二铝，优级纯，将三氧化二铝在1 000 ℃下，至少灼烧2 h（如果三氧化二铝不是a-型，那么应加热到1 250 ℃，至少灼烧2 h，使之转变成a-型），然后在干燥器中冷却。

A.2.2 碳酸钙，优级纯，将碳酸钙在105 ℃下烘1 h，然后在干燥器中冷却。

A.2.3 钡标准溶液，1 mg/mL（盐酸介质）。

A.2.4 硝酸锂，105 ℃烘1 h，置于干燥器中储存。

A.2.5 硝酸锂溶液（250 g/L），称取250 g硝酸锂溶于1 000 mL容量瓶中，用水稀释至刻度，混匀。

A.2.6 碘化氨

A.2.7 四硼酸锂和偏硼酸锂（12：22）混合熔剂，优级纯，500 ℃下灼烧4 h，置于干燥器中冷却、贮存。

A.3 标准样品的选择

目前市售煤灰国家一级标样有GBW11127、GBW11128、GBW11129、GBW11130、GBW11131、GBW11132和CASD-6共7个标样。灼烧后的国家一级地质标样及土壤标样的无机组成与煤灰相近，所以选择待测元素具有一定梯度的地质标样GSD-4和土壤标样GBW07411、GSS-4、GSS-7、GSS-8作为标准样品。

A.4 标准样片的制备

为了获得更好的待测元素梯度范围，在灼烧后的土壤标样GSS-4和GSS-8中按表A.1所列成分比例称取试剂，精确至0.1 mg。加入7.000 g四硼酸锂和偏硼酸锂（12：22）混合熔剂于铂-金坩埚中，用玻璃棒混匀，加入NH_4I 0.06 g，加入250 g/L $LiNO_3$溶液1 mL，加入钡标准溶液，在电炉上烤干后，于700 ℃马弗炉中预氧化5 min，放入自动熔样机上熔融，熔样温度约1 000℃，熔融过程中熔样机自动进行样品的摇匀。10 min后倒入已预热的铂黄模具中，风冷冷却后试料片与模具自动剥离，取出待测。

表 A.1 配制标准样品的成分

合成标样	加入标准物质的量			
	原标样量/g	Al_2O_3/g	$CaCO_3$/g	Ba^{2+}/BaO/(mL/g)
GSS-4-1	0.4	0.1	0.357 0	—
GSS-8-1	0.3	0.3	0.178 5	3/0.003 3
GSS-8-2	0.2	0.3	0.357 0	2/0.002 2
GSS-8-3	0.2	0.3	0.357 0	1/0.001 1

A.5 标准样品中各元素含量

配制好的标准样品，各元素含量见表 A.2。

表 A.2 标准样品各元素含量(质量分数) %

标准样品	SiO_2	Al_2O_3	Fe_2O_3	CaO	MgO	Na_2O	K_2O	P_2O_5	TiO_2	MnO	BaO	SO_3
GBW11127	46.77	14.96	5.51	21.37	1.73	1.360	1.410	0.500	0.63	—	—	3.9
GBW11128	52.35	19.84	17.51	4.05	1.07	0.490	0.920	0.280	0.86	—	—	1.83
GBW11129	53.98	31.7	7.8	1.44	1.08	0.220	1.360	0.280	1.17	—	—	0.28
GBW11130	62.93	17.88	6.04	6.11	0.9	1.180	0.870	0.850	0.79	—	—	1.2
GBW11131	50.08	33.78	4.36	5.5	0.76	0.410	0.870	0.180	1.77	—	—	1.25
GBW1132	31.24	10	8.16	42.4	1.17	0.460	1.280	0.040	0.56	—	—	2.76
GBW07411	57.381	14.405	9.536	5.181	4.439	1.317	2.429	0.384	0.818	1.287	0.063	0.298
GSD-4	60.11	17.935	6.756	8.619	1.166	0.343	2.549	0.124	1.019	0.122	0.06	0.101
GSS-4	56.91	26.196	11.505	0.29	0.547	0.123	1.151	0.178	2.012	0.185	0.024	0.051
GSS-7	37.88	33.903	21.737	0.185	0.302	0.086	0.231	0.306	3.904	0.234	0.021	0.071
GSS-8	64.43	13.102	4.924	9.09	2.616	1.890	2.660	0.196	0.697	0.092	0.059	0.033
CASD-6	47.9	26.76	8.84	7.64	2.1	0.400	1.430	0.202	1.15	—	—	2.58
GSS-8-1	27.48	48.24	2.10	18.10	1.12	0.806	1.135	0.084	0.297	0.039	0.494	0.014
GSS-8-2	18.35	46.45	1.40	31.07	0.75	0.538	0.758	0.056	0.199	0.026	0.330	0.009
GSS-8-3	18.38	46.53	1.40	31.12	0.75	0.539	0.759	0.056	0.199	0.026	0.174	0.009
GSS-4-1	32.52	29.25	6.57	28.74	0.313	0.070	0.658	0.102	1.150	0.106	0.014	0.029

注 1：以土壤和地质标样熔制标准样片时，应先在 950 ℃灼烧 40 min，并进行烧失量校正。

注 2："—"代表没有给出该元素含量数值。

附 录 B
（资料性附录）
波长色散 X 射线荧光光谱仪的测量条件

推荐 X 射线荧光光谱仪的测量条件见表 B.1，峰位与背景位的测量条件一致。

表 B.1 测量条件

元素	分析谱线	晶体	探测器	电流/电压 (mA/kV)	测量时间 s	峰位 (°)
Si	Si $K\alpha_{1,2}$	PET	FC	80/30	30	109.158
Al	Al $K\alpha_{1,2}$	OVO55	FC	60/50	30	17.172
Fe	Fe $K\alpha_{1,2}$	LiF200	FC+SC	20/30	30	57.515
Ca	Ca $K\alpha_{1,2}$	PET	FC	100/30	30	45.155
S	S $K\alpha_{1,2}$	PET	FC	100/30	30	75.755
Ti	Ti $K\alpha_{1,2}$	PET	FC	75/40	30	36.615
K	K $K\alpha_{1,2}$	LiF200	FC	60/50	35	136.755
Na	Na $K\alpha_{1,2}$	OVO55	FC	100/30	35	20.055
Mg	Mg $K\alpha_{1,2}$	OVO55	FC	100/30	30	20.575
P	P $K\alpha_{1,2}$	Ge	FC	100/30	30	89.475
Mn	Mn $K\alpha_{1,2}$	LiF200	FC	60/50	30	62.985
Ba	Ba $L\alpha_{1,2}$	LiF200	FC	60/50	30	87.189

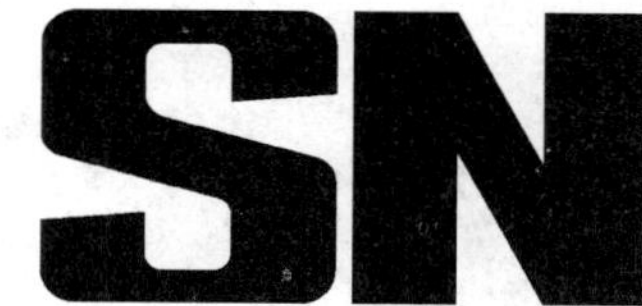

中华人民共和国出入境检验检疫行业标准

SN/T 2697—2010

进出口煤炭中硫、磷、砷和氯的测定 X射线荧光光谱法

Determination of sulfur, phosphorus, arsenic and chloride in coal for import and export—X-ray fluorescence spectrometric method

2010-11-01 发布　　2011-05-01 实施

中华人民共和国国家质量监督检验检疫总局 发布

前　言

本标准按照 GB/T 1.1—2009 给出的规则起草。

本标准由国家认证认可监督管理委员会提出并归口。

本标准起草单位:中华人民共和国天津出入境检验检疫局、中华人民共和国山西出入境检验检疫局。

本标准主要起草人:谷松海、宋义、潘宏伟、郭芬、魏伟、赵发宝。

进出口煤炭中硫、磷、砷和氯的测定 X射线荧光光谱法

1 范围

本标准规定了煤炭中硫、磷、砷和氯含量的X射线荧光光谱测定方法。

本标准适用于进出口烟煤、无烟煤和褐煤中硫、磷、砷和氯含量的测定，各元素测定范围见表1。

表1 各元素测定范围 %

元　素	测定范围(质量分数)
S	0.28～3.50
P	0.007～0.090
As	0.000 5～0.005
Cl	0.010～0.30

2 规范性引用文件

下列文件对于本文件的应用是必不可少的。凡是注日期的引用文件，仅注日期的版本适用于本文件。凡是不注日期的引用文件，其最新版本(包括所有的修改单)适用于本文件。

GB/T 212　煤的工业分析方法

GB/T 474　煤样的制备方法

GB/T 475　商品煤样采取方法

GB/T 483　煤炭分析试验方法一般规定

GB/T 6682　分析实验室用水规格和试验方法

GB/T 16597　冶金产品分析方法　X射线荧光光谱仪通则

3 方法提要

将煤样研磨至一定细度后压制成片，测量待测元素的X射线荧光强度。根据待测元素的X射线荧光强度与待测元素含量之间的定量关系，选用回归方程及数学校正模式，计算出待测元素含量。

4 试剂和材料

除另有说明外，所用试剂均为分析纯，水为GB/T 6682规定的二级水。

4.1　二氧化硅，基准试剂，1 000 ℃灼烧1 h，置于干燥器中储存。

4.2　氯化钠，基准试剂，500 ℃烘至恒重，置于干燥器中储存。

4.3　硼酸，105 ℃烘1 h，置于干燥器中储存。

4.4　微晶纤维素。

4.5 气体，流气计数器使用的气体比例是90%的氩气和10%的甲烷混合气体。

5 仪器

5.1 波长色散X射线荧光光谱仪，符合GB/T 16597规定。
5.2 分析天平，感量为0.2 mg。
5.3 压片机，压力不小于200 kN。
5.4 研磨设施，玛瑙、刚玉或碳化钨研钵及研杵，也可使用自动研磨设备。

6 取样和制样

按GB/T 475及GB/T 474的规定进行取样和制样，粒度应小于0.2 mm。

7 试样制备

将空气干燥煤样（第6章）置于研磨设施的研钵（5.4）中，研磨至粒度小于75 μm。

8 分析步骤

8.1 试样水分含量测定

按GB/T 212规定测试试样（第7章）水分含量。称取一定量的空气干燥煤样（第6章），置于105 ℃烘箱内，于空气流中干燥至恒重。根据试样的质量损失计算水分含量。

8.2 试样片制备

准确称取7 g经过研磨的试样（第7章）和1 g微晶纤维素于研磨设施的研钵（5.4）中，精确至0.2 mg，研磨至充分混匀后，称取约6 g，精确至0.1 g，以硼酸（4.3）镶边垫底，用压片机（5.3）在300 kN压力下保持40 s压制成试样片。用洗耳球吹去表面可能存在的颗粒物质，放入干燥器中。避免接触试样片表面，防止污染和损伤试样片。

制好试样片后，目测检查试样片是否光滑平整，如试料片存在裂纹、脱落等缺陷应该舍弃，重新制备合格的试样片。

8.3 标准样片制备

所选标准样品应覆盖表1中给出的各元素含量范围。采用煤炭有证标准物质、煤炭有证标准物质互配及煤炭有证标准物质与二氧化硅（4.1）、氯化钠（4.2）等相互混合等方式组成系列标准样品，参见附录A。

将标准样品按照8.2制备标准样片。

8.4 标准曲线建立

8.4.1 测量条件

各元素特征谱线的测量条件通过优化获得，参见附录B。

8.4.2 标准曲线的制作和校正

用制备的标准样片（8.3），按照（8.4.1）选定的测量条件建立标准曲线。可采用经验系数法或线性回归法校正标准曲线。

9 测量

9.1 测定次数

对同一空气干燥煤样，平行测定2次。

9.2 试样测量

制备的试样片，在8.4.1选定条件下进行测量。

9.3 测试结果的验证

每次分析时，至少使用1个含量相近，类型相同的煤炭标准物质验证分析结果。

10 结果计算

所有元素的结果报告均以干基形式给出，按GB/T 483的规定以式(1)进行空气干燥基与干基结果换算，用%表示：

$$w_i = w_{adi} \times \left(\frac{100}{100 - M_{ad}}\right) \quad \cdots\cdots (1)$$

式中：

w_i ——测试元素干基含量(质量分数)，以%表示；

w_{adi}——测试元素空气干燥基含量(质量分数)，以%表示；

M_{ad}——煤样(7.1)水分含量(质量分数)，以%表示。

11 精密度

在同一实验室，由同一操作者使用相同的设备，按相同的测试方法，并在短时间内对同一被测对象相互独立进行的测试获得的两次测试结果的绝对差值不大于这两个测定值的算术平均值的10%，以大于这两个测定值的算术平均值的10%的情况不超过5%为前提。

附　录　A
（资料性附录）
标准样品的制备

A.1　范围

本附录给出了建立工作曲线用标准样品的参考制备方法。

A.2　煤炭标准物质的选择

可选择的煤炭有证标准物质包括：GBW11115、GBW11116、GBW11117、GBW11118、GBW11119、GBW11120、GBW11103f、GBW11107i、GBW11102i、GBW11112c、GBW11109d、GBW11101k等12个，其各元素含量见表A.1。

表A.1　煤炭有证标准物质各元素含量

%

煤炭有证标准物质编号	各元素含量（质量分数）			
	S	P	As	Cl
GBW11115	—	0.031	0.001 5	—
GBW11116	—	0.007	0.003 4	—
GBW11117	—	0.092	0.005 1	—
GBW11118	—	—	—	0.010
GBW11119	—	—	—	0.057
GBW11120	—	—	—	0.11
GBW11103f	0.28	—	—	—
GBW11107i	0.95	—	—	—
GBW11102i	1.69	—	—	—
GBW11112c	1.15	—	—	—
GBW11109d	3.53	—	—	—
GBW11101k	0.49	—	—	—
注：“—”代表没有给出该元素含量数值。				

A.3　建立工作曲线用标准样品的配制

为了获得更好的待测元素梯度范围，以煤炭有证标准物质（表A.1）互配及煤炭有证标准物质与二氧化硅（4.2）、氯化钠（4.3）等按照表A.2互相混合配制成8个合成标准样品，与煤炭有证标准物质（A.2）共同组成20个标准样品，用于建立工作曲线。合成标准样品中各元素含量见表A.3。

表 A.2 合成标准样品的配置

合成标准样品	加入物质名称	质量/g
1#	GBW11115	3.500 0
	GBW11116	3.500 0
2#	GBW11115	3.500 0
	GBW11117	3.500 0
3#	GBW11116	3.500 0
	GBW11117	3.500 0
4#	GBW11118	3.500 0
	GBW11119	3.500 0
5#	GBW11118	3.500 0
	GBW11120	3.500 0
6#	GBW11119	3.500 0
	GBW11120	3.500 0
7#	GBW11115	2.600 0
	SiO_2	4.400 0
8#	GBW11120	6.980 0
	NaCl	0.020 0

表 A.3 合成标准样品中各元素含量 %

合成标准样品	各元素含量(质量分数)			
	S	P	As	Cl
1#	—	0.019	0.002 4	—
2#	—	0.062	0.003 3	—
3#	—	0.050	0.004 2	—
4#	—	—	—	0.034
5#	—	—	—	0.060
6#	—	—	—	0.084
7#	—	0.011 3	0.000 5	—
8#	—	—	—	0.316

注:“—”代表没有给出该元素含量数值。

附　录　B
（资料性附录）
X 射线荧光光谱仪的测量条件

推荐 X 射线荧光光谱仪的测量条件见表 B.1，除测量角度外，峰位与背景位的其他测量条件相同。

表 B.1　X 射线荧光光谱仪测量条件

元素	分析谱线	晶体	电压/电流 kV/mA	准直器 (°)	检测器	谱峰角度 (2θ) (°)	谱峰测量时间 s
S	S $K\alpha$	PET	30/100	0.46	FC	75.795	100
P	P $K\alpha$	PET	30/100	0.46	FC	89.465	100
As	As $K\beta$	LiF200	60/50	0.46	FC＋SC	30.472	100
Cl	Cl $K\alpha$	PET	30/100	0.46	FC	65.455	100
注：FC 为流气正比计数检测器，SC 为闪烁计数检测器。							

黑色金属矿标准

中华人民共和国进出口商品检验行业标准

进口散装铬矿石取样、制样方法

SN 0066—92

Method for samplling and sample preparation of chrome ores in bulk for import

1 适用范围

本标准适用于进口散装铬矿石(块矿、粉矿和精矿)化学成分、水分、粒度及其他物理项目检验用样品的采取和制备。

2 引用标准

GB 2007.1 散装矿产品取样、制样通则 手工取样方法
GB 2007.2 散装矿产品取样、制样通则 手工制样方法
GB 2007.3 散装矿产品取样、制样通则 评定品质波动试验方法
GB 2007.4 散装矿产品取样、制样通则 精密度校核试验方法
GB 2007.5 散装矿产品取样、制样通则 取样系统误差校核试验方法
GB 2007.6 散装矿产品取样、制样通则 水分测定方法 热干燥法
GB 2007.7 散装矿产品取样、制样通则 粒度测定方法 手工筛分法

3 术语定义

同 GB 2007.1～2007.7 中的规定。

4 一般规定

4.1 本标准规定取样、缩分、测定总精密度 β_{SDM} 及取样精密度 β_S 以 Cr_2O_3%计(概率为 95%),见表 1、表 2。

表 1 一批铬矿石应取份样的最少个数和精密度

批量,t ＼ 份样数 n ＼ 品质波动,%	大	中	小	β_S
	S_W=2.5	S_W=1.5	S_W=0.7	(以 Cr_2O_3 计)
20 000 以上	280	100	25	0.30
10 000～20 000	205	75	20	0.35
5 000～10 000	160	60	15	0.40
3 000～5 000	125	45	10	0.45
1 000～3 000	85	30	8	0.55
～1 000 及以下	70	25	6	0.60

中华人民共和国国家进出口商品检验局1992-12-24批准　　1993-05-01实施

表 2　铬矿石二级取样应取最少车数(m)

批量,t		总车数	车内品质波动	车间品质波动大小 S_w		取样精度（以 Cr_2O_3%计）
>	≤	N	S_b	大	小	
20 000	30 000	450	大	100	90	0.30
			小	50	25	
10 000	20 000	250	大	70	60	0.35
			小	40	20	
5 000	10 000	125	大	50	40	0.40
			小	25	15	
3 000	5 000	70	大	30	25	0.45
			小	15	10	
2 000	3 000	40	大	25	20	0.50
			小	15	10	
1 000	2 000	25	大	20	10	0.55
			小	10	5	
500	1 000	10	大	5	5	0.60
			小	5	5	
	500	10	大	5	5	0.65
			小	5	5	

4.2　本标准所列取样及缩分方法中的第一法为仲裁法。

4.3　必须严格按照本标准规定的方法取样、制样，并根据需要进行精密度校核实验。

4.4　交货批量大于表 1 所列批量时，按国标 2007.1 中 3.24 条分为数个取样单元，单独取样，分别制样、测定，并将各取样单元结果加权平均后，作为交货批的结果。

4.5　取样、制样所用的设备、工具和盛样容器必须保持清洁、坚固耐用。

4.6　成分分析样品应根据需要妥善保管至少 6 个月，以备核查。

4.7　在整个取样、制样过程中应注意安全操作。

4.8　评定品质波动试验方法、精密度校核实验方法及取样系统误差校核试验方法按照 GB 2007.3～2007.5 执行。水分和粒度测定按照 GB 2007.6 和 GB 2007.7 执行。

5　取样

5.1　取样简要程序

5.1.1　验明取样交货批或取样单元及其质量。

5.1.2　确定样品用途及其所需检验的品质特性项目。

5.1.3　批量的最大粒度由实测或目测决定。

5.1.4　根据最大粒度决定份样量及取样工具的容量。

5.1.5　确定交货批的品质波动类型及达到规定取样精密度所需份样数。

5.1.6　根据现场卸货情况确定取样方法。确定份样的取样间隔及取样部位。

5.1.7　采用系统取样或分层取样方法时，确定从交货批中应取最少份样数。采用二级取样方法时，从全部交货批中选定货车，再从选出的货车中取份样。

5.1.8　确定份样组合方法，然后按需要组成副样或大样。

5.2　取样工具

a.　尖头钢锹；

b. 取样铲(见表 3、图 1);

表 3 取样铲规格

取样用铲号	最大粒度,mm	取样铲尺寸,mm				
		a	*b*	*c*	*d*	*e*
125	150	300	120	300	250	120
100	100	250	110	250	220	100
50	50	150	75	150	130	65
22.4	22.4	80	45	80	70	35
10	10	60	35	60	50	25

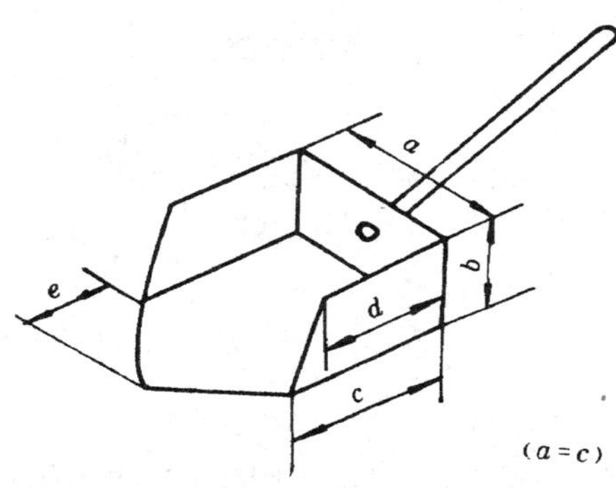

图 1 取样铲

注:其他取样工具包括机械辅助取样工具,也可用于取份样。

c. 钢锤;

d. 带盖盛样桶或内衬塑料簿膜的盛样袋。

5.3 份样数

5.3.1 系统取样和分层取样应取最少份样数,按表 1 规定。

表 1 中 S_W 表示取样批、取样单元或层内份样同标准偏差,S_W 值按 GB 2007.3 求出。

品质波动大小不明时,应尽快进行核对试验,也可结合日常取样工作进行,以确定品质波动的大小。

5.3.2 二级取样法应取最少车数,见表 2。

5.4 份样量

根据最大粒度确定每个份样应取的最少质量,按表 4 规定。所取的每个份样应大致相等,其变异系数 *CV* 不能超过 20%。

当份样量的 *CV* 大于 20%时,应单独制样测定,或在适当的制样阶段,当缩分的份样量大致相等时,再合并成副样或大样。

表 4 份样量

最大粒度,mm	150 以上	100～150	50～100	20～50	10～20	3～10	3 以上
取样重量,kg	35	30	20	10	5	2	1

5.5 取样方法

5.5.1 系统取样法

在一批散装铬矿石装卸、加工或衡量的移动过程中，按一定的质量或时间间隔取份样。份样间的间隔可根据表1规定的份样数和实际批量按式(1)计算：

$$T \leqslant \frac{Q}{n} \text{ 或 } T' \leqslant \frac{60Q}{nG} \qquad \cdots\cdots(1)$$

式中：T——取样质量间隔，t；

Q——批量，t；

n——表1规定的份样数；

T'——取样时间间隔，min；

G——每小时的装卸量，t/h。

5.5.2 分层取样法

一批散装铬矿石装卸、加工、堆垛过程中，分几层取样(不得少于三层)，根据每层的质量按比例在新露出的面上均匀布点取份样。同时，必须注意粒度的比例，使每层所取样品的粒度比例与该层铬矿石的粒度分布大致相符。每层应取份样数按式(2)计算：

$$n_1 = \frac{n \times Q_1}{Q} \qquad \cdots\cdots(2)$$

式中：n_1——每层应取份样数；

n——表1规定份样数；

Q_1——每层质量，t；

Q——批量，t。

5.5.3 货车取样法

5.5.3.1 全部货车取样法

份样的采取，原则上从货车装卸过程中新露出面上随机定点取份样。

当组成一批货车数少于规定的份样数时，每车应取最少份样数 n_2 按式(3)计算(如有小数进为整数)：

$$n_2 = \frac{n}{M} \qquad \cdots\cdots(3)$$

式中：n——表1规定的份样数；

M——交货批所装的货车数。

当规定的份样数少于货车数时，每个货车至少取一个份样，货车装载量不同时，份样数的分配与装载量成正比。

5.5.3.2 二级取样法

当铬矿石的装卸是由船舱直接装到火车车厢中时，一般采用二级取样方法。当每个货车装载量为60 t时，根据表2规定从全部货车中选出 m 个货车。

当货车装载量不是60 t时，则应选货车的最少个数 m' 按式(4)计算(如有小数进为整数)：

$$m' = m\sqrt{\frac{60}{c}} \qquad \cdots\cdots(4)$$

式中：c——货车装载量，t。

当货车的装载量为60 t时，每车应取4个份样，如货车装载量不是60 t时，从每个货车中所取份样个数 n_3 按式(5)计算(如有小数进为整数)：

$$n_3 = 4\sqrt{\frac{c}{60}} \qquad \cdots\cdots(5)$$

货车取样点分布见图 2。

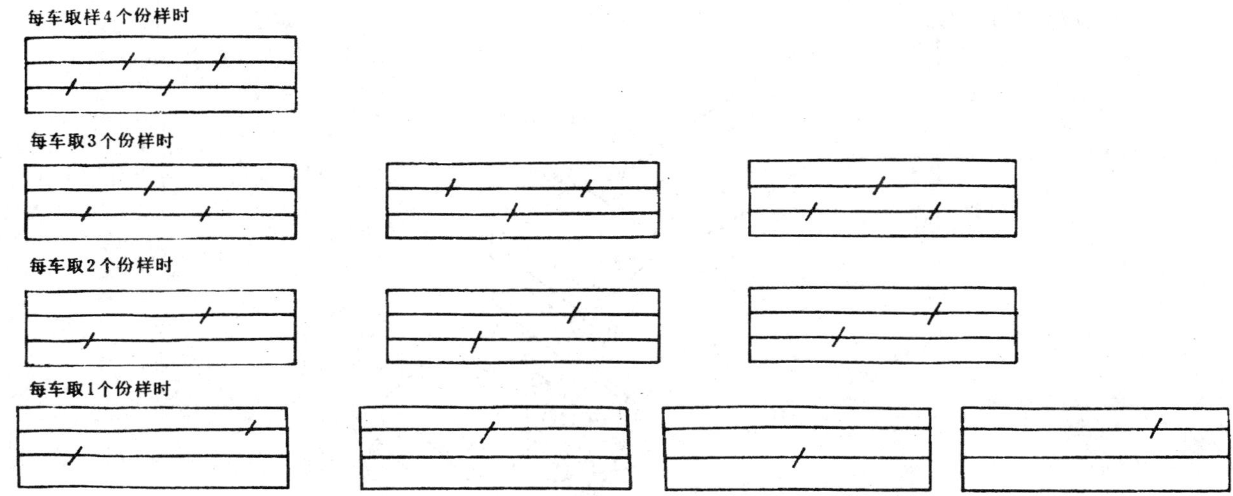

图 2　货车取样点分布图

如因条件限制不能采用上述四种方法取样，可酌情变更取样方法。但所采用方法必须按 GB 2007.5 取样系统误差校核试验方法校核，证明无显著性差异后方可采用。

5.6　**取样规定**

5.6.1　取第一个份样时，可在第一间隔内随机确定，但不可在第一间隔的起点开始。以后继续取份样按计算的间隔取，取样间隔不得大于计算所得的间隔。

5.6.2　所取样品原则上应在搬运过程中新露出的矿石表面上随机定点取样。

5.6.3　每个份样均用规定的取样工具以一次取出方式取出。如若一次取出样品有困难，亦可在同一处分几次取出样品。

5.6.4　当交货批矿石粒度在－100 mm～＋20 mm 之间时，可用取样铲取样。当粒度在－20 mm 时可用铲子或探子取样。当粒度在＋100 mm 时，用尖嘴钢锹来扦取样品。取样点内有 150 mm 以上大块时，将其砸碎，取能代表大块品质的部分碎块样品。要注意不能影响粒度测定。

5.6.5　取样点直径为最大粒度的 3 位，但不得少于 100 mm。

5.6.6　按一定的取样间隔扦取份样，在操作过程中不得随便变动取样间隔。

5.6.7　所取份样的粒度比例应大致符合取样间隔或取样部位的粒度比例，所得大样的粒度分布应与整批铬矿石的粒度分布大致相等。

5.6.8　如预定份样个数取完，而货物的搬运仍在进行中，应仍按原定间隔继续取样，直到整批铬矿卸完为止。

5.6.9　装船前检验时，当不同品质规格或粒度规格的货物分舱装运时，应根据具体情况分别取样、制样。并将各结果加权平均，作为交货批的结果。

5.6.10　样品取完后，必须保证样品不受任何污染。

6　制样

6.1　制样工具

a.　颚式破碎机；

b.　对辊破碎机；

c.　圆盘粉碎机；

d. 密封式振荡研磨机；

e. 三头研磨机：附玛瑙研钵；

f. 二分器(见图 3)：

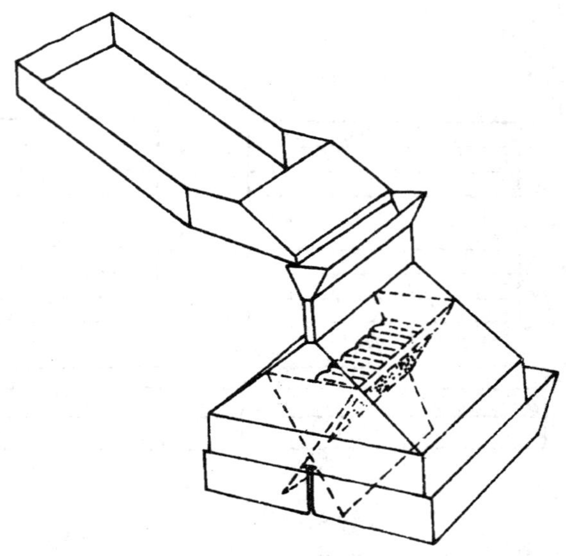

图 3 密封式二分器

g. 分样铲(见图 4) 及挡板；

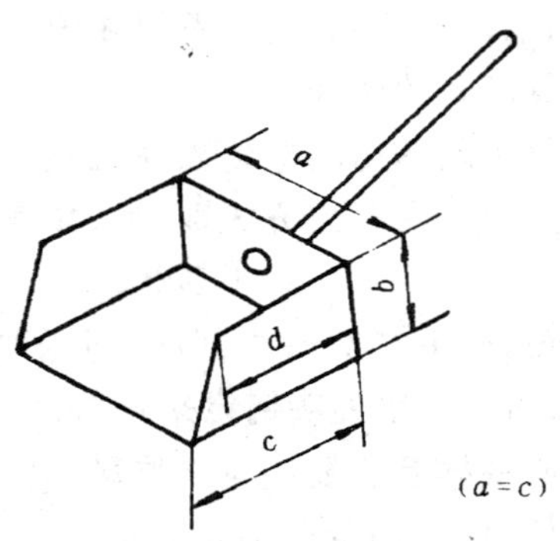

图 4 分样铲

h. 分样筛：22.4 mm、11.2 mm、1 mm 方孔筛，80 目筛(筛孔 180 μm)；

i. 不锈金属十字分样板；

j. 盛样容器；

k. 干燥箱：具调温装置，使箱内任一点的温度在设定温度±5℃以内。

6.2 制样要求

6.2.1 制样原则：样品制备包括以下三个不同操作(必要时须进行预先干燥)。

破碎，经破碎和研磨以减小样品的粒度。

混合，使达到均匀。

缩分，将样品分为二份，以减少样品的质量。

以上三项操作进行一次，即组成样品制备的一个阶段。

6.2.2 基本事项

6.2.2.1 把所采取的份样，原状集中，组成副样或大样。必要时，逐个份样或逐个副样进行缩分或粉碎。再缩分后，将其集中成大样或副样。

6.2.2.2　根据检验要求，可将大样样品，逐个副样样品，或逐个份样样品分别进行制备，制成测试样品。

6.2.2.3　用适当的破碎机进行样品破碎，将试样全部破碎到规定的粒度。

6.2.2.4　试样的缩分可用人工或机械方式或两种方式结合进行。缩分留样要按规定进行。

6.2.2.5　水分样品应在衡量前后立即取样，置于洁净、密闭的容器内，注意勿使水分在测定前发生变化。当批量很大，装卸时间长或下雨、气温高时，需将整批铬矿石分成几部分，将每一部分的份样制备成副样，测定水分。

6.2.2.6　水分、粒度测定可参照 GB 2007.6、GB 2007.7 进行。

测定水分温度可控制在 105±5℃，如已进行预干燥，则应将预干燥水分 A(%)一并计算。

6.2.3　铬矿制样的一般程序

a.　将一定数目的份样组成副样，按合同规定的粒度要求作粒度测试。

b.　粒度测试后的样品全部破碎到－22.4 mm 或－10 mm，采用份样缩分法取出约 5 kg 或约 3 kg 的样品，作水分双实验。然后按规定的最小留样量缩分留样，作为副样留样。

c.　将全部副样混匀，缩分到该粒度的最小留样。

d.　将全部样品破碎到－3 mm，按规定的最小留样量缩分留样。

e.　将全部样品研磨到－1 mm，按规定的最小留样量缩分留样。

f.　将全部样品制成四份 80 目约 250 g 小样。

g.　在制样的过程中应防止样品的成分有变化和污染。制备水分样品应防止水分变化。

h.　样品的预先干燥：样品过于潮湿不能破碎缩分时，可在低于 105℃的温度下进行干燥或自然风干，以达到样品可自由通过破碎机和缩分器的程度。预先干燥可在制样的任一阶段进行，需要时将干燥前后的样品称量，按式(6)计算预先干燥水分 A(%)：

$$A = \frac{W - W_1}{W} \times 100 \qquad \cdots\cdots(6)$$

式中：W——干燥前样品总质量，kg；

W_1——干燥后样品总质量，kg。

6.3　样品破碎的注意事项

样品破碎应使用机械设备，手工破碎只限于破碎个别大块样品至第一阶段破碎机的最大给料粒度。

6.3.1　破碎机的选用：要选用适于破碎各种粒度规格及适合试样物理特性的粉碎机械。

6.3.2　破碎机的维护：应定期校核破碎机的性能并调节排料小于规定的粒度，在制备成份分析样品中要求全部样品一次破碎到规定粒度。

6.3.3　破碎机的清扫：放进试样前，必须清扫破碎机内部。当粉碎与上次不同的试样时，必须事先从批量中取出适当量的矿石进行清洗。

6.3.4　防止变质：慎防粉碎机本身变异或长时间转动发热至使试样变质。

6.3.5　防止试样飞散和外来杂质混入。

6.3.6　勿使试样残留在破碎机内，应全部取出。

6.4　样品的混合

混合样品可采用下列任一方法。

6.4.1　手工混合

将样品先通过二分器三次混合，每次通过后将两部分样品再次合并，小于 22.4 mm 的样品也可用三次堆转混合。

6.4.2　机械混合

样品破碎至小于 10 mm 后可用双锥混合器或 V 型混合器(见 GB 2007.2 附录 A)混合。

6.5　试样的组合和缩分

6.5.1 定量取样法中份样的组合

6.5.1.1 由份样组成副样或大样

a. 如果各个份样质量差异小于20%，则各个份样或者按刚取完样时的状态，或者在适当阶段以定量缩分或定比缩分方式分别制样后，组成副样或大样。

b. 如果各个份样质量差异大于20%，则各个份样不能按刚取完样时的状态组成副样或大样。这些份样，应按在适用阶段，以定量缩分方式缩分后，再在适当阶段组成副样或大样。否则就该将各个份样单独组成一个份样，用于测定品质特征。

6.5.1.2 由副样组成大样

a. 如果各个副样由个数相等的份样组成，可采用定比或定量缩分方式。

b. 如果各个副样由个数不等的份样组成，则只能采用定比缩分方式，或单独制样测定。

6.5.2 定时取样法中的份样组合

6.5.2.1 由份样组成副样或大样

a. 各个份样应按刚取完样时的状态，组成副样或大样，不考虑各个份样的质量差异。

b. 如果先将各个份样缩分后再组合，则自始至终只能采取定比缩分方式。

6.5.2.2 由副样组成大样

a. 各个副样可直接组成大样，不考虑各个副样的质量差异。

b. 如果是将各个副样缩分后再组成大样，则自始至终应采用定比缩分法对副样进行缩分。

6.5.3 缩分方法

可采用下列的一个方法或几个方法并用。

6.5.3.1 二分器缩分法：二分器系非机械式样品缩分器。通常用手工给料，样品通过二分器被分成二等份，一份保留，另一份通常舍弃。

格槽宽度至少为样品最大粒度的2.5倍，二分器的一半格槽一般为8个以上，所用的二分器需参照GB 2007.4和GB 2007.5进行精确度和系统误差校验，证明是符合要求的方能使用。

二分器属定比缩分方法。缩分份样组成副样或大样时，当份样变异系数*CV*大于20%，不能采用二分器缩分法。

缩分程序：

a. 按照缩分试样的粒度从表5中选用不同种类的二分器；

b. 样品通过二分器三次混合后，放入给料容器内；

c. 将给料容器内的样品铺平，缩分时使样品沿二分器全部格槽均匀撒落（要控制给料速度，保证格槽不堵塞，如发现二分器被样品堵塞，必须清理后再继续操作）；

d. 通过二分器的样品收集于二个接受器内；

e. 随机选择一个接收器内的样品为保留样品，如需进一步缩分，保留样品可再次或多次通过二分器，此时要从二分器两侧的接收器内交替收集保留样品。接受器应与主体密合，以减少粉尘和水分的损失；

f. 缩分留量：缩分大样、副样制备成分分析样品时，相应于最大粒度的最小留样量不能少于表6规定。

表 5 二分器种类

试样全量通过的粒度,mm		二分器的种类
>	≤	
16.0	22.4	50号
10.0	16.0	30号
5.0	10.0	20号
3.0	5.0	10号
	3.0	6号

表 6 最小缩分留量

试样全量通过的粒度,mm		大样缩分后留样量 kg	副样或份样缩分后留样量 kg
>	≤		
16.0	22.4	60	30
10.0	16.0	30	15
5.0	10.0	15	7.5
3.0	5.0	4	2
1.0	3.0	2	1
	1.0	1	0.5

6.5.3.2 份样缩分法:本方法是缩分比大,且精密度高的定量缩分方法。

将样品充分混匀后,置于平整洁净的钢板上,根据破碎粒度按表 7 所列厚度铺成长方形平堆,然后将样品平堆划成等分的网格,缩分大样不得少于 20 格,缩分副样不得少于 12 格,缩分份样不得少于 4 格(见图 5)。用挡板垂直插至平堆底部,然后将分样铲于距离挡板约等于 c 处插至底部,水平移动直至分样铲开口的端部接触挡板(见图 6),将分样铲和挡板同时提起,以防止样品从分样铲开口处流失。从各格随机取等量的一满铲,集合为缩分样品,当大样数量多时可将大样分成几个等分,多次按上述同样操作缩分。

表 7 样品粒度,样品层厚度及分样铲尺寸

试样全量通过粒度		样品层厚度 mm	缩分用分样铲	
>	≤		铲规格	容量,mL
16.0 mm	22.4 mm	35~45	22.4 D	约 300
10.0 mm	16.0 mm	30~40	16 D	约 200
5.0 mm	10.0 mm	25~35	10 D	约 150
3.0 mm	5.0 mm	20~30	5 D	约 75
1.0 mm	3.0 mm	15~25	2.8 D	约 40
500 μm	1.0 μm	10~15	1 D	约 15
250 μm	500 μm	5~10	0.5 D	约 4
	250 μm	2~5	0.25 D	约 2

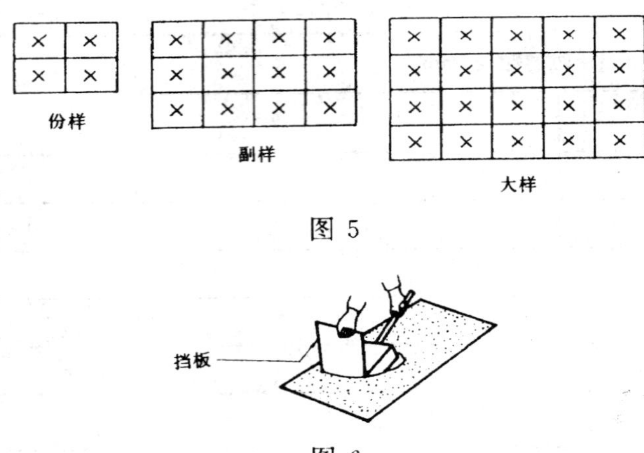

图 5

挡板

图 6

6.5.3.3 圆锥四份法：圆锥四份法是一种定比缩分法，此方法适用于粒度小于 22.4 mm 的样品。将样品置于洁净、平整的钢板上，堆成圆锥形，每铲自圆锥顶尖落下，使均匀地沿锥尖散落，注意勿使圆锥中心错位，如此反复至少堆转三次，使充分混匀。然后将圆锥顶尖压平，用十字板自上压下，分成四等分，任取二个对角的等分，重复操作数次，缩分至不少于表 6 规定的最小留样量。

6.6 制样程序示例（二分器缩分法）

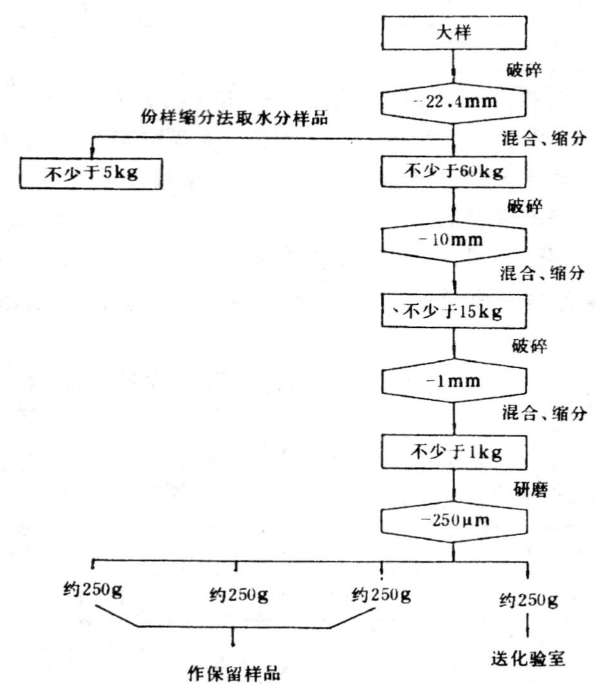

附 录 A
取样、制样的质量保证体系
（参考件）

A1 取样、制样人员

A1.1 从事取样、制样的工作人员需经岗前培训，并经有实践经验人员带领实习期满后，成为有资格的取样人员，方能独立上岗操作。
A1.2 对取样、制样人员设有工作能力、培训和其工作监督管理的档案记录。

A2 制样环境

A2.1 建立独立的、设备完善的制样室。
A2.2 制样室由主管质量的高级工程师负责。配备有维护保养破碎设备的工作人员、经过培训的制样工。制样时，由取样人员到现场监督指导制样工作。

A3 制样室的管理制度

A3.1 制样室须制定矿产品制样室规章制度及奖惩条例。
A3.2 制样室须制定试样加工管理制度。
A3.3 制样室须制定矿产品制样流程图。

A4 取样、制样的质量审核和复审

A4.1 取样前，取样人员需仔细审核报验单证，了解掌握此批铬矿的重量、进口国别、合同要求、国外的品质、粒度、水份。
A4.2 船靠泊位后，取样人员须登轮查看各舱货物的水份、粒度情况，并向船方索取船图，了解配载情况。
A4.3 取样前，取样、制样人员需向有关主管口头申诉或书面报告取样方案。如有国外鉴定人参与技术交流，需提交一份有 CCIB、CCIC、国外鉴定人三方认可的取样、制样方案。
A4.4 取样、制样过程中，取样、制样人员需及时将发现的问题向有关主管汇报，以便及时解决。
A4.5 取样、制样工作完毕后，取样、制样人员需向有关主管取样、制样的工程师提交一份尽可能详细的取样、制样报告，经主管工程师审阅签字后连同样品一同交往实验室进行品质检验。
A4.6 主管质量的高级工程师和主管取样、制样工作的责任工程师将定期查访取样、制样现场并记录取样、制样的全过程。
A4.7 每个取样、制样人员的操作技能至少每年被审核一次。

A5 取样、制样及与取样、制样相关的测量设备

A5.1 所有的用于取样、制样的设备，包括与取制样相关的测量设备都应符合有关的标准规范，并按有关的程序或工厂说明书操作。测量设备应定期进行计量检定。

A6 样品的封识管理

A6.1 建立样品柜及样品登记册，交接样品必须记录在案。
A6.2 在样品处理、运输、堆放、存贮过程中应采取保护措施，防止样品损失和污染。
A6.3 送化验室的水分样品应装入不吸水的密闭容器中，并附以标签。

A6.4 送化验室的成分分析样品应装入样品袋中，并附以标签。

A6.5 标签上注明以下各项：

a. 编号；

b. 品名、等级、产地；

c. 批量或取样单元量(t)；

d. 船名或车号；

e. 取样、制样人员；

f. 取样、制样地点、日期及天气。

A6.6 样品保存至少六个月。

A7 取样、制样报告

报告至少包括以下内容：

A7.1 报验人的名称和报验时间。

A7.2 卸船时间。

A7.3 报告的特有标识(如报验号)及每页数与全部页数的关系(页数—总页数)。

A7.4 用表格、简图、照片方式记录的取样、制样现场情况。

A7.5 所采用的取样、制样方案的依据。

A7.6 申请人需要的有关情况。

A7.7 取样、制样方案的内容。

A7.8 可能会影响测试结果的取样、制样环境的详细记录。

A7.9 出现的任何异常情况。

A8 样品的分配情况

最终制得4份60目小样，两份留存，一份寄给用户，一份送交化验室检验。

附加说明：

本标准由中华人民共和国国家进出口商品检验局提出。
本标准由中华人民共和国辽宁进出口商品检验局起草。
本标准主要起草人蒋维旗、万秉忠、张英杰、段建民。

前　　言

本标准是按照GB/T 1.1—1993《标准化工作导则　第1单元：标准的起草与表述规则　第1部分：标准编写的基本规定》的要求编写的。

本标准采用密闭加压微波溶样，ICP-AES法同时测定进出口铬矿中氧化铝、氧化钙、氧化镁、氧化硅和铁的含量。方法快速、简单、准确可行，适应进出口贸易发展的需要。

本标准附录A、附录B是标准的附录，附录C是提示的附录。

本标准由中华人民共和国国家出入境检验检疫局提出并归口。

本标准由中华人民共和国上海出入境检验检疫局负责起草。

本标准主要起草人：蒋海宁、刘肖芳、陈蓉玉、刘学光。

本标准系首次发布的行业标准。

中华人民共和国出入境检验检疫行业标准

进出口铬矿中铁、铝、硅、镁、钙的测定　微波溶样 ICP-AES 法

SN/T 0831—1999

Method for the determination of iron, aluminum, silicon, magnesium and calcium in chromium ores for import and export—ICP-AES with microwave dissolution method

1　范围

本标准规定了用密闭加压微波溶样 ICP-AES 法测定铬矿中铁、铝、硅、镁和钙量。

本标准适用于待测元素含量如表 1 所示的铬矿。

表 1　本方法的适用范围

元素	测定范围，%	元素	测定范围，%
Fe	8～20	Al_2O_3	5～24
SiO_2	2～8	MgO	6～23
CaO	0.05～1.25		

2　引用标准

下列标准所包含条文，通过在本标准中引用而构成本标准的条文。本标准出版时，所示版本均为有效。所有标准都会被修订，使用本标准的各方应探讨使用下列标准最新版本的可能性。

SN 0066—1992　进口散装铬矿石取样制样方法

3　方法提要

采用密闭加压微波溶样法，在催化剂五氧化二钒存在下以磷酸、硫酸和氢氟酸分步分解试料。多余的氢氟酸用硼酸络合后用 ICP-AES 仪测定试液中待测元素的强度，从校准曲线上确定其含量。分析线见表 2。

表 2　待测元素分析线

元素	波长，nm	元素	波长，nm
Fe	259.94	Al	396.15
Si	251.61	Mg	279.55
Ca	393.36 或 396.85		

4　试剂

4.1　磷酸：优级纯，＞85%。

4.2　硫酸：优级纯，95%～98%。

4.3　五氧化二钒：光谱纯。

4.4　氢氟酸：优级纯，＞40%。

中华人民共和国国家出入境检验检疫局 1999-12-30 批准　　2000-05-01 实施

4.5 硼酸溶液:5%。称5 g优级纯硼酸溶于100 mL水中。

4.6 金属铬、金属铝、铁粉、二氧化硅、氧化镁、碳酸钙:光谱纯。

4.7 标准溶液

4.7.1 1 mg/mL铬标准溶液

准确称取金属铬0.100 0 g于150 mL烧杯中,加盐酸(1+1)溶解,溶清后定量地转入到100 mL容量瓶中,用水稀释到刻度,混匀后保存在100 mL塑料瓶内。储存液酸度约10%(*V*/*V*)。

4.7.2 0.1 mg/mL铝标准溶液

准确称取金属铝0.050 0 g于微波溶样罐内,加15 mL盐酸(1+1),于1 MPa压力,微波加热约15 min,溶清后定量地转入到500 mL容量瓶中,用水稀释到刻度,混匀后保存在500 mL塑料瓶内。储存液酸度约5%(*V*/*V*)。

4.7.3 1 mg/mL铁标准溶液

准确称取铁粉0.100 0 g于150 mL烧杯中,加盐酸(1+1)溶解,溶清后定量转入到100 mL容量瓶中,用水稀释到刻度,混匀后保存在100 mL塑料瓶内。储存液酸度约2%(*V*/*V*)。

4.7.3.1 0.1 mg/mL铁标准溶液

移取10.0 mL铁标准溶液到100 mL容量瓶中,用水稀释到刻度,混匀。备用。

4.7.4 1 mg/mL硅标准溶液

准确称取0.213 9 g预先在1 000 ℃灼烧2 h的二氧化硅于铂坩埚中,加入8~10倍二氧化硅量的光谱纯无水碳酸钠,混匀。盖好铂盖,在1 100℃高温炉中熔融约15 min至熔融体透明。稍冷后,用水慢慢把熔块浸出溶解,溶清后定量转入100 mL容量瓶中,用水稀释到刻度,混匀后保存在100 mL塑料瓶内。

4.7.4.1 0.1 mg/mL硅标准溶液

移取10.0 mL硅标准溶液到100 mL容量瓶中,用水稀释到刻度,混匀后保存在塑料瓶内。

4.7.4.2 0.01 mg/mL硅标准溶液

移取5.0 mL硅标准溶液(4.7.4.1)到500 mL容量瓶中,用水稀释到刻度,混匀。该标准溶液在使用前制备。

4.7.5 0.1 mg/mL镁标准溶液

准确称取0.082 9 g经灼烧的氧化镁于150 mL烧杯中,加盐酸(1+1)溶解,溶清后定量转入500 mL容量瓶中,用水稀释到刻度,混匀后保存在500 mL塑料瓶内,储存液酸度约2%(*V*/*V*)。

4.7.6 0.1 mg/mL钙标准溶液

准确称取碳酸钙0.249 7 g于150 mL烧杯中,滴加盐酸(1+1)溶解,溶清后定量转入1 000 mL容量瓶中,用水稀释到刻度,混匀后保存在100 mL塑料瓶内。

4.7.6.1 0.01 mg/mL钙标准溶液

移取10.0 mL钙标准溶液到100 mL容量瓶中,用水稀释到刻度,混匀。该标准溶液在使用前制备。

4.7.6.2 0.001 mg/mL钙标准溶液

移取5.0 mL钙标准溶液(4.7.6.1)到500 mL容量瓶中,用水稀释到刻度,混匀。该标准溶液在使用前制备。

5 仪器设备

5.1 聚四氟乙烯溶样杯,耐压1 MPa以上。

5.2 微波溶样炉,压力0~4 MPa可调和自控。

5.3 等离子体发射光谱仪

光谱仪可以是顺序式、多道式和全谱等离子体发射光谱仪。

只要按照8.4.1进行了最佳化,符合5.3.1~5.3.3给定的性能指标,所有的ICP-AES仪是可用的。

5.3.1 光谱仪的倒数线色散小于或等于 0.47 nm/mm。

5.3.2 短期稳定性

计算 10 次测量各待测元素的标准溶液的发射线的绝对强度。相对标准偏差不应超过 0.7%。

5.3.3 背景等效浓度和检出限

计算仅含分析元素的溶液中的分析线的背景等效浓度(BEC)和检出限(DL),所测值应当低于或等于表 3 中所规定之值。

表 3 元素的检出限和背景等效浓度

分析线,nm	背景等效浓度,%	检出限,%
Fe259.94	0.17	0.003 4
Al396.15	2.04	0.014
Si251.61	1.68	0.022
Mg279.55	0.045	0.000 05
Ca393.37	0.049	0.000 4

5.3.4 校准曲线线性

校准曲线线性以计算相关系数来检查。铁、铝、硅和镁的相关系数应大于 0.999,钙的相关系数应大于 0.99。

6 取样及制样

按 SN 0066 扦取货物的代表性样品和制作分析试样。

7 试样准备

在开始分析以前,试样需通过孔径 75 μm 筛网(200 目筛),并在 105℃烘箱内烘(1～2)h 后置于干燥器内冷却至室温,备用。

8 分析步骤

8.1 试料量

准确称取 0.1 g,精确至 0.1 mg。

8.2 随同试料做空白试验。

8.3 测定

8.3.1 试液制备

将试料置于聚四氟乙烯溶样杯中,准确加入 3 mL 磷酸、0.2 mL 硫酸和 0.002 5 g 五氧化二钒后,盖上杯盖,组装好高压溶样罐后,将其置于微波溶样炉内。将微波熔样炉的功率旋钮调到约 500 W,压力控制旋钮调到 0.5 MPa,加热 5 min;再将压力控制旋钮调到 1 MPa,加热 5 min。取出,冷却。加 0.5 mL 氢氟酸,迅速盖上杯盖并放入罐内保持约 5 min 左右,然后加 10 mL 硼酸溶液,再放入罐内保持 10 min 左右后把溶液全部转移到 100 mL 容量瓶中,用水稀释到刻度,混匀。再准确移取 5 mL 置于 50 mL 容量瓶中,用水稀释到刻度,混匀后待 ICP-AES 测定。

8.3.2 混合标准溶液制备

在 7 只 50 mL 容量瓶中,用移液管或滴定管按表 4 要求的量准确加入标准溶液。

8.4 光谱测量

8.4.1 仪器的最佳化

起动 ICP-AES 仪并让其在测量之前至少运转 30 min。

按照仪器的操作规程,调整仪器的各种工作条件和测量参数,包括气流压力、速度和流量,入口狭缝位置,观察高度,光电倍增管负高压,分析线波长和积分时间等。

编制文件，输入系列标准溶液浓度值等软件。

按5.3.1～5.3.3要求检验仪器的性能。

表4 标准系列

系列号	Al		Ca		Cr		Fe		Mg		Si	
	mg/L	mg/50 mL	mg/L	mg/50 mL	mg/L	mg/50 mL	mg/L	mg/50 mL	mg/L	mg/50 mL	mg/L	mg/50 mL
1	11.0	0.55	0.25	0.001 25	22.0	1.1	20.0	1.0	2.0	0.1	7.0	0.35
2	13.0	0.65	0.10	0.005	24.0	1.2	10.0	0.5	6.0	0.3	5.5	0.275
3	9.0	0.45	0.70	0.035	26.0	1.3	18.0	0.9	14.0	0.7	4.0	0.20
4	7.0	0.35	30	0.015	28.0	1.4	16.0	0.8	12.0	0.6	0.25	0.125
5	3.0	0.15	0.90	0.45	30.0	1.5	14.0	0.7	10.0	0.5	1.0	0.05
6	1.0	0.05	0.05	0.002 5	32.0	1.6	12.0	0.6	8.0	0.4	0.5	0.025
7	5.0	0.25	0.50	0.025	34.0	1.7	8.0	0.4	4.0	0.2	2.5	0.125
注：标准系列溶液内需加入与试液相等量的磷酸、硫酸、五氧化二钒和硼酸												

8.4.2 绘制校准曲线

依次对标准溶液测量各分析线的光谱信号强度，以强度为Y轴，以每个标准溶液中各被测元素的浓度(mg/L)为X轴，应用计算机作线性回归，计算相关系数，相关系数应当符合5.3.4的规定。

8.4.3 试样的测量

用浓度测量程序分别吸喷试液，即得出其待测元素的含量。若样品数量多时，可在样品测量间隙插入标准样品作控制样，以控制分析结果的准确性。

9 分析结果的计算

按式(1)计算各元素的质量百分含量：

$$W = \frac{(c - c_0) \times 100 \times r \times 10^{-6}}{m} \times 100 \quad \cdots\cdots(1)$$

式中：c——试料中各被测元素的浓度，mg/L；

c_0——各被测元素的空白浓度，mg/L；

r——稀释倍数；

m——试料量，g。

注：各元素氧化物因子为：

Si 2.139 2；Ca 1.399 2；Mg 1.658 2；Al 1.889 5。

10 精密度

本分析方法的精密度见表5。

表5 方法精密度

元素	Sr^2	S_L^2	r	R
Fe	0.005 5	0.034	0.21	0.56
Si	0.005 0	0.036 7	0.20	0.57
Ca	0.000 66	0.000 69	0.07	0.10
Mg	0.004 9	0.018 3	0.20	0.43
Al	0.004 3	0.007 1	0.18	0.30

注

Sr——实验室内标准偏差；

S_L——实验室间标准偏差；

r——重复性允许差；

R——再现性允许差

附 录 A
（标准的附录）
分析值的验收

A1 用本方法分析标准物质的分析值与标准物质的参考值之间有无显著性差异可用式(A1)来检验。

$$|A_c - A| \leqslant 2\sqrt{\frac{S_{LC}^2 + \frac{S_{WC}^2}{n_{WC}}}{N_C} + S_L^2 + \frac{S_r^2}{n}} \quad \cdots\cdots\cdots\cdots (A1)$$

式中： A_c——标准物质的标准值；

A——分析标准物质得到的结果或其结果的平均值；

S_{LC}——参加标准物质定值试验的实验室间标准偏差；

S_{WC}——参加标准物质定值试验的实验室内标准偏差；

n_{WC}——参加标准物质定值试验的实验室重复测定次数的平均数；

N_C——参加标准物质定值试验的实验室的数量；

n——对标准物质重复测定的次数(多数情况下，$n=1$)；

S_r 和 S_L——与第 10 章中的定义相同。

A2 如果标准物质的资料不全，如由一个实验室定值的标准物质，可采用式(A2)验收，如由多个实验室参加定值的标准物质，则要用式(A3)进行验收。

$$|A_c - A| \leqslant 2\sqrt{2S_L^2 + \frac{S_r^2}{n}} \quad \cdots\cdots\cdots\cdots (A2)$$

$$|A_c - A| \leqslant 2\sqrt{S_L^2 + \frac{S_r^2}{n}} \quad \cdots\cdots\cdots\cdots (A3)$$

式中：S_r 和 S_L 与第 10 章中的定义相同。

附　录　B

（标准的附录）

试样分析值的验收流程图

试样分析值的验收要按下列流程图执行：

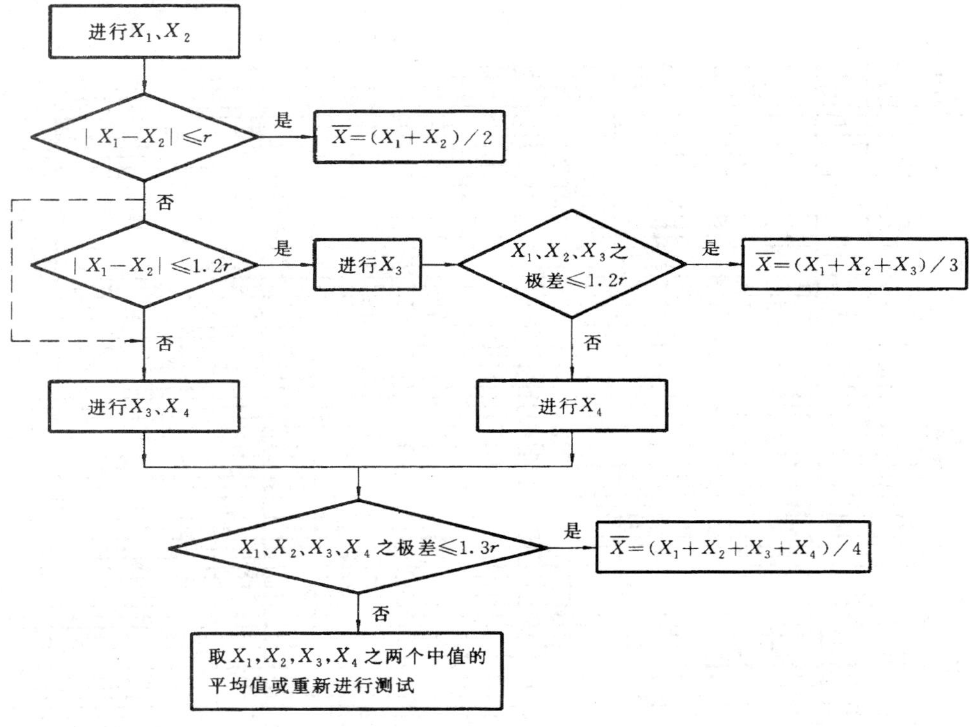

附　录　C

（提示的附录）

各元素的 r、R 与 m 的分布图

C1　铁元素分布图

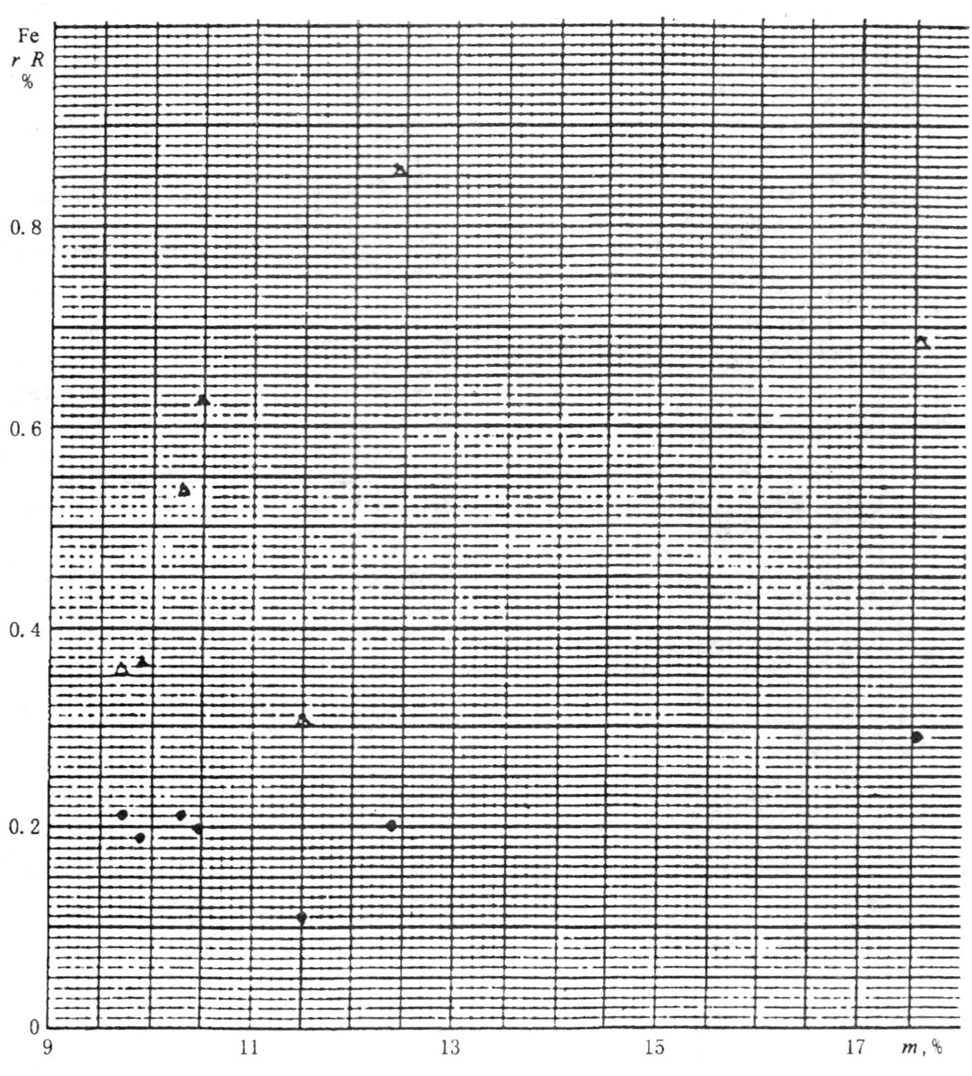

· —r；Δ—R

图 C1

C2 铝元素分布图

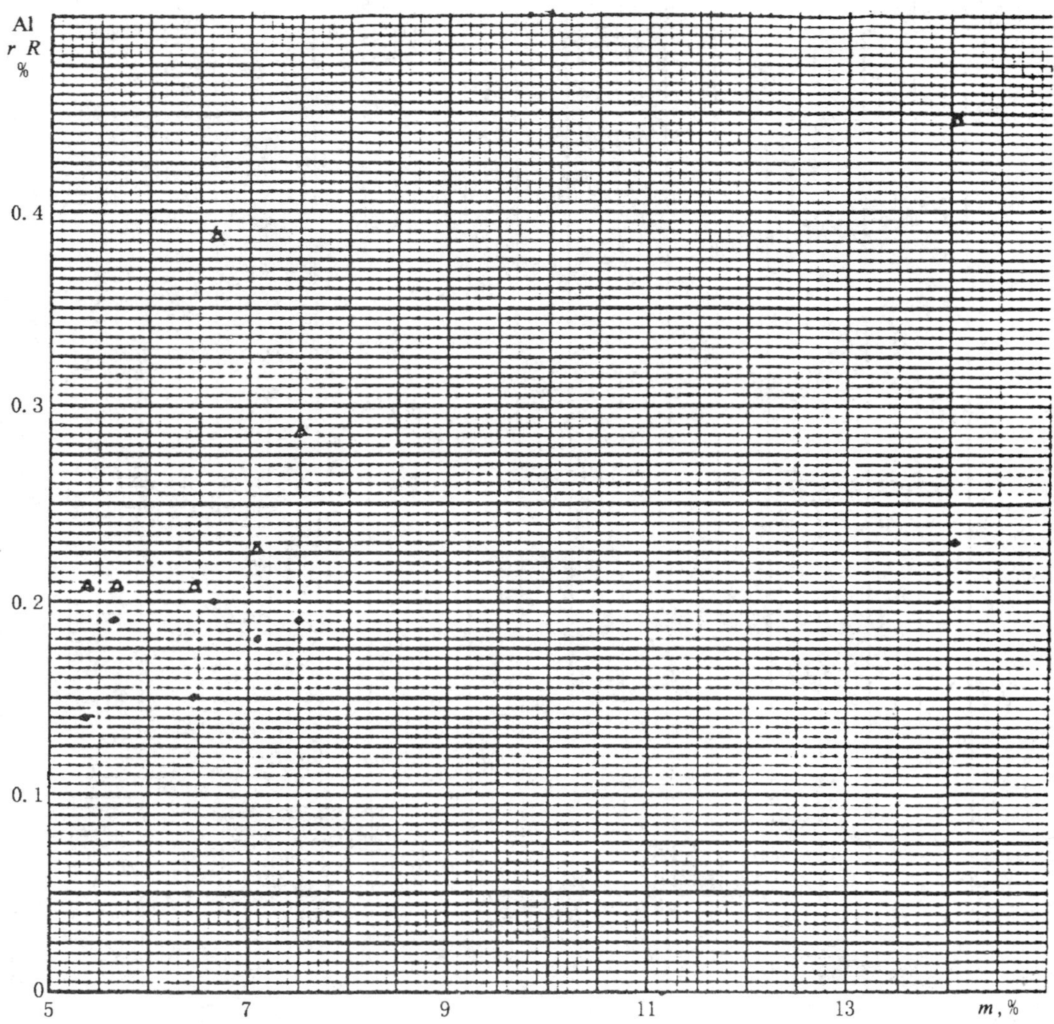

• —r；Δ—R

图 C2

C3 硅元素分布图

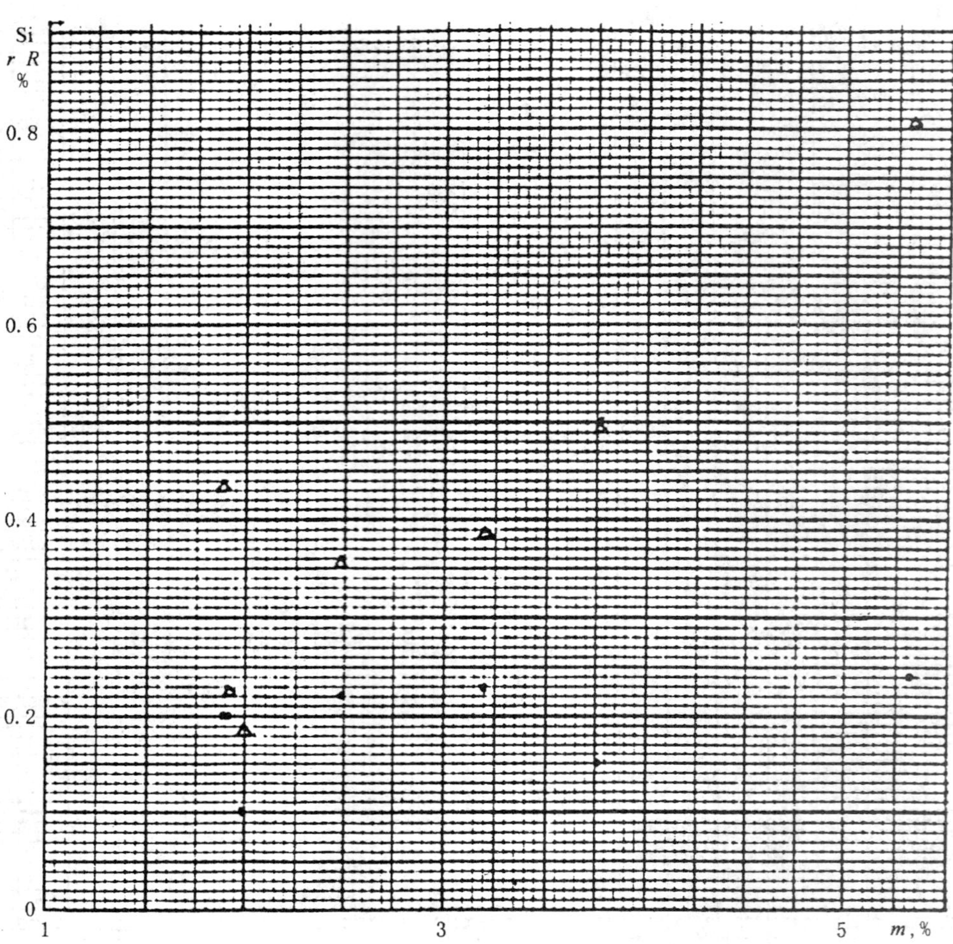

• —r;Δ—R

图 C3

C4 镁元素分布图

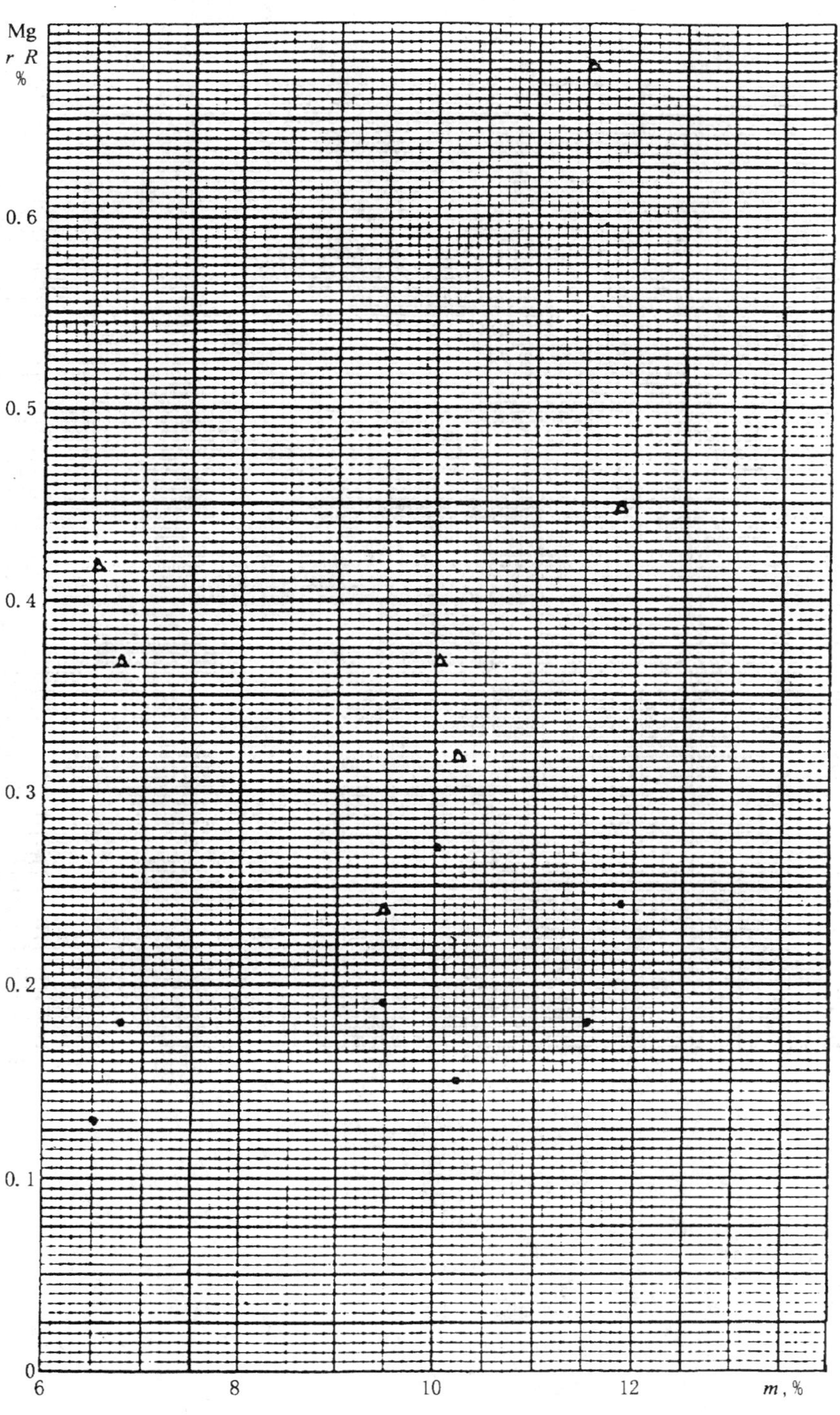

· —r;Δ—R

图 C4

C5 钙元素分布图

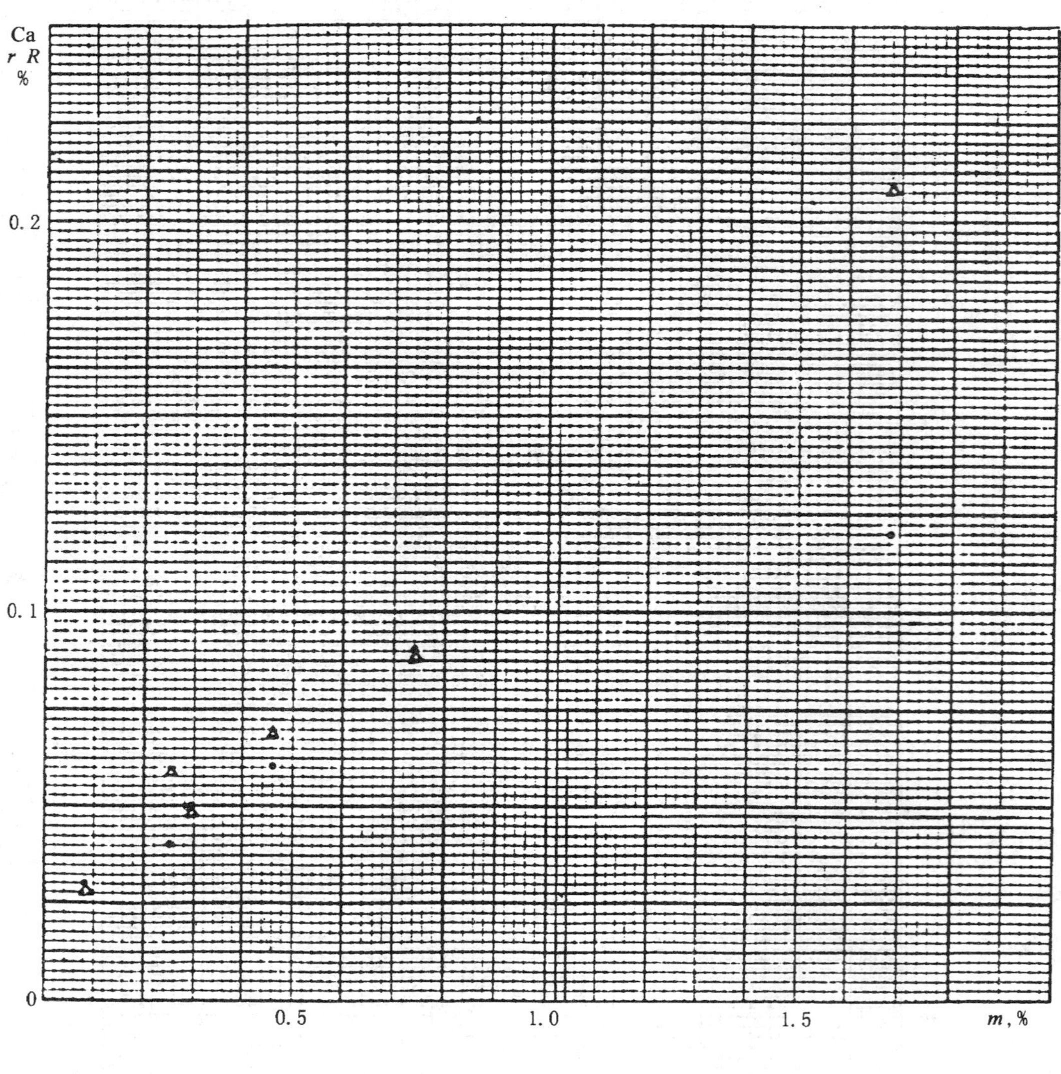

·—r;Δ—R

图 C5

前　　言

本标准是按照GB/T 1.1—1993《标准化工作导则　第1单元:标准的起草与表述规则　第1部分:标准编写的基本规定》的要求编写的。

本标准非等效采用ISO 9516:1992《铁矿石—硅、钙、锰、铝、钛、镁、磷、硫和钾的测定—波长色散X射线荧光光谱法》和JIS M8205—1983《铁矿石的X射线荧光光谱分析方法》。

本标准采用无水四硼酸锂熔样,制得重现性良好的试料片。应用数学模式对铁矿的基体及共存元素的干扰进行校正。较国家标准中的方法测定速度快且重复性好。

本标准的附录A和附录B是标准的附录。

本标准由中华人民共和国国家出入境检验检疫局提出并归口。

本标准起草单位:中华人民共和国辽宁出入境检验检疫局和中华人民共和国上海出入境检验检疫局。

本标准起草人:林　忠、胥成民、刘邦杰、蒋晓光、李卫刚、郑　江。

本标准系首次发布的行业标准。

中华人民共和国出入境检验检疫行业标准

进出口铁矿石中铁、硅、钙、锰、铝、钛、镁和磷的测定 波长色散X射线荧光光谱法

SN/T 0832—1999

Determination of iron, silicon, calcium, manganese, aluminium, titanium, magnesium and phosphorus in iron ores for import and export—Wavelength dispersive X-ray fluorescence spectrometric method

1 范围

本标准规定了用波长色散X-射线荧光光谱法测定铁矿石中铁、硅、钙、锰、铝、钛、镁和磷含量的方法。

本标准适用于待测元素浓度范围如表1所示的铁矿石。

表1 本方法的适用范围

元素	浓度范围,%(*m*/*m*)
Fe1)	57～69
SiO_2	0.2～14.4
CaO	0.030～1.0
Al_2O_3	0.1～5.5
MgO	0.020～0.70
P	0.004 0～0.62
Mn	0.001 5～0.77
TiO_2	0.025～0.12
1) 铁含量仅作参考	

2 引用标准

下列标准所包含的条文,通过在本标准中引用而构成为本标准的条文。本标准出版时,所示版本均为有效。所有标准都会被修订,使用本标准的各方应探讨使用下列标准最新版本的可能性。

GB/T 8170—1987 数值修约规则

GB/T 16597—1996 冶金产品分析方法 X-射线荧光光谱法通则

3 方法提要

用无水四硼酸锂作熔剂,以硝酸锂为氧化剂、溴化锂为脱模剂制备试料片,测量出待测元素特征谱线的X射线荧光光谱强度,根据待测元素的X射线荧光光谱强度与待测元素含量之间的定量关系,选

中华人民共和国国家出入境检验检疫局1999-12-30批准 2000-05-01实施

用回归方程及数学校正模式，计算出待测元素的含量。

4 试剂和材料

在分析过程中，只能使用分析纯试剂和蒸馏水或相同纯度的水。

4.1 无水四硼酸锂(荧光专用试剂)：在550℃下至少灼烧4 h，并置于干燥器中储存。

4.2 溴化锂：在105℃下干燥1 h。

4.3 60 mg/mL的溴化锂溶液：称取30 g±0.001 g溴化锂，溶解于200 mL水中，稀释至500 mL。

4.4 盐酸(1+1)。

4.5 硝酸锂：在105℃下干燥1 h。

4.6 220 mg/mL的硝酸锂溶液：称取110 g±0.001 g硝酸锂，溶解于200 mL水中，稀释至500 mL。

4.7 P-10离子气体：含90%(V/V)的氩气和10%(V/V)的甲烷。

5 仪器

5.1 波长色散X射线荧光光谱仪：符合GB/T 16597规定。

5.2 端窗铑靶X射线光管。

5.3 晶体：LiF200、LiF220、PET、OVO55和Ge。

5.4 铂-金坩埚(95%Pt+5%Au)：30 mL。

5.5 铂-金模具(95%Pt+5%Au)：上端内径42 mm，下端内径40 mm，高3 mm。

5.6 马福炉：能控制在1 000℃～1 100℃和1 100℃～1 150℃。其他的常规电炉、高频电炉和/或燃气喷灯等也可使用。

5.7 瓷坩埚：30 mL。

6 试料

使用≤100 μm的预干燥试料。

7 测定步骤

7.1 测定次数

对试料(6)至少应进行两次分析。

7.2 核对试验

随同试料分析与试料同类型的未参加曲线回归校正的标准物质。

7.3 试料片的制备

7.3.1 烧失量的测定

7.3.1.1 瓷坩埚的处理

用蒸馏水洗净瓷坩埚，烘干，于1 000～1 100℃温度下灼烧至恒重，冷却备用。

7.3.1.2 烧失量的测定

分别称取2.0 g±0.000 1 g试料和建立校准曲线所用的全部标准物质于瓷坩埚内，放入温度控制在1 000～1 050℃的马福炉内灼烧至恒重。按式(1)计算烧失量：

$$LOI = (W_1 - W_2) \times 100/W \qquad \cdots\cdots(1)$$

式中：LOI——试料的烧失量，%；

W_1——试料和坩埚灼烧前的重量，g；

W_2——试料和坩埚灼烧后的重量，g；

W——试料重量，g。

7.3.2 试料片的制备

7.3.2.1 称量

在熔样前应彻底清洗铂-金坩埚。

当制备直径为 40 mm 的试料片时，于铂-金坩埚内尽快称取 0.800 0 g±0.000 2 g 灼烧后的试料，加入 8.000 0 g±0.000 2 g 无水四硼酸锂。当制备其他尺寸的试料片时，试料片中各组分应按比例增减。

7.3.2.2 混样

用无锋利边棱的小铲或类似工具在铂-金坩埚中充分搅拌使其内容物混匀，用小片滤纸擦拭混样工具，将滤纸放入铂-金坩埚内，以免样品损失。在实验台上轻轻震动铂-金坩埚底部，以确保粘附在铂-金坩埚壁上的物质进入混合物主体中。

7.3.2.3 烘干

往铂-金坩埚中加入 1.00 mL 溴化锂溶液和 0.50 mL 硝酸锂溶液，将铂-金坩埚置于电热板上，烘干。

7.3.2.4 熔融

将铂-金坩埚置于 1 150℃的马福炉中，计时，5 min 时取出铂-金坩埚，小心转动铂-金坩埚，使粘附在铂-金坩埚壁上的小熔珠和样品进入熔体中，并赶走熔体中的气泡，再将铂-金坩埚放回马福炉中。隔 3 min取出一次，将铂-金坩埚中的内容物里的气泡赶尽，并使熔融体混合均匀。

7.3.2.5 浇铸

当熔融物在马福炉中保温时间达到 15 min 时，于马福炉内将熔融物浇铸到已在炉内保温至少 2 min的模具内，取出模具，冷却，成型的试料片与模具自动脱模。

如铂-金坩埚内底面平整光滑，也可在铂-金坩埚内直接冷却成型。试料片与铂-金坩埚自然脱模。

7.3.2.6 目视检查

在贮存前应目视检查试料片，重点检查分析表面。试料片不应含不熔物，也不应有结晶及气泡。有缺陷的试料片应废弃。

7.3.2.7 试料片的保存

趁热将试料片放入干燥器中，以减少水分的吸收和可能引起的污染。

当试料片不再用于测量时，应贮存于洁净的干燥器中。

取放试料片时，应拿其边缘，不应用手或其他任何东西触其表面，以免引起分析表面污染，尤其注意试料片不应用水或其他溶剂清洗，也不应抛光或擦拭。

7.3.3 标准化试料片的制备

选择某些分析元素含量适当的标准物质作为标准化试料，测其烧失量，然后按 7.3.2.1～7.3.2.7 制备标准化试料片。

7.3.4 X 射线荧光光谱分析

7.3.4.1 测量条件

根据 Rh 靶 X 光管对轻元素的测量条件，当元素序号 Z≤23 时，选择 30～40 kV 的管电压和 60～75 mA 的管电流；当元素序号 Z>23 时，选择 50～60 kV 的管电压和 40～60 mA 的管电流。通过窗口条件确定各元素的测量条件（见表 2）。

表 2 测量条件

元素	分析线	2θ	kV/mA	晶体	狭缝	FC_{PHA}	SC_{PHA}
Si	$k_{\alpha}1.2$	109.62	50/50	PET	0.46	0.5/3	
Fe	$k_{\alpha}1.2$	57.51	50/50	LiF200	0.15	0.2/4	0.4/3
Al	$k_{\alpha}1.2$	145.02	50/50	PET	0.46	0.4/3	
Ca	$k_{\alpha}1.2$	113.13	50/50	PET	0.46	0.5/3	

表 2(完)

元素	分析线	2θ	kV/mA	晶体	狭缝	FC_{PHA}	SC_{PHA}
Mg	$k_{\alpha}1.2$	21.46	40/65	OVO55	0.46	0.6/3	
P	$k_{\alpha}1.2$	89.38	50/50	PET	0.46	0.2/3	
Ti	$k_{\alpha}1.2$	86.17	50/50	LiF200	0.46	0.8/3	
Mn	$k_{\alpha}1.2$	62.97	50/50	LiF220	0.46	0.3/3	0.6/3

7.3.4.2 校准曲线的制作

选用铁矿石标准物质绘制校准曲线，每个元素都应具有足够的含量范围，同时还应有一定梯度的标准系列。当已有标准物质不能满足要求时，应加配标准物质的人工混合物补充，各元素含量须经烧失量校正后再输入计算机。

7.3.4.3 校准曲线的校正

1）背景校正

采用 2 点法扣除背景，按式(2)计算峰的净强度：

$$I_n = I_p - (I_{B1}B_2 - I_{B2}B_1)/(B_2 - B_1) \quad \cdots\cdots(2)$$

式中：I_n——扣除背景后的净强度；

I_p——峰位置下的总强度；

I_{B1}、I_{B2}——分别为背景 1、2 的 X 射线荧光强度；

B_1、B_2——分别为背景 1、2 的 2θ 角与峰位置 2θ 角之差。

2）回归分析

将测得的标准化试料片(7.3.3)中各元素分析线的净强度对相应的标准试料各元素含量按式(3)进行回归。然后求出工作曲线常数 b 和 c。

$$X_1 = bI_i + c \quad \cdots\cdots(3)$$

式中：X_i——分析元素 i 未校正的含量，%(m/m)；

I_i——分析元素 i 的荧光净强度；

b、c——工作曲线常数。

3）经验系数法

基体校正方程为：

$$W_i = (1 + K_i + \sum_j A_{ij}F_j)X_i + C_i \quad \cdots\cdots(4)$$

式中：W_i——分析元素 i 校正后的含量，%(m/m)；

X_i——分析元素 i 未校正的含量，%(m/m)；

A_{ij}——共存元素 j 对分析元素 i 的吸收增强影响系数；

F_j——共存元素 j 的含量，%(m/m)；

K_i，C_i——分析元素 i 的基体校正常数。

4）理论 α 系数法

理论 α 系数法基体校正方程为：

$$C_i = D_i + E_iI_i(1 + \sum_j \alpha_{ij}C_j) \quad \cdots\cdots(5)$$

式中：C_i——分析元素 i 校正后的含量，%(m/m)；

D_i——校准曲线的截距(常数)；

E_i——校准曲线的斜率；

I_i——分析元素 i 的荧光强度；

α_{ij}——理论计算的共存元素 j 对分析元素 i 的影响系数；

C_j——共存元素 j 的含量，%(*m*/*m*)。

7.3.5 测量

仪器稳定后，用参与曲线校正的标准化试料片进行曲线漂移校正，然后测定试料片。

8 结果的表示

8.1 分析结果的计算

根据测出的试料片分析元素特征谱线的 X 射线荧光光谱强度，计算出试料片中各元素的含量，按式(6)计算出试料中各元素或化合物的含量：

$$C_i = C_{10} \times (100 - \mathrm{LOI})/100 \quad \cdots\cdots(6)$$

式中：C_i——干态下的元素或化合物 i 的浓度，%(*m*/*m*)；

LOI——试料的烧失量，%(*m*/*m*)；

C_{10}——试料片中元素或化合物 i 的浓度，%(*m*/*m*)。

8.2 结果的一般处理

8.2.1 精密度

本分析方法的精密度如表 3 所示。

表 3 精密度 %(*m*/*m*)

元素	水平范围	重复性 *r*	再现性 *R*
Fe	57～69	r=0.001 1 m+0.103 9	R=0.039 5 m−2.090 1
SiO_2	0.2～14.4	lg$r$=0.541 1 lg$m$−1.443 9	lg$R$=0.305 3 lg$m$−0.964 7
Al_2O_3	0.10～5.5	lg$r$=0.348 7 lg$m$−1.294 6	R=−0.004 4 m+0.127 2
P	0.004 0～0.62	r=0.034 6 m+0.002 0	R=0.119 7 m+0.002 8
CaO	0.030～1.0	r=0.138 8 m+0.000 4	R=0.124 6 m+0.0145
MgO	0.020～0.70	r=0.054 5 m+0.015 2	lg R=0.315 2lg m−0.905 1
Mn	0.001 5～0.77	lg$r$=0.926 1lg$m$−1.337 2	lg$R$=0.895 4lg$m$−1.1932
TiO_2	0.025～0.12	lg$r$=−1.027 9 lg$m$−3.787 4	R=0.030 5m+0.007 1
注 *m*——用质量百分数表示的预干燥试料中元素或其氧化物的含量，%(*m*/*m*)； *r*——实验室内允许差(重复性)； *R*——实验室间允许差(再现性)。			

8.2.2 最终结果的计算

最终结果是可验收的试料分析值或按照附录 A 中的程序测出的可验收分析值的算术平均值，分析值的验收按附录 B 规定进行。

数值的取舍按 GB/T 8170 规定进行。

9 试验报告

试验报告至少应包括以下内容：

a）分析实验室名称和地址；

b）分析日期；

c）本标准的标准号；

d）鉴定试料所必需的详细资料；

e）分析结果；

f）分析结果的编号；

g）测定过程中观察到的所有异常现象，以及本标准中尚未包括的、可能影响试料或标准物质的分析结果的每一操作步骤。

附 录 A
（标准的附录）
验收试样分析值的程序流程图

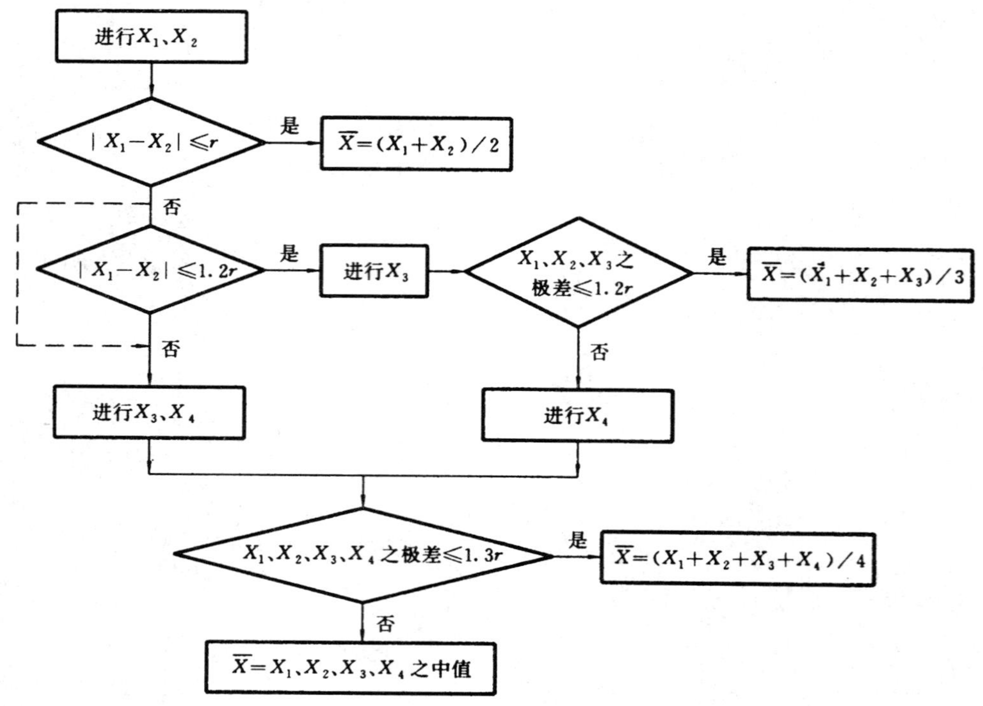

附 录 B
（标准的附录）
分析值的验收

由标准物质得到的分析值和标准物质的标准值之差应是统计学上不显著的。由至少10个实验室使用与本方法准确度和精密度可比的方法分析的标准物质，用式B1检验其差值的显著性：

$$|A_c - A| \leqslant 2\sqrt{S_{AC}^2 + S_R^2 + S_r^2/n} \quad \cdots\cdots\cdots\cdots\cdots\cdots\cdots\cdots (B1)$$

式中：A_c——标准物质的标准值；

A——分析标准物质得到的结果或其平均结果；

S_{AC}——标准值的标准偏差；

n——对标准物质的重复测定次数（大多数情况下 $n=1$）；

S_R——实验室间标准偏差；

S_r——实验室内标准偏差。

如果满足上式，那么差值$|A_c-A|$是统计学上不显著的；否则是统计学上显著的。

当差值显著时，标准物质应与试料一起重新进行分析。如果差值仍然显著，那么应使用同类型铁矿石的不同标准物质重新进行分析。

当试样的两个分析值的极差超出按照表3计算得到的 r 时，应按附录A的规定，在分析同类型标准物质的同时，对试料进行一次或数次分析。

在任何情况下，试样分析结果的验收应在标准物质分析结果通过验收的前提下进行。

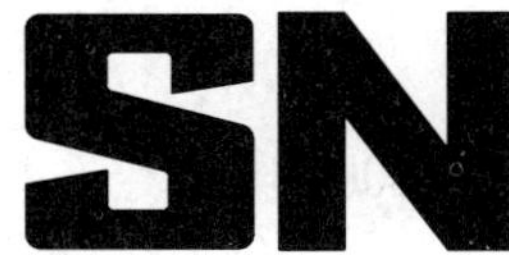

中华人民共和国出入境检验检疫行业标准

SN/T 1118—2002

铬矿中铬、硅、铁、铝、镁、钙的测定 波长色散 X 射线荧光光谱法

Determination of chromium, silicon, iron, aluminium, magnesium and calcium in chromium ores-wavelength dispersive X-ray fluorescence spectrometric method

2002-05-20 发布　　2002-11-01 实施

中华人民共和国国家质量监督检验检疫总局　发布

前　　言

本标准由国家认证认可监督管理委员会提出并归口。

本标准起草单位:中华人民共和国秦皇岛出入境检验检疫局和中华人民共和国鲅鱼圈出入境检验检疫局。

本标准主要起草人:江海涛、林忠、刘永明、蒋晓光、李卫刚、高祥琪。

本标准系首次发布。

铬矿中铬、硅、铁、铝、镁、钙的测定 波长色散X射线荧光光谱法

1 范围

本标准规定了用波长色散X射线荧光光谱法测定铬矿中铬[1]、硅、铁、铝、镁和钙含量的方法。

本标准适用于待测组分含量范围如表1所示的铬矿。

表1 本方法的适用范围 %

组分	质量分数范围
Cr_2O_3	32～55
SiO_2	2～15
Fe	9～18
Al_2O_3	9～13
MgO	10～21
CaO	0.1～1.0

2 规范性引用文件

下列文件中的条款通过本标准的引用而成为本标准的条款。凡是注日期的引用文件，其随后所有的修改单(不包括勘误的内容)或修订版均不适用于本标准，然而，鼓励根据本标准达成协议的各方研究是否可使用这些文件的最新版本。凡是不注日期的引用文件，其最新版本适用于本标准。

GB/T 6379—1986 测试方法的精密度 通过实验室间试验确定标准测试方法的重复性和再现性

GB/T 16597—1996 冶金产品分析方法 X-射线荧光光谱法通则

ISO 6153:1989 铬矿石-采取份样

ISO 6154:1989 铬矿石-样品制备

3 原理

用六偏磷酸钠与偏硼酸锂作混合熔剂，溴化锂为脱模剂制备铬矿试料片，用X射线荧光光谱仪测量出待测元素特征谱线的X射线荧光光谱强度，根据待测元素的X射线荧光光谱强度与待测元素含量之间的定量关系，计算出待测元素的含量。

4 试剂和材料

除非另有说明，在本标准分析方法中，仅使用分析纯的试剂和蒸馏水。

4.1 六偏磷酸钠[$(NaPO_3)_6$]：在200℃烘2 h，置于干燥器中贮存。

4.2 偏硼酸锂($LiBO_2$)：荧光专用试剂，在550℃灼烧4 h，置于干燥器中贮存。

1) 铬含量用于贸易计价时，仅供参考。

4.3 溴化锂(LiBr):在105℃烘1 h,置于干燥器中贮存。

4.4 溴化锂溶液:120 mg/mL,称取60 g溴化锂,精确至1 mg,溶解于200 mL水中,稀释至500 mL。

4.5 甲烷氩气混合气体(1+9)。

5 仪器

5.1 波长色散X射线荧光光谱仪:符合GB/T 16597规定。铑靶X射线光管,配套计算机。

5.2 铂-金坩埚(95% Pt+5% Au):30 mL。

5.3 铂-金模具(95% Pt+5% Au)。

5.4 马弗炉:温度可达1 150℃。

5.5 分析天平:感量不低于0.1 mg。

5.6 瓷坩埚:30 mL。

6 实验室样品

按照ISO 6153和ISO 6154标准的规定,制备细度≤160 μm的实验室样品。在105℃~110℃烘2 h,存于干燥器中备用。

7 分析步骤

7.1 试料

试料须经烧失量测定,将测完烧失量的试料存于干燥器中备用。至少做两份试料的平行测定。

7.2 试料烧失量的测定

用蒸馏水洗净瓷坩埚(5.6),烘干,于1 000℃~1 100℃灼烧至恒重,冷却备用。准确称取2 g实验室样品,精确至0.2 mg,置于恒重的瓷坩埚内,放入温度控制在1 000℃~1 050℃的马弗炉内灼烧至恒重,冷却至室温,置于干燥器中。按式(1)计算烧失量:

$$LOI = (W_1 - W_2) \times 100/W \qquad \cdots\cdots(1)$$

式中:

LOI——试料的烧失量,%;

W_1——试料和坩埚灼烧前的重量,g;

W_2——试料和坩埚灼烧后的重量,g;

W——试料重量,g。

标准样品同法测定烧失量。

7.3 试料片的制备

7.3.1 称量

分别准确称取0.4 g试料(7.1),6 g六偏磷酸钠(4.1),2 g偏硼酸锂(4.2),均精确至0.2 mg,置于铂-金坩埚内。

7.3.2 混样

用玻璃棒在铂-金坩埚内充分搅拌均匀,用小片定量滤纸擦拭玻璃棒,将滤纸放入铂-金坩埚内,轻轻震动铂-金坩埚底部,以确保粘附在铂-金坩埚壁上的物质进入混合物主体中。

7.3.3 烘干

往铂-金坩埚中加入0.3 mL溴化锂溶液(4.4),将铂-金坩埚置于电热板上,烘干。

7.3.4 熔融

将铂-金坩埚置于1 150℃的马弗炉中,熔融20 min,每隔5 min,取出铂-金坩埚摇动,以赶走熔体中气泡,使熔融体混合均匀。待熔融完成后,将熔融物浇铸到已在炉内保温至少2 min的模具内,取出模具，冷却，成型的试料片与模具自动脱模。如铂-金坩埚内底面平整光滑，也可在铂-金坩埚内直接冷却成型。

7.3.5 目视检查和保存

试料片应是均匀的玻璃体，否则，应按 7.2～7.3 步骤重新制备。试料片贮存于洁净的干燥器中。

7.4 校准样片的制备

选择分析元素含量适中的国家级标准物质作为校准用试料，按 7.2～7.3 步骤制备校准样片。

7.5 测定

7.5.1 测定条件

推荐的分析线和测定条件见表 2。

表 2 测定条件

元素	分析线	2θ/(°)	X 光管电压/电流/(kV/mA)	晶体	狭缝/μm	检测器	脉冲交变分布
Al	K_α	18.855	50/50	PX1	550	FL	20/65
Fe	K_α	57.570	50/50	LiF200	550	FS	35/70
Cr	K_α	69.330	50/50	LiF200	150	FL	35/70
Si	K_α	109.115	50/50	PET	550	FL	25/70
Ca	K_α	113.265	50/50	LiF200	550	FL	30/60
Mg	K_α	22.510	40/70	PX1	550	FL	25/80

7.5.2 校准曲线的制作

选用至少 5 个国家级铬矿标准物质按 7.2～7.3 步骤制做试料片，再按 7.5.1 推荐的测定条件测定并绘制校准曲线，标准物质含量须经烧失量校正。

7.5.3 校准曲线的校正

1）背景校正

采用 2 点法扣除背景，按式(2)计算峰的净强度

$$I_n = I_P - (IB_1B_2 - IB_2B_1)/(B_2 - B_1) \quad \cdots\cdots(2)$$

式中：

I_n——扣除背景后的净强度；

I_P——峰位置下的总强度；

IB_1、IB_2——分别为背景 1、2 的 X 射线荧光强度；

B_1、B_2——分别为背景 1、2 的 2θ 角与峰位置 2θ 角之差。

2）回归分析

将测得的标准试料片中各元素分析线的净强度对相应的元素含量按式(3)进行回归。然后求出工作曲线常数 b 和 c。

$$X_i = bI_i + c \quad \cdots\cdots(3)$$

式中：

X_i——分析元素 i 未校正的含量，%；

I_i——分析元素 i 的荧光净强度；

b、c——工作曲线常数。

3）基体校正

基体校正可用经验系数法或理论 α 系数法校正。

经验系数法基体校正方程为：

$$W_i = (1 + K_i + \sum_j A_{ij}F_j)X_i + C_i \quad \cdots\cdots (4)$$

式中：

W_i——分析元素 i 校正后的含量，%；

X_i——分析元素 i 未校正的含量，%；

A_{ij}——共存元素 j 对分析元素 i 的吸收增强影响系数；

F_j——共存元素 j 的含量，%；

K_i，C_i——分析元素 i 的基体校正常数。

理论 α 系数法基体校正方程为：

$$C_i = D_i + E_iI_i(1 + \sum_j \alpha_{ij}C_j) \quad \cdots\cdots (5)$$

式中：

C_i——分析元素 i 校正后的含量，%；

D_i——校准曲线的截距（常数）；

E_i——校准曲线的斜率；

I_i——分析元素 i 的荧光强度；

α_{ij}——理论计算的共存元素 j 对分析元素 i 的影响系数；

C_j——共存元素 j 的含量，%。

7.5.4 仪器测定

仪器稳定后，用校准样片进行仪器漂移校正，然后测定试料片。

8 结果计算

根据测出的试料片分析元素特征谱线的 X 射线荧光光谱强度，计算出试料片中各元素的含量，按式(6)计算出试料中各元素或化合物的干态含量：

$$C_i = C_{10} \times (100 - LOI)/100 \quad \cdots\cdots (6)$$

式中：

C_i——干态下的元素或化合物 i 的含量，%；

LOI——试料的烧失量，%；

C_{10}——试料片中元素或化合物 i 的含量，%。

计算结果表示到小数点后两位。

9 精密度

本标准的精密度数据由 10 个实验室，选定 4 个水平，按 GB/T 6379 标准共同实验确定。精密度数据如表 3 所示。

表3 精密度

%

元素	水平范围	重复性 r	再现性 R
Cr_2O_3	32～55	$r=0.0004m+0.1327$	$R=0.0033m+0.2197$
SiO_2	2～15	$\lg r=1.3473\lg m-2.1580$	$R=0.0156m+0.0770$
Fe	9～18	$r=0.0042m+0.0137$	$R=0.0167m+0.0367$
Al_2O_3	9～13	$r=0.0157m-0.0381$	$R=-0.2189m+3.3729$
MgO	10～21	$r=0.0057m+0.0314$	$\lg R=0.3957\lg m-0.8422$
CaO	0.1～1.0	$r=-0.0029m+0.0224$	$R=-0.0050m+0.0422$

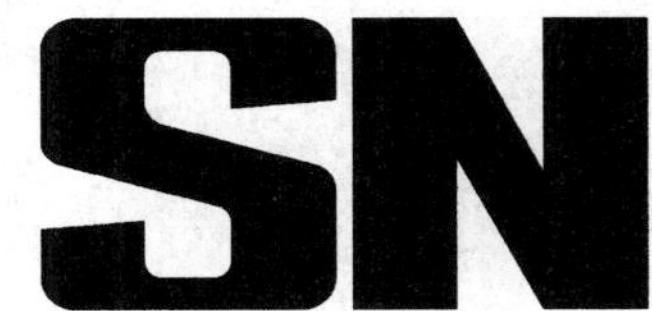

中华人民共和国出入境检验检疫行业标准

SN/T 1797.1—2008

铁矿石安全卫生检验技术规范
第1部分:取样 手工法

Technical regulation on safety and sanitation for inspection of iron ore—Part 1:Sampling—manual method

2008-07-17 发布

2009-02-01 实施

中华人民共和国
国家质量监督检验检疫总局 发布

前　言

SN/T 1797《铁矿石安全卫生检验技术规范》分为12个部分：

——第1部分：取样　手工法；

——第2部分：质量评价　总铁含量；

——第3部分：质量评价　硅含量；

——第4部分：质量评价　铝含量；

——第5部分：质量评价　灼烧减量；

——第6部分：质量评价　水分含量；

——第7部分：质量评价　粒度分布；

——第8部分：质量评价　热裂指数；

——第9部分：质量评价　机械强度；

——第10部分：质量评价　相对还原度；

——第11部分：质量评价　球团矿自由膨胀系数；

——第12部分：质量评价　体积密度。

本部分为SN/T 1797的第1部分。

本部分附录A为规范性附录，附录B为资料性附录。

本部分由国家认证认可监督管理委员会提出并归口。

本部分参考了ISO 3081:1986(E)《铁矿石　采取份样　手工法》。

本部分与ISO 3081:1986(E)的主要差异如下：

——为了与SN/T 1797其他标准一致，删除了ISO 3081:1986(E)的前言，增加了本部分的前言；

——删除了ISO 3081:1986(E)中第1章；

——ISO 3081:1986(E)的“3　规范性引用文件”中所引用的标准为国际标准，在本部分中相应引用标准为与各国际标准对应的我国国家标准；

——删除了ISO 3081:1986(E)中第4章中的术语和定义，增加了本部分对术语和定义的引用；

——删除了ISO 3081:1986(E)中的图1、图2。

本部分起草单位：天津出入境检验检疫局、辽宁出入境检验检疫局。

本部分主要起草人：谷松海、王向东、魏伟、孙世明、潘宏伟、陈广志、肖葵、孔平、任玉伟。

本部分系首次发布的出入境检验检疫行业标准。

铁矿石安全卫生检验技术规范
第1部分:取样　手工法

1　范围

本部分规定了铁矿石手工取样的方法。

本部分适用于天然铁矿石和加工铁矿石,以获得粒度分布、水分含量、化学组成和物理性能测定用样品。

这些方法适用于从传送带、铁路货车、容器(包括载重汽车)、船和料堆中铁矿石样品的采取。

2　规范性引用文件

下列文件中的条款通过本部分的引用而成为本部分的条款。凡是注日期的引用文件,其随后所有的修改单(不包括勘误的内容)或修订版均不适用于本部分,然而,鼓励根据本部分达成协议的各方研究是否可使用这些文件的最新版本。凡是不注日期的引用文件,其最新版本适用于本部分。

GB/T 2007.1　散装矿产品取样、制样通则　手工取样方法

GB/T 2007.2　散装矿产品取样、制样通则　手工制样方法

GB/T 2007.3　散装矿产品取样、制样通则　评定品质波动试验方法

GB/T 2007.4　散装矿产品取样、制样通则　精密度校核试验方法

GB/T 2007.5　散装矿产品取样、制样通则　取样系统误差校核试验方法

GB/T 2007.6　散装矿产品取样、制样通则　水分测定方法　热干燥法

GB/T 2007.7　散装矿产品取样、制样通则　粒度测定方法　手工筛分法

GB/T 10322.1　铁矿石　取样和制样方法

GB/T 20565　铁矿石和直接还原铁　术语

3　术语和定义

GB/T 20565 和 GB/T 2007.1～2007.7 确立的术语和定义适用于本部分。

4　取样方案

取样方案如下:

a)　验明取样交货批或部分交货批;

b)　确定交货批的最大粒度;

c)　根据最大粒度确定份样量;

d)　确定交货批的品质波动类型;

e)　用系统取样和分层取样时,确定从交货批中应采取的最小份样数;用二级取样时,先从全部交货批中选出规定的货车或容器,再从选出的这些货车中的若干点采取份样;

f)　在系统取样和分层取样或计量法选取货车或容器的间隔时,确定采取份样的间隔;

g)　确定取样点和采取份样的方法;

h)　在装卸交货批的全过程期间,采取具有几乎相同质量的份样。

5 基本原理

5.1 总精密度

在置信度为95%时,预计本部分能使交货批的总铁含量、水分含量和粒度级的平均值达到表1中规定的总精密度 β_{SDM}。但是,总精密度也可由有关各方确认。

表1中未给出的中间质量的交货批的总精密度可由线性内插法求出。

如果需要,可采用更高的精密度。精密度应按照GB/T 2007.4测定。

铁以外的化学元素的总精密度通常可比表1中规定的总铁含量的精密度数值小。

总精密度 β_{SDM} 是取样精密度、样品缩分精密度和样品测定精密度的综合量度,是用以绝对百分数计的标准偏差 σ_{SDM} 表示的总精密度的二倍,见式(1):

$$\beta_{SDM} = 2\sigma_{SDM} = 2\sqrt{\sigma_S^2 + \sigma_D^2 + \sigma_M^2} \quad \cdots\cdots(1)$$

式中:

σ_S——用标准偏差表示的取样精密度;

σ_D——用标准偏差表示的样品缩分精密度;

σ_M——用标准偏差表示的样品测定精密度。

表1 总精密度,β_{SDM}

结果以绝对百分率计

质量特性			近似总精密度,β_{SDM} 交货批的质量/t			
			270 000～210 000	70 000～45 000	15 000～5 000	≤500
总铁含量			±0.35	±0.4	±0.5	±1.0
水分含量			±0.35	±0.4	±0.5	±1.0
粒度	−200 mm铁矿石	−10 mm粒度级平均20%	±3.5	±4.0	±5.0	±10.0
	−50 mm铁矿石					
	−31.5+6.3 mm过筛铁矿石	+6.3 mm粒度级平均10%	±1.75	±2.0	±2.5	±5.0
	烧结料	+6.3 mm粒度级平均10%				
	球团料	−45 μm粒度级平均70%	±0.7	±0.8	±1.0	±2.0
	球团矿	−5 mm粒度级平均5%				

5.2 最小份样的质量

5.2.1 应根据交货批的最大粒度按照表2规定确定每个份样的质量。

5.2.2 应用能保证份样质量大致相等的方法采取份样。"大致相等的质量"是指质量变化以变异系数计应小于20%。用百分数表示的变异系数(*CV*)定义为标准偏差 *S* 对份样质量的平均值 *m* 的百分率:

$$\frac{S}{m} \times 100 < 20\% \quad \cdots\cdots(2)$$

式中:

S——取样标准偏差;

m——份样质量的平均值。

表 2　最小份样质量

最大粒度/mm		最小份样质量/kg
≥	≤	
150	250	190
100	150	40
50	100	12
22.4	50	4
10	22.4	0.8
	10	0.3

5.3　品质波动的类型

品质波动是对交货批不均匀性的量度。

5.3.1　在系统取样法和分层取样法中，σ_W 指的是从交货批的层间取出的份样的质量性能的标准偏差。

在二级取样法中，用 σ_b 和 σ_W 表示质量变化，σ_b 是以标准偏差计的从交货批中选出的货车或容器之间的质量变化；σ_W 是以标准偏差计的从选出的货车或容器中采取的份样的质量变化。

5.3.2　应按照 GB/T 2007.3 的规定估计正常操作条件下每个类型或每个品种的铁矿石和每种操作方法的 σ_w 和 σ_b 值，然后根据品质波动的大小按照表 3 规定对铁矿石分类。

表 3　品质波动的类型，σ_w 和 σ_b　　结果以绝对百分率计

质量性能			品质波动的类型		
			大	中	小
总铁含量			$\sigma_W \geq 2.0$ 或 $\sigma_b \geq 2.0$	$2.0 > \sigma_W$ 或 $\sigma_b \geq 1.5$	$\sigma_W < 1.5$ 或 $\sigma_b < 1.5$
水分含量			$\sigma_W \geq 2.0$ 或 $\sigma_b \geq 2.0$	$2.0 > \sigma_W$ 或 $\sigma_b \geq 1.5$	$\sigma_W < 1.5$ 或 $\sigma_b < 1.5$
粒度	−200 mm 铁矿石	−10 mm 粒度级平均 20%	$\sigma_W \geq 10$ 或 $\sigma_b \geq 10$	$10 > \sigma_W$ 或 $\sigma_b \geq 7.5$	$\sigma_W < 7.5$ 或 $\sigma_b < 7.5$
	−50 mm 铁矿石				
	−31.5+6.3 mm 过筛铁矿石	−6.3 mm 粒度级平均 10%	$\sigma_W \geq 5$ 或 $\sigma_b \geq 5$	$5 > \sigma_W$ 或 $\sigma_b \geq 3.75$	$\sigma_W < 3.75$ 或 $\sigma_b < 3.75$
	烧结原矿	+6.3 mm 粒度级平均 10%			
	球团原矿	−45 μm 粒度级平均 70%	$\sigma_W \geq 3$ 或 $\sigma_b \geq 3$	$3 > \sigma_W$ 或 $\sigma_b \geq 2.25$	$\sigma_W < 2.25$ 或 $\sigma_b < 2.25$
	球团矿	−5 mm 粒度级平均 5%			

5.3.3　未给出品质波动估计值的任何类型或任何品种的铁矿石应被作为具有大的品质波动考虑，在此情况下，应尽快按照 GB/T 2007.3 规定进行试验确定其品质波动的类型。

5.3.4　当分别采取用于测定粒度分布、水分含量、化学组成和物理性能的样品时，应根据每个样品的质量性能将品质波动分类。

5.3.5　当样品被用于测定一个以上的品质性能值时，应对样品确定最大的品质波动类型。

5.4　份样数和取样精密度

5.4.1　当系统取样和分层取样时，为了达到所要求的取样精密度，从交货批中采取的最小份样数应为表 4 中根据交货批的质量和品质波动类型所规定的份样数 n_1。

5.4.2 当二级取样时，应从按照表5由交货批中选出的货车或容器的数量 n_2 及其按照7.2由选出的货车或容器中所采取的份样数 n_6 中得到最小份样数。

5.4.3 分别地根据5.4.1和5.4.2中规定的最小份样数确定表4和表5中的取样精密度值 β_S，附录A中给出了理论依据。

5.5 采取份样的方法

5.5.1 份样应用选定的取样装置从随机选取的点上一次取出(在相同的概率下)。但是，如果一次取出份样有困难，那么可用数个固定的取样装置取出份样。后者应在应用之前证明没有偏差。

5.5.2 如5.2.2所述，应用能保证份样具有"几乎相同质量"的方法采取份样。在特殊情况下，不能采取几乎相同质量的份样时，应分别地制备每个份样，然后测定每个份样的质量性能。另外，在样品制备的相应阶段，可以把缩分后的几乎相同质量的份样合并成副样或大样。

5.5.3 当计算出的样品量不能满足制备试样(粒度分布、物理性能等测定用样品)的需要时，应增大采取的份样量和份样数。

表4 规定的最小份样数 n_1 和取样精密度 β_S

交货批质量/t		品质波动 σ_W														
		大					中					小				
		n_1	β_S/%				n_1	β_S/%				n_1	β_S/%			
			总铁含量 水含量	粒度				总铁含量 水含量	粒度				总铁含量 水含量	粒度		
>	≤			−200 mm和−50 mm铁矿石，−10 mm粒度级	−31.5 +6.3 mm过筛矿石−6.3 mm粒度级烧结料，+6.3 mm粒度级	球团原料−45 μm粒度级球团，−5 mm粒度级			−200 mm和−50 mm铁矿石，−10 mm粒度级	−31.5 +6.3 mm过筛矿石−6.3 mm粒度级烧结料，+6.3 mm粒度级	球团原料−45 μm粒度级球团，−5 mm粒度级			−200 mm和−50 mm铁矿石，−10 mm粒度级	−31.5 +6.3 mm过筛矿石−6.3 mm粒度级烧结料，+6.3 mm粒度级	球团原料−45 μm粒度级球团，−5 mm粒度级
270 000		260	0.31	1.55	0.77	0.47	130	0.31	1.55	0.77	0.47	65	0.31	1.55	0.77	0.47
210 000	270 000	240	0.32	1.61	0.80	0.48	120	0.32	1.61	0.80	0.48	60	0.32	1.61	0.80	0.48
150 000	210 000	220	0.34	1.69	0.84	0.51	110	0.34	1.69	0.84	0.51	55	0.34	1.69	0.84	0.51
100 000	150 000	200	0.35	1.77	0.88	0.53	100	0.35	1.77	0.88	0.53	50	0.35	1.77	0.88	0.53
70 000	100 000	180	0.37	1.86	0.92	0.56	90	0.37	1.86	0.92	0.56	45	0.37	1.86	0.92	0.56
45 000	70 000	160	0.39	1.98	0.98	0.59	80	0.39	1.98	0.98	0.59	40	0.39	1.98	0.98	0.59
30 000	45 000	140	0.42	2.11	1.05	0.63	70	0.42	2.11	1.05	0.63	35	0.42	2.11	1.05	0.63
15 000	30 000	120	0.45	2.28	1.13	0.68	60	0.45	2.28	1.13	0.68	30	0.45	2.28	1.13	0.68
5 000	15 000	100	0.50	2.50	1.24	0.75	50	0.50	2.50	1.24	0.75	25	0.50	2.50	1.24	0.75
2 000	5 000	80	0.56	2.80	1.39	0.84	40	0.56	2.80	1.39	0.84	20	0.56	2.80	1.39	0.84
1 000	2 000	60	0.65	3.23	1.60	0.97	30	0.65	3.23	1.60	0.97	15	0.65	3.23	1.60	0.97
500	1 000	40	0.79	3.96	1.96	1.19	20	0.79	3.96	1.96	1.19	10	0.79	3.96	1.96	1.19
	500	30	0.91	4.56	2.27	1.37	10	0.91	4.56	2.27	1.37	8	0.88	4.42	2.21	1.33

注：根据关系人之间的协议及其实际情况，n_1 值可以增大，也可以减小。

表 5　选出的最小货车或容器数 n_2

<table>
<tr><td colspan="2" rowspan="3">交货批的质量/
t</td><td colspan="9">品质波动 σ_b</td><td colspan="2">β_S/%</td></tr>
<tr><td colspan="3">大</td><td colspan="3">中</td><td colspan="3">小</td><td rowspan="3">总铁或水分含量</td><td rowspan="3">粒度
−10mm
粒度级</td></tr>
<tr><td colspan="9">品质波动 σ_W</td></tr>
<tr><td>></td><td>≤</td><td>大</td><td>中</td><td>小</td><td>大</td><td>中</td><td>小</td><td>大</td><td>中</td><td>小</td></tr>
<tr><td>20 000</td><td></td><td>95</td><td>85</td><td>80</td><td>65</td><td>55</td><td>50</td><td>45</td><td>35</td><td>30</td><td>0.50</td><td rowspan="3">2.28</td></tr>
<tr><td>16 000</td><td>20 000</td><td>80</td><td>70</td><td>65</td><td>55</td><td>45</td><td>40</td><td>40</td><td>30</td><td>25</td><td>0.55</td></tr>
<tr><td>12 000</td><td>16 000</td><td>65</td><td>60</td><td>55</td><td>45</td><td>35</td><td>30</td><td>30</td><td>25</td><td>20</td><td>0.60</td></tr>
<tr><td>8 000</td><td>12 000</td><td>50</td><td>45</td><td>40</td><td>35</td><td>30</td><td>25</td><td>25</td><td>20</td><td>15</td><td>0.65</td><td rowspan="2">2.5</td></tr>
<tr><td>4 000</td><td>8 000</td><td>35</td><td>35</td><td>30</td><td>30</td><td>25</td><td>20</td><td>20</td><td>15</td><td>15</td><td>0.7</td></tr>
<tr><td>2 000</td><td>4 000</td><td>25</td><td>20</td><td>20</td><td>20</td><td>15</td><td>15</td><td>15</td><td>10</td><td>10</td><td>0.8</td><td>2.8</td></tr>
<tr><td>600</td><td>2 000</td><td>9</td><td>8</td><td>8</td><td>9</td><td>7</td><td>6</td><td>8</td><td>6</td><td>5</td><td>1.0</td><td>3.23</td></tr>
</table>

6　取样工具

在未引进偏差的情况下，应提供能采取规定份样量的取样工具。取样工具中，从交货批中采取份样的份样铲应为图 1 和表 6 中给出的型号和尺寸。

注：可以使用包括机械辅助装置的其他取样装置采取份样。当最大粒度超过 100 mm 时，装置的开口至少应是最大粒度的 3 倍。取样装置有效积料面上的空间应足以盛装两份以上的表 2 中的最小份样量。

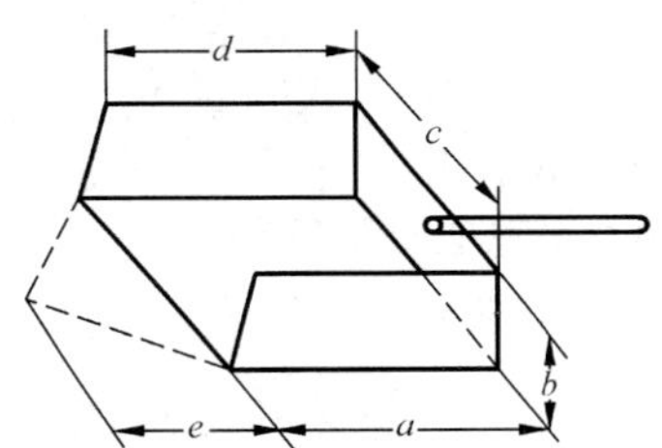

注：份样铲可以方便地将铲插入矿石中的三角边。

图 1　份样铲的示意图

表 6　份样铲的尺寸

<table>
<tr><td rowspan="2">最大粒度/
mm</td><td rowspan="2">份样铲号</td><td colspan="5">份样铲的尺寸/mm</td></tr>
<tr><td>a</td><td>b</td><td>c</td><td>d</td><td>e</td></tr>
<tr><td>100</td><td>100</td><td>300</td><td>110</td><td>300</td><td>220</td><td>100</td></tr>
<tr><td>50</td><td>50</td><td>150</td><td>75</td><td>150</td><td>130</td><td>65</td></tr>
<tr><td>22.4</td><td>22.4</td><td>80</td><td>45</td><td>80</td><td>70</td><td>35</td></tr>
<tr><td>10</td><td>10</td><td>60</td><td>35</td><td>60</td><td>50</td><td>25</td></tr>
</table>

7　取样方法

采取份样的手工方法应按照 7.1、7.2、7.3 或附录 B 中的规定进行。

7.1　从运输带上取样

7.1.1　当从停止后的运输带上采取份样时，应在矿石流运行方向从规定部位采取足够长与整个宽度和厚度的矿石流。

“足够长”应为足以保证能采取到表 2 中规定的最小份样量的长度，该长度应大于最大粒度的 3 倍，至少应大于最小份样铲的宽度（60 mm）。

当从运输带上采取份样时，为了方便起见可以使用取样框架。

7.1.2 当从运动的运输带上采取份样时,应用机械辅助装置从落流中采取整个宽度和厚度的铁矿石流。

7.1.3 当已知粒度偏析的影响不可能在取样点取样并且矿石流无波动时,可以从停止的运输带上或落流中随机选取取样点采取单独的份样。

7.1.4 在计量取样中,从整个交货批中采取份样的间隔应是相同的,并且在取样过程中应保持不变。

7.1.4.1 按式(3)计算采取份样间的质量间隔 Δm,用吨表示:

$$\Delta m = \frac{m_1}{n_1} \qquad \cdots\cdots(3)$$

式中:

m_1——交货批的质量,单位为吨(t);

n_1——5.4.1 中确定的份样数。

7.1.4.2 考虑取样的实际情况,被确定的采取份样的质量间隔必须小于 7.1.4.1 中计算的质量间隔 Δm。

7.1.4.3 如果矿石流几乎相同,那么可以把质量间隔转换成等效的时间间隔。

7.1.5 在装卸作业开始的第一个质量间隔内,应随机地选取装卸的吨数采取第一个份样。

7.1.6 接着按固定的质量间隔采取份样,直至交货批铁矿石装卸作业完毕为止。

7.2 从货车或容器中取样

7.2.1 采取份样的方法

7.2.1.1 在货车或容器的装货或卸货过程中,从新露出的铁矿石表面上随机采取份样。

7.2.1.2 当货车或容器中的铁矿石各层间(上层和下层之间、前层和后层之间或左层和右层之间)有可能存在一些偏差时,最好从所选出的每辆货车或容器中划分的每个层上采取份样。

7.2.1.3 当用取样探子或钻孔取样器从装在货车或容器中的铁矿石的上表面上进行取样时,有引入一定取样偏差的危险。因此,只有核对试验确定偏差不大后,才能使用该取样方法。

7.2.2 从全部货车或全部容器中取样(分层取样)

按式(4)计算从交货批的每个货车或容器中采取份样的数量 n_3:

$$n_3 = \frac{n_1}{n_4} \qquad \cdots\cdots(4)$$

式中:

n_1——5.4.1 中确定的份样数;

n_4——交货批的货车或容器数。

7.2.3 从选出的货车或容器中取样(二级取样)

7.2.3.1 应按照表 5 规定选出最小货车或容器数(参见附录 B)。假设货车或容器的载荷为 60 t,那么应从每个选出的货车或容器中采取 4 个份样。

7.2.3.2 当货车或容器的载荷不是 60 t 时,按式(5)计算应选出的货车或容器的最小数 n_5。

$$n_5 = n_2\sqrt{\frac{60}{m_2}} \qquad \cdots\cdots(5)$$

式中:

n_2——表 5 中规定的选取货车或容器的最小数;

m_2——货车或容器的载荷,单位为吨(t)。

计算结果应修约至下一个数的整数,以保证足够的精密度。

接着按式(6)计算应从装载能力不是 60 t 的货车或容器中采取的份样数 n_6。

$$n_6 = 4\sqrt{\frac{m_2}{60}} \qquad \cdots\cdots(6)$$

式中:

m_2——货车或容器的载荷,单位为吨(t)。

计算结果应修约至下一个数的整数。

7.2.3.3 当σ_W和σ_b值已知时，按照附录A规定选择地组合n_2和n_3。

7.3 从料斗卸货过程中取样

从料斗卸货过程中采取铁矿石样品应按照7.1中规定的方法进行。

8 样品的包装和标记

所采取的样品应封存在密闭容器中。根据需要，将下述内容写在标签且贴在容器中的卡片上。

a) 铁矿石的类型和标记，及其交货批的名称(船名、火车名等)；

b) 交货批质量；

c) 样品号；

d) 取样地点和日期；

e) 其他项目(根据需要)。

附　录　A
（规范性附录）
计算份样数用公式

A.1　当系统取样和分层取样时，按式(A.1)确定表4中规定的从一交货批中采取的份样数 n_1

$$n_1 = \left(\frac{2\sigma_w}{\beta_s}\right)^2 \quad \cdots\cdots (A.1)$$

A.2　当二级取样时，按式(A.2)确定表5中规定的选取货车或容器的数量 n_2

$$n_2 = \frac{4n_4\sigma_b^2 + (n_4 - 1)\sigma_w^2}{(n_4 - 1)\beta_s^2 + 4\sigma_b^2} \quad \cdots\cdots (A.2)$$

式中：

n_4——组成交货批的货车或容器数；

4——从选出的每个货车或每个容器中采取的份样数 n_3（货车的载荷为60 t）。

从交货批中采取的份样数 $4n_2$ 大于表4中规定的份样数，因为由式(A.2)可知取样精密度受 σ_b 的影响。

A.3　表5中选出的货车或容器数和表4中的份样数修约至整数。

附 录 B
（资料性附录）
从船和料堆中取样

B.1 从船上取样

从船上采取铁矿石样品应按照下述操作步骤及其第4章和第5章中规定的取样方法进行。

B.1.1 采取份样的时间和场所

在装卸作业中，从装卸露出的新表面采取份样。

B.1.2 采取份样的方法

从每个船舱中采取的份样数应与所装卸的铁矿石质量成比例。当每个舱中的量小时，可以考虑把两个舱中的量作为采取份样的计算单位，或者把整个交货批有规律地划分成份样。

注——从船舱装载铁矿石的表面采取份样很有危险，最好在其他地方采取份样，例如从运输带或从装卸设备上采取份样。

B.2 从料堆中取样

在堆成料堆的过程中或在料堆转移至其他地方的倒运过程中，按照7.1中规定的方法从料堆中采取铁矿石样品。

不能从固定料堆中取样。如果必须这样做的话，那么取样精密度将不符合本部分要求，一些大的偏差将被引入。

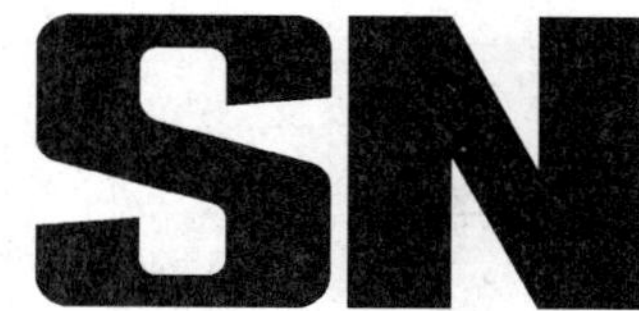

中华人民共和国出入境检验检疫行业标准

SN/T 1797.2—2008

铁矿石安全卫生检验技术规范
第2部分:质量评价　总铁含量

Technical regulation on safety and sanitation for inspection of iron ore—Part 2:Total iron for quality evaluation

2008-07-17 发布　　　　2009-02-01 实施

中华人民共和国国家质量监督检验检疫总局　发布

前　言

SN/T 1797《铁矿石安全卫生检验技术规范》分为12个部分：

——第1部分：取样　手工法；

——第2部分：质量评价　总铁含量；

——第3部分：质量评价　硅含量；

——第4部分：质量评价　铝含量；

——第5部分：质量评价　灼烧减量；

——第6部分：质量评价　水分含量；

——第7部分：质量评价　粒度分布；

——第8部分：质量评价　热裂指数；

——第9部分：质量评价　机械强度；

——第10部分：质量评价　相对还原度；

——第11部分：质量评价　球团矿自由膨胀系数；

——第12部分：质量评价　体积密度。

本部分为SN/T 1797的第2部分。

本部分由国家认证认可监督管理委员会提出并归口。

本部分主要起草单位：广东出入境检验检疫局、山东出入境检验检疫局、深圳出入境检验检疫局、天津出入境检验检疫局、宁波出入境检验检疫局。

本部分主要起草人：宋武元、郑建国、黄文娴、伍泽权、岳春雷、孙健、许德珍、刘贤杰、魏红兵、孙锡丽、金进照、曲强。

本部分系首次发布的出入境检验检疫行业标准。

铁矿石安全卫生检验技术规范
第2部分:质量评价　总铁含量

1　范围

本部分规定了进出口铁矿石总铁含量的质量评价的分级标准及测定方法。

本部分适用于进出口天然铁矿石、加工铁矿石。

2　规范性引用文件

下列文件中的条款通过本部分的引用而成为本部分的条款。凡是注日期的引用文件,其随后所有的修改单(不包括勘误的内容)或修订版均不适用于本部分,然而,鼓励根据本部分达成协议的各方研究是否可使用这些文件的最新版本。凡是不注日期的引用文件,其最新版本适用于本部分。

GB/T 6730.5　铁矿石化学分析方法　三氯化钛-重铬酸钾容量法测定全铁量

GB/T 10322.1　铁矿石　取样和制样方法

GB/T 20565　铁矿石和直接还原铁　术语

SN/T 1797.1　铁矿石安全卫生检验技术规范　第1部分:取样　手工法

SN/T 0832　进出口铁矿石中铁、硅、钙、锰、铝、钛、镁和磷的测定　波长色散X射线荧光光谱法

ISO 2597-1　铁矿石　铁的总含量的测定　氯化锡还原后用滴定法

ISO 3082　铁矿石　取样和制样方法

ISO 9516　铁矿石　硅、钙、锰、铝、钛、镁、磷、硫和钾的测定　波长色散X-射线荧光光谱法

3　术语和定义

GB/T 20565确立的术语和定义适用于本部分。

4　取样和制样

用于分析的实验样品,应按照GB/T 10322.1、ISO 3082或SN/T 1797.1的要求进行取样,并按照GB/T 10322.1或ISO 3082的方法制备粒度小于100 μm的样品。若矿石中含化合水或易氧化物质含量高时,粒度应小于160 μm。

5　测定方法

总铁含量采用GB/T 6730.5、SN/T 0832、ISO 2597-1、ISO 9516方法进行测定。

6　总铁含量分级

铁矿中总铁含量按表1分级。

表1　铁矿中总铁含量分级

级　别	范围(TFe)/%
一级	>65.5
二级	>63～65.5
三级	50～63
四级(贫矿)	<50

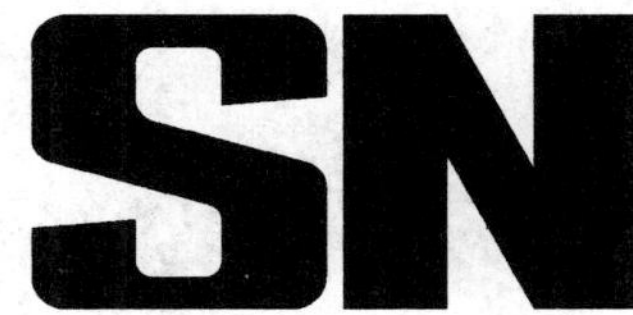

中华人民共和国出入境检验检疫行业标准

SN/T 1797.3—2008

铁矿石安全卫生检验技术规范
第3部分：质量评价　硅含量

Technical regulation on safety and sanitation for inspection of iron ore—
Part 3：Silicon content for quality evaluation

2008-07-17 发布　　2009-02-01 实施

中华人民共和国
国家质量监督检验检疫总局　发布

前　言

SN/T 1797《铁矿石安全卫生检验技术规范》分为12个部分：

——第1部分：取样　手工法；
——第2部分：质量评价　总铁含量；
——第3部分：质量评价　硅含量；
——第4部分：质量评价　铝含量；
——第5部分：质量评价　灼烧减量；
——第6部分：质量评价　水分含量；
——第7部分：质量评价　粒度分布；
——第8部分：质量评价　热裂指数；
——第9部分：质量评价　机械强度；
——第10部分：质量评价　相对还原度；
——第11部分：质量评价　球团矿自由膨胀系数；
——第12部分：质量评价　体积密度。

本部分为SN/T 1797的第3部分。

本部分由国家认证认可监督管理委员会提出并归口。

本部分起草单位：天津出入境检验检疫局、深圳出入境检验检疫局。

本部分主要起草人：魏红兵、郭芬、谷松海、冯宇新、陈焱、马德起、李英、吴景武、陈向阳。

本部分系首次发布的出入境检验检疫行业标准。

铁矿石安全卫生检验技术规范
第3部分:质量评价　硅含量

1　范围

本部分规定了进出口铁矿石中硅含量的质量评价的分级标准及测定方法。

本部分适用于进出口天然铁矿石、加工铁矿石。

2　规范性引用文件

下列文件中的条款通过本部分的引用而成为本部分的条款。凡是注日期的引用文件,其随后所有的修改单(不包括勘误的内容)或修订版均不适用于本部分,然而,鼓励根据本部分达成协议的各方研究是否可使用这些文件的最新版本。凡是不注日期的引用文件,其最新版本适用于本部分。

GB 6730.9　铁矿石化学分析方法　硅钼蓝光度法测定硅量

GB 6730.10　铁矿石化学分析方法　重量法测定硅量

GB/T 10322.1　铁矿石　取样和制样方法

GB/T 20565　铁矿石和直接还原铁　术语

SN/T 0832　进出口铁矿中铁、硅、钙、锰、铝、钛、镁和磷的测定　波长色散X射线荧光光谱法

SN/T 1797.1　铁矿石安全卫生检验技术规范　第1部分:取样　手工法

ISO 2598　铁矿石　硅含量的测定

ISO 3082　铁矿石　取样和制样方法

ISO 9516　铁矿石　硅、钙、锰、铝、钛、镁、磷、硫和钾的测定　波长色散X-射线荧光光谱法

3　术语和定义

GB/T 20565确立的术语和定义适用于本部分。

4　取样和制样

用于分析的实验样品,应按照GB/T 10322.1、ISO 3082或SN/T 1797.1的要求进行取样,并按照GB/T 10322.1或ISO 3082的方法制备粒度小于100 μm的样品。若矿石中含化合水或易氧化物质含量高时,粒度应小于160 μm。

5　测定方法

铁矿石中二氧化硅含量的测定,对硅含量(SiO_2)小于1.5%(质量分数)的样品按ISO 2598-1、GB 6730.9、ISO 9516、SN/T 0832的方法进行。对硅含量(SiO_2)大于1.5%(质量分数)的样品按ISO 2598-2、GB 6730.10、ISO 9516、SN/T 0832的方法进行。

6　铁矿石中硅含量的分级

铁矿石中硅含量按表1分级。

表 1　铁矿石中硅含量分级

级　　别	范围(SiO_2)/%
特低硅铁矿	$SiO_2 \leqslant 2.0$
低硅铁矿	$2.0 < SiO_2 \leqslant 4.0$
中硅铁矿	$4.0 < SiO_2 \leqslant 6.0$
高硅铁矿	$SiO_2 > 6.0$

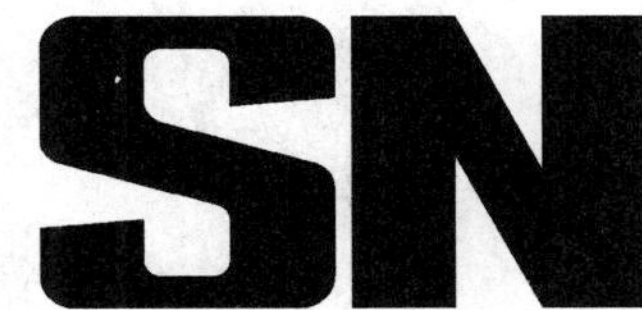

中华人民共和国出入境检验检疫行业标准

SN/T 1797.4—2008

铁矿石安全卫生检验技术规范 第4部分:质量评价　铝含量

Technical regulation on safety and sanitation for inspection of iron ore—Part 4:Aluminium content for quality evaluation

2008-07-17 发布　　2009-02-01 实施

中华人民共和国国家质量监督检验检疫总局 发布

前　言

SN/T 1797《铁矿石安全卫生检验技术规范》分为12个部分：

——第1部分：取样　手工法；

——第2部分：质量评价　总铁含量；

——第3部分：质量评价　硅含量；

——第4部分：质量评价　铝含量；

——第5部分：质量评价　灼烧减量；

——第6部分：质量评价　水分含量；

——第7部分：质量评价　粒度分布；

——第8部分：质量评价　热裂指数；

——第9部分：质量评价　机械强度；

——第10部分：质量评价　相对还原度；

——第11部分：质量评价　球团矿自由膨胀系数；

——第12部分：质量评价　体积密度。

本部分为SN/T 1797的第4部分。

本部分由国家认证认可监督管理委员会提出并归口。

本部分起草单位：深圳出入境检验检疫局、广东出入境检验检疫局。

本部分主要起草人：刘志红、刘丽、李英、吴景武、陈向阳、宋武元、王楼明。

本部分系首次发布的出入境检验检疫行业标准。

铁矿石安全卫生检验技术规范 第4部分:质量评价 铝含量

1 范围

本部分规定了进出口铁矿石中铝含量的质量评价的分级标准及测定方法。

本部分适用于天然铁矿石和加工铁矿石。

2 规范性引用文件

下列文件中的条款通过本部分的引用而成为本部分的条款。凡是注日期的引用文件,其随后所有的修改单(不包括勘误的内容)或修订版均不适用于本部分,然而,鼓励根据本部分达成协议的各方研究是否可使用这些文件的最新版本。凡是不注日期的引用文件,其最新版本适用于本部分。

GB/T 6730.11 铁矿石化学分析方法 氟盐取代络合容量法测定铝量

GB/T 6730.12 铁矿石化学分析方法 铬天青S光度法测定铝量

GB/T 6730.56 铁矿石铝含量的测定 火焰原子吸收光谱法

GB/T 10322.1 铁矿石 取样和制样方法

GB/T 20565 铁矿石和直接还原铁 术语

SN/T 0832 进出口铁矿中铁、硅、钙、锰、铝、钛、镁和磷的测定 波长色散X射线荧光光谱法

SN/T 1797.1 铁矿石安全卫生检验技术规范 第1部分:取样 手工法

ISO 3082 铁矿石 取样和制样方法

ISO 4688-1 铁矿石 铝含量的测定 第1部分:火焰原子吸收光谱法

ISO 6830 铁矿石 铝含量的测定 EDTA滴定法

ISO 11535 铁矿石 各元素的电感耦合等离子体原子发射光谱测定方法

ASTM E 507 原子吸收法分光光度法测定铁矿石中铝含量的标准试验方法

ASTM E 738 络合滴定法测定铁矿石和有关材料中铝含量的标准试验方法

BS 7020-8.2 铁矿石分析 第8部分:铝含量测量方法 火焰原子吸收光谱法

JIS M8220 铁矿石 铝含量测定方法

3 术语和定义

GB/T 20565确立的术语和定义适用本部分。

4 取样和制样

用于分析的实验样品,应按照GB/T 10322.1、ISO 3082或SN/T 1797.1的要求进行取样,并按照GB/T 10322.1或ISO 3082的方法制备粒度小于100 μm的样品。若矿石中含化合水或易氧化物质含量高时,粒度应小于160 μm。

5 测定方法

铁矿石中铝含量的测定可采用以下方法之一:

GB/T 6730.11、GB/T 6730.12、GB/T 6730.56、SN/T 0832、ISO 4688-1、ISO 6830、ISO 11535、

ASTM E 507、ASTM E 738、BS 7020-8.2、JIS M8220。

6 铁矿中铝含量的分级

铁矿中铝含量按表1分级。

表1 铁矿中铝含量(以三氧化二铝表示)分级

级　　别	范围(x为 Al_2O_3 含量/%)
低铝铁矿	$x \leqslant 1.0$
中铝铁矿	$1.0 < x \leqslant 3.0$
高铝铁矿	$3.0 < x \leqslant 4.0$
超高铝铁矿	$x > 4$

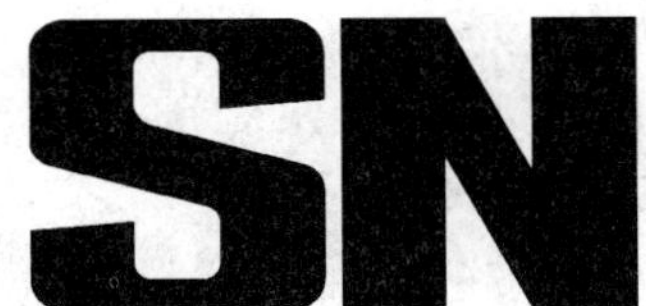

中华人民共和国出入境检验检疫行业标准

SN/T 1797.5—2008

铁矿石安全卫生检验技术规范
第5部分：质量评价　灼烧减量

Technical regulation on safety and sanitation for inspection of iron ore—
Part 5：Loss on ignition for quality evaluation

2008-07-17 发布　　2009-02-01 实施

中华人民共和国
国家质量监督检验检疫总局　发布

前　言

SN/T 1797《铁矿石安全卫生检验技术规范》分为12个部分：

——第1部分：取样　手工法；

——第2部分：质量评价　总铁含量；

——第3部分：质量评价　硅含量；

——第4部分：质量评价　铝含量；

——第5部分：质量评价　灼烧减量；

——第6部分：质量评价　水分含量；

——第7部分：质量评价　粒度分布；

——第8部分：质量评价　热裂指数；

——第9部分：质量评价　机械强度；

——第10部分：质量评价　相对还原度；

——第11部分：质量评价　球团矿自由膨胀系数；

——第12部分：质量评价　体积密度。

本部分为SN/T 1797的第5部分。

本部分的附录A为资料性附录。

本部分由国家认证认可监督管理委员会提出并归口。

本部分起草单位：天津出入境检验检疫局。

本部分主要起草人：谷松海、宋义、郭芬、潘宏伟、冯宇新、马德起、王虹、苏明跃。

本部分系首次发布的出入境检验检疫行业标准。

铁矿石安全卫生检验技术规范
第5部分:质量评价　灼烧减量

1　范围

本部分规定了进出口铁矿石中灼烧减量(LOI)质量评价的分级标准及测定方法。

本部分适用于天然铁矿石、加工铁矿石。

本部分不适用于含金属铁的加工矿、硫含量大于0.2%(质量分数)的天然或加工矿、磁铁矿含量大于0.97%(质量分数)的天然或加工矿。

2　规范性引用文件

下列文件中的条款通过本部分的引用而成为本部分的条款。凡是注日期的引用文件,其随后所有的修改单(不包括勘误的内容)或修订版均不适用于本部分,然而,鼓励根据本部分达成协议的各方研究是否可使用这些文件的最新版本。凡是不注日期的引用文件,其最新版本适用于本部分。

GB/T 10322.1　铁矿石　取样和制样方法

GB/T 20565　铁矿石和直接还原铁　术语

SN/T 1797.1　铁矿石安全卫生检验技术规范　第1部分:取样　手工法

ISO 2596　铁矿石　分析试样中吸湿水的测定　重量法、卡尔费休法和质量损失法

ISO 3082　铁矿石　取样和制样方法

ISO 7764　铁矿石　化学分析用预干燥试样的制备

3　术语和定义

GB/T 20565确立的术语和定义适用于本部分。

4　取样和制样

用于分析的实验样品,应按照GB/T 10322.1、ISO 3082或SN/T 1797.1进行取样,并按照GB/T 10322.1或ISO 3082制备粒度小于100 μm的样品。若矿石中含化合水或易氧化物质含量高时,粒度应小于160 μm。

5　测定方法

铁矿石中灼烧减量的测定参见附录A。

6　铁矿石中灼烧减量的分级

铁矿石中灼烧减量按表1分级。

表1　铁矿石中灼烧减量分级

级　别	范围(LOI)/%
低灼烧减量铁矿石	0.01≤LOI<2.5
中灼烧减量铁矿石	2.5≤LOI<6.0
高灼烧减量铁矿石	6.0≤LOI<9.0
特高灼烧减量铁矿石	LOI≥9.0

附 录 A
（资料性附录）
重量法测定灼烧减量

A.1 范围

本附录规定了测定铁矿石中灼烧减量(LOI)的方法。

本附录适用于天然铁矿石、加工铁矿石灼烧减量的测定。测定范围(质量分数)：0.01%～12.00%。

本附录不适用于含金属铁的加工矿、硫含量大于0.2%(质量分数)的天然或加工矿、磁铁矿含量大于0.97%(质量分数)的天然或加工矿。

A.2 原理

试样在1 000 ℃±25 ℃灼烧至恒重,以损失的重量计算为灼烧减量。

A.3 试剂和材料

分析过程中除另有说明外,仅使用认可的分析纯试剂。

硅胶,105 ℃干燥4 h。

A.4 设备

实验室常规设备,包括：

A.4.1 瓷坩埚或铂坩埚,15 mL至25 mL。

A.4.2 天平,感量0.1 mg。

A.4.3 高温炉,温度能保持在1 100 ℃。

A.5 取样和制样

A.5.1 试验用试样

按照GB/T 10322.1、ISO 3082或SN/T 1797.1进行取样,并按照GB/T 10322.1或ISO 3082制备粒度小于100 μm的样品。若矿石中含化合水或易氧化物质含量高时,粒度应小于160 μm。

A.5.2 预干燥试样的制备

充分混匀实验室试样,缩分法取样,按照ISO 2596或ISO 7764在105 ℃±2 ℃下干燥试样。

A.6 分析步骤

A.6.1 测定次数

对同一预干燥试样,至少独立测定两次。

注：“独立”是指再次及后续任何一次测定结果不受前面测定结果的影响。本分析方法中,此条件意味着同一操作者在不同的时间或不同操作者进行重复测定,包括采用适当的再校准。

A.6.2 试料量

称取1 g预干燥试样(A.5.2),精确至0.000 2 g。

注：称量试料应尽量快,以免试料再吸湿。

A.6.3 测定

将试料置于已恒重的铂(或瓷)坩埚中,放入高温炉内,从低温开始逐渐升温至1 000 ℃±25 ℃灼烧1 h,然后取出置于干燥器中,冷至室温,称量。如此反复操作(每次灼烧10 min),直至恒量。

A.7 结果计算

A.7.1 按式(A.1)计算试样中灼烧减量(质量分数)$w(\mathrm{LOI})$,其数值以%表示:

$$w(\mathrm{LOI}) = \frac{m_1 - m_2}{m} \times 100 \qquad \cdots\cdots (\mathrm{A}.1)$$

式中:

m_1——灼烧前试料与铂(或瓷)坩埚质量,单位为克(g);

m_2——灼烧后试料与铂(或瓷)坩埚质量,单位为克(g);

m——试料质量,单位为克(g)。

A.7.2 最终结果的计算

试料分析值的算术平均值为最终分析结果。当平均值小于0.1%时,修约至小数第三位;当平均值大于等于0.1%时修约至小数第二位。

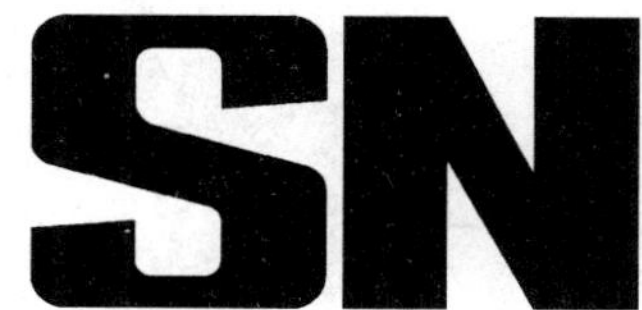

中华人民共和国出入境检验检疫行业标准

SN/T 1797.6—2008

铁矿石安全卫生检验技术规范 第6部分:质量评价 水分含量

Technical regulation on safety and sanitation for inspection of iron ore—Part 6:Moisture content for quality evaluation

2008-07-17 发布　　　　2009-02-01 实施

中华人民共和国国家质量监督检验检疫总局 发布

前　　言

SN/T 1797《铁矿石安全卫生检验技术规范》分为 12 个部分：

——第 1 部分：取样　手工法；

——第 2 部分：质量评价　总铁含量；

——第 3 部分：质量评价　硅含量；

——第 4 部分：质量评价　铝含量；

——第 5 部分：质量评价　灼烧减量；

——第 6 部分：质量评价　水分含量；

——第 7 部分：质量评价　粒度分布；

——第 8 部分：质量评价　热裂指数；

——第 9 部分：质量评价　机械强度；

——第 10 部分：质量评价　相对还原度；

——第 11 部分：质量评价　球团矿自由膨胀系数；

——第 12 部分：质量评价　体积密度。

本部分为 SN/T 1797 的第 6 部分。

本部分由国家认证认可监督管理委员会提出并归口。

本部分起草单位：江苏出入境检验检疫局、吉林出入境检验检疫局。

本部分起草人：王华、陈志诚、李建军、朱金连、吕翔、郑建明、柳天舒、张文国。

本部分为首次发布的出入境检验检疫行业标准。

铁矿石安全卫生检验技术规范 第6部分:质量评价 水分含量

1 范围

本部分规定了进出口铁矿石中水分含量质量评价的常规要求。

本部分适用于进出口天然铁矿石、加工铁矿石。

2 规范性引用文件

下列文件中的条款通过本部分的引用而成为本部分的条款。凡是注日期的引用文件,其随后所有的修改单(不包括勘误的内容)或修订版均不适用于本部分,然而,鼓励根据本部分达成协议的各方研究是否可使用这些文件的最新版本。凡是不注日期的引用文件,其最新版本适用于本部分。

GB/T 10322.1 铁矿石 取样和制样方法

GB/T 10322.5 铁矿石 交货批水分含量的测定

GB/T 20565 铁矿石和直接还原铁 术语

SN 1797.1 铁矿石安全卫生检验技术规范 第1部分:取样 手工法

3 术语和定义

GB/T 20565 确立的术语和定义适用于本部分。

4 取样和制样

按照 GB/T 10322.1 或 SN/T 1797.1 的要求,取得符合粒度分布测定要求的样品。

5 测定方法

水分含量的测定按照 GB/T 10322.5 或 ISO 3087 的方法进行。

6 铁矿石水分含量常规要求

进出口铁矿石水分含量常规要求见表1。

表1 进出口铁矿石水分含量常规要求

品　　种	水分/%
粉矿	≤10.0
块矿	≤8.0
球团矿	≤3.0

注:由于铁矿石产地和钢铁生产企业生产工艺的差异较大,相关单位可以参照表1确定进出口铁矿石的水分规格要求。

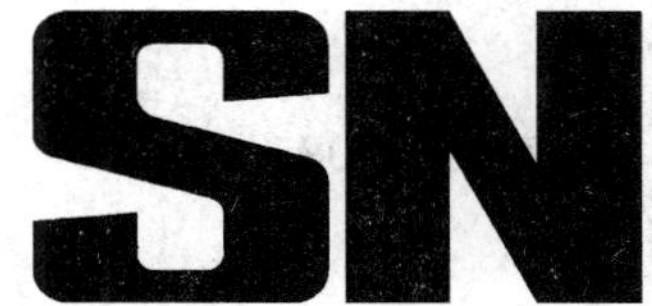

中华人民共和国出入境检验检疫行业标准

SN/T 1797.7—2008

铁矿石安全卫生检验技术规范
第7部分：质量评价　粒度分布

Technical regulation on safety and sanitation for inspection of iron ore—Part 7: Size distribution for quality evaluation

2008-07-17 发布　　2009-02-01 实施

中华人民共和国
国家质量监督检验检疫总局　发布

前　　言

SN/T 1797《铁矿石安全卫生检验技术规范》分为12个部分：

——第1部分：取样　手工法；
——第2部分：质量评价　总铁含量；
——第3部分：质量评价　硅含量；
——第4部分：质量评价　铝含量；
——第5部分：质量评价　灼烧减量；
——第6部分：质量评价　水分含量；
——第7部分：质量评价　粒度分布；
——第8部分：质量评价　热裂指数；
——第9部分：质量评价　机械强度；
——第10部分：质量评价　相对还原度；
——第11部分：质量评价　球团矿自由膨胀系数；
——第12部分：质量评价　体积密度。

本部分为SN/T 1797的第7部分。

本部分由国家认证认可监督管理委员会提出并归口。

本部分起草单位：江苏出入境检验检疫局、吉林出入境检验检疫局。

本部分起草人：王华、陶希三、李建军、张睿、吕翔、郑建明、王通胜、张文国。

本部分为首次发布的出入境检验检疫行业标准。

铁矿石安全卫生检验技术规范
第7部分：质量评价　粒度分布

1　范围

本部分规定了进出口铁矿石粒度分布质量评价的常规要求。

本部分适用于进出口天然铁矿石、加工铁矿石。

2　规范性引用文件

下列文件中的条款通过本部分的引用而成为本部分的条款。凡是注日期的引用文件，其随后所有的修改单(不包括勘误的内容)或修订版均不适用于本部分，然而，鼓励根据本部分达成协议的各方研究是否可使用这些文件的最新版本。凡是不注日期的引用文件，其最新版本适用于本部分。

GB/T 10322.1　铁矿石　取样和制样方法

GB/T 10322.7　铁矿石　粒度分布的筛分测定

GB/T 20565　铁矿石和直接还原铁　术语

SN/T 1797.1　铁矿石安全卫生检验技术规范　第1部分：取样　手工法

ISO 4701　铁矿石　筛选的粒度分布测定

3　术语和定义

GB/T 20565 确立的术语和定义适用于本部分。

4　取样和制样

按照 GB/T 10322.1 或 SN/T 1797.1 的要求，取得符合粒度分布测定要求的样品。

5　测定方法

粒度分布的测定按照 GB/T 10322.7 或 ISO 4701 的方法进行。

6　铁矿石粒度分布常规要求

进出口铁矿石粒度分布常规要求见表1。

表1　进出口铁矿石粒度分布常规要求

品　种	粒度分布/mm	质量分数/%
粉矿	+10.0	≤5.0
	+6.3	≤10.0
	−0.150	≤30.0
块矿	+31.5	≤15.0
	−6.3	≤15.0

表 1（续）

品　　种	粒度分布/mm	质量分数/%
球团矿	+16.0	≤5.0
	6.3～16.0	≥90.0
	−6.3	≤5.0

注：由于铁矿石产地和钢铁生产企业生产工艺的差异较大，相关单位可以参照表 1 确定进出口铁矿石的粒度分布规格要求。

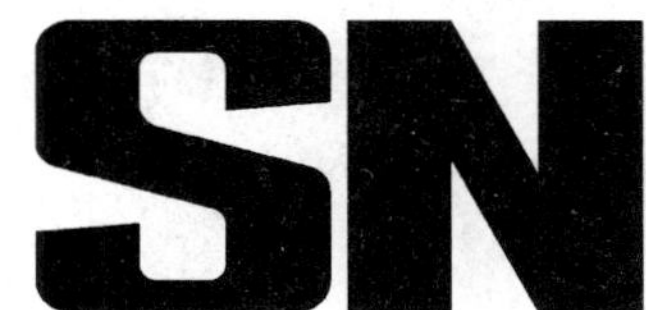

中华人民共和国出入境检验检疫行业标准

SN/T 1797.8—2008

铁矿石安全卫生检验技术规范 第8部分:质量评价 热裂指数

Technical regulation on safety and sanitation for inspection of iron ore—Part 8:Decrepitation index for quality evaluation

2008-07-17 发布 2009-02-01 实施

中华人民共和国国家质量监督检验检疫总局 发布

前　言

SN/T 1797《铁矿石安全卫生检验技术规范》分为12个部分：

——第1部分：取样　手工法；
——第2部分：质量评价　总铁含量；
——第3部分：质量评价　硅含量；
——第4部分：质量评价　铝含量；
——第5部分：质量评价　灼烧减量；
——第6部分：质量评价　水分含量；
——第7部分：质量评价　粒度分布；
——第8部分：质量评价　热裂指数；
——第9部分：质量评价　机械强度；
——第10部分：质量评价　相对还原度；
——第11部分：质量评价　球团矿自由膨胀系数；
——第12部分：质量评价　体积密度。

本部分为SN/T 1797的第8部分。

本部分由国家认证认可监督管理委员会提出并归口。

本部分起草单位：山东出入境检验检疫局、天津出入境检验检疫局、广东出入境检验检疫局。

本部分主要起草人：岳春雷、宋武元、丁仕兵、魏红兵、曲晓霞、张金信、郑建国、周忠信、黄文娴。

本部分系首次发布的出入境检验检疫行业标准。

铁矿石安全卫生检验技术规范 第8部分:质量评价　热裂指数

1　范围

本部分规定了进出口铁矿石中热裂指数的质量评价的分级标准。

本部分适用于进出口铁矿石块矿。

2　规范性引用文件

下列文件中的条款通过本部分的引用而成为本部分的条款。凡是注日期的引用文件,其随后所有的修改单(不包括勘误的内容)或修订版均不适用于本部分,然而,鼓励根据本部分达成协议的各方研究是否可使用这些文件的最新版本。凡是不注日期的引用文件,其最新版本适用于本部分。

GB/T 10322.1　铁矿石　取样和制样方法

GB/T 10322.6　铁矿石　热裂指数的测定方法

GB/T 20565　铁矿石和直接还原铁　术语

SN/T 1797.1　铁矿石安全卫生检验技术规范　第1部分:取样　手工法

ISO 8371　铁矿石　热裂指数的测定

3　术语和定义

GB/T 20565 确立的以及下列术语和定义适用于本部分。

3.1

热裂指数($DI_{6.3}$)　decrepitation index

反映热裂的参数,以热处理后粒度为−6.3 mm 的试验样质量分数表示。

[GB/T 20565—2006,物理试验 7.4.1 注]

4　取样和制样

按照 GB/T 10322.1 或 SN/T 1797.1 的要求进行取样,按照 GB/T 10322.6、ISO 8371 的要求进行制样。

5　测定方法

铁矿石热裂指数的测定按 GB/T 10322.6 或 ISO 8371 进行。

6　铁矿石热裂指数的分级

铁矿石热裂指数按表1分级。

表 1　铁矿石热裂指数分级

热裂指数级别	热裂指数($DI_{6.3}$)/%
一级	$DI_{6.3}<5$
二级	$5\leqslant DI_{6.3}<10$
三级	$DI_{6.3}\geqslant 10$

注：铁矿石的热裂指数越小越适合直接入高炉冶炼。热裂指数为一级的铁矿石可直接冶炼；二级的应减少配比使用；三级的不宜直接使用，宜作为烧结矿的原料。

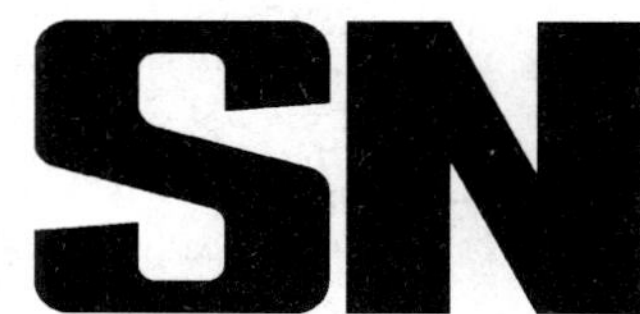

中华人民共和国出入境检验检疫行业标准

SN/T 1797.9—2008

铁矿石安全卫生检验技术规范
第9部分:质量评价　机械强度

Technical regulation on safety and sanitation for inspection of iron ore—Part 9:Mechanical strength for quality evaluation

2008-07-17 发布　　　　2009-02-01 实施

中华人民共和国
国家质量监督检验检疫总局　发布

前　言

SN/T 1797.9《铁矿石安全卫生检验技术规范》分为12个部分：
——第1部分：取样　手工法；
——第2部分：质量评价　总铁含量；
——第3部分：质量评价　硅含量；
——第4部分：质量评价　铝含量；
——第5部分：质量评价　灼烧减量；
——第6部分：质量评价　水分含量；
——第7部分：质量评价　粒度分布；
——第8部分：质量评价　热裂指数；
——第9部分：质量评价　机械强度；
——第10部分：质量评价　相对还原度；
——第11部分：质量评价　球团矿自由膨胀系数；
——第12部分：质量评价　体积密度。

本部分为SN/T 1797的第9部分。

本部分由国家认证认可监督管理委员会提出并归口。

本部分起草单位：宁波出入境检验检疫局、山东出入境检验检疫局。

本部分起草人：金进照、孙锡丽、楼建元、余驰、任春生、廖海平、丁仕兵。

本部分为首次发布的出入境检验检疫行业标准。

铁矿石安全卫生检验技术规范
第9部分:质量评价　机械强度

1　范围

本部分规定了进出口铁矿石机械强度质量评价的分级标准。

本部分适用于进出口烧结矿和球团矿。

2　规范性引用文件

下列文件中的条款通过本部分的引用而成为本部分的条款。凡是注日期的引用文件,其随后所有的修改单(不包括勘误的内容)或修订版均不适用于本部分,然而,鼓励根据本部分达成协议的各方研究是否可使用这些文件的最新版本。凡是不注日期的引用文件,其最新版本适用于本部分。

GB/T 8209　烧结和球团矿　转鼓强度的测定

GB/T 10322.1　铁矿石　取样和制样方法

GB/T 14201　铁矿球团　抗压强度测定方法

GB/T 20565　铁矿石和直接还原铁　术语

SN/T 1797.1　铁矿石安全卫生检验技术规范　第1部分:取样　手工法

ISO 3082　铁矿石　取样和制样方法

ISO 3271　铁矿石　转鼓强度试验方法

ISO 4700　铁矿石球团　抗压强度的测定

ISO 10836　铁矿石　物理试验用试样的取样和制样方法

3　术语和定义

GB/T 20565确立的以及下列术语和定义适用于本部分。

3.1

机械强度　mechanical strength

用转鼓指数、耐磨指数或抗压强度表示的铁矿石的机械性能。

3.2

转鼓强度　tumble strength

块矿、人造块矿或热压铁块在规定时间旋转的转鼓中通过冲击和磨损导致粒度降级的抵抗力。

[GB/T 20565—2006,物理试验 7.3.1]

3.3

转鼓指数　tumble index

块矿、人造块矿或热压铁块由于冲击使粒度降级的抵抗力的相对量度,以TI表示,用转鼓后实验样产生+6.3 mm粒级的质量分数表述。

[GB/T 20565—2006,物理试验 7.3.1 注 a]

3.4

耐磨指数　abratsion index

块矿、人造块矿或热压铁块在旋转的转鼓里冲击时由于磨损使粒度降级所需抗力的相对量度,称为耐磨指数(AI),并用规定时间内进行转鼓后收集−0.5 mm粒级试验样的质量分数表示。

[GB/T 20565—2006，物理试验 7.3.2]

3.5

抗压强度　crushing strength

在压力试验中施加到单个球团矿上并使其引起破裂所用的压力值。

[GB/T 20565—2006，物理试验 7.3.3]

3.6

碱度　basicity

铁矿石中氧化钙与二氧化硅含量的比值。

4　取样和制样

按照 GB/T 10322.1、SN/T 1797.1、ISO 3082 或 ISO 10836 的要求进行取样和制样。

5　测定方法

转鼓指数、耐磨指数的测定按照 GB/T 8209 或 ISO 3271 进行，抗压强度的测定按照 GB/T 14201 或 ISO 4700 进行。

6　铁矿石机械强度的分级

铁矿石机械强度按表 1 分级。

表 1　铁矿石机械强度分级

品　名	项目 品级	碱　度	抗压强度/ (kg/p)	转鼓指数/(%) (+6.3 mm)	耐磨指数/(%) (−0.5 mm)
烧结矿	一级	1.50～2.50	—	≥70	<6.0
	二级		—	≥66～<70	≥6.0～<7.0
	三级		—	≥63～<66	≥7.0～<8.0
	四级		—	≥60～<63	≥8.0～<9.0
	一级	1.00～1.50	—	≥65	<7.0
	二级		—	≥62～<65	≥7.0～<8.0
	三级		—	≥59～<62	≥8.0～<9.0
	四级		—	≥56～<59	≥9.0～<10.0
球团矿	一级	—	≥250	≥95	<5.0
	二级	—	≥200～<250	≥90～<95	≥5.0～<6.0
	三级	—	≥150～<200	≥86～<90	≥6.0～<8.0
	四级	—	≥120～<150	≥82～<86	≥8.0～<9.0

注：一级质量最好，四级以下须与其他优质铁矿石混合在一起使用。

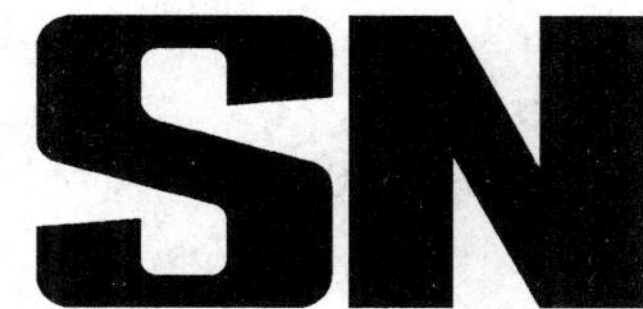

中华人民共和国出入境检验检疫行业标准

SN/T 1797.10—2008

铁矿石安全卫生检验技术规范 第10部分:质量评价　相对还原度

Technical regulation on safety and sanitation for inspection of iron ore—Part 10:Relative reducibility for quality evaluation

2008-07-17 发布　　2009-02-01 实施

中华人民共和国国家质量监督检验检疫总局　发布

前　言

SN/T 1797《铁矿石安全卫生检验技术规范》分为12个部分：

——第1部分：取样　手工法；

——第2部分：质量评价　总铁含量；

——第3部分：质量评价　硅含量；

——第4部分：质量评价　铝含量；

——第5部分：质量评价　灼烧减量；

——第6部分：质量评价　水分含量；

——第7部分：质量评价　粒度分布；

——第8部分：质量评价　热裂指数；

——第9部分：质量评价　机械强度；

——第10部分：质量评价　相对还原度；

——第11部分：质量评价　球团矿自由膨胀系数；

——第12部分：质量评价　体积密度。

本部分为SN/T 1797的第10部分。

本部分由国家认证认可监督管理委员会提出并归口。

本部分起草单位：宁波出入境检验检疫局、山东出入境检验检疫局。

本部分起草人：金进照、孙锡丽、楼建元、余驰、任春生、廖海平、岳春雷。

本部分为首次发布的出入境检验检疫行业标准。

铁矿石安全卫生检验技术规范
第10部分:质量评价　相对还原度

1　范围

本部分规定了进出口铁矿石相对还原度质量评价的分级标准。

本部分适用于进出口天然铁矿石块矿、烧结矿和球团矿。

2　规范性引用文件

下列文件中的条款通过本部分的引用而成为本部分的条款。凡是注日期的引用文件,其随后所有的修改单(不包括勘误的内容)或修订版均不适用于本部分,然而,鼓励根据本部分达成协议的各方研究是否可使用这些文件的最新版本。凡是不注日期的引用文件,其最新版本适用于本部分。

GB/T 10322.1　铁矿石　取样和制样方法

GB/T 13241　铁矿石　还原性的测定方法

GB/T 20565　铁矿石和直接还原铁　术语

SN/T 1797.1　铁矿石安全卫生检验技术规范　第1部分:取样　手工法

ISO 3082　铁矿石　取样和制样方法

ISO 7215　铁矿石　相对还原性的测定

ISO 10836　铁矿石　物理试验用试样的取样和制样方法

3　术语和定义

GB/T 20565确立的术语和定义适用于本部分。

3.1

还原度　degree of reducibility

在规定的还原时间后,从氧化铁中取出氧的程度,用还原去除的氧与和铁最初结合氧的百分比表示。

[GB/T 20565—2006,物理试验7.4.3]

3.2

相对还原度　degree of relative reducibility

采用等温还原试验方法在一定条件下经一定时间后所达到的最终还原度,用英文缩写表示为RI。

3.3

碱度　basicity

铁矿石中氧化钙与二氧化硅含量的比值。

4　取样和制样

按照GB/T 10322.1、SN/T 1797.1、ISO 3082或ISO 10836的要求进行取样和制样。

5　测定方法

相对还原度的测定按照GB/T 13241或ISO 7215的方法进行。

6 铁矿石相对还原度的分级

铁矿石相对还原度按表1分级。

表1 铁矿石相对还原度分级

品 名	碱 度	品 级	相对还原度(RI)/%
天然块矿	—	一级	≥60
	—	二级	≥55～<60
	—	三级	≥50～<55
	—	四级	≥45～<50
烧结矿	1.50～2.50	一级	≥70
		二级	≥65～<70
		三级	≥60～<65
		四级	≥55～<60
	1.00～1.50	一级	≥65
		二级	≥60～<65
		三级	≥55～<60
		四级	≥50～<55
球团矿	—	一级	≥65
	—	二级	≥60～<65
	—	三级	≥55～<60
	—	四级	≥50～<55

注：一级质量最好，四级以下须与其他优质铁矿石混合在一起使用。

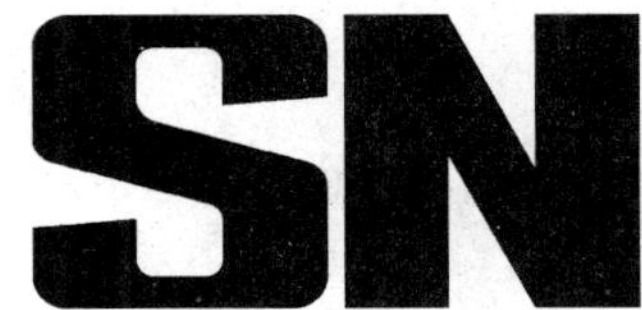

中华人民共和国出入境检验检疫行业标准

SN/T 1797.11—2008

铁矿石安全卫生检验技术规范 第11部分:质量评价 球团矿自由膨胀系数

Technical regulation on safety and sanitation for inspection of iron ore—Part 11:The free-swelling index of pellets for quality evaluation

2008-07-17 发布 2009-02-01 实施

中华人民共和国国家质量监督检验检疫总局 发布

前　言

SN/T 1797《铁矿石安全卫生检验技术规范》分为12个部分：

——第1部分：取样　手工法；

——第2部分：质量评价　总铁含量；

——第3部分：质量评价　硅含量；

——第4部分：质量评价　铝含量；

——第5部分：质量评价　灼烧减量；

——第6部分：质量评价　水分含量；

——第7部分：质量评价　粒度分布；

——第8部分：质量评价　热裂指数；

——第9部分：质量评价　机械强度；

——第10部分：质量评价　相对还原度；

——第11部分：质量评价　球团矿自由膨胀系数；

——第12部分：质量评价　体积密度。

本部分为SN/T 1797的第11部分。

本部分由国家认证认可监督管理委员会提出并归口。

本部分起草单位：山东出入境检验检疫局、天津出入境检验检疫局。

本部分主要起草人：丁仕兵、岳春雷、魏红兵、曲晓霞、张金信、宋振乾、孙健。

本部分系首次发布的出入境检验检疫行业标准。

铁矿石安全卫生检验技术规范
第11部分:质量评价　球团矿自由膨胀系数

1　范围

本部分规定了进出口球团矿中自由膨胀系数(V_{FS})的质量评价的分级标准。

本部分适用于进出口球团矿的质量分级。

2　规范性引用文件

下列文件中的条款通过本部分的引用而成为本部分的条款。凡是注日期的引用文件,其随后所有的修改单(不包括勘误的内容)或修订版均不适用于本部分,然而,鼓励根据本部分达成协议的各方研究是否可使用这些文件的最新版本。凡是不注日期的引用文件,其最新版本适用于本部分。

GB/T 10122　铁矿石(烧结矿和球团矿)物理试验用试样的取样和制样方法

GB/T 10322.1　铁矿石　取样和制样方法

GB/T 13240　铁矿球团　相对自由膨胀系数的测定方法

GB/T 20565　铁矿石和直接还原铁　术语

SN/T 1797.11　铁矿石安全卫生检验技术规范　第1部分:取样　手工法

ISO 4698　球团矿自由膨胀系数的测定方法

ISO 10836　铁矿石　物理试验用试样的取样和制样方法

3　术语和定义

GB/T 20565确立的以及下列术语和定义适用于本部分。

3.1

自由膨胀　free-swelling

在不强制的条件下还原期间产生烧结球团矿的体积增加。

[GB/T 20565—2006,物理试验 7.4.8]

3.2

球团矿自由膨胀系数(V_{FS})　the free-swelling index

表示自由膨胀(3.1),表明还原前和还原后球团矿的体积增量的百分数。

4　取样和制样

按照GB/T 10322.1或SN/T 1797.11、GB/T 10122或ISO 10836的要求,取得并制备出满足球团矿自由膨胀系数测定需求的样品。

5　测定方法

球团矿自由膨胀系数的测定方法采用GB/T 13240或ISO 4698。

6　球团矿自由膨胀系数的分级

球团矿自由膨胀系数按表1分级。

表 1　球团矿自由膨胀系数分级

级　　别	范围(V_{FS})/%
特低膨胀球团矿	$V_{FS} \leqslant 10.0$
低膨胀球团矿	$10.0 < V_{FS} \leqslant 15.0$
中膨胀球团矿	$15.0 < V_{FS} \leqslant 20.0$
高膨胀球团矿	$V_{FS} > 20.0$

注：球团矿自由膨胀系数越低越适合冶炼，应优先选择“特低”和“低”级别的球团矿，对中膨胀球团矿应减少配比使用，对高膨胀球团矿不宜单独使用，应尽量避免进口。

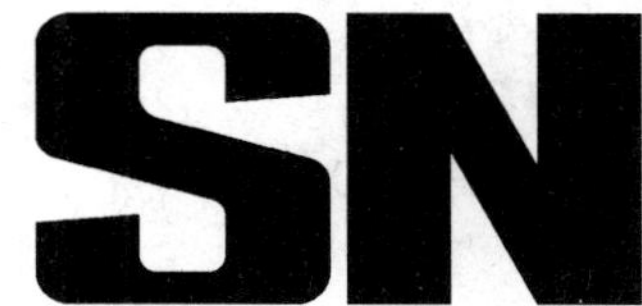

中华人民共和国出入境检验检疫行业标准

SN/T 1797.12—2008

铁矿石安全卫生检验技术规范
第12部分：质量评价　体积密度

Technical regulation on safety and sanitation for inspection of iron ore—Part 12: Bulk density for quality evaluation

2008-07-17 发布　　　　2009-02-01 实施

中华人民共和国国家质量监督检验检疫总局　发布

前 言

SN/T 1797《铁矿石安全卫生检验技术规范》分为12个部分：

——第1部分：取样 手工法；

——第2部分：质量评价 总铁含量；

——第3部分：质量评价 硅含量；

——第4部分：质量评价 铝含量；

——第5部分：质量评价 灼烧减量；

——第6部分：质量评价 水分含量；

——第7部分：质量评价 粒度分布；

——第8部分：质量评价 热裂指数；

——第9部分：质量评价 机械强度；

——第10部分：质量评价 相对还原度；

——第11部分：质量评价 球团矿自由膨胀系数；

——第12部分：质量评价 体积密度。

本部分为SN/T 1797的第12部分。

本部分由国家认证认可监督管理委员会提出并归口。

本部分起草单位：山东出入境检验检疫局、宁波出入境检验检疫局、天津出入境检验检疫局。

本部分主要起草人：周忠信、于立洋、刘稚、郭兵、张西春、金进照、魏红兵、孙锡丽。

本部分系首次发布的出入境检验检疫行业标准。

铁矿石安全卫生检验技术规范 第12部分:质量评价 体积密度

1 范围

本部分规定了进出口铁矿石体积密度的测定方法及最低值。

本部分适用于进出口天然铁矿石(包括块矿、粉矿)、加工铁矿石(包括球团铁矿、烧结矿)。

2 规范性引用文件

下列文件中的条款通过本部分的引用而成为本部分的条款。凡是注日期的引用文件,其随后所有的修改单(不包括勘误的内容)或修订版均不适用于本部分,然而,鼓励根据本部分达成协议的各方研究是否可使用这些文件的最新版本。凡是不注日期的引用文件,其最新版本适用于本部分。

GB/T 10322.1 铁矿石 取样和制样方法

GB/T 14202 铁矿石(烧结矿、球团矿)容积密度测定方法

GB/T 20565 铁矿石和直接还原铁 术语

SN/T 1797.1 铁矿石安全卫生检验技术规范 第1部分:取样 手工法

ISO 3852 铁矿石 体积密度测定方法

3 术语和定义

GB/T 20565 确立的术语和定义适用于本部分。

4 取样和制样

按照 GB/T 10322.1 或 SN/T 1797.1 进行取样,按照 GB/T 10322.1、GB/T 14202 和 ISO 3852 的要求进行制样。

5 测定方法

体积密度采用 GB/T 14202、ISO 3852 方法,在不含明水条件下进行测定。

6 体积密度最低值

块矿体积密度: 1.75 t/m^3

粉矿体积密度: 1.60 t/m^3

球团铁矿体积密度: 2.00 t/m^3

烧结矿体积密度: 1.70 t/m^3

注:体积密度小于上述最低值,不宜直接使用,应与优质矿配合使用。

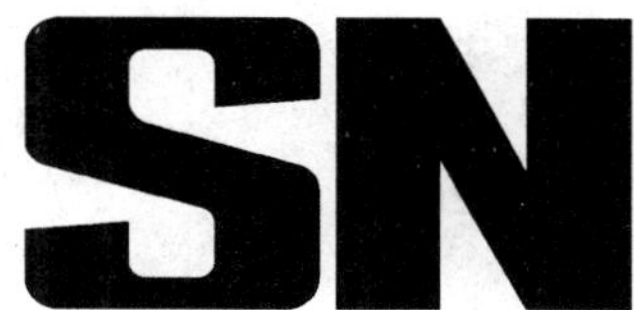

中华人民共和国出入境检验检疫行业标准

SN/T 1798—2006

进口铁矿石放射性测量方法

Measurement for radioactivity of import iron ore

2006-08-28 发布　　　　2007-03-01 实施

中华人民共和国
国家质量监督检验检疫总局 发布

前　言

本标准由国家认证认可监督管理委员会提出并归口。

本标准起草单位：中华人民共和国宁波出入境检验检疫局。

本标准主要起草人：荣德福、张桂良、周强。

本标准系首次发布的出入境检验检疫行业标准。

进口铁矿石放射性测量方法

1 范围

本标准规定了进口铁矿石 γ 贯穿辐射剂量率及放射性比活度超过一定数值的铁矿石样品的取制样和测量方法。

本标准适用于进口铁矿石集散地的放射性水平测量。

2 规范性引用文件

下列文件中的条款通过本标准的引用而成为本标准的条款。凡是注日期的引用文件，其随后所有的修改单(不包括勘误的内容)或修订版均不适用于本标准，然而，鼓励根据本标准达成协议的各方研究是否可使用这些文件的最新版本。凡是不注日期的引用文件，其最新版本适用于本标准。

GB/T 6730.49 铁矿石化学分析方法 原子吸收分光光度法测定钠和钾量

GB 11806 放射性物质安全运输规程

GB/T 13073 岩石样品中^{226}Ra 的分析方法 射气法

GB/T 14506.11 硅酸盐岩石化学分析方法 氧化钾和氧化钠的测定

GB/T 14583 环境地表 γ 辐射剂量率测定规范

GB 18871 电离辐射防护与辐射源安全基本标准

EJ 349.1 岩石中微量铀、钍分析方法总则及一般规定

EJ 349.2 岩石中微量铀的分析方法

EJ/T 349.3 岩石中微量钍的分析方法

3 术语和定义

下列术语和定义适用于本标准。

3.1

贯穿辐射 penetrating radiation

由进口铁矿石堆垛表面逸出的辐射。

3.2

(放射性)比活度 specific radioactivity

单位质量铁矿石中的放射性核素在单位时间内衰变的次数。

3.3

进口铁矿石集散地 import iron ores distributing center

指进口铁矿石接卸地、中转及用户等铁矿石贮存场所。

3.4

铁矿石堆垛 iron ore stowage

指在进口铁矿石集散地，面积大于 10 m×10 m，厚度大于 1 m 的铁矿石贮存堆。

3.5

代表性样品 representative sample

指所采集到的进口铁矿石样品，该样品与在取样期间的样品源具有相同的性质。

4 测量仪器

4.1 γ贯穿辐射剂量率测量仪

对γ贯穿辐射剂量率测量仪的基本要求是：

a) 灵敏度高，读数稳定，受温度及湿度影响小。

温度：−10℃～+40℃；

相对湿度：95%（+35℃）。

b) 重量轻，便于携带。

c) 能在很大范围内准确地记录射线强度。

低量程：1×10^{-8} Gy·h^{-1}～1×10^{-5} Gy·h^{-1}；

高量程：1×10^{-5} Gy·h^{-1}～1×10^{-2} Gy·h^{-1}。

d) 能测量γ射线。

能量响应：50 keV～3 MeV，相对响应之差<±30%（^{137}Cs 源）。

e) 建立读数时间小，精度高，总不确定度<±15%。

f) 角响应：0°～180°，$\bar{R}/R\geqslant0.8$。

式中：

$\bar{R}$——角响应平均值；

R——仪表上的响应值。

γ贯穿辐射剂量率测量仪在使用前应用标准源进行校准。

4.2 γ能谱测量仪

所采用的γ能谱测量仪基本要求为：

a) 具有多个测量道，其能量位置及道宽可调；

b) 漂移小，线性好；

c) 能量分辨率高；

d) 晶体大，灵敏度高。

γ能谱测量仪在使用前应用标准源进行校准，确保测量结果的准确性，其他按 GB/T 14583 要求执行。

5 测量要求

5.1 γ贯穿辐射剂量率测量

5.1.1 在进口铁矿石集散地铁矿石堆垛进行γ贯穿辐射剂量率测量时，采用网格法测量，线距 5 m，点距 5 m。

5.1.2 测量时，剂量率仪应放在网格点的 5 m×5 m 范围内，离堆垛表面 0.5 m 处进行测量。

5.1.3 当进口铁矿石的γ贯穿辐射剂量率与当地本底值之差大于 20×10^{-8} Gy·h^{-1}时（包括宇宙射线致电离成分等），应做γ能谱测量。

5.2 γ能谱测量

5.2.1 在进口铁矿石集散地铁矿石堆垛进行γ能谱测量时，同样采用网格法，线距 5 m，点距 5 m。

5.2.2 当进口铁矿石放射性比活度大于 260 Bq·kg^{-1}时，应按本标准第 6、7 章的要求对 U（总量）、^{226}Ra、^{232}Th、^{40}K 做定量分析。

6 取样与制样

6.1 取样

按本标准第 5 章的要求，在堆垛取样时，取样点应布置在面积 1 m×1 m、厚度 1 m 的范围内，从其上、中、下三部位随机采取样品不小于 10 kg，当所采取的样品粒度大于 10 mm 时，应对大于 10 mm 的部分进行破碎，至 10 mm 以下。混合均匀后，随机分取 4 kg 作为代表性样品。一个堆垛的取样数不应少于 3 个。

6.2 制样

6.2.1 对代表性样品进行破碎，至 80 目以上。

6.2.2 将代表性样品进行缩分，1/2 用作分析样品，1/2 作为保留样品。

当采集到的进口铁矿石样品的放射性比活度大于 260 $Bq \cdot kg^{-1}$ 时，样品的采集、制取、保管与运输应参照 GB 11806 的要求做好防护。

7 U(总量)、^{226}Ra、^{232}Th、^{40}K 含量的测量

U(总量)、^{232}Th 的测量按 EJ 349.1、EJ 349.2 及 EJ/T 349.3 执行。

^{226}Ra 的测量按 GB/T 13073 执行。

^{40}K 的测量按 GB/T 6730.49 或 GB/T 14506.11 执行。

8 辐射防护

当进口铁矿石集散地工作人员和公众所接受的有效剂量当量超过 20 mSv/a 与 2.5 mSv/a 时，应向辐射防护管理部门提出辐射防护建议，其他按 GB 18871 的要求执行。

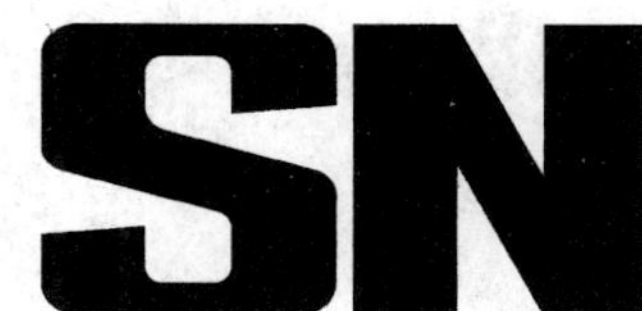

中华人民共和国出入境检验检疫行业标准

SN/T 2261—2009

铁矿中水溶性氯化物的测定 电位滴定法

Determination of water-soluble chloride content in iron ores—Potentiometric titration

2009-02-20 发布　　　　2009-09-01 实施

中华人民共和国国家质量监督检验检疫总局 发布

前　　言

本标准的附录 A 和附录 B 均为资料性附录。

本标准由国家认证认可监督管理委员会提出并归口。

本标准由中华人民共和国广东出入境检验检疫局、宁波出入境检验检疫局、天津出入境检验检疫局、辽宁出入境检验检疫局负责起草。

本标准主要起草人：彭速标、黄文娴、卢振国、翟翠萍、钟志光、郑建国、刘健斌、王艳、王虹、胡晓静。

本标准系首次发布的出入境检验检疫行业标准。

铁矿中水溶性氯化物的测定
电位滴定法

1 范围

本标准规定了电位滴定法测定铁矿石中水溶性氯化物的方法。

本标准适用于铁矿中水溶性氯化物的测定，测定范围：0.005%～0.35%(质量分数)。

2 规范性引用文件

下列文件中的条款通过本标准的引用而成为本标准的条款。凡是注日期的引用文件，其随后所有的修改单(不包括勘误的内容)或修订版均不适用于本标准，然而，鼓励根据本标准达成协议的各方研究是否可使用这些文件的最新版本。凡是不注日期的引用文件，其最新版本适用于本标准。

GB/T 601 化学试剂 标准滴定溶液的制备

GB/T 10322.1 铁矿石 取样和制样方法

GB/T 6379.2 测量方法与结果的准确度(正确度与精密度) 第2部分：确定标准测量方法重复性与再现性的基本方法

3 方法提要

试料用水浸提，干过滤。取出部分滤液，在碱性条件下，用过氧化氢消除硫化物的干扰。加硝酸酸化溶液。在乙醇的存在下，用电位滴定法测定试液中的氯化物。

4 试剂

除非另有规定，仅使用分析纯试剂。

4.1 水

电阻率大于18.2(MΩ·cm)。

4.2 氯化钾(基准试剂)

105 ℃烘干2 h后放入干燥器中。

4.3 硝酸银(基准试剂)

105 ℃烘干2 h后放入干燥器中。

4.4 硝酸(ρ=1.4 g/mL)

4.5 无水乙醇

4.6 过氧化氢溶液(30%)

4.7 硝酸溶液 $c(HNO_3)$=1.5 mol/L

量取100 mL的硝酸(4.4)，用水稀释至1 L。

4.8 氢氧化钠溶液 $c(NaOH)$=0.1 mol/L

称取氢氧化钠4 g，用水溶解并移入1 000 mL的容量瓶中，然后用水稀释至刻度，摇匀。

4.9 氯化钾标准溶液 $c(KCl)$=0.010 00 mol/L

称取0.372 8 g氯化钾(4.2)，用水溶解后，移入500 mL容量瓶中，用水稀释至刻度，摇匀。

4.10 硝酸银标准溶液 $c(AgNO_3)$=0.02 mol/L

称取3.39 g(精确至0.1 mg)硝酸银(4.3)，用水使其完全溶解后移入1 000 mL的容量瓶中，用水稀释至刻度。此溶液应避光保存，使用前按 7.3.1 操作。

4.11 硝酸银标准滴定溶液 $c_T(AgNO_3)$

移取 50.00 mL 硝酸银标准溶液(4.10)，置于 500 mL 容量瓶中，用水稀释至刻度，摇匀。此硝酸银标准滴定溶液浓度约为 0.002 mol/L。

5 仪器

5.1 自动电位滴定仪

灵敏度 0.1 mV，加液体积准确到 0.001 mL，滴定速度可调整。

5.2 复合银环电极

5.3 电磁搅拌器

转速为 720 r/min～1 440 r/min。

5.4 过滤装置

参见附录 A，聚酯滤膜孔径为 0.45 μm

5.5 超声清洗器

6 试样的制备

按照 GB/T 10322.1 制备粒径通过 100 μm 的样品 50 g，在 105 ℃～110 ℃下烘干 1 h，置于干燥器中冷至室温。

7 分析步骤

7.1 试料

称取约 2 g 试样，精确至 1 mg。

做两份试料的平行测定。

7.2 空白试验

随同试料做空白试验。

7.3 分析步骤

7.3.1 硝酸银标准溶液的标定

移取氯化钾标准溶液(4.9)10.00 mL 于 100 mL 高型烧杯中，加入 3 滴硝酸溶液(4.7)，加入 40 mL 无水乙醇(4.5)，然后插入复合银环电极，开动搅拌器，设定滴定参数(参见附录 B)，设定搅拌速度为(720～1 440)r/min，以硝酸银标准溶液(4.10)滴定溶液中氯，记录电位滴定曲线并求出滴定终点 V_{ep}(mL)。按 GB/T 601 两人八平行测定结果的平均值作为测定结果。

硝酸银标准溶液的浓度 $c(AgNO_3)$ 可按公式(1)计算：

$$c(AgNO_3) = \frac{c(KCl) \times 10.00}{V_{ep}} \qquad \cdots\cdots(1)$$

式中：

$c(AgNO_3)$——硝酸银标准溶液浓度的准确数值，单位为摩尔每升(mol/L)；

$c(KCl)$——氯化钾标准溶液浓度的准确数值，单位为摩尔每升(mol/L)；

V_{ep}——平行测定四次得到的滴定终点体积平均值的准确数值，单位为毫升(mL)。

7.3.2 样品前处理

试料放入 50 mL 钢量瓶中，加入少量水，摇匀，加水至约 35 mL，放于超声清洗器，超声提取 10 min 后，拿出钢量瓶摇匀后再继续超声提取 10 min。将钢量瓶从超声清洗器中取出，冷却到室温后，用水稀释到刻度，摇匀，静置 10 min。用过滤装置过滤。

7.3.3 测定

移取 20.00 mL 滤液到 50 mL 钢量瓶中，加入氢氧化钠溶液(4.8)10 滴及过氧化氢溶液(4.6)

1 mL，缓慢加热，最后煮沸至无小气泡产生。冷却至室温后，加入硝酸溶液(4.7)1 mL，用水稀释到刻度，摇匀。

移取10.00 mL上述溶液，置于100 mL高型烧杯中，加入无水乙醇(4.5)40 mL，加入3滴硝酸溶液(4.7)，然后插入复合银环电极。在搅拌状态下，以硝酸银标准滴定溶液(4.11)滴定，记录滴定终点。

8 结果计算

样品中氯的含量以质量分数表示，按公式(2)计算：

$$X(\%) = \frac{(V - V_0) \times c_T(AgNO_3) \times 35.45 \times 10^{-3} \times 12.5}{m} \times 100 \quad \cdots\cdots\cdots\cdots\cdots (2)$$

式中：

X——氯离子的质量分数，%；

V——样品消耗的硝酸银标准滴定溶液体积的准确数值，单位为毫升(mL)；

V_0——空白消耗的硝酸银标准滴定溶液体积的准确数值，单位为毫升(mL)；

$c_T(AgNO_3)$——硝酸银标准滴定溶液浓度的准确数值，单位为摩尔每升(mol/L)；

m——样品质量的准确数值，单位为克(g)；

35.45——氯原子量的准确数值，单位为克每摩尔(g/mol)；

12.5——稀释因子。

计算结果以两位有效数字表示。

9 精密度

精密度数据是依据GB/T 6379.2，在2007年，对9个实验室和5个测试水平所组织和分析的试验而得到的。结果见表1。

表1 精密度 %

水平范围 X	重复性限 r	再现性限 R
0.005～0.35	$r=0.011\,4X^{0.474}$	$R=0.003\,2+0.059X$

附 录 A
(资料性附录)
超声波清洗器和抽滤装置

A.1 超声波清洗器:150 W,40 kHz,时间可调,见图 A.1。

A.2 抽滤装置:孔径 0.45 μm 的聚酯滤膜,见图 A.2。

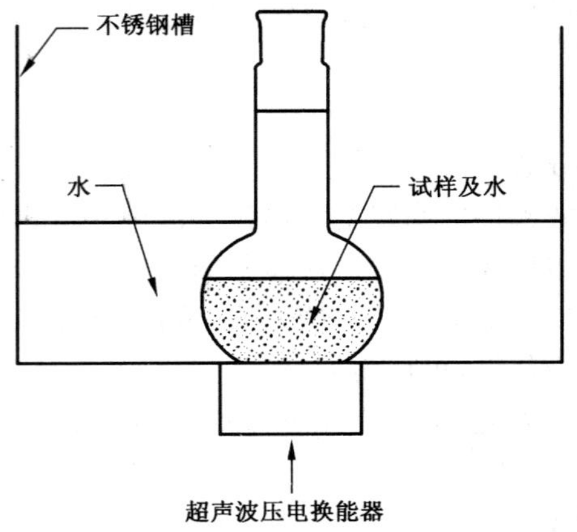

图 A.1 超声波清洗器

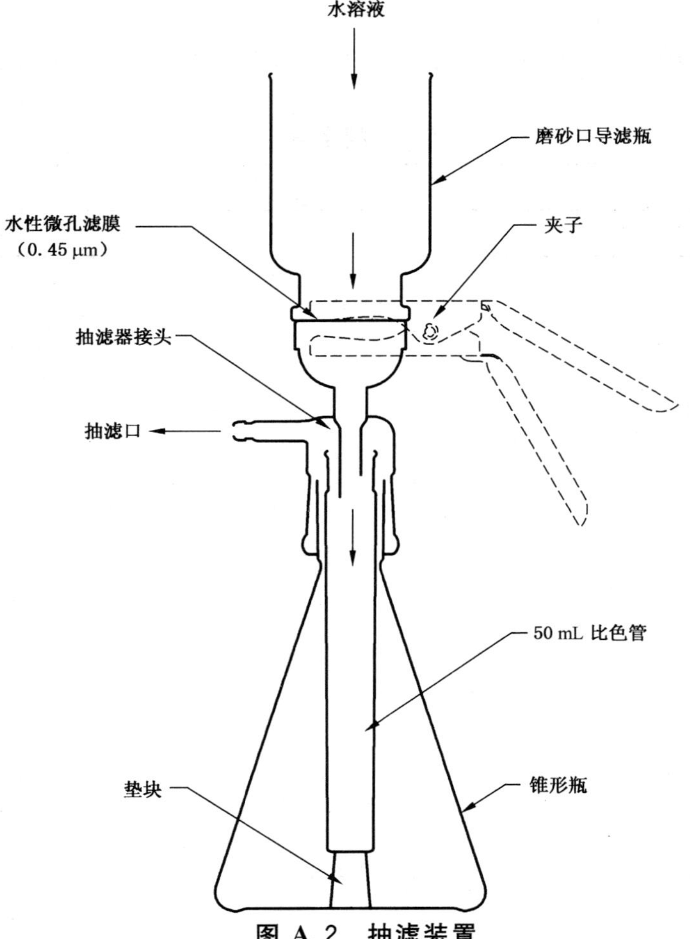

图 A.2 抽滤装置

附　录　B
（资料性附录）
滴　定　参　数

仪器的滴定参数如下：

——接受测定值：信号漂移：关　mV/min；
　　　　　　最小等待时间：6 s；
　　　　　　最大等待时间：6 s。

——加液增加量：体积增加量 0.05 mL（测定空白溶液时用 0.01 mL）；
　　　　　　加液速度：最大（mL/min）。

——温度：25 ℃；

——电位评估：等当点标准：10 mV（测定空白溶液时用 5 mV）；
　　　　　　等当点识别：最大。

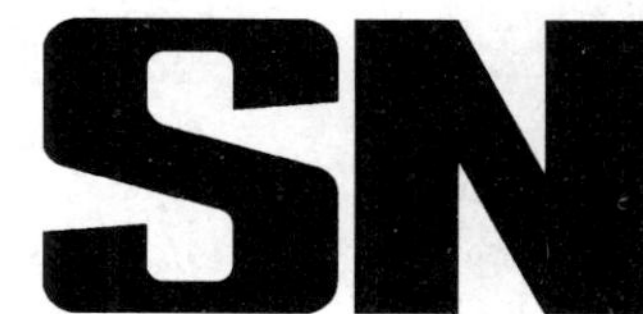

中华人民共和国出入境检验检疫行业标准

SN/T 2262—2009

铁矿石中铝、砷、钙、铜、镁、锰、磷、铅、锌含量的测定 电感耦合等离子体原子发射光谱法

Determination of aluminum, arsenic, calcium, copper, magnesium, manganese, phosphorus, lead, zincum in iron ores—Inductively coupled plasma atomic emission spectrometry

2009-02-20 发布 2009-09-01 实施

中华人民共和国
国家质量监督检验检疫总局 发布

前　言

本标准附录A、附录B和附录C均为资料性附录。

本标准由国家认证认可监督管理委员会提出并归口。

本标准起草单位：中华人民共和国广东出入境检验检疫局。

本标准主要起草人：杨卫国、曲强、崔卫国、冯浚汉。

本标准系首次发布的出入境检验检疫行业标准。

铁矿石中铝、砷、钙、铜、镁、锰、磷、铅、锌含量的测定 电感耦合等离子体原子发射光谱法

1 范围

本标准规定了电感耦合等离子体原子发射光谱法(ICP-AES)测定铁矿石中铝、砷、钙、铜、镁、锰、磷、铅、锌含量的方法。

本标准适用于铁矿石中铝、砷、钙、铜、镁、锰、磷、铅、锌含量的测定,各元素的测定范围见表1。

表1 测定项目及测定范围

元素	测定范围/%	元素	测定范围/%
Al	0.05~6.00	Mn	0.002~1.20
As	0.02~0.30	P	0.01~0.60
Ca	0.01~1.20	Pb	0.004~0.30
Cu	0.005~0.30	Zn	0.003~1.20
Mg	0.005~1.20		

2 规范性引用文件

下列文件中的条款通过本标准的引用而成为本标准的条款。凡是注日期的引用文件,其随后所有的修改单(不包括勘误的内容)或修订版均不适用于本标准,然而,鼓励根据本标准达成协议的各方研究是否可使用这些文件的最新版本。凡是不注日期的引用文件,其最新版本适用于本标准。

GB/T 6730.1 铁矿石化学分析方法 分析用预干燥试样的制备

GB/T 6682 分析实验室用水规格和试验方法

3 方法提要

试样在高压密闭微波消解仪中用盐酸、硝酸、氢氟酸溶解,加入硼酸络合多余的氢氟酸,试样溶液由载气导入等离子体原子发射光谱仪进行测定。

4 试剂

除另有说明,在分析中仅使用确认为分析纯的试剂和符合GB/T 6682中的三级水。

4.1 盐酸(ρ=1.19 g/mL)。

4.2 硝酸(ρ=1.42 g/mL)。

4.3 盐酸(1+20)。

4.4 氢氟酸(ρ=1.15 g/mL)。

4.5 硼酸溶液:5%。称取5 g硼酸溶于100 mL水中。

4.6 高纯铁粉(99.98%以上)。

4.7 铝、砷、钙、铜、镁、锰、磷、铅、锌标准溶液:1 000 μg/mL,国家标准溶液。

4.8 铁基体溶液:称取5 g±0.01 g高纯铁粉(4.6)于400 mL烧杯中,加入盐酸(4.1)100 mL,加热溶解,冷却,移入250 mL容量瓶中,用盐酸(4.3)定容,混匀,此溶液1 mL含20 mg铁。

4.9 混合标准系列溶液:根据待测元素的含量稀释标准溶液配制混合标准系列溶液,加入与试液相应

量的铁基体溶液 6 mL(4.8),介质盐酸(4.3)。

5 仪器设备

5.1 电感耦合等离子体发射光谱仪:仪器工作条件参见附录 A,待测元素分析线、检出限参见附录 B。

5.2 高压密闭微波消解仪:压力(0 MPa~4 MPa)可调、自控。

6 试样

按 GB/T 6730.1 制备试样,预先于(105±5)℃烘箱中干燥 2 h,置于干燥器中冷却至室温。

7 分析步骤

7.1 称取 0.2 g(精确至 0.000 1 g)试料,置于约 100 mL 聚四氟乙烯消解罐中,加少量水润湿,加 6 mL 盐酸(4.1)、2 mL 硝酸(4.2)、1 mL 氢氟酸(4.4),轻轻摇匀,盖紧消解罐,放入微波消解炉中,关上炉门,按微波消解仪操作规程根据所设定程序(参见附录 C)操作,待试料消解完全,取出冷却,打开消解罐,加入 10 mL 硼酸溶液(4.5),再盖紧消解罐,放入微波消解炉中,加热 3 min,取出冷却,将试液全部转移入 100 mL 容量瓶中,用水定容,摇匀,待试液澄清后待测。

同时称取两份试料进行平行测定,结果取其平均值。

随同试料做空白试验。

7.2 按操作规程开启仪器,优化仪器操作参数,待仪器稳定后进行测定。

7.3 按相应仪器的分析条件分别测定混合标准系列溶液中各元素的谱线强度,制作对应的校准工作曲线,要求曲线的线性相关系数大于 0.999。标准溶液系列浓度见表 2。

7.4 按相应仪器的条件,测定空白溶液和试料溶液中各待测元素的谱线强度,从校准工作曲线上计算各待测元素的浓度。

表 2 标准溶液系列

单位为微克每毫升

系列号	Al	P	As	Zn	Ca	Mg	Mn	Pb	Cu
1	5.0	0.5	0.2	0.2	1.0	1.0	1.0	0.2	0.2
2	10.0	1.0	0.5	0.5	2.0	2.0	2.0	0.5	0.5
3	20.0	2.0	1.0	1.0	5.0	5.0	5.0	1.0	1.0
4	50.0	5.0	2.0	5.0	10.0	10.0	10.0	2.0	2.0
5	100.0	10.0	5.0	20.0	20.0	20.0	20.0	5.0	5.0

8 结果计算与表述

按公式(1)计算各待测元素的含量,以质量分数表示:

$$w_x = \frac{(c_x - c_0) \times V \times 10^{-6}}{m} \times 100 \qquad \cdots\cdots(1)$$

式中:

w_x——样品中各待测元素的质量分数,%;

c_x——试料溶液中各待测元素的浓度,单位为微克每毫升(μg/mL);

c_0——空白溶液中各待测元素的浓度,单位为微克每毫升(μg/mL);

V——试料溶液的体积,单位为毫升(mL);

m——试料的质量,单位为克(g)。

元素铝、镁、锌的计算结果表示到小数点后两位,其余元素计算结果表示到小数点后三位。

9 精密度

两次平行测定结果差值应不超过平均值的 10%,否则,应重新测定。

附　录　A
（资料性附录）
仪器工作条件

A.1　仪器工作条件见表 A.1。

表 A.1　仪器工作条件

项　目	工　作　参　数
入射功率	1 050 W
载气流量	0.55 L/min
辅助气流量	0.45 L/min
冷却气流量	11 L/min
积分次数	4
积分时间	5 s

注：可根据不同厂家、不同型号的仪器确定合适的工作条件。

附 录 B
（资料性附录）
元素分析线及检出限

B.1 元素分析线及检出限见表B.1。

表 B.1 元素分析线及检出限

元素	分析线/nm	检出限/(ng/mL)
Al	308.21	56.6
P	178.28	15.8
As	189.04	23.5
Zn	206.20	2.5
Ca	317.93	12.4
Mg	279.55	0.2
Mn	257.61	1.4
Pb	220.35	39.8
Cu	324.75	8.2

注：可根据不同厂家、不同型号的仪器选择合适的分析线。

附　录　C
（资料性附录）
微波溶样程序

C.1　微波溶样程序见表C.1。

表 C.1　微波溶样程序

步骤	功率/W	压力/MPa	时间/min
1	800	0.5	10
2	800	0.8	5
3	800	1.0	10

注：不同厂家、不同型号的微波消解仪功率可有所不同。

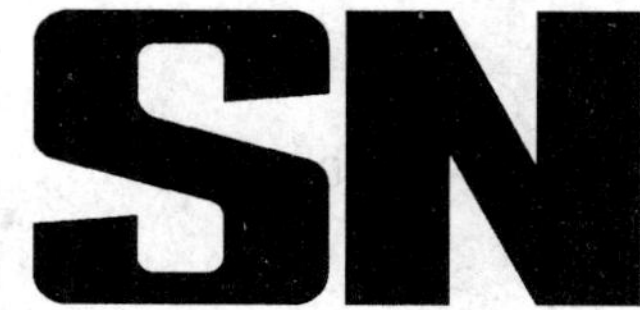

中华人民共和国出入境检验检疫行业标准

SN/T 2638.1—2010

进出口锰矿石中锰、铁、硅、铝、钙、镁、钛、钾和磷的测定　波长色散X射线荧光光谱法

Determination of manganese, iron, silicon, aluminum, calcium, magnesium, titanium, potassium and phosphorus in manganese ores for import and export—Wavelength dispersive X-ray fluorescence spectrometric method

2010-05-27 发布　　　　2010-12-01 实施

中华人民共和国
国家质量监督检验检疫总局　发布

前　言

SN/T 2638 系列标准共分为 2 部分。

——第 1 部分：进出口锰矿石中锰、铁、硅、铝、钙、镁、钛、钾和磷的测定　波长色散 X 射线荧光光谱法；

——第 2 部分：进出口锰矿石中铁、铝、镁、钙、钛、磷、镍、铜、锌的测定　电感耦合等离子体原子发射光谱法。

本部分为 SN/T 2638 系列标准的第 1 部分。

本部分由国家认证认可监督管理委员会提出并归口。

本部分起草单位：中华人民共和国辽宁出入境检验检疫局，中华人民共和国广东出入境检验检疫局。

本部分起草人：林忠、蒋晓光、李卫刚、王艳君、马丽娜、钟志光。

本部分系首次发布的出入境检验检疫行业标准。

进出口锰矿石中锰、铁、硅、铝、钙、镁、钛、钾和磷的测定　波长色散X射线荧光光谱法

1　范围

SN/T 2638 的本部分规定了用波长色散X-射线荧光光谱法测定锰矿石中锰、铁、硅、铝、钙、镁、钛、钾和磷含量的方法。

本部分适用于锰矿石中锰、铁、硅、铝、钙、镁、钛、钾和磷含量的测定,测定范围见表1。

表1　测定范围

%(质量分数)

元素或化合物	Mn	Fe	SiO_2	Al_2O_3	CaO
测定范围	22～52	1～24	5～36	1～10	0.5～28
元素或化合物	MgO	P	K_2O	TiO_2	
测定范围	0.4～5	0.06～0.5	0.6～1.5	0.01～1.5	
注:上述含量是经烧失量校正后的含量。					

2　规范性引用文件

下列文件对于本文件的应用是必不可少的。凡是注日期的引用文件,仅注日期的版本适用于本文件。凡是不注日期的引用文件,其最新版本(包括所有的修改单)适用于本文件。

GB/T 6379.2　测量方法与结果的准确度(正确度与精密度)　第2部分:确定标准测量方法重复性与再现性的基本方法

GB/T 16597　冶金产品分析方法　X射线荧光光谱分析法通则

3　方法提要

试样用无水四硼酸锂熔融、以少量溴化锂为脱模剂,制成玻璃熔片,用X-射线荧光光谱仪测量,用经验系数法或理论 α 系数校正元素间的吸收-增强效应,测量出待测元素特征谱线的X射线荧光光谱强度,根据待测元素的X射线荧光光谱强度与待测元素含量之间的定量关系,计算出待测元素的含量。

4　试剂和材料

除非另有说明,在分析中仅使用确认为分析纯的试剂和蒸馏水或相当纯度的水。

4.1　无水四硼酸锂(荧光专用试剂):在550 ℃下至少灼烧4 h,并置于干燥器中储存。混合熔剂、其他适合的熔剂也可以用于样片的制备。

4.2　溴化锂:在105 ℃下干燥,置于干燥器中储存。

4.3　溴化锂溶液:60 mg/mL,称取30 g±0.001 g溴化锂(4.2),溶解于200 mL水中,稀释至500 mL。

4.4　盐酸(1+1)。

4.5　甲烷氩气混合气体(1+9)。

5　仪器

5.1　波长色散X射线荧光光谱仪:符合GB/T 16597规定,铑靶X射线光管,配套计算机。

5.2 铂-金坩埚(95%Pt+5%Au):30 mL。

5.3 分析天平:感量不低于0.1 mg。

5.4 铂-金模具(95%Pt+5%Au)。

5.5 马福炉:温度可达1 150 ℃。

5.6 瓷坩埚:30 mL。

5.7 自动熔样设备:如火焰式自动熔样机、高频自动熔样机等也可以用于样片的准备。

6 试样的制备

试样的粒径必须通过−100 μm。在105 ℃~110 ℃烘干2 h,置于干燥器中,备用。

7 分析步骤

7.1 试料

试料须进行烧失量的测定,将测完烧失量的试料存于干燥器中备用,至少做两份试料的平行测定。

7.2 试料烧失量的测定

用蒸馏水洗净瓷坩埚,烘干,于1 000 ℃~1 100 ℃温度下灼烧至恒重,冷却备用。准确称取2 g试料,精确至0.1 mg,置于恒重的瓷坩埚内,放入温度能控制在1 000 ℃~1 050℃的马福炉内灼烧至恒重,冷却至室温,置于干燥器中,按式(1)计算烧失量:

$$LOI(\%) = (W_1 - W_2) \times 100/W \qquad (1)$$

式中:

LOI——试料的烧失量,%;

W_1——试料和坩埚灼烧前的重量,单位为克(g);

W_2——试料和坩埚灼烧后的重量,单位为克(g);

W——试料重量,单位为克(g)。

7.3 试料片的制备

7.3.1 称量

在熔样前应彻底清洗铂-金坩埚。

当制备直径为40 mm的试料片时,称取0.800 0 g±0.000 2 g灼烧后的试料,加入8.000 0 g±0.000 2 g无水四硼酸锂(4.1)置于铂-金坩埚内。当制备其他尺寸的试料片时,试料片中各组分应按比例增减。

7.3.2 混样

用无锋利边棱的小铲或类似工具在铂-金坩埚中充分搅拌使其内容物混匀,用小片滤纸擦拭混样工具,将滤纸放入铂-金坩埚内,以免样品损失。在实验台上轻轻震动铂-金坩埚底部,以确保粘附在铂-金坩埚壁上的物质进入混合物主体中。

7.3.3 烘干

往铂-金坩埚中加入1.00 mL溴化锂溶液(4.3),将铂-金坩埚置于电热板上,烘干。

7.3.4 熔融

将铂-金坩埚置于1 100 ℃~1 150 ℃的马福炉中,计时,每5 min时取出铂-金坩埚摇动,以赶走熔体中的气泡,使熔融体混合均匀。当熔融15 min后,将熔融物浇铸到已在炉内保温至少2 min的模具内,取出模具,冷却,成型的试料片与模具自动脱模。如铂-金坩埚内底面平整光滑,也可在铂-金坩埚内直接冷却成型。

注:也可以采用其他种类的熔样设备,熔融时间和熔融温度参考上述条件进行。

7.3.5 目视检查和保存

试料片应当是均匀的玻璃体,否则,应按7.2~7.3步骤重新制备,试料片储存于洁净的干燥器中。

7.4 校准样片的制备

选择元素含量适中的国家标准物质作为校准用试料，按照7.2测其烧失量，然后按7.3制备标准化试料片。

7.5 测定

7.5.1 测定条件

推荐的分析线和测量条件见表2。

表2 测量条件

元素	分析线	2θ/(°)	X光管电压/电流/(kV/mA)	晶体	狭缝/μm	探测器
Mn	$K\alpha_{1,2}$	62.9	50/50	LiF200	150	FC/SC
Fe	$K\alpha_{1,2}$	57.5	50/50	LiF200	550	FC/SC
Si	$K\alpha_{1,2}$	109.0	50/50	PET	550	FC
Al	$K\alpha_{1,2}$	145.0	50/50	PET	550	FC
Ca	$K\alpha_{1,2}$	113.1	50/50	LiF200	550	FC
Mg	$K\alpha_{1,2}$	20.7	40/75	OVO55	550	FC
P	$K\alpha_{1,2}$	89.5	50/50	LiF200	550	FC
K	$K\alpha_{1,2}$	136.7	50/50	LiF200	550	FC
Ti	$K\alpha_{1,2}$	86.1	50/50	LiF200	550	FC

7.5.2 校准曲线的制作

选用至少5个国家级锰矿石标准物质按照7.2～7.3步骤制作试料片，在按照7.5.1推荐的分析线和测量条件测定并绘制校准曲线，标准物质各元素含量须经烧失量校正。

7.5.3 校准曲线的校正

7.5.3.1 背景校正

采用2点法扣除背景，按式(2)计算峰的净强度：

$$I_n = I_p - (I_{B1} \times B_2 - I_{B2} \times B_1)/(B_2 - B_1) \quad \cdots\cdots (2)$$

式中：

I_{B1}、I_{B2}——分别为背景1、2的X射线荧光强度；

B_1、B_2——分别为背景1、2的2θ角与峰位置2θ角之差；

I_n——扣除背景后的净强度；

I_p——峰位置下的总强度。

7.5.3.2 回归分析

将测得的标准化试料片(7.3.3)中各元素分析线的净强度对相应的标准试料各元素含量按式(3)进行回归。然后求出工作曲线常数b和c。

$$X_i = b \times I_i + c \quad \cdots\cdots (3)$$

式中：

X_i——分析元素i未校正的含量，%(质量分数)；

I_i——分析元素i的荧光净强度；

b、c——工作曲线常数。

7.5.3.3 经验系数法

基体校正方程见式(4)：

$$W_i = (1 + K_i + \sum_j A_{ij} \times F_j) X_i + C_i \quad \cdots\cdots(4)$$

式中：

W_i——分析元素 i 校正后的含量，%(质量分数)；

X_i——分析元素 i 未校正的含量，%(质量分数)；

A_{ij}——共存元素 j 对分析元素 i 的吸收增强影响系数；

F_j——共存元素 j 的含量，%(质量分数)；

K_i，C_i——分析元素 i 的基体校正常数。

7.5.3.4 理论 α 系数法

理论 α 系数法基体校正方程见式(5)：

$$C_i = D_i + E_i \times I_i \times (1 + \sum_j \alpha_{ij} \times C_j) \quad \cdots\cdots(5)$$

式中：

C_i——分析元素 i 校正后的含量，%(质量分数)；

D_i——校准曲线的截距(常数)；

E_i——校准曲线的斜率；

I_i——分析元素 i 的荧光强度；

α_{ij}——理论计算的共存元素 j 对分析元素 i 的影响系数；

C_j——共存元素 j 的含量，%(质量分数)。

7.5.4 仪器测量

仪器稳定后，用校准样片进行曲线漂移校正，然后测定试料片。

8 结果的表示

根据测出的试料片分析元素特征谱线的 X 射线荧光光谱强度，计算出试料片中各元素的含量，按式(6)计算出试料中各元素或化合物的含量：

$$C_i = C_{i0} \times (100 - LOI)/100 \quad \cdots\cdots(6)$$

式中：

C_i——干态下的元素或化合物 i 的质量分数，%；

LOI——试料的烧失量，%(质量分数)；

C_{i0}——试料片中元素或化合物 i 的质量分数，%。

9 精密度

本标准的精密度数据是由 8 个实验室，选定 4 个水平，按照 GB/T 6379.2 标准共同实验确定，精密度数据如表 3 所示。

表 3 精密度 %(质量分数)

元素	水平范围(m)	重复性限(r)	再现性限(R)
Mn	25-52	$r=-0.0024m+0.2891$	$R=-0.0002m+0.2983$
Fe	1-24	$r=-0.0051m+0.1995$	$R=-0.0049m+0.1824$
SiO_2	5-36	$r=0.0102m+0.0466$	$R=0.0068m+0.1179$
Al_2O_3	1-10	$r=0.0153m+0.1154$	$R=0.0059m+0.1844$
CaO	0.5-28	$r=0.0028m+0.1232$	$R=0.0001m+0.1824$

表 3（续） %（质量分数）

元素	水平范围(m)	重复性限(r)	再现性限(R)
MgO	0.4-5	$r=0.0337m+0.0223$	$\lg R=0.1401\lg m-0.8200$
TiO_2	0.01-1.5	$\lg r=0.5801\lg m-0.9601$	$\lg R=0.7965\lg m-0.5001$
K_2O	0.01-1.5	$r=0.0426m+0.0194$	$\lg R=0.5135\lg m-0.7764$
P	0.06-0.5	$r=0.0435m+0.0007$	$\lg R=0.8029\lg m-1.2040$

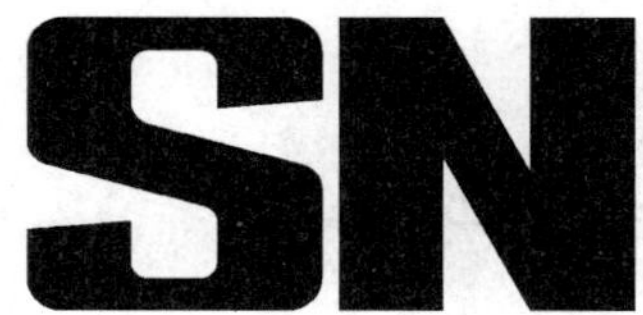

中华人民共和国出入境检验检疫行业标准

SN/T 2638.2—2010

进出口锰矿石中铁、铝、镁、钙、钛、磷、镍、铜、锌的测定 电感耦合等离子体原子发射光谱法

Determination of iron, aluminium, magnesium, calcium, titanium, phosphorus, nickel, copper, zinc in manganese ores for import and export—Inductively coupled plasma atomic emission spectrometric method

2010-05-27 发布　　2010-12-01 实施

中华人民共和国国家质量监督检验检疫总局　发布

前　　言

SN/T 2638 系列标准共分为 2 部分：

——第 1 部分：进出口锰矿石中锰、铁、硅、铝、钙、镁、钛、钾和磷的测定　波长色散 X 射线荧光光谱法；

——第 2 部分：进出口锰矿石中铁、铝、镁、钙、钛、磷、镍、铜、锌的测定　电感耦合等离子体原子发射光谱法。

本部分为 SN/T 2638 系列标准的第 2 部分。

本部分由国家认证认可监督管理委员会提出并归口。

本部分起草单位：中华人民共和国辽宁出入境检验检疫局，中华人民共和国新疆出入境检验检疫局。

本部分起草人：王艳君、蒋晓光、林忠、胡晓静、苏秀丽、仲吉伟。

本部分系首次发布的出入境检验检疫行业标准。

进出口锰矿石中铁、铝、镁、钙、钛、磷、镍、铜、锌的测定 电感耦合等离子体原子发射光谱法

1 范围

SN/T 2638 的本部分规定了进出口锰矿石中铁、铝、镁、钙、钛、磷、镍、铜、锌组分含量的测定方法。

本部分适用于进出口锰矿石中铁、铝、镁、钙、钛、磷、镍、铜、锌组分含量的测定，各组分的测定范围如表 1 所示。

表 1 各组分的测定范围

组　　分	含量范围(质量分数)/%
Fe	0.50～20.00
Al_2O_3	0.50～10.00
CaO	0.050～20.00
MgO	0.050～5.00
TiO_2	0.010～1.00
P	0.010～0.50
Ni	0.010～0.10
Cu	0.005～0.20
Zn	0.010～0.10

2 规范性引用文件

下列文件对于本文件的应用是必不可少的。凡是注日期的引用文件，仅注日期的版本适用于本文件。凡是不注日期的引用文件，其最新版本(包括所有的修改单)适用于本文件。

GB/T 602　化学试剂　杂质测定用标准溶液的制备

GB/T 2011　锰矿石取制样方法

JJG 015　电感耦合等离子体原子发射光谱仪检测规程

3 方法提要

试料经混酸溶解后，过滤，滤液作为主液留存。残渣经灼烧、挥硅、碱熔融、酸浸取后，所得溶液与主液合并。或用盐酸、硝酸、氢氟酸经高压罐密闭消解试料，挥硅、酸浸取后得到试液。使用电感耦合等离子体原子发射光谱仪测定所得试液中各组分的含量。

4 试剂与材料

除非另有说明,在分析中仅使用认可的分析纯试剂和蒸馏水或相应纯度的水。

4.1 硝酸(ρ1.42 g/mL)。

4.2 盐酸(ρ1.19 g/mL)。

4.3 硫酸(ρ1.84 g/mL)。

4.4 氢氟酸(ρ1.16 g/mL)。

4.5 高氯酸(ρ1.67 g/mL)。

4.6 无水碳酸钠(基准试剂)。

4.7 盐酸(1+1)。

4.8 盐酸(1+19)。

4.9 盐酸(1+10)。

4.10 硫酸(1+1)。

4.11 硫酸(5+95)。

4.12 单元素标准储备溶液:各元素标准储备溶液按 GB/T 602 方法配制,或直接使用标准物质,其质量浓度均为 1 000.0 μg/mL。

4.13 氧化钙标准储备溶液(1 000.0 μg CaO/mL):称取 1.785 7 g 于 105 ℃~110 ℃干燥至恒重的碳酸钙(优级纯),溶于 30 mL 盐酸(4.7)溶液中,转移至 1 000 mL 容量瓶中,用水稀释至刻度,混匀。

4.14 氧化铝标准储备溶液(1 000.0 μg Al_2O_3/mL):称取 0.529 4 g 纯铝(质量分数大于 99.99%),置于 500 mL 烧杯中,加 120 mL~150 mL 盐酸(4.7),在 85 ℃水浴上溶解(1~3)d,溶清后,冷却至室温,转移至 1 000 mL 容量瓶中,用水稀释至刻度,混匀。

4.15 氧化镁标准储备溶液(1 000.0 μg MgO/mL):称取 1.000 0 g 于 800 ℃灼烧至恒重的氧化镁(优级纯)于 250 mL 烧杯中,加入少量水,然后加入 25 mL 盐酸(4.7)溶解,转移至 1 000 mL 容量瓶中,用水稀释至刻度,混匀。

4.16 氧化钛标准储备溶液(250.0 μg TiO_2/mL):称取 0.150 0 g 金属钛(质量分数大于 99.9%),置于聚四氟乙烯烧杯中,加 5 mL 氢氟酸(4.4),立即滴加 2 mL 硝酸(4.1),加热溶解,冷却,加入 20 mL 硫酸(4.3),低温蒸发至冒硫酸烟,冷却至室温,用硫酸(4.11)移至 1 000 mL 容量瓶中,用水稀释至刻度,混匀。

4.17 锰基体溶液(40 mg Mn/mL):称取 10 g 电解锰(纯度大于 99.99%)于 250 mL 烧杯中,加入 25 mL 盐酸(4.7),溶解。加入 15 mL 硫酸(4.10),将溶液蒸发至产生硫酸烟雾为止。冷却,转移至 250 mL 容量瓶中,用水稀释至刻度,混匀。

4.18 氩气(纯度≥99.99%)。

5 仪器和设备

5.1 电感耦合等离子体原子发射光谱仪。仪器应能提供稳定的等离子体炬焰。仪器的稳定性必须符合 JJG 015 规定。本部分不指定特殊的分析线,推荐使用的分析线参见附录 A。校准曲线的线性相关系数应大于 0.999。

5.2 电热板:控温精度±10 ℃。

5.3 分析天平:精度为 0.000 1 g。

5.4 烘箱。

5.5 高温炉:能自动控温,控温精度±10 ℃。

5.6 铂坩埚：内容积 30 mL。

5.7 高压密封消化罐：双层聚四氟乙烯内罐，带不锈钢外套，内容积 30 mL。

6 试样的制备

按照 GB/T 2011 标准制备试样。将试样在 105 ℃烘箱中干燥 2 h 后，放入干燥器中冷却至室温备用。

7 分析步骤

7.1 试料

称取 0.20 g 试料，精确至 0.000 1 g。

独立地进行至少两次测定，取其平均值。

7.2 空白试验

除不加入待测试样外，其他均按照 7.4 步骤规定的试样处理方式进行空白试验。

7.3 校正实验

同类型标准试样随同样品按 7.4 步骤进行。

7.4 试样消解

7.4.1 敞开式湿法

将试料(7.1)置于 250 mL 聚四氟乙烯烧杯中，加几滴水润湿，加入 20 mL 盐酸(4.2)，2 mL 硝酸(4.1)，在电热板上低温溶解。溶解完全后，稍冷，加入 5 mL 氢氟酸(4.4)，2 mL 高氯酸(4.5)继续加热至白烟冒尽。向烧杯中加入 15 mL 盐酸(4.7)，加热溶解盐类。用热水冲洗杯壁，然后，用盛有少量纸浆的中速滤纸过滤。用盐酸(4.8)洗涤烧杯及沉淀(4～5)次，再用热水洗涤几次。将滤液作为主液保留。

注：如果试样中不含有不溶性的待测组分，则可弃掉滤纸和残渣。

将滤纸和残渣转移至铂坩埚(5.6)中，低温灰化后在 600 ℃下灼烧 30 min，冷却后，加几滴水润湿，加入(4～5)滴硫酸(4.3)，5 mL 氢氟酸(4.4)，于电热板上蒸发至产生硫酸白烟。加入 0.5 g～1.0 g 碳酸钠(4.6)，于 1 000 ℃熔融 15 min～20 min。冷却后，将坩埚连同熔融物转移至 300 mL 烧杯中，加入 30 mL 盐酸(4.9)，加热溶解熔融物，取出并冲洗坩埚，将所得溶液与主液合并。蒸发溶液至 50 mL～60 mL。冷却，转移至 100 mL 容量瓶中，用水稀释至刻度，混匀。

7.4.2 高压密闭消化法

将试料(7.1)置于聚四氟乙烯罐中，加入 3 mL 盐酸(4.2)，1 mL 硝酸(4.1)，1.5 mL 氢氟酸(4.4)。将消化罐放入烘箱内，开启电源加热到 100 ℃，保持 1 h，再加热到 200 ℃，保持 1 h。取出消化罐冷却到室温，打开消化罐，向内罐中加入 0.5 mL 高氯酸(4.5)继续加热至白烟冒尽。再向其中加入 8 mL 盐酸(4.2)和适量水，加热溶解盐类。冷却至室温，将溶液转移至 100 mL 容量瓶中，用水稀释至刻度，混匀。

7.5 工作曲线的绘制

7.5.1 标准系列溶液的配制

将标准储备液(4.12～4.16)用水逐级稀释，以适当的基体(4.17)匹配，配制以下标准溶液(见表 2)。

表 2 标准溶液系列

μg/mL

组分	STDLOW	STD1	STD2	STD3	STD4	STDHIGH
Fe	0	10	20	100	200	400
Al_2O_3	0	10	20	40	100	200
CaO	0	1.0	5.0	25	100	400
MgO	0	1.0	5.0	10	40	100
TiO_2	0	0.2	1.0	2.0	10	20
P	0	0.2	1.0	2.0	4.0	10
Cu	0	0.1	0.5	1.0	2.0	4.0
Zn	0	0.1	0.5	1.0	2.0	4.0
Ni	0	0.1	0.5	1.0	2.0	4.0
Mn	600					

8 测定

8.1 工作曲线的绘制

参照表 A.1 提供的测定元素的波长，将仪器调节至最佳工作状态，按由低到高的顺序测定标准系列溶液的光谱强度，根据净光谱强度和标准溶液的浓度绘制工作曲线。

8.2 试液的测定

在选择的最佳测定条件下，对试液进行测定。

注：若测定后发现试样的测试值超出标准曲线的范围，可以将试液稀释或浓缩后重新测定。

9 结果计算

各待测组分的质量分数按公式(1)计算：

$$w = \frac{(c_i - c_0) \times V \times F \times 10^{-4}}{m} \quad \cdots\cdots(1)$$

式中：

w——各被测组分的质量分数，数值以%表示；

c_i——从校准曲线上查得的试料溶液中某被测组分的浓度，单位为微克每毫升(μg/mL)；

c_0——从校准曲线上查得的空白溶液中某被测组分的浓度，单位为微克每毫升(μg/mL)；

V——试料溶液的体积，单位为毫升(mL)；

F——试样的稀释倍数；

m——试料的质量，单位为克(g)。

计算结果保留至小数点后两位有效数字。

10 方法的精密度

方法的精密度是由 8 个实验室对 4 个水平的试样所做的试验进行确定的，结果见表 3。

表 3 方法的精密度

组分	含量/%	重复性标准差 s_r	再现性标准差 s_R
Fe	0.50～20.00	$r=0.0039\,m+0.1489$	$\lg R=-0.0482\lg m-0.5613$
Al_2O_3	0.50～10.00	$r=0.0014\,m+0.1502$	$R=0.0188\,m+0.2439$
CaO	0.05～20.00	$r=0.0067\,m+0.0666$	$R=0.0108\,m+0.1463$
MgO	0.05～5.00	$\lg r=0.6625\lg m-1.1502$	$\lg R=0.6804\lg m-0.8869$
TiO_2	0.010～1.00	$r=0.0188\,m+0.0184$	$\lg R=0.6899\lg m-0.8402$
P	0.010～0.50	$r=0.1199\,m-0.0019$	$R=0.2375\,m-0.0019$
Cu	0.005～0.20	$\lg r=-0.1344\lg m-2.8313$	$R=0.0566\,m+0.0031$
Zn	0.010～0.10	$r=0.0138\,m+0.0036$	$R=0.1010\,m+0.0032$
Ni	0.010～0.10	$\lg r=1.3314\lg m-0.4799$	$\lg R=1.1898\lg m-0.4224$

附 录 A
（资料性附录）
测试组分的参考分析线

组分的分析参考线波长见表 A.1。

表 A.1 测试组分的参考分析线

分析元素	参考波长/nm
Fe	238.204,259.940
Al	396.152,309.271
Mg	279.553,285.213
Ca	393.366,396.847
Ti	334.941,337.280
P	178.287,213.618
Cu	224.700,324.754
Zn	213.856,202.548,206.200
Ni	221.647,231.604

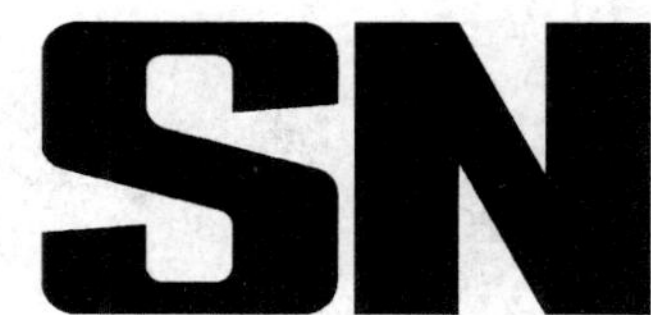

中华人民共和国出入境检验检疫行业标准

SN/T 2680—2010

铁矿石中砷、汞、镉、铅、铋含量的测定　原子荧光光谱法

Determination of arsenic, mercury, cadmium, lead, bismuth in iron ores—Atomic fluorescence spectrometric method

2010-11-01 发布　　　　2011-05-01 实施

中华人民共和国国家质量监督检验检疫总局　发布

前　言

本标准按照 GB/T 1.1—2009 给出的规则起草。

本标准由国家认证认可监督管理委员会提出并归口。

本标准起草单位：中华人民共和国宁波出入境检验检疫局、中国检验认证集团宁波有限公司。

本标准主要起草人：康继韬、付冉冉、应海松、荣德福、刘水清。

本标准系首次发布的出入境检验检疫行业标准。

铁矿石中砷、汞、镉、铅、铋含量的测定 原子荧光光谱法

1 范围

本标准规定了测定铁矿石中砷、汞、镉、铅、铋含量的原子荧光光谱方法。

本标准适用于测定天然铁矿、铁精矿和造块及烧结产品中的砷、汞、镉、铅、铋含量。

2 规范性引用文件

下列文件对于本文件的应用是必不可少的。凡是注日期的引用文件，仅注日期的版本适用于本文件。凡是不注日期的引用文件，其最新版本(包括所有的修改单)适用于本文件。

GB/T 6379 测量方法与结果的准确度(正确度与精密度)

GB/T 6730.1 铁矿石 化学分析用预干燥试样的制备

GB/T 8170 数值修约规则

GB/T 10322.1 铁矿石 取样和制样方法

JJG 939 非色散原子荧光光度计国家计量检定规程

3 方法提要

试样用酸溶解。用还原剂将试液中的As(Ⅴ)预还原为As(Ⅲ)，Cd(Ⅳ)预还原为Cd(Ⅱ)，铅、汞、铋不用预还原，用掩蔽剂掩蔽试液中的铁，在一定酸度下，试液和硼氢化钾溶液通过氢化物发生器产生氢化物，随载气进入石英管原子化，在每种元素的特征波长处测定其中荧光强度，将测得的试液的荧光强度与标准溶液的荧光强度相比较，得出试液中各元素的含量。

4 试剂

除非另有说明，在分析中仅使用确认为分析纯的试剂和去离子水或相当纯度的水。

4.1 盐酸(ρ1.16 g/mL～1.19 g/mL)，优级纯。

4.2 硝酸(ρ1.42 g/mL)，优级纯。

4.3 氢氟酸(ρ1.15 g/mL～1.18 g/mL)。

4.4 高氯酸($HClO_4$ 含量 70%～72%)，优级纯。

4.5 盐酸(1+1)：以盐酸(4.1)稀释。

4.6 盐酸(1.5+98.5)：以盐酸(4.1)稀释。

4.7 盐酸(2+98)：以盐酸(4.1)稀释。

4.8 硝酸(20%，体积分数)：以硝酸(4.2)稀释或者以分析纯的硝酸稀释。

4.9 硼氢化钾溶液(2 g/L)：称取1.0 g硼氢化钾(纯度大于95%)溶于50 mL含有0.25 g氢氧化钠溶液的烧杯中，转移至500 mL容量瓶中，用水定容，使用时配制。

4.10 硼氢化钾溶液(20 g/L)：称取10 g硼氢化钾(纯度大于95%)溶于50 mL含有1.0 g氢氧化钠溶液的烧杯中，转移至500 mL容量瓶中，用水定容，使用时配制。

4.11 硼氢化钾溶液(15 g/L):称取 7.5 g 硼氢化钾(纯度大于 95%)溶于 50 mL 含有 2.5 g 氢氧化钠溶液的烧杯中,加入 7.5 g 铁氰化钾,转移至 500 mL 容量瓶中,用水定容,使用时配制。

4.12 硫脲溶液(100 g/L):称取 10 g 硫脲溶于 100 mL 水。

4.13 抗坏血酸溶液(100 g/L):称取 10 g 抗坏血酸溶于 100 mL 水,使用时配制。

4.14 混合掩蔽剂(草酸(50 g/L)-邻菲罗啉(5 g/L)-硫氰酸钾(50 g/L)):称取草酸 25 g、邻菲罗啉 2.5 g、硫氰酸钾 25 g 于 250 mL 烧杯中,加 200 mL 水,60 ℃水浴中溶解,放冷后转移至 500 mL 容量瓶中,用水定容,使用时配制。

4.15 铁基体溶液(30 g/L):称取 15 g 高纯氧化铁粉于 150 mL 烧杯中,加 30 mL 盐酸(4.1),盖上表面皿,低温下加热至大部分试样分解,升高温度(不沸腾),直至试样分解完全,蒸发至近干,取下冷却,加入 10 mL 盐酸(4.5)溶解盐类,转移至 500 mL 容量瓶中,用水稀释至刻度,摇匀。

4.16 砷标准溶液(0.1 μg/mL):由购买的有标准物质证书的砷标准溶液(1 000 μg/mL)稀释得到。

4.17 汞标准溶液(0.1 μg/mL):由购买的有标准物质证书的汞标准溶液(1 000 μg/mL)稀释得到。

4.18 铋标准溶液(1 μg/mL):由购买的有标准物质证书的铋标准溶液(1 000 μg/mL)稀释得到。

4.19 铅标准溶液(0.1 μg/mL):由购买的有标准物质证书的铅标准溶液(1 000 μg/mL)稀释得到。

4.20 镉标准溶液(1 μg/mL):由购买的有标准物质证书的镉标准溶液(1 000 μg/mL)稀释得到。

4.21 镍标准溶液(100 μg/mL):从购买的有标准物质证书的 1 000 μg/mL 镍标准溶液稀释得到。

5 仪器

5.1 原子荧光光谱仪。配有砷、汞、铅、镉、铋空心阴极灯。检出限、精密度及工作曲线相关系数应符合 JJG 939 中的规定。

5.2 分析天平,感量 0.1 mg。

5.3 聚四氟乙烯容量瓶、单刻度聚四氟乙烯吸量管、聚四氟乙烯烧杯、聚四氟乙烯表面皿。以上器具需要在硝酸溶液(4.8)中浸泡 24 h 后,清洗干净后使用。

6 试样

6.1 实验室试样

按照 GB/T 10322.1 进行取制样。充分混匀实验室样品,采用份样缩分法取样,一般试样粒度应小于 100 μm,如试样中化合水或易氧化物含量高时,其粒度应小于 160 μm。

6.2 预干燥试样的制备

充分混匀实验室样品,采用份样缩分法取样,按照 GB/T 6730.1 在 105 ℃±2 ℃下预干燥试样 2 h。

注:用非磁性材料充分混合试样,并用非磁性刮勺从整个容器中以份样法采取试样。

7 分析步骤

警告:为避免有毒有害气体的伤害,必须按照仪器说明书要求操作仪器,保持良好通风,做好个人防护措施。

7.1 测量次数

对同一预干燥试样,称取两份试料进行平行测定,结果取其平均值,按照第 9 章中重复性限验收。

7.2 试样量

根据试样中待测元素的含量称取预干燥试样(6.2),精确至0.1 mg。具体见表1。称量试料应尽量快,以免试样再吸湿。

表1 不同待测元素含量所需称样量

元素	砷	汞、镉	铅	铋
待测元素含量/%	0.000 1～0.001	0.000 01～0.001	0.000 2～0.001	0.000 1～0.001
称样量/g	1.0	1.0	1.0	1.0
待测元素含量/%	0.001～0.01	0.001～0.01	0.001～0.02	0.001～0.01
称样量/g	0.5	0.5	0.5	0.5
待测元素含量/%	0.01～0.2	0.01～0.1	—	0.01～0.2
称样量/g	0.2	0.2	—	0.2

7.3 空白试验和验证试验

7.3.1 空白试验:随同试样分析做空白试验。

7.3.2 验证试验:随同试样分析同类型标准样品做验证试验。

7.4 溶样

将试料(7.2)置于150 mL烧杯中,用少量水湿润试料样,加9 mL盐酸(4.1),5 mL氢氟酸(4.3),3 mL高氯酸(4.4),1 mL硝酸(4.2),盖上表面皿,低温加热至大部分试料分解,继续升高温度(不沸腾),直至试料分解完全,蒸发近干,取下冷却,加入10 mL盐酸(4.5)溶解盐类,转移至100 mL容量瓶中,用水稀释至刻度,摇匀。

注:蒸发时可稍微移开表面皿。

7.5 测定

7.5.1 砷的测定

7.5.1.1 样品试液的配制

分取(2.00～10.00)mL试样溶液(7.4)于100 mL容量瓶中,加入4 mL硫脲溶液(4.12),8 mL抗坏血酸溶液(4.13),10 mL盐酸(4.1),用水稀释至刻度,摇匀,20 ℃～60 ℃下放置20 min,用于原子荧光光谱法测定。

移取相同体积的空白溶液于100 mL容量瓶中,根据试样中铁的含量分别加入(0.05～2)mL铁基体溶液(4.15)进行匹配,与试液溶液同样配制。

7.5.1.2 砷校准曲线的制作

分别移取0 mL,1.00 mL,5.00 mL,10.00 mL,20.00 mL的砷标准溶液(4.16)于5个100 mL容量瓶中,根据试样中铁的含量分别加入(0.05～2)mL铁基体溶液(4.15)进行匹配,依次加入4 mL硫脲溶液(4.12),8 mL抗坏血酸溶液(4.13),10 mL盐酸(4.1),用水稀释至刻度,20 ℃～60 ℃下放置20 min,配成校准曲线,待用。

7.5.1.3 测量

按照仪器操作说明书，连接氢化物发生器，调节仪器，点亮砷灯，预热30 min左右，待仪器稳定后，以硼氢化钾溶液(4.9)为还原剂，以盐酸溶液(4.6)为载流[注]，参照附录A和附录B所示工作条件测定校准系列溶液的荧光强度，以砷校准溶液的净荧光强度为纵坐标，以砷溶液的浓度为横坐标绘制工作曲线。

用同样的方法测定空白溶液和样品溶液。由工作曲线得到样品溶液中砷的浓度。

注：使用原子荧光光谱仪检测砷、汞、铅、镉、铋时，不同型号的仪器所需的硼氢化钾溶液浓度、载流溶液浓度、待测样品溶液和硼氢化钾溶液间的酸碱度比例、以及各种元素标准曲线线性范围、各样品溶液的酸度都可能会有所不同，本标准推荐使用者根据不同仪器的情况采用最佳的检测条件。附录A给出了部分仪器测试的砷、汞、镉、铅、铋的线性范围。附录B给出了本标准使用仪器的工作条件。

7.5.2 汞的测定

7.5.2.1 样品试液的配制

分取(2.00～10.00)mL试样溶液(7.4)于100 mL容量瓶中，水稀释至刻度，摇匀，用于原子荧光光谱法测定。

移取相同体积的空白溶液于100 mL容量瓶中，与试液溶液同样配制。

7.5.2.2 汞校准曲线的制作

分取0 mL,0.50 mL,1.00 mL,2.00 mL,4.00 mL,8.00 mL,10.00 mL汞标准溶液(4.17)于100 mL容量瓶中，水稀释至刻度，配成校准曲线，待用。

7.5.2.3 测量

按照仪器操作说明书，开启仪器，点亮汞灯，预热1 h后，以硼氢化钾溶液(4.9)为还原剂，以盐酸溶液(4.6)为载流，参照附录B所示工作条件测定校准系列溶液的荧光强度，以汞校准溶液的净荧光强度为纵坐标，以汞溶液的浓度为横坐标绘制工作曲线。

用同样的方法测定空白溶液和样品溶液。由工作曲线得到样品溶液中汞的浓度。

7.5.3 铋的测定

7.5.3.1 样品试液的配制

分取(2.00～10.00)mL试样溶液(7.4)于100 mL容量瓶中，加入14 mL盐酸(4.1)，水稀释至刻度，摇匀，用于原子荧光光谱法测定。

移取相同体积的空白溶液于100 mL容量瓶中，与试液溶液同样配制。

7.5.3.2 铋校准曲线的制作

分取0 mL,0.50 mL,1.00 mL,2.00 mL,4.00 mL,8.00 mL,10.00 mL铋标准溶液(4.18)于6个100 mL容量瓶中，加入14 mL盐酸(4.1)，水稀释至刻度，配成校准曲线，待用。

7.5.3.3 测量

按照仪器操作说明书，开启仪器，点亮铋灯，预热30 min后，以硼氢化钾溶液(4.9)为还原剂，以盐酸溶液(4.6)为载流，参照附录B所示工作条件测定校准系列溶液的荧光强度，以铋校准溶液的净荧光强度为纵坐标，以铋溶液的浓度为横坐标绘制工作曲线。

用同样的方法测定空白溶液和样品溶液。由工作曲线得到样品溶液中铋的浓度。

7.5.4 铅的测定

7.5.4.1 样品试液的配制

分取(2.00～10.00)mL 试样溶液(7.4)于 100 mL 容量瓶中,加入 8 mL 混合掩蔽剂(4.14),1.6 mL 盐酸(4.1),定容,过滤,用于原子荧光光谱法测定。

移取相同体积的空白溶液于 100 mL 容量瓶中,加入 1 mL 铁基体(4.15),与试液溶液同样配制。

7.5.4.2 铅校准曲线的制作

移取 0 mL,1.00 mL,3.00 mL,7.00 mL,9.00 mL,15.00 mL 铅标液(4.19)至 50 mL 容量瓶中,加入 0.5 mL 铁基体(4.15),4 mL 混合掩蔽剂(4.14),0.8 mL 盐酸(4.1),定容,过滤,配成校准曲线,待用。

7.5.4.3 测量

按照仪器操作说明书,开启仪器,点亮铅灯,预热 30 min 后,以硼氢化钾溶液(4.11)为还原剂,以盐酸溶液(4.6)为载流,参照附录 B 所示工作条件测定校准系列溶液的荧光强度,以铅校准溶液的净荧光强度为纵坐标,以铅溶液的浓度为横坐标绘制工作曲线。

用同样的方法测定样品溶液。由工作曲线得到样品溶液中铅的浓度。

7.5.5 镉的测定

7.5.5.1 样品试液的配制

分取(2.00～10.00)mL 试样溶液(7.4)于 100 mL 容量瓶中,分加 10 mL 硫脲溶液(4.12),24 mL 抗坏血酸溶液(4.13),0.8 mL 镍溶液(4.21),定容。

移取相同体积的空白溶液于 100 mL 容量瓶中,分加 1 mL 铁基体(4.15),与试液溶液同样配制。

7.5.5.2 镉校准曲线的制作

分取 0 mL,0.50 mL,1.00 mL,2.00 mL,4.00 mL 镉标准溶液(4.20)于 100 mL 容量瓶中,分加入 1 mL 铁基体(4.15),加 10 mL 硫脲溶液(4.12),24 mL 抗坏血酸溶液(4.13),0.8 mL 镍溶液(4.21),定容,配成校准曲线,待用。

7.5.5.3 测量

按照仪器操作说明书,开启仪器,点亮镉灯,预热 30 min 后,以硼氢化钾溶液(4.10)为还原剂,以盐酸溶液(4.6)为载流,参照附录 B 所示工作条件测定校准系列溶液的荧光强度,以镉校准溶液的净荧光强度为纵坐标,以镉溶液的浓度为横坐标绘制工作曲线。

用同样的方法测定样品溶液。由工作曲线得到样品溶液中镉的浓度。

8 结果计算

按式(1)计算试样中待测元素的含量,以质量分数表示:

$$w_i = \frac{C \times V \times 100}{m \times V_1} \times 10^{-7} \qquad \cdots\cdots(1)$$

式中：

w_i ——待测元素 i 的质量分数，%；

C ——最终试料溶液中待测元素含量，单位为微克每升（μg/L）；

V ——最终试料溶液的体积，单位为毫升（mL）；

m ——试料的质量，单位为克（g）；

V_1 ——分取试样溶液的体积，单位为毫升（mL）。

计算结果根据 GB/T 8170 修约表示到两位有效数字。

9 方法的精密度

由 9 个实验室对 4 个水平的试样进行方法精密度试验，由实验数据根据 GB/T 6379 得到本方法的重复性限 r 和再现性限 R 如表 2 所示：

表 2 五种元素的重复性限和再现性限

待测元素	重复性限 r	再现性限 R
As	$r=0.134\,7x^{0.813\,2}$	$R=0.221\,7x^{0.777\,3}$
Hg	$r=0.014\,3x^{0.622\,4}$	$R=0.055\,7x^{0.643\,1}$
Pb	$r=0.167\,1x^{0.880\,8}$	$R=0.231\,5x^{0.795\,6}$
Cd	$r=0.095\,9x^{0.916\,4}$	$R=0.172\,0x^{0.809\,6}$
Bi	$r=0.093\,0x^{0.929\,2}$	$R=0.151\,7x^{0.806\,9}$
式中： x——预干燥试样的待测元素的含量，以质量分数表示：实验室内，其为两次重复测定结果的算术平均值；实验室间，其为两个实验室最终结果的算术平均值。		

附　录　A
（资料性附录）
砷、汞、镉、铅、铋的线性范围

采用 AF-640 测定的砷、汞、镉、铅、铋的线性范围如表 A.1 所示。

表 A.1　AF-640 测定的砷、汞、镉、铅、铋时的线性范围

元　素　名　称	线　性　范　围
砷	1 μg/L～120 μg/L
汞	0.1 μg/L～40 μg/L
镉	1 μg/L～160 μg/L
铅	2 μg/L～80 μg/L
铋	1 μg/L～150 μg/L

注：列出仪器型号仅为了给使用者详细的参考数据，而非商业目的，特此声明。鼓励使用者选用不同厂家、型号的仪器。

附 录 B
（资料性附录）
仪器参考工作条件

AF-640测定的砷、汞、镉、铅、铋时的仪器参考工作条件如表B.1所示。

表B.1 AF-640测定的砷、汞、镉、铅、铋时的仪器参考工作条件

测定元素	电压/V	电流/mA	原子化方式	原子化器温度/℃	载气流量/(mL/min)	辅助气流量/(mL/min)
砷	270	60	火焰法	200	700	0
汞	240	50	冷原子法	200	500	200
镉	260	60	火焰法	200	700	0
铅	250	80	火焰法	200	600	100
铋	250	60	火焰法	200	700	0

注：列出仪器型号仅为了给使用者详细的参考数据，而非商业目的，特此声明。鼓励使用者选用不同厂家、型号的仪器。

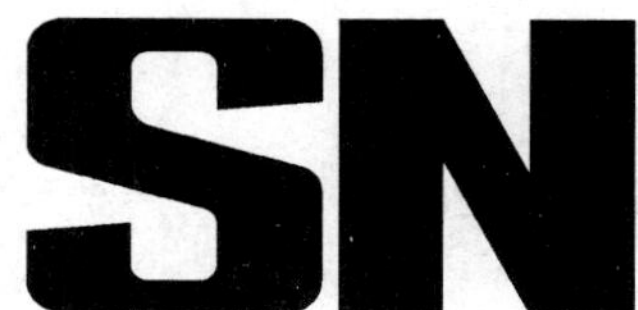

中华人民共和国出入境检验检疫行业标准

SN/T 2715—2010

散装船舶运输铁矿石检验规程

Rules for inspection of iron ore shipped in bulk

2010-11-01 发布 2011-05-01 实施

中华人民共和国
国家质量监督检验检疫总局 发布

前　言

本标准按照GB/T 1.1—2009给出的规则起草。

本规程由国家认证认可监督管理委员会提出并归口。

本规程起草单位：中华人民共和国山东出入境检验检疫局。

本规程主要起草人：于立洋、周波、孙瑞昌、丁仕兵、田述军、孙健、刘会强。

本标准系首次发布的出入境检验检疫行业标准。

散装船舶运输铁矿石检验规程

1 范围

本标准规定了散装船舶运输铁矿石的重量鉴定、取制样、检验和质量评价。

本标准适用于散装船舶运输的铁矿石，无论是天然的还是加工的铁矿石（如精粉矿、球团矿或烧结矿）。

2 规范性引用文件

下列文件对于本文件的应用是必不可少的。凡是注日期的引用文件，仅注日期的版本适用于本文件。凡是不注日期的引用文件，其最新版本（包括所有的修改单）适用于本文件。

GB/T 2007.1　散装矿产品取样、制样通则　手工取样方法

GB/T 2007.2　散装矿产品取样、制样通则　手工制样方法

GB/T 2007.3　散装矿产品取样、制样通则　评定品质波动试验方法

GB/T 2007.4　散装矿产品取样、制样通则　偏差、精密度校核试验方法

GB/T 2007.6　散装矿产品取样、制样通则　水分测定方法　热干燥法

GB/T 2007.7　散装矿产品取样、制样通则　粒度测定方法　手工筛分法

GB/T 6730.5　铁矿石化学分析方法　三氯化钛-重铬酸钾容量法测定全铁

GB/T 6730.9　铁矿石　硅含量的测定　硫酸亚铁铵还原-硅钼蓝分光光度法

GB/T 6730.11　铁矿石　铝含量的测定　EDTA 滴定法

GB/T 6730.16　铁矿石化学分析方法　硫酸钡重量法测定硫量

GB/T 6730.18　铁矿石　磷含量的测定　钼蓝分光光度法

GB/T 10322.1　铁矿石　取样和制样方法

GB/T 10322.5　铁矿石　交货批水分含量的测定

GB/T 10322.7　铁矿石　粒度分布的筛分测定

GB/T 20565　铁矿石和直接还原铁　术语

SN/T 0187　进出口商品重量鉴定规程　水尺计重

SN/T 0188　进出口商品重量鉴定规程　衡器鉴重

SN/T 1537　进出口矿产品放射性检验规程

SN/T 1797.1　铁矿石安全卫生检验技术规范　第1部分：取样　手工法

SN/T 1797.2　铁矿石安全卫生检验技术规范　第2部分：质量评价　总铁含量

SN/T 1797.3　铁矿石安全卫生检验技术规范　第3部分：质量评价　硅含量

SN/T 1797.4　铁矿石安全卫生检验技术规范　第4部分：质量评价　铝含量

SN/T 1797.5　铁矿石安全卫生检验技术规范　第5部分：质量评价　灼烧减量

SN/T 1797.6　铁矿石安全卫生检验技术规范　第6部分：质量评价　水分含量

SN/T 1797.7　铁矿石安全卫生检验技术规范　第7部分：质量评价　粒度分布

SN/T 1797.8　铁矿石安全卫生检验技术规范　第8部分：质量评价　热裂指数

SN/T 1797.9　铁矿石安全卫生检验技术规范　第9部分：质量评价　机械强度

SN/T 1797.10　铁矿石安全卫生检验技术规范　第10部分：质量评价　相对还原度

SN/T 1797.11 铁矿石安全卫生检验技术规范 第11部分:质量评价 球团矿自由膨胀系数

SN/T 1797.12 铁矿石安全卫生检验技术规范 第12部分:质量评价 体积密度

SN/T 1798 进口铁矿石放射性测量方法

ISO 2598-1 铁矿石 硅含量测定 第1部分:重量分析法

ISO 2599 铁矿石 磷含量的测定 滴定法

ISO 3082 铁矿石 取样和制样方法

ISO 3087 铁矿石 交货批水分含量的测定

ISO 4701 铁矿石粒度筛分的测定

ISO 4688-1 铁矿石 铝含量测定 第1部分:火焰原子吸收光谱法

ISO 4690 铁矿石 硫含量测定 燃烧法

ISO 9507 铁矿石 总铁含量的测定 三氯化钛还原法

3 术语和定义

GB/T 20565 和 GB/T 2007.1、GB/T 2007.2、GB/T 2007.3、GB/T 2007.4、GB/T 2007.6、GB/T 2007.7 界定的以及下列术语和定义适用于本文件。

3.1

外来夹杂物 extraneous materials

在开采、生产、加工、装卸、运输、储存等过程中混入铁矿的非铁矿物质(含原矿物质)。

4 重量鉴定

散装船舶运输铁矿石按 SN/T 0187 规定进行水尺计重。集装箱装载铁矿石按 SN/T 0188 进行衡器鉴重。

5 取样

5.1 机械取样

机械取样按照 GB/T 10322.1 或 ISO 3082 的规定进行。

5.2 手工取样

手工取样按照 GB/T 2007.1 或 SN/T 1797.1 的规定进行。

6 制样

铁矿石的分析试样、水分试样和粒度试样的制备,按 GB/T 10322.1 或 ISO 3082 的规定进行。

7 检验

7.1 放射性检验

按 SN/T 1798、SN/T 1537 的规定进行。

7.2 现场检验

在卸船前和卸船过程中检验外来夹杂物、明水和残损等情况。

7.3 常规项目的检测

7.3.1 铁:按 GB/T 6730.5 或 ISO 9507 的规定进行。

7.3.2 硫:按 GB/T 6730.16 或 ISO 4690 的规定进行。

7.3.3 磷:按 GB/T 6730.18 或 ISO 2599 的规定进行。

7.3.4 二氧化硅:按 GB/T 6730.9 或 ISO 2598-1 的规定进行。

7.3.5 三氧化二铝:按 GB/T 6730.11 或 ISO 4688-1 的规定进行。

7.3.6 水分的测定:按 GB/T 10322.5 或 ISO 3087 的规定进行。

7.3.7 粒度的测定:按 GB/T 10322.7 或 ISO 4701 的规定进行。

7.4 有毒有害及其他项目的检测

检测方法参见附录 A。

8 质量评价

对铁矿石中的总铁含量、硅含量、铝含量、灼烧减量、水分含量、粒度分布、热裂指数、机械强度、相对还原度、球团矿自由膨胀系数、体积密度的质量评价按照 SN/T 1797.2、SN/T 1797.3、SN/T 1797.4、SN/T 1797.5、SN/T 1797.6、SN/T 1797.7、SN/T 1797.8、SN/T 1797.9、SN/T 1797.10、SN/T 1797.11、SN/T 1797.12 的规定进行。

附 录 A
（资料性附录）
铁矿石其他检验项目及常用标准

项目名称	标 准 方 法
亚铁	GB/T 6730.8、ISO 9035、JIS M8213
铜	GB/T 6730.36、GB/T 6730.35、ISO 4693、JIS M8218
镁	GB/T 6730.14、GB/T 6730.15、ISO 10204、JIS M8222、SN/T 0832
钛	GB/T 6730.22/23、ISO 9516、ISO 4691、JIS M8219、SN/T 0832
锰	GB/T 6730.21、ISO 9516、ISO 9682、JIS M8215、SN/T 0832
钙	GB/T 6730.14、GB/T 6730.13、ISO 10203、JIS M8221、SN/T 0832
钾	GB/T 6730.49、ISO 13312、ISO 11535、JIS M8208
钠	GB/T 6730.49、ISO 13313、JIS M8207
锌	GB/T 6730.44、GB/T 6730.53、ISO 13310、JIS M8228
铬	GB/T 6730.30、ISO 9685、JIS M8224
钒	GB/T 6730.31/32/58、ISO 9684、ISO 9683、JIS M8225
还原性/度	ISO 4695、ISO 7215、GB/T 13241
转鼓强度	ISO 3271
抗压强度	ISO 4700、GB/T 14201
自由膨胀指数	ISO 4698、GB/T 13240
热裂指数	ISO 8371
低温粉化试验	GB/T 13242
体积密度	GB/T 14202
铅	GB/T 6730.42、GB/T 6730.54、ISO 13311、JIS M8229
砷	GB/T 6730.46、GB/T 6730.45、ISO 7834、JIS M8226
氟	GB/T 6730.26、GB/T 6730.27、ISO 4694

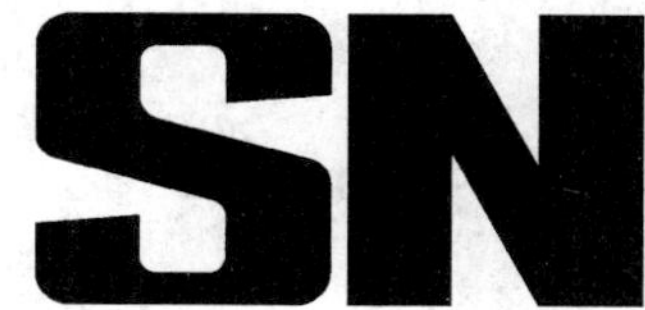

中华人民共和国出入境检验检疫行业标准

SN/T 2765.1—2011

进出口铁矿石中砷含量的测定 第1部分:氢化物发生原子吸收光谱法

Determination of arsenic in iron ores for import and export—Part 1:Hydride generation atomic absorption spectrometric method

2011-02-25 发布　　　　2011-07-01 实施

中华人民共和国国家质量监督检验检疫总局 发布

前　言

SN/T 2765《进出口铁矿石中砷含量的测定》系列标准共分为 2 部分：

——第 1 部分：氢化物发生原子吸收光谱法

——第 2 部分：氢化物发生原子荧光光谱法

本部分为 SN/T 2765 的第 1 部分。

本部分由国家认证认可监督管理委员会提出并归口。

本部分起草单位：中华人民共和国宁波出入境检验检疫局。

本部分主要起草人：付冉冉、应海松、荣德福、孙立群、孙锡丽、廖海平、任春生、余清、林力、陈少鸿。

本标准按照 GB/T 1.1—2009 给出的规则起草。

本部分系首次发布的出入境检验检疫行业标准。

进出口铁矿石中砷含量的测定 第1部分：氢化物发生原子吸收光谱法

1 范围

SN/T 2765 的本部分规定了用氢化物发生原子吸收光谱法测定进出口铁矿石中砷含量的方法。

本部分适用于天然铁矿、铁精矿和造块（包括烧结产品）中砷含量的测定，测定范围：0.000 1%～0.004%（质量分数）。

2 规范性引用文件

下列文件对于本文件的应用是必不可少的。凡是注日期的引用文件，仅所注日期的版本适用于本文件。凡是不注日期的引用文件，其最新版本（包括所有的修改单）适用于本文件。

GB/T 6730.1　铁矿石化学分析方法　分析用预干燥试样的制备

GB/T 6682　分析实验室用水规格和试验方法

GB/T 8170　数值修约规则与极限数值的表示和判定

GB/T 10322.1　铁矿石　取样和制样方法

GB/T 12806　实验室玻璃仪器　单标线容量瓶

GB/T 12808　实验室玻璃仪器　单标线吸量管

GB/T 15337　原子吸收光谱分析法通则

3 方法提要

试样用混酸溶解。残渣用过氧化钠和碳酸钠碱熔处理。用碘化钾将试液中的As(Ⅴ)预还原为As(Ⅲ)，用抗坏血酸掩蔽试液中的铁，在一定酸度下，试液和硼氢化钠溶液通过氢化物发生器产生砷化氢，用原子吸收光谱仪在波长193.7 nm处测定其中砷的吸光度，将测得的试液的吸光度与砷标准溶液的吸光度相比较，得出试液中砷元素的含量。

4 试剂

除另有说明，在分析中仅使用GB/T 6682确认为分析纯的试剂和蒸馏水或去离子水或相当纯度的水。

4.1　过氧化钠。

4.2　碳酸钠：无水粉末。

4.3　氢氧化钠。

4.4　硝酸（$\rho(HNO_3)=1.42$ g/mL），优级纯。

4.5　盐酸（$\rho(HCl)=1.16$ g/mL～1.19 g/mL），优级纯。

4.6　盐酸（1+1）：以盐酸（见4.5）稀释，盐酸（见4.5）和水体积比为1∶1。

4.7　盐酸（2+98）：以盐酸（见4.5）稀释，盐酸（见4.5）和水体积比为2∶98。

4.8　盐酸（12+88）：以盐酸（见4.5）稀释，盐酸（见4.5）和水体积比为12∶88。

4.9　盐酸（10+90）：以盐酸（见4.5）稀释，盐酸（见4.5）和水体积比为10∶90。

4.10　硼氢化钠溶液(2 g/L)。称取 1.0 g 硼氢化钠(纯度大于 96%)溶于 50 mL 含有 0.25 g 氢氧化钠溶液的烧杯中，转移至 500 mL 容量瓶中，用水定容，使用时配制。

4.11　碘化钾溶液(200 g/L)。称取 20 g 碘化钾溶于 100 mL 水。

4.12　抗坏血酸溶液(100 g/L)。称取 10 g 抗坏血酸溶于 100 mL 水，使用时配置。

4.13　铁基体溶液(10 g/L)。称取 5 g 光谱纯铁粉于 150 mL 烧杯中，加 30 mL 盐酸(见 4.5)，盖上表面皿，低温下加热至大部分试样分解，升高温度(不沸腾)，直至试样分解完全，蒸发至近干，取下冷却，加入 10 mL 盐酸(见 4.6)溶解盐类，转移至 500 mL 容量瓶中，用水稀释至刻度，摇匀。

4.14　砷标准溶液 A(100 μg/mL)。购买有标准物质证书的砷标准溶液。

4.15　砷标准溶液 B(1 μg/mL)。用吸量管移取 10.00 mL 砷标准溶液 A(见 4.14)于 1 000 mL 容量瓶内用水稀释至刻度，摇匀。

4.16　砷标准溶液 C(0.1 μg/mL)。用吸量管移取 10.00 mL 砷标准溶液 B(见 4.15)于 100 mL 容量瓶内用水稀释至刻度，摇匀。

4.17　甲基橙(1 mg/mL)。称 0.1 g 甲基橙指示剂溶于 100 mL 水中。

5　仪器

5.1　常用实验室仪器，包括单刻度容量瓶和单刻度吸量管，分别符合 GB/T 12806 和 GB/T 12808 的规定。

5.2　原子吸收分光光度计，配有砷无极放电灯或空心阴极灯。灵敏度和稳定性及工作曲线线性应符合 GB/T 15337 中的规定。

5.3　氢化物发生装置。

5.4　高温炉，温度至少可达 750 ℃。

5.5　分析天平，感量 0.1 mg。

5.6　刚玉坩埚，最小容量 30 mL。

6　试样

6.1　实验室试样

按 GB/T 10322.1 的规定进行取制样。充分混匀实验室样品，采用份样缩分法取样，一般试样粒度应小于 100 μm，如试样中化合水或易氧化物含量高时，其粒度应小于 160 μm。

6.2　预干燥试样的制备

充分混匀实验室样品，采用份样缩分法取样，按照 GB/T 6730.1 在 105 ℃±2 ℃下预干燥试样 2 h。

注：用非磁性材料充分混合试样，并用非磁性刮勺从整个容器中以份样法采取试样。

7　分析步骤

警告：为避免乙炔点火、熄火可能引起的爆炸性伤害，或避免电加热装置的灼伤，必须按照仪器说明书要求操作仪器，保持良好通风，做好个人防护措施。

7.1　试料

称取约 1.0 g 预干燥试样(见 6.2)，精确至 0.000 1 g。做 2 份试料的平行测定。结果取其平均值，参照附录 A 验收结果。

注：称量试料应尽量快，以免再吸湿。

7.2 空白试验

随同试样分析做空白试验。

7.3 验证试验

随同试样分析同类型标准样品做验证试验。

7.4 测定

7.4.1 试验样的分解

将试料(见7.2)置于150 mL烧杯中,用少量水湿润试料样,加30 mL盐酸(见4.5),1 mL硝酸(见4.4),盖上表面皿,低温下加热至大部分试料分解,升高温度(不沸腾),直至试料分解完全,蒸发近干,取下冷却,加入10 mL盐酸(见4.6)溶解盐类,转移至100 mL单刻度容量瓶中,用水稀释至刻度,摇匀。

注1:蒸发时可稍微移开表面皿。应避免局部蒸干。

注2:如溶液有可观残渣,则用滤纸将溶液滤入150 mL烧杯中,用带橡皮头的玻璃棒擦下烧杯中粘附的颗粒移至滤纸上,用盐酸(见4.7)冲洗滤纸直至无铁斑,再用少量热水冲洗滤纸三次。保留残渣和滤液。将滤纸和残渣放入刚玉坩埚中,放电炉上加热灰化,放冷,加入0.2 g过氧化钠和0.4 g碳酸钠的混合物,在700 ℃下熔融10 min。冷却后加入盐酸(见4.6)直至不出现气泡再多加1 mL,将此溶液与滤液合并,定容至100 mL。

7.4.2 试液的分取

按表1分取试样溶液(见7.4.1)于100 mL单刻度容量瓶中,加入10 mL碘化钾溶液(见4.11),10 mL抗坏血酸(见4.12),用盐酸(见4.8)稀释至刻度,摇匀,放置20 min,用于氢化物发生原子吸收光谱法测定。

表1 分取试液量表

样品中砷含量 w_{As}/ %	分取试样溶液体积 V_1/ mL
$1\times10^{-4}\leqslant w_{As}<1\times10^{-3}$	10.00
$1\times10^{-3}\leqslant w_{As}<4\times10^{-3}$	2.00

7.4.3 校准曲线的制作

按表2所示,移取不同体积的砷标准溶液(见4.16)于6个100 mL单刻度容量瓶中,分别加入6 mL铁基体溶液(见4.13),依次加入10 mL碘化钾溶液(见4.11)、10 mL抗坏血酸溶液(见4.12),用盐酸(见4.8)稀释至刻度,放置20 min,测定。

注1:由于仪器型号不同,砷的线性范围可能随之变化,可根据使用的仪器变动校准溶液。

注2:如果待测样品溶液中铁含量小于0.6 mg/mL,校准曲线和样品空白溶液中可以不加铁基体溶液。

表2 校准溶液

溶液编号	移取砷溶液(4.16)体积/ mL	砷校准曲线浓度/ (ng/mL)
1	0.00	0.00
2	1.00	1.00

表 2（续）

溶液编号	移取砷溶液(4.16)体积/mL	砷校准曲线浓度/(ng/mL)
3	2.00	2.00
4	4.00	4.00
5	8.00	8.00
6	10.00	10.00

7.4.4 测量

按照仪器操作说明书，连接氢化物发生器，调节仪器，待仪器稳定后，将硼氢化钠溶液（见 4.10）、载流溶液（见 4.9）及校准系列溶液浓度从低到高的顺序同时通入氢化物发生器，将产生的氢化物气体通入石英管，在波长 193.7 nm 处测定吸光度，以砷校准溶液的净吸光度为纵坐标，以砷溶液的浓度为横坐标绘制工作曲线（或通过计算机数据处理系统绘制曲线）。不同仪器所需硼氢化钠溶液和载流溶液浓度有所不同，附录 B 中给出了几种仪器的工作参数，仅供参考。

用同样的方法测定样品溶液。通过工作曲线计算得到样品溶液的浓度或者通过数据处理系统得到砷的浓度值。

8 结果计算

样品中砷含量，以质量分数表示，按式(1)计算：

$$w_{As}=\frac{C\times V\times 100}{m\times V_1}\times 10^{-7} \qquad (1)$$

式中：

w_{As}——砷元素的质量分数，%；

C ——最终试料溶液中砷含量，单位为纳克每毫升(ng/mL)；

V ——最终试料溶液的体积，单位为毫升(mL)；

m ——试料的质量，单位为克(g)；

V_1 ——分取试样溶液的体积（见表 1），单位为毫升(mL)。

计算结果根据 GB/T 8170 表示到两位有效数字。

9 方法的精密度

精密度数据是依据 GB/T 6379，对 8 个实验室和 3 个测试水平所组织和分析的试验而得到的。重复性限 r 和再现性限 R 的结果见式(2)和式(3)：

$$r=0.0017X^{0.3831} \qquad (2)$$

$$R=0.0064X^{0.4934} \qquad (3)$$

式中：

X——预干燥试样的砷含量，以质量分数表示；计算如下：实验室内，其为两次重复测定结果的算术平均值；实验室间，其为两个实验室最终结果的算术平均值。

附 录 A
（资料性附录）
试样分析值验收流程图

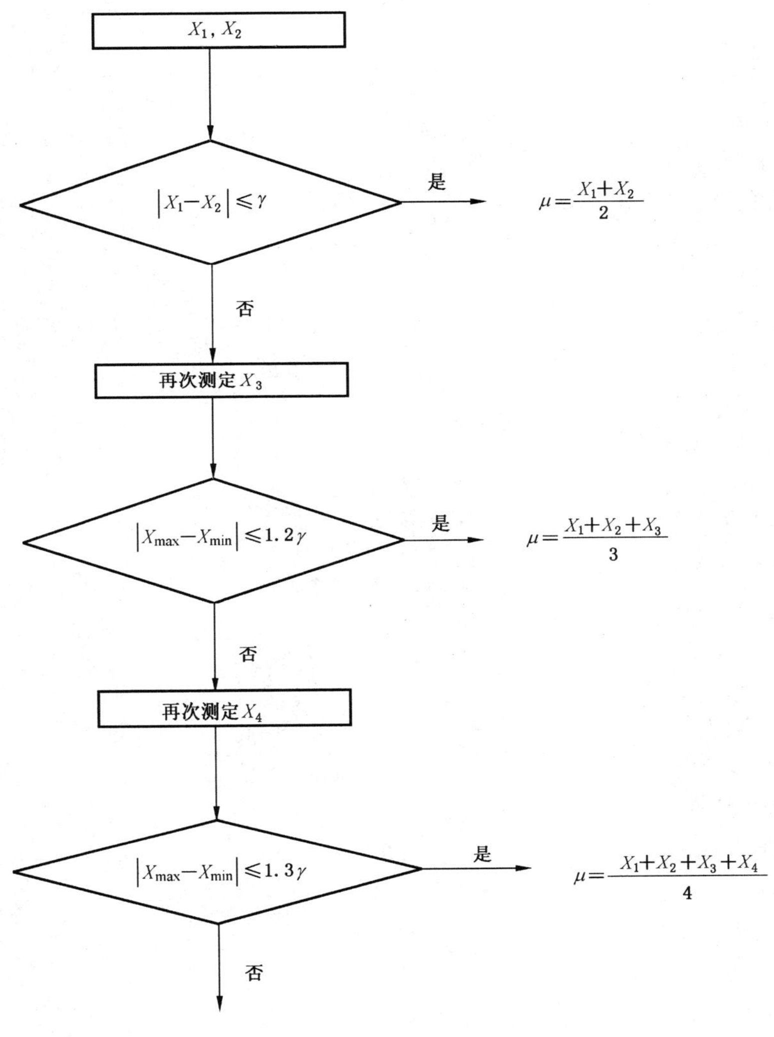

μ 为 X_1, X_2, X_3, X_4 之中值

图 A.1 试样分析值验收流程图

附 录 B
（资料性附录）
几种仪器的工作参数

仪器参数因仪器型号而异，下列工作参数供参考：

a) Varian 300 A+VGA76

——载气压力，kPa 325
——波长，nm 193.7
——光谱通带，nm 0.5
——空心阴极灯灯电流，mA 10
——$V_{乙炔}$ ∶ $V_{空气}$ 1.5∶6
——$V_{载流}$ ∶ $V_{硼氢化钠}$ 3∶1
——还原剂浓度 0.8%$NaBH_4$+0.5%NaOH 溶液
——载流浓度 5%HCl 溶液

b) PE 2100+MHS-10

——载气压力，kPa 250
——波长，nm 193.7
——光谱通带，nm 0.7
——灯电流，mA 8
——样品体积，mL 10
——$V_{乙炔}$ ∶ $V_{空气}$ 2.5∶11.0
——积分方式 峰高
——还原剂浓度 3%$NaBH_4$+1%NaOH 溶液
——载流浓度 1.5%HCl 溶液

c) PE AA800+FIAS-100

——载气压力，kPa 325
——波长，nm 193.7
——光谱通带，nm 0.7 H
——EDL 灯电流，mA 380
——$V_{载流}$ ∶ $V_{硼氢化钠}$ 2∶1
——积分方式 峰高
——还原剂浓度 0.05%$NaBH_4$+0.2%NaOH 溶液
——载流浓度 10%HCl 溶液
——电热石英管温度，℃ 900
——载气流量，L/min 50

注：以上列出仪器型号仅为了给使用者详细的参考数据，而非商业目的，特此声明。鼓励操作者使用不同型号的仪器。

有色金属矿标准

中华人民共和国进出口商品检验行业标准

出口矾土检验方法
钼蓝光度法测定二氧化硅量

SN/T 0481.2—95

代替 ZB Q25 005—90

Methods for inspection of bauxite for export—Determination of silicon dioxide content—Molybdenum blue spectrophotometric method

1 主题内容与适用范围

本标准规定了出口高铝矾土中二氧化硅量的测定。其测定范围二氧化硅量小于8%。

2 方法提要

试样用混合熔剂熔融后，以硝-硫混合酸浸取，硅以正硅酸转入熔液，在0.2 mol酸度下加钼酸铵使之生成黄色硅钼酸，然后提高酸度以亚铁将其还原为钼蓝，用草酸消除铁、磷、砷的干扰。

3 试剂

3.1 混合熔剂：1份无水碳酸钠（或无水碳酸钾）与1份无水硼砂研细混匀，贮于磨口瓶中。

3.2 硝酸-硫酸酸混溶液（硝酸：硫酸：水＝100：12：188）。

3.3 0.2 mol 硝酸-硫酸混酸溶液：量取30 mL 硝酸-硫酸混酸溶液以水稀释至1 L摇匀。

3.4 钼酸铵溶液（5%）。

3.5 硫酸（1＋1）。

3.6 硫酸亚铁铵溶液（6%）：称取6 g硫酸亚铁铵溶于水中，加10滴硫酸（1＋1）以水稀释至100 mL贮于棕色瓶中。

3.7 草酸溶液（5%）。

3.8 硫酸（1＋3）。

3.9 草-硫混酸溶液：量取1份草酸溶液（5%）与1份硫酸（1＋3）混合摇匀。

3.10 二氧化硅标准贮备溶液：准确称取0.300 0 g经950～1 000℃灼烧的二氧化硅（基准试剂）于铂坩埚中，加2 g无水碳酸钠混匀，覆盖1 g在900～950℃的高温炉中熔融4～5 min取出，在聚乙烯烧杯中以热水浸取，冷却后移入1 L容量瓶中，用水稀释至刻度、摇匀，贮于塑料瓶中备用。此溶液1 mL含二氧化硅0.3 mg。

3.11 二氧化硅标准溶液：吸取100 mL二氧化硅标准贮备溶液（3.10）放入1 L容量瓶中，以0.2 mol硝酸-硫酸混合酸溶液（3.3）稀释至刻度摇匀，贮于塑料瓶中。此溶液1 mL含二氧化硅0.03 mg。

4 仪器

分光光度计

中华人民共和国国家进出口商品检验局1995-09-06批准　　　　1996-01-01实施

5 试样

5.1 试样经刚玉乳钵研磨通过 200 目筛孔。

5.2 试样分析前应在 105～110℃烘 2 h。取出置于干燥器中冷至室温。

6 分析步骤

6.1 空白试验：随同试样做空白试验，所用试剂须取同一试剂瓶。

6.2 试样量：称取 0.5 g 试样，精确至 0.000 2 g。

6.3 测定

6.3.1 将试样（6.2）置于盛有 5 g 混合熔剂（3.1）的铂坩埚中，混匀。另取 1 g 覆盖其上；加盖置于 1 050±50℃的高温炉中熔融 15 min，取出，转动坩埚使内熔物附着坩埚内壁，放冷。

6.3.2 将坩埚与盖放入预先加有 30 mL 硝酸-硫酸混酸溶液（3.2）与约 100 mL 热水的 400 mL 烧杯中加热浸取，用水洗净坩埚与盖，将溶液移入 250 mL 容量瓶中，冷却至室温后以水稀释至刻度，摇匀，（此溶液同时可供铝、铁、钛、钙、镁的测定）。

6.3.3 钼黄的发色：吸取 2.5 mL 试样溶液（6.3.2）（或吸取测铝制备的试样溶液）于 100 mL 容量瓶中，加 8 mL0.2 mol 硝酸-硫酸混合酸溶液（3.3）、10 mL 水、5 mL 钼酸铵（3.4）摇匀，放置片刻使其发色，放置时间随温度而变。

温度，℃	15	15～20	20～25	25 以上
放置时间，min	20	15	10	5

6.3.4 钼蓝的发色：向钼黄溶液中边摇边加入 20 mL 草-硫混酸溶液（3.9），立即加入 5 mL 硫酸亚铁铵溶液（3.6）以水稀释至刻度，摇匀。

6.3.5 钼蓝消光值的测定：以空白溶液为参比，用 1 cm 比色皿，在波长 650 nm 处测定其消光度。

6.3.6 标准曲线的绘制

用微量滴管分取 0.00，2.00，4.00，6.00，8.00，10.00，12.00，14.00 mL 二氧化硅标准溶液（3.11）分别置于一组 100 mL 容量瓶中，按序分别加入 20，18，16，14，12，10，8，6 mL 硝酸-硫酸混酸溶液（3.3），加 5 mL 钼酸铵溶液（3.4）摇匀，以下按 6.3.3 至 6.3.5 款进行。

以 0.001 mL 二氧化硅标准溶液为参比测量其消光度。以二氧化硅的浓度为横坐标，消光度为纵坐标绘制工作曲线。

7 分析结果的计算

按下列计算二氧化硅的百分含量

$$SiO_2(\%) = \frac{c}{m \times 1\ 000} \times 100$$

式中：c——从标准曲线上查得二氧化硅的量，mg；

m——分取的试样量，g。

8 允许差

%

二氧化硅含量	允许差
1.00～5.00	0.20
5.01～8.00	0.25

附加说明：
本标准由中华人民共和国国家进出口商品检验局提出。
本标准由中华人民共和国天津进出口商品检验局负责起草。
本标准主要起草人刘广厚。

中华人民共和国进出口商品检验行业标准

出口矾土检验方法 磺基水杨酸光度法测定三氧化二铁量

SN/T 0481.3—95

代替 ZB Q25 006—90

Methods for inspection of bauxite for export—Determination of ferric oxide content—Sulfosalicylic acid spectrophotometric method

1 主题内容与适用范围

本标准规定了出口矾土，高铁矾土中三氧化二铁量的测定方法。其测定范围0.5%～10%。本标准也适用于焦宝石、粘土等样品中三氧化二铁量的测定。

2 方法提要

试样用碳酸钾(钠)与硼砂混合熔剂熔融，用硝-硫混合酸浸出，吸取一定量试样液，(也可以吸取测铝制备的试液)加磺基水杨酸，用氨水调整pH8～11，Fe^{3+}与磺基水杨酸形成稳定的桔黄色络合物。该黄色络合物颜色深度与铁含量成正比，在波长420 nm处测量显色溶液的吸光度。

3 试剂

3.1 混合熔剂：将1份无水碳酸钾(或无水碳酸钠)与1份无水硼砂混合研细，贮于磨口瓶中。

3.2 硝酸-硫酸混合溶液(硝酸：硫酸：水＝100：12：188)。

3.3 磺基水杨酸10%。

3.4 氨水(1＋1)。

3.5 三氧化二铁标准贮存溶液：称取1.000 g预先在600℃灼烧30 min的三氧化二铁(基准试剂)于烧杯中，用少量水湿润，加40 mL盐酸(1＋1)低温加热溶解至溶液澄清，冷至室温，移入1 000 mL容量瓶中，用水稀释至刻度，摇匀。此溶液1 mL含1.00 mg三氧化二铁。

3.6 三氧化二铁标准溶液：吸取50.00 mL三氧化二铁标准贮存溶液(3.5)于500 mL溶量瓶中，用水稀释至刻度，混匀，此溶液1 mL含0.1 mg三氧化二铁。

4 仪器

分光光度计。

5 试样

5.1 试样应通过200目筛。

5.2 试样在分析前应在105～110℃烘2 h，置于干燥器中冷至室温。

6 分析步骤

6.1 试样量

中华人民共和国国家进出口商品检验局1995-09-06批准　　1996-01-01实施

称取 0.500 0 g 试样。

6.2 空白试验

随同试样做空白试验。

6.3 测定

6.3.1 将试样置于盛有 5 g 混合溶剂(3.1)的铂坩埚中,混匀,再覆盖 1 g 混合溶剂(3.1),加盖,置于已升温至 1 050±50℃的高温炉中溶融(焦宝石和低铝矾土熔 5~10 min;含铝量 70%~80%的熔 15 min;含铝量 80%以上的熔 20 min),取出坩埚,稍冷。

6.3.2 将坩埚置于加有 30 mL 热的硝-硫混合酸(3.2)和约 100 mL 水的 400 mL 烧杯中,加热微沸至熔物全部溶解,取下,用水洗出坩埚及盖,将溶液移入 250 mL 容量瓶中,冷至室温,用水稀至刻度,摇匀。1 mL 含 0.1 mg 三氧化二铁冷至室温,用水稀至刻度,摇匀。

6.4 用移液管吸取 5~10 mL 试样溶液(6.3.2)(或吸取测铝制备的试样溶液)于 50 mL 溶量瓶中,加 20 mL 磺基水杨酸(3.3),用氨水(3.4)中和至黄色后,再过量 1 mL,用蒸馏水稀释至刻度,摇匀。

6.5 用 0.5 cm 比色皿于分光光度计波长 420 nm 处,以随同试样的空白为参比,测量其吸光度。

6.6 标准曲线的绘制

分取 0.00,1.00,2.00,4.00,6.00,8.00,10.00,12.00,14.00 mL 三氧化二铁标准溶液(3.6)分别置于一组 50 mL 容量瓶中,以下按 6.4 条操作手续进行发色,用 0.5 cm 比色皿,于分光光度计波长 420 nm处,以空白为参比,测量其吸光度,绘制标准曲线。

7 分析结果的计算

按下式计算三氧化二铁的百分含量

$$Fe_2O_3(\%) = \frac{c \times 100}{m \times 1\ 000}$$

式中:c——从标准曲线上查得三氧化二铁量,mg;

m——分取的试样量,g。

8 允许差

三氧化二铁含量,%	允许差,%
0.50~2.00	0.15
2.01~6.00	0.25
6.01~10.00	0.30

附加说明:

本标准由中华人民共和国国家进出口商品检验局提出。

本标准由中华人民共和国秦皇岛进出口商品检验局负责起草。

本标准起草人张淑兰、王乃玉。

中华人民共和国进出口商品检验行业标准

出口矾土检验方法 EDTA容量法测定氧化钙和氧化镁量

SN/T 0481.4—95

代替 ZB Q25 007—90

Methods for inspection of bauxite for export—Determination of calcium oxide and magnesium oxide content—EDTA titration

1 主题内容与适用范围

本标准规定了高铝矾土中氧化钙、氧化镁量的测定方法，其测定范围小于1%。

2 方法提要

试样用混合溶剂熔融后，以硝-硫混合酸浸取。加三乙醇胺隐蔽铝、铁、钛等元素，用氢氧化钾调节pH值为12～13，以钙黄绿素为指示剂，用EDTA标准溶液滴定钙量。另取一份浸取液，调节pH≈10，用酒石酸钾钠和三乙醇胺联合隐蔽铝、铁、钛等元素，以酸性铬蓝K-萘酚绿B为混合指示剂，用EDTA标准溶液滴定钙和镁，从钙、镁的合量中扣除钙及空白量即为镁量。

3 试剂

3.1 混合溶剂：1份无水碳酸钾(或无水碳酸钠)与1份无水硼砂混匀研细保存于磨口瓶中。

3.2 硝酸(ρ 约1.42 g/mL)。

3.3 硫酸(ρ 约1.84 g/mL)。

3.4 硝酸-硫酸混合溶液(硝酸：硫酸：水=100：12：188)。

3.5 三乙醇胺(1+1)。

3.6 氢氧化胺(1+1)。

3.7 酒石酸钾钠(10%)。

3.8 氢氧化钾(25%)。

3.9 氢氧化铵-氯化铵缓冲液(pH≈10)：称取67.5 g氯化铵溶于水中，加570 mL氢氧化铵，然后用水稀至1 000 mL。

3.10 精密试纸，pH9～10或pH9.5～13.0。

3.11 钙黄绿素-百里酚酞混合指示剂：称取0.1 g的钙黄绿素，0.2 g的百里酚酞与10 g氯化钾混匀研细。

3.12 酸性铬蓝K-萘酚绿B混合指示剂(1+2.5)：称取0.3 g酸性铬蓝K与0.75 g萘酚绿B和50 g已于105℃烘过的硝酸钾混合研细，存于磨口瓶中。

3.13 氧化钙标准溶液(0.001 0 g/mL)：称取1.784 8 g已于140℃烘2 h的碳酸钙(基准试剂)于烧杯中，加约50 mL水，盖上表皿，从杯口滴入盐酸(1+1)，微热使其溶解，再加热微沸1～2 min，取下，冷至室温，移入1 000 mL容量瓶中，用水稀释至刻度，混匀。

3.14 乙二胺四乙酸二钠(EDTA)标准溶液(c_{EDTA}=0.005 mol/L)：称取1.86 gEDTA于烧杯中，分次

中华人民共和国国家进出口商品检验局1995-09-06批准　　1996-01-01实施

加水搅拌至全部溶解(必要时可稍加热),冷却,用水稀释至1 000 mL,混匀。

按下列方法标定EDTA标准溶液对氧化钙的滴定度(T_{CaO})

移取10.00 mL氧化钙标准溶液(3.8)于400 mL的烧杯中,加5 mL三乙酸胺(3.5),10 mL氢氧化钾溶液(3.6)用水稀释至200 mL,加入约0.04 g钙黄绿素-百里酚酞混合指示剂(3.7),以EDTA标准溶液(3.9)滴定至溶液的绿色荧光消失变成紫红色为终点。

按式(1)计算滴定度:

$$T_{CaO} = \frac{V_1 \times c}{V - V_0} \qquad \cdots\cdots(1)$$

式中:V_1——移取氧化钙标准溶液的体积,mL;

c——氧化钙标准液的浓度,g/mL;

V——滴定时所用EDTA标准液的体积,mL;

V_0——滴定空白时所用EDTA标准溶液的体积,mL。

按式(2)计算EDTA标准溶液对氧化镁的滴定度(T_{MgO})

$$T_{MgO} = T_{CaO} \times \frac{40.30}{56.08} \qquad \cdots\cdots(2)$$

式中:T_{MgO}——EDTA标准溶液对氧化镁的滴定度,g/mL;

T_{CaO}——EDTA标准溶液对氧化钙的滴定度,g/mL;

40.30——氧化镁的克分子量;

56.08——氧化钙的克分子量。

4 试样

4.1 试样应通过200目筛。

4.2 试样分析前应在105～110℃烘2 h,置于干燥器中冷至室温。

5 分析步骤

5.1 空白试验

随同试样进行空白试验。

5.2 试样量

称取试样(4)0.500 0 g。

5.3 测定

5.3.1 将试样置于盛有5 g混合溶剂(3.1)的铂坩埚中,混匀,另取1 g混合溶剂覆盖其上,加盖置于已升温至1 050±50℃的高温炉中溶融20 min取出坩埚,稍冷。

5.3.2 将坩埚置于盛有30 mL硝-硫混合酸(3.4)水约100 mL热溶液的400 mL烧杯中,加热浸出,至溶融物全部溶解,用水洗出坩埚及盖,将溶液移入250 mL容量瓶中,冷至室温,用水稀释至刻度,混匀。

5.3.3 移取50 mL样液(5.3.2)于400 mL烧杯中,(也可移取测定铝、铁、硅、钛、钙、镁的储备液)。加5 mL三乙醇胺(3.5)和15 mL氢氧化钾(3.8),将溶液稀释至200 mL(此时pH值为12～13),加入约0.04 g钙黄绿素-百里酚酞混合示剂(3.11),用0.005 mol/L EDTA标准溶液(3.14)滴定至溶液的绿色荧光消失转为紫红色即为终点。

5.3.4 另移取50 mL样液(5.3.2)于400 mL烧杯中,(也可移取测定铝、铁、硅、钛、钙、镁的储备液)。

加 3 mL 酒石酸钾钠(3.7),10 mL 三乙醇胺(3.5),以氢氧化铵(3.6)调节溶液 pH≈10(用精密试纸检验),然后加入 20 mL 氢氧化铵-氯化铵缓冲溶液(3.9),将溶液稀释至 200 mL,加入约 0.04 g 酸性铬蓝 K-萘酚绿 B 混合指示剂,用 0.005 mol EDTA 标准溶液滴定,近终点时应缓慢滴定至溶液呈纯蓝色,即为终点。

6 分析结果的计算

6.1 按式(3)计算氧化钙的百分含量:

$$CaO(\%)=\frac{T_{CaO}\cdot(V_1-V_0)}{m\times V/250}\times 100 \qquad \cdots\cdots(3)$$

式中:T_{CaO}——EDTA 标准溶液对氧化钙的滴定度,g/mL;

V_1——滴定试样时所耗 EDTA 标准溶液的体积,mL;

V_0——滴定空白时所耗 EDTA 标准溶液的体积,mL;

V——移取试液(5.3.2)的体积,mL;

m——试样量,g。

6.2 按式(4)计算氧化镁的百分含量:

$$MgO(\%)=\frac{T_{MgO}\cdot(V_1-V_2)}{m\times V\times 250}\times 100 \qquad \cdots\cdots(4)$$

式中:T_{MgO}——EDTA 标准溶液对氧化镁的滴定度,g/mL;

V_1——滴定钙、镁含量所耗 EDTA 标准溶液的体积,mL;

V_2——滴定钙及空白所耗 EDTA 标准溶液的体积,mL;

V——移取试液(5.3.2)的体积,mL;

m——试样量,g。

注:滴定时为便于观察荧光指示剂的终点,应在黑色背影、黑底垫板上,光线应由观察者的背后或侧面射入。

7 允许差

氧化钙量,%	允许差,%
≤0.50	0.08
>0.50~1.00	0.10
氧化镁量,%	允许差,%
≤0.50	0.08
>0.50~1.00	0.10

附加说明:

本标准由中华人民共和国国家进出口商品检验局提出。

本标准由中华人民共和国山西进出口商品检验局负责起草。

本标准起草人崔美云、张果莲。

中华人民共和国进出口商品检验行业标准

出口矾土检验方法 燃烧-中和法测定硫量

SN/T 0481.5—95

代替 ZB Q25 008—90

Methods for inspection of bauxite for export—Determination of sulfur content—Combustion-neutralizatic titration

1 主题内容与适用范围

本标准规定了出口矾土中硫量的测定方法，其测定范围为0.003%～0.10%。

2 方法提要

试样在助溶剂存在下，于1 300±20℃的氧气流中加热分解，形成的二氧化硫被过氧化氢吸收液氧化生成硫酸，以甲基红和次甲基蓝混合液为指示剂，用氢氧化钠标准溶液滴定，以测得硫量。

3 试剂

3.1 混合助熔剂：将五氧化二矾与三氧化二硼等重量混合并研细，于105～110℃烘干后置于干燥器中备用。

3.2 锡片(99.9%)或铅片(99.9%)。

3.3 过氧化氢吸收溶液(3%)。

3.4 混合指示剂：称取0.125 g甲基红溶于100 mL酒精溶液(95%)中，称取0.083 g次甲基蓝溶于100 mL酒精溶液(95%)中，分别保存在棕色瓶中，上述两溶液，等量混合，混合液放置时间不得超过7天。

3.5 氢氧化钠标准溶液(0.01 mol/L)：称取0.4 g氢氧化钠(分析纯)溶于水中，用水稀释至1 000 mL，混匀，按以下步骤标定其浓度。

3.5.1 称取邻苯二甲酸氢钾(基准试剂)0.050 0 g置于250 mL锥形瓶中，加50 mL蒸馏水，温热溶解冷却后，加酚酞指示剂2～3滴，用氢氧化钠标准溶液(3.5)滴定至溶液为淡红色时即为终点。

3.5.2 按式(1)计算其浓度

$$c = \frac{W \times 1\ 000}{m \times V} \quad \cdots\cdots(1)$$

式中：c——氢氧化钠标准溶液浓度，mol/L；

W——邻苯二甲酸氢钾的重量，g；

m——邻苯二甲酸氢钾的摩尔质量，g；

V——滴定所用氢氧化钠标准溶液的体积，mL。

中华人民共和国国家进出口商品检验局1995-09-06批准　　1996-01-01实施

4 仪器和设备

4.1 定硫装置如图所示。

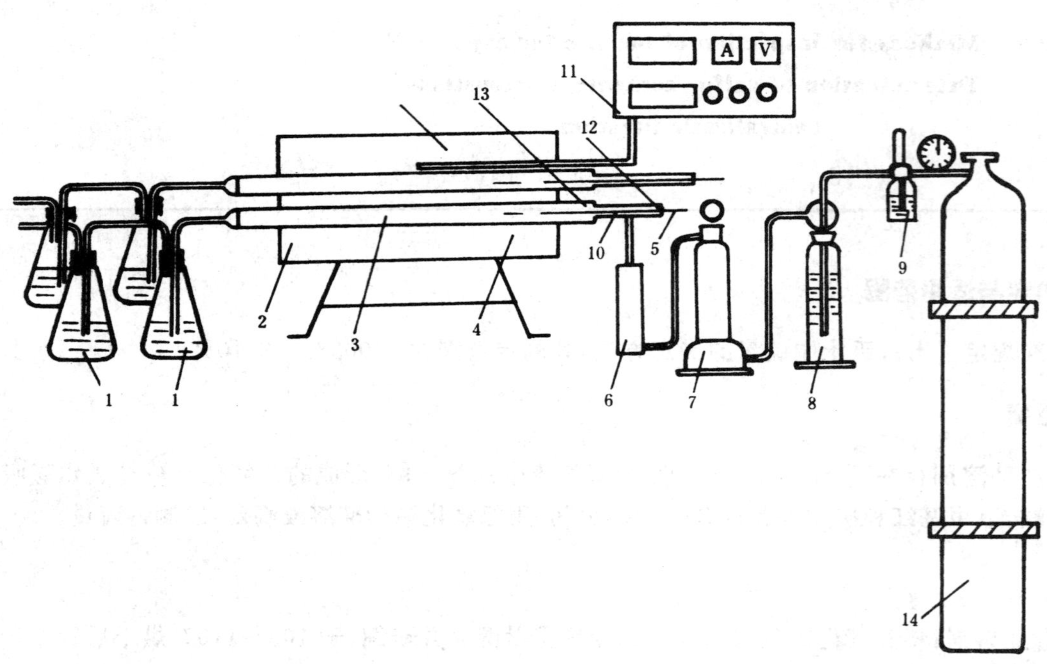

燃烧-中和法定硫装置图

1—吸收瓶；2—燃烧炉；3—燃烧管；4—瓷舟；5—推棒；6—流量计；7—干燥塔；
8—干燥塔；9—YH.YKIL浮标式氧气吸入器；10—T形管；11—温度控制器；
12—翻胶帽；13—橡皮塞；14—氧气瓶

4.2 单节高温炉

用硅碳管或硅碳棒加热，可升温到 1 300℃，能保持 80～100 mm 的恒温带（1 300±50℃）的高温炉并附铂-铑电偶和高温计，或自动温度控制器。

4.3 耐高温的刚玉管或石英管

耐温 1 300℃以上，全长 750 mm。一端外径 22 mm，内径 19 mm，长约 690 mm；另一端外径 10 mm，内径约 7 mm，长约 60 mm。

4.4 瓷舟

长 77 mm，上宽 12 mm，高 8 mm。

5 试样

5.1 试样应通过 200 目筛。

5.2 分析前应在 105～110℃烘干 2 h，置于干燥器中冷却至室温。

6 分析步骤

6.1 按图连接好测定装置，逐渐将炉温升至 1 300℃±20℃（指放瓷舟处的温度），通氧气检查，确信装置不漏气后，控制氧气流量约 900 mL/min，向吸收瓶中各加入 100 mL 吸收溶液（3.3），此溶液用时应先加入 2 滴混合指示剂(3.4),用氢氧化钠标准溶液(3.5)中和至溶液呈钢灰色。

6.2 按分析步骤(6.3)先作空白试验

6.3 称取 0.2 g 混合助熔剂(3.1)平铺在瓷舟底部。准确称取 0.100 0～0.500 0 g 试样放在助熔剂上混匀,覆盖 1 g 锡片或铅片(3.2),调节炉温使保持 1 300℃±50℃。用不锈钢推棒将其送入管式炉中预热,迅速塞紧胶塞,预热 5 min 后将瓷舟推至管炉高温区继续保持 10 min,停止送氧,取下吸收瓶,加入 3～4 滴混合指示剂(3.4),用氢氧化钠标准溶液(3.5)滴定至溶液呈钢灰色为终点,记下氢氧化钠标准溶液用量。

7 分析结果计算

按式(2)计算硫的百分含量:

$$S(\%) = \frac{(V - V_0)c \times 0.016}{m} \times 100 \qquad (2)$$

式中:V——样品测定时氢氧化钠标准溶液用量,mL;

V_0——空白测定时氢氧化钠标准溶液用量,mL;

0.016——每毫克当量硫之克数;

c——氢氧化钠标准溶液浓度,mol/L;

m——试样量,g。

8 允许差

%

含硫量	允许差
≤0.005	0.001
0.005 1～0.02	0.002
0.021～0.05	0.005
0.051～0.10	0.01

附加说明:

本标准由中华人民共和国国家进出口商品检验局提出。

本标准由中华人民共和国贵州进出口商品检验局负责起草。

本标准起草人祝一方、文焕懿、桂达材。

中华人民共和国进出口商品检验行业标准

SN/T 0481.6—95

代替 ZB Q25 009—90

出口矾土检验方法
铝矾土体积密度快速测定方法

Methods for inspection of bauxite for export—Rapid determination of bulk density of alumina

1 主题内容与适用范围

本标准规定了出口铝矾土体积密度快速测定方法。本标准适用于铝矾土、焦宝石体积密度的测定。测定范围 2.17～3.32 g/cm³。

2 方法提要

以自然试样的质量代替干燥试样的质量，用体积密度测定器（或用滴定管）测定其总体积，计算出体积密度，或直接查对自然试样体积密度对照表，得出体积密度值。

3 定义

名	符　　号	定　　　　义	单　　位
总体积	V_R	多孔体材料，开口气孔及闭口气孔的体积总和	cm³
体积密度	Q_R	多孔体材料的质量与其总体积之比值	g/cm³

4 仪器设备

4.1 体积密度测定器（见图）

4.2 滴定管 50 或 100 mL

4.3 分析天平，感量 0.001 g

4.4 烧杯 150 mL

4.5 搪瓷盘 200×180×25 mm

4.6 棉毛巾 200×500 mm

4.7 绸子布 200×500 mm

4.8 9 号小毛刷

4.9 铝制小搓斗 10×100×3 012 mm

4.10 分样筛孔径 2 mm 和 5.6 mm 各 1 只

4.11 电吹风 450 W

中华人民共和国国家进出口商品检验局1995-09-06批准　　1996-01-01实施

5 试样

直径10 mm的15 kg试样，应全部破碎过筛（小于5.6 mm的样品可不经破碎，直接过筛，直至全部通过直径5.6 mm筛孔，然后再过2 mm筛，将小于2 mm的颗粒弃去，制成2～5.6 mm的颗粒，用四分法缩取约200～500 g，供试验用。雨季的试样，在称样前用风干法（电吹风）除去试样表面的湿存水。

6 测定方法

6.1 仪器准备

在测定前应将体积密度测定器清洗干净。把盛样杯1注满清水，放在底座4上，打开溢水阀3，疏通虹吸管2，使水位归“0”，待虹吸管咀不滴水时关闭溢水阀3；将蓄水球5注满清水，打开调节阀8，把水位调至“0”位线6，关闭调节阀8，打开调节阀13，把水位调至“0”位线12，关闭调节阀13，（注意附管7中不得有气泡，若有气泡应吹气排除）待用。

6.2 试样称量

分别称取两个平行的自然试样，各50 g，精确至0.001 g，分别装入150 mL烧杯中。

6.3 试样体积测定

6.3.1 以清水冲洗试样2～3次，再注入清水至试样完全淹没，浸泡2 min。

6.3.2 把用清水浸泡过的毛巾和绸子布，用手拧至手心不带水为止，平铺在搪瓷盘中、毛巾叠成四层铺在下面，绸子布叠成两层铺在毛巾上。

6.3.3 从烧杯中取出浸泡2 min的试样，除去多余的水滴后，放在绸子布上，用小毛刷来回扫动，除去颗粒表面的附着水，直至颗粒表面光泽消失，但不能把气孔中水吸出，合拢绸子布，将试样移到小搓斗中。

6.3.4 把小搓斗中的试样注入准备好的盛样杯1中，从底座4上小心取下盛样杯1，套在刻度管上端连接处9，使虹吸管伸入蓄水球5中；打开溢水阀3，使盛样杯1中的水位自动归“0”，待虹吸管咀不滴水时，关闭溢水阀3，取下盛样杯1，弃去样品。

6.3.5 打开调节阀8，把蓄水球5中水位调至“0”位线6，记下刻度管10上的读数（精确至0.02 mL），即为所测试样的总体积V_R。

7 测定结果的计算

7.1 按下式计算体积密度的结果。

$$Q_R = \frac{m \cdot B}{V_R}$$

式中：m——自然试样量，g；

V_R——试样的总体积，cm^3；

B——换算至干样的系数，$B=(1-0.2\%)$。

7.2 按自然试样体积密度对照表（见表A1）查得体积密度的结果。

8 允许误差

8.1 同一试样的平行试验，不允许超过允许误差，超过允许误差必须重新试验。

8.2 同一试样的平行试验允许误差为0.04 g/cm^3。

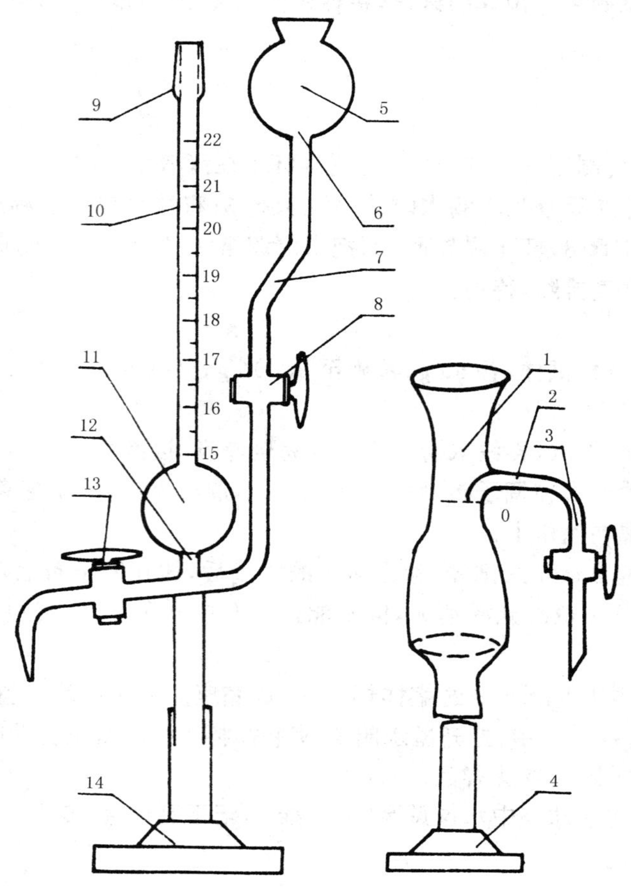

体积密度测定器操作示意图

1—盛样杯；2—虹吸管；3—溢水阀；4，14—底座；5—蓄水球；
6，12—"0"位线；7—附管；8，13—调节阀；9—连接处；
10—刻度管；11—15 mL 定量球

附 录 A
自然试样体积密度对照表
（补充件）

表 A1 自然试样体积密度对照表

V_R=15.00 mL		V_R=16.00 mL		V_R=17.00 mL		V_R=18.00 mL	
V_R	Q_R	V_R	Q_R	V_R	Q_R	V_R	Q_R
15.00	3.327	16.00	3.119	17.00	2.935	18.00	2.772
15.05	3.316	16.05	3.109	17.05	2.927	18.05	2.765
15.10	3.305	16.10	3.099	17.10	2.918	18.10	2.757
15.15	3.294	16.15	3.090	17.15	2.910	18.15	2.749
15.20	3.283	16.20	3.080	17.20	2.901	18.20	2.742
15.25	3.272	16.25	3.071	17.25	2.893	18.25	2.734
15.30	3.261	16.30	3.061	17.30	2.884	18.30	2.727
15.35	3.251	16.35	3.052	17.35	2.876	18.35	2.719
15.40	3.240	16.40	3.043	17.40	2.868	18.40	2.712
15.45	3.230	16.45	3.033	17.45	2.860	18.45	2.705
15.50	3.219	16.50	3.024	17.50	2.851	18.50	2.697
15.55	3.209	16.55	3.015	17.55	2.843	18.55	2.690
15.60	3.199	16.60	3.006	17.60	2.835	18.60	2.683
15.65	3.188	16.65	2.997	17.65	2.827	18.65	2.676
15.70	3.178	16.70	2.988	17.70	2.819	18.70	2.668
15.75	3.168	16.75	2.979	17.75	2.811	18.75	2.661
15.80	3.158	16.80	2.970	17.80	2.803	18.80	2.654
15.85	3.148	16.85	2.961	17.85	2.796	18.85	2.647
15.90	3.138	16.90	2.953	17.90	2.788	18.90	2.640
15.95	3.128	16.95	2.944	17.95	2.780	18.95	2.633

注：① V_R—50 克自然试样的总体积。

② Q_R—校正后的体积密度。

例：已测得 A 样的总体积 V_R 为 15.85 mL，查自然试样体积密度对照表，与它相对应的 Q_R 为 3.148，所以 A 样的体积密度 Q_R=3.15 g/cm^3。

续表 A1

V_R=19.00 mL		V_R=20.00 mL		V_R=21.00 mL		V_R=22.00 mL	
V_R	Q_R	V_R	Q_R	V_R	Q_R	V_R	Q_R
19.00	2.626	20.00	2.495	21.00	2.376	22.00	2.268
19.05	2.619	20.05	2.489	21.05	2.371	22.05	2.263
19.10	2.613	20.10	2.483	21.10	2.365	22.10	2.258
19.15	2.606	20.15	2.476	21.15	2.359	22.15	2.253
19.20	2.599	20.20	2.470	21.20	2.354	22.20	2.248
19.25	2.592	20.25	2.464	21.25	2.348	22.25	2.243
19.30	2.585	20.30	2.458	21.30	2.343	22.30	2.238
19.35	2.579	20.35	2.452	21.35	2.337	22.35	2.233
19.40	2.572	20.40	2.446	21.40	2.332	22.40	2.228
19.45	2.566	20.45	2.440	21.45	2.326	22.45	2.223
19.50	2.559	20.50	2.434	21.50	2.321	22.50	2.218
19.55	2.552	20.55	2.428	21.55	2.316	22.55	2.213
19.60	2.545	20.60	2.422	21.60	2.310	22.60	2.208
19.65	2.539	20.65	2.416	21.65	2.305	22.65	2.203
19.70	2.533	20.70	2.411	21.70	2.300	22.70	2.198
19.75	2.527	20.75	2.405	21.75	2.294	22.75	2.193
19.80	2.520	20.80	2.399	21.80	2.289	22.80	2.189
19.85	2.514	20.85	2.393	21.85	2.284	22.85	2.184
19.90	2.508	20.90	2.388	21.90	2.279	22.90	2.179
19.95	2.501	20.95	2.382	21.95	2.273	22.95	2.174

附加说明：

本标准由中华人民共和国国家进出口商品检验局提出。

本标准由中华人民共和国河南进出口商品检验局负责起草。

本标准主要起草人姜远炎、王恩林。

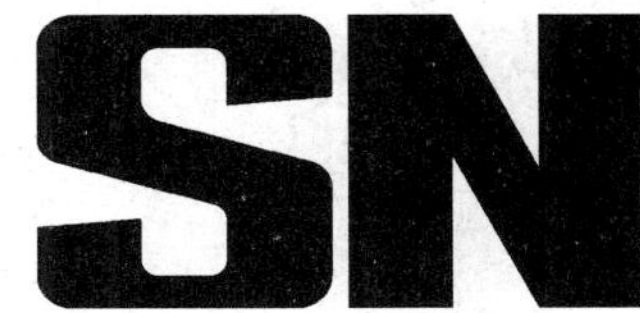

中华人民共和国出入境检验检疫行业标准

SN/T 0481.7—2007

进出口矾土检验方法 电感耦合等离子体原子发射光谱法 测定三氧化二铁、二氧化钛、二氧化硅、氧化钙、氧化镁含量

Inspection of bauxite for import and export—Determination of Fe_2O_3, TiO_2, SiO_2, CaO, MgO content—Inductively coupled plasma atomic emission spectrometry

2007-04-06 发布　　　　2007-10-16 实施

中华人民共和国国家质量监督检验检疫总局 发布

前 言

SN/T 0481《进出口矾土检验方法》共分为7个部分：

——用苦杏仁酸隐蔽钛EDTA络合滴定氧化铝量；

——钼蓝光度法测定二氧化硅量；

——磺基水杨酸光度法测定三氧化二铁量；

——用EDTA直接测定氧化钙和氧化镁量；

——燃烧-中和法测定硫量；

——铝矾土体积密度快速测定法；

——电感耦合等离子体原子发射光谱法测定三氧化二铁、二氧化钛、二氧化硅、氧化钙、氧化镁含量。

本部分为SN/T 0481《进出口矾土检验方法》的第7部分。

本部分附录A为资料性附录。

本部分由国家认证认可监督管理委员会提出并归口。

本部分起草单位：山西出入境检验检疫局、广东出入境检验检疫局。

本部分主要起草人：苑利、连庚寅、方红、杨晓兵、郝荷芳、孙红蕉、宋洁、钟志光、王旭。

本部分系首次发布的出入境检验检疫行业标准。

进出口矾土检验方法 电感耦合等离子体原子发射光谱法 测定三氧化二铁、二氧化钛、二氧化硅、氧化钙、氧化镁含量

1 范围

SN/T 0481 的本部分规定了电感耦合等离子体原子发射光谱法(以下简称 ICP-AES)测定矾土中三氧化二铁(Fe_2O_3)、二氧化钛(TiO_2)、二氧化硅(SiO_2)、氧化钙(CaO)、氧化镁(MgO)含量的方法。

本部分适用于钒土中 Fe_2O_3,SiO_2,TiO_2,CaO,MgO 含量的测定,各元素的测定范围见表 1。

表 1 测定项目及测定范围

测 定 项 目	测定范围(质量分数)/%
Fe_2O_3	0.05～5.00
TiO_2	0.05～6.00
SiO_2	0.50～10.00
CaO	0.005～1.00
MgO	0.005～1.00

2 规范性引用文件

下列文件中的条款通过 SN/T 0481 的本部分的引用而成为本部分的条款。凡是注日期的引用文件,其随后所有的修改单(不包括勘误的内容)或修订版均不适用于本部分,然而,鼓励根据本部分达成协议的各方研究是否可使用这些文件的最新版本。凡是不注日期的引用文件,其最新版本适用于本部分。

GB/T 2007(所有部分) 散装矿产品取样、制样通则 手工取、制样方法

3 方法提要

试样用四硼酸锂为熔剂经高温熔融后,以盐酸提取,定容后用 ICP-AES 仪测定试液中待测元素的发射光谱强度,从工作曲线上查出相应的浓度,计算其含量。

4 试剂

除另有说明,在分析中仅使用确认为分析纯的试剂和蒸馏水或相当纯度的水。

4.1 石墨粉:粉状,100 目,含碳量≥98.5%。

4.2 氩气:≥99.99%。

4.3 过氧化氢(ρ=1.10 g/mL)。

4.4 盐酸(ρ=1.19 g/mL)。

4.5 盐酸溶液(1+9)。

4.6 盐酸溶液(1+3)。

4.7 四硼酸锂。

4.8 四硼酸锂溶液(10 g/L):称取 1.0 g 四硼酸锂(4.7),加入 50 mL 盐酸溶液(4.5),微热使其溶解,

用水定容到 100 mL 容量瓶中，混匀备用。

4.9　铝标准溶液(10 mg/mL)：准确称取 1.000 0 g 高纯铝(99.99%)置于 200 mL 烧杯中，加入 40 mL 盐酸溶液(4.6)，煮沸至清亮，如溶不清，可加入适量过氧化氢(4.3)，冷却，移入 100 mL 容量瓶中，用水稀释至刻度，混匀。此溶液 1 mL 含 10 mg 铝。

4.10　铁、钛、钙、镁标准储备液(1 mg/mL)。

4.11　硅标准储备液(0.5 mg/mL)。

4.12　混合标准溶液：分别移取硅标准储备液(4.9.3)40.00 mL，铁、钛标准储备液(4.9.2)各 15.00 mL、钙、镁标准储备液(4.9.2)各 5.00 mL 到 100 mL 容量瓶中，再加入浓盐酸(4.4)10.00 mL，定容后混匀，备用。各元素含量见表 2。

表 2　混合标准溶液中各元素含量

分析元素	Fe	Ti	Si	Ca	Mg
浓度/(mg/mL)	0.15	0.15	0.20	0.05	0.05

5　仪器设备

5.1　瓷坩埚：容量 30 mL～50 mL，其内部以石墨粉(4.1)填充，并用研钵棒压实，使其中心部位呈凹陷状，备用。

5.2　高温炉：工作温度不低于 1 200℃。

5.3　恒温水浴振荡器：室温至(95±5)℃。

5.4　电感耦合等离子体发射光谱仪：应符合下述性能指标。

a)　分析线

可供参考的待测元素分析线见表 3。

表 3　待测元素分析线

分析元素	Fe	Ti	Si	Ca	Mg
分析线/nm	238.204 239.562 259.940	337.280 323.452 334.941 336.121	251.61	393.366 396.847 317.933 422.673	280.270 279.553 285.213

注：考虑到不同厂家、不同型号的仪器存在个体差异，具体参数可根据仪器的实际情况选择而定。

b)　线色散率

其倒数小于 0.6 nm/mm。

c)　短期稳定性

测量 10 次各待测元素标准水溶液(浓度大于检出限的 100 倍)发射线的绝对强度，其相对标准偏差应不大于 2.0%。

d)　工作曲线线性

各待测元素工作曲线的相关系数应大于 0.995。

6　取样及制样

按 GB/T 2007 扦取代表性样品并制成分析试样。

7　试样准备

将试样过 200 目标准筛，放入称量瓶中，在(105±5)℃下烘 1 h～2 h 后，置于干燥器内冷却至室温，备用。

8 分析步骤

8.1 试料

准确称取 0.1 g 试样，精确至 0.000 1 g。

称取两份试料进行平行测定，结果取其平均值。

8.2 空白试验

随同试料做空白试验。

8.3 测定

8.3.1 工作曲线标准溶液的配制

准确吸取上述混合标准溶液(4.9.4)0.00 mL，2.00 mL，4.00 mL，6.00 mL，8.00 mL，10.00 mL，分别移入 6 只 50 mL 容量瓶中，补加盐酸溶液(4.5)至 15.00 mL，再加入铝标准溶液(4.9.1)1.0 mL，加入 8.0 mL 四硼酸锂溶液(4.8)，用水定容至刻度。各元素含量见表 4。

表 4 工作曲线标准溶液中各元素含量

加液量/mL	Fe/(μg/mL)	Ti/(μg/mL)	Si/(μg/mL)	Ca/(μg/mL)	Mg/(μg/mL)
0.00	0.00	0.00	0.00	0.00	0.00
2.00	6.00	6.00	8.00	2.00	2.00
4.00	12.00	12.00	16.00	4.00	4.00
6.00	18.00	18.00	24.00	6.00	6.00
8.00	24.00	24.00	32.00	8.00	8.00
10.00	30.00	30.00	40.00	10.00	10.00

8.3.2 试液制备

称取 0.400 g 四硼酸锂(4.7)与试料(8.1)混匀，将混合均匀的试样放于瓷坩埚(5.1)凹陷处，置于已升温至 750℃的高温炉中，用 10 min 将高温炉升至(1 000±50)℃(升温太快易导致样品迸溅)，熔融 40 min，取出坩埚。稍冷，用镊子将熔珠夹出，并用毛刷扫去表面沾附的石墨粉后，将熔珠放入烧杯中，加入 40 mL 盐酸溶液(4.6)，置于(55±5)℃的恒温水浴振荡器中浸取至熔珠完全溶解，滤入 250 mL 容量瓶中，定容，混匀。待 ICP-AES 测定。

8.4 光谱测量

8.4.1 仪器的最佳化

启动 ICP-AES 仪，调整仪器的工作条件和测量参数至最佳状态(参见附录 A)。

8.4.2 工作曲线的绘制

将标准溶液系列(8.3.1)依次导入等离子体，测量各分析线的光谱信号强度，以强度为 Y 轴，每个标准溶液中各被测元素的浓度(μg/mL) 为 X 轴，得到各元素的工作曲线，并作线性回归，计算相关系数，相关系数应符合 5.4.4 的规定。

8.4.3 试液测定

将空白溶液(8.2)和试料溶液(8.3.2)导入等离子体，分别测量其各待测元素的光谱强度，依据工作曲线，可得出各相应组分的浓度。若样品数量多时，可在样品测量间隙插入标准样品作控制样，以控制分析结果的准确性。

9 分析结果的计算

按式(1)计算各元素氧化物的含量，以质量分数表示：

$$w_i = \frac{(c - c_0) \times V \times 10^{-6}}{m} \times K \times 100 \qquad \cdots\cdots(1)$$

式中：

w_i——各被测元素氧化物的质量分数，%；

c——试料溶液中各被测元素的浓度，单位为微克每毫升（μg/mL）；

c_0——空白溶液中各被测元素的浓度，单位为微克每毫升（μg/mL）；

V——试料溶液的体积，单位为毫升（mL）；

m——试料的质量，单位为克（g）；

K——单质元素转化为其氧化物的系数，见表5。

计算结果表示到小数点后两位；结果小于0.01%时，表示到小数点后三位。

表5 各元素转化为氧化物的系数

元 素	Fe-Fe_2O_3	Ti-TiO_2	Si-SiO_2	Ca-CaO	Mg-MgO
转化系数	1.429 7	1.668 0	2.139 3	1.399 2	1.658 3

10 精密度

本部分的精密度是在选择4个水平由8个实验室进行试验的结果确定的。精密度见表6。

表6 方法精密度

元素名称	水平范围（质量分数）/%	重复性限（r）	再现性限（R）
Fe	1.07～2.08	r=0.035 96+0.035 62 m	R=0.033 03+0.061 07 m
Ti	2.90～3.88	r=0.030 74+0.020 05 m	R=0.095 98+0.016 82 m
Si	1.39～8.26	r=0.077 52+0.008 004 m	R=0.123 0+0.006 194 m
Ca	0.014～0.28	r=0.000 280 2+0.179 0 m	lg$R$=−0.418 3+1.090 3 lg$m$
Mg	0.067～0.26	r=−0.002 598+0.117 0m	lg$R$=−0.106 6+1.682 8 lg$m$

附 录 A
（资料性附录）
仪器工作条件和检出限

使用JY 138单道顺序扫描ICP-AES仪测定矾土中Fe_2O_3，SiO_2，TiO_2，CaO，MgO含量的仪器参数和工作条件如表A.1。

表 A.1 仪器参数和工作条件

仪 器 参 数	工 作 条 件
高频发生器频率：40.68 MHz	工作功率：1 000 W
焦距：1 m	氩气纯度：99.99%
波长范围：165 nm～800 nm	载气流量：0.3 L/min
光栅刻线：2 400 条/mm	冷却气流量：12 L/min
炬管：可拆式	护套气流量：0.2 L/min

注：不同型号仪器根据实际情况而定，上述仪器参数和工作条件仅供参考。

使用JY 138单道顺序扫描ICP-AES测定矾土中Fe_2O_3，SiO_2，TiO_2，CaO，MgO的含量，计算仅含分析元素的溶液中分析线的背景等效浓度(BEC)和检出限(DL)，所测值如表A.2。

表 A.2 元素的背景等效浓度和检出限

分析元素	分析线/nm	背景等效浓度(BEC)/%	检出限(DL)/%
Fe	238.204	0.021	0.001 2
Ti	337.280	0.020	0.001 6
Si	251.611	0.103	0.004 0
Ca	393.366	0.058	0.001 3
Mg	280.270	0.016	0.001 0

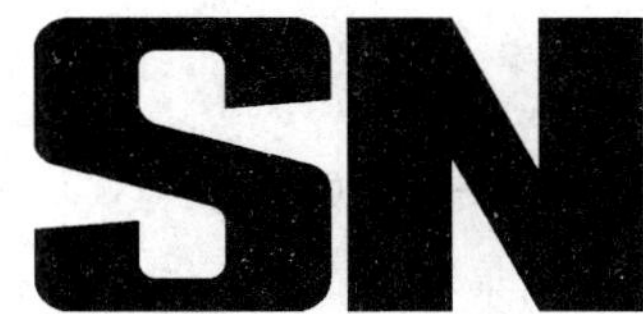

中华人民共和国出入境检验检疫行业标准

SN/T 0481.8—2010

出口矾土检验方法
第8部分:高频燃烧-红外吸收法
测定硫含量

**Methods for inspection of bauxite for export—
Part 8:Determination of sulfur content—High frequency combustion-infrared absorption method**

2010-11-01 发布　　2011-05-01 实施

中华人民共和国
国家质量监督检验检疫总局　发布

前　　言

SN/T 0481《出口矾土检验方法》系列标准分为以下几部分：

——第1部分：用苦杏仁酸隐蔽钛EDTA络合滴定氧化铝量；

——第2部分：钼兰光度法测定二氧化硅量；

——第3部分：磺基水杨酸光度法测定三氧化二铁量；

——第4部分：用EDTA直接测定氧化钙和氧化镁量；

——第5部分：燃烧-中和法测定硫量；

——第6部分：铝矾土体积密度快速测定法；

——第7部分：电感耦合等离子体原子发射光谱法测定三氧化二铁、二氧化钛、二氧化硅、氧化钙、氧化镁含量；

——第8部分：高频燃烧-红外吸收法测定硫含量；

——第9部分：1,10二氮杂菲光度法测定游离铁含量。

本部分为SN/T 0481的第8部分。

本部分按照GB/T 1.1—2009、SN/T 1831—2006给出的规则起草。

请注意本部分的某些内容可能涉及专利。本部分的发布机构不承担识别这些专利的责任。

本部分由国家认证认可监督管理委员会提出并归口。

本部分起草单位：中华人民共和国山东出入境检验检疫局、中华人民共和国山西出入境检验检疫局。

本部分主要起草人：丁仕兵、曲晓霞、杨晓兵、刘稚、周忠信。

本部分系首次发布的出入境检验检疫行业标准。

出口矾土检验方法 第8部分：高频燃烧-红外吸收法测定硫含量

1 范围

SN/T 0481的本部分规定了出口矾土中全硫含量的高频燃烧-红外吸收测定方法。

本部分适用于出口矾土中全硫含量的测定，测定范围：0.007%～0.10%。

2 规范性引用文件

下列文件对于本文件的应用是必不可少的。凡是注日期的引用文件，仅注日期的版本适用于本文件。凡是不注日期的引用文件，其最新版本(包括所有的修改单)适用于本文件。

GB/T 2009 散装矾土取样、制样方法

JJG 395 定碳定硫分析仪

3 方法提要

试样预灼烧后，于高频感应炉的氧气流中加热燃烧，生成的二氧化硫由氧气载至红外分析器的测量室，吸收特定波长的红外能，吸收信号与其浓度成正比。根据检测器接受能量的变化，与标准物质比较确定硫量。

4 试剂和材料

除非另有说明，在分析中仅使用确认为分析纯的试剂和蒸馏水或相当纯度的水。

4.1 高氯酸镁：无水，粒度为0.7 mm～1.2 mm。

4.2 碱石棉：粒状。

4.3 钨粒：含硫量小于0.000 5%，粒度为0.2 mm～1.2 mm。

4.4 锡粒：含硫量小于0.000 5%，粒度为0.2 mm～1.2 mm。

4.5 锡囊：直径6 mm，高度18 mm，体积0.4 mL。

4.6 纯铁助熔剂：含硫量小于0.000 5%，粒度为0.8 mm～1.68 mm。

4.7 硫酸钾：含量大于99.9%的细粉，在105 ℃干燥2 h，干燥器中冷却。

4.8 硫标准溶液(0.80 mg/mL)：称取硫酸钾(4.7)2.175 g(精确至0.000 1 g)，用蒸馏水溶解后，移入500 mL容量瓶中，稀释至刻度，摇匀。

4.9 氧气：纯度大于99.5%。

4.10 动力气：氮气，纯度大于99.5%。

5 仪器

5.1 高频燃烧-红外碳硫分析仪：符合JJG 395的规定。

5.2 碳硫专用陶瓷坩埚：在高温炉 1 100 ℃灼烧 4 h 或 1 350 ℃灼烧 2 h，然后保存在干燥器中。

6 试样

6.1 取样及制样

按照 GB/T 2009 的规定取样和制样。试样应全部通过 0.150 mm 筛孔。

6.2 预干燥试样

试样(6.1)在 105 ℃±2 ℃下至少干燥 2 h 后置于干燥器中备用。

7 分析步骤

7.1 试样预灼烧及灼烧减量

称取 2.0 g(精确至 0.000 1 g)预干燥试样(6.2)，置于预先在 700 ℃灼烧至恒重的坩埚中，于 700 ℃灼烧 30 min 后放于干燥器中冷却至室温，称量，称量后再放回干燥器中备用。按式(1)计算灼烧减量，以质量分数表示：

$$LOI = \frac{m_1 + m_2 - m_3}{m_1} \times 100 \qquad \cdots\cdots(1)$$

式中：

LOI ——试样灼烧减量，%；

m_1 ——预干燥试样质量，单位为克(g)；

m_2 ——坩埚在 700 ℃灼烧至恒重的质量，单位为克(g)；

m_3 ——灼烧后试样和坩埚的质量，单位为克(g)。

7.2 仪器准备

7.2.1 仪器调试

校正和测量前，必须检查调试仪器，保证仪器处于正常稳定的工作状态，并确定最佳工作条件(参见附录 A)。

7.2.2 标准曲线的绘制

在坩埚(5.2)中称入 1.4 g 纯铁助熔剂(4.6)、一个锡囊(4.5)并称入锡粒(4.4)补足至 0.3 g、1.2 g 钨粒(4.3)，分取 0.00 mL、0.05 mL、0.10 mL、0.15 mL、0.20 mL、0.25 mL 硫标准溶液(4.8)于锡囊中，于 105 ℃小心烘干，溶液不能洒出锡囊外。依次将烘干后的坩埚放在测量架上测量。以硫信号的积分值和标准值进行回归分析，计算工作曲线方程。

各标准溶液至少测定两次，以测得信号平均值对应其浓度建立工作曲线。

7.3 试样测定

7.3.1 称取 0.2 g(精确至 0.000 1 g)预灼烧试样(7.1)于坩埚(5.2)内，称入 1.4 g 纯铁助熔剂(4.6)、一个锡囊(4.5)并称入锡粒(4.4)补足至 0.3 g(也可以全部用锡粒)、1.2 g 钨粒(4.3)，放在测量架上测量。

注：试样易吸水，预灼烧试样如果没有放在干燥器中或灼烧后长时间未测定，称量前应在 105 ℃±2 ℃干燥 2 h。

7.3.2 称取两份试样进行平行测定，结果取其平均值。

7.3.3 测量试样前，应测量空白样品和标准样品，标准样品的硫含量应与待测试样硫含量相当。

8 结果计算

测量结果用灼烧减量按式(2)换算为干燥试样中的含量，以质量分数表示：

$$S_O = S_I \times (100 - LOI)/100 \qquad \cdots\cdots (2)$$

式中：

S_O ——试样中硫含量，%；

S_I ——预灼烧试样中硫含量，%；

LOI ——试样灼烧成量，%。

计算结果表示到小数点后两位。当结果小于0.01%时，表示到小数点后三位。

9 精密度

由10个实验室对10个试样进行方法精密度试验，结果见表1。方法精密度的补充说明参见附录B。

表1 方法精密度 %

硫含量(质量分数)	重复性限 r	再现性限 R
0.007～0.10	0.002 0	0.008 1

附　录　A
（资料性附录）
仪器参考条件

A.1　碳硫分析仪（日本，HORIBA EMIA-820V）

主要仪器参数：等待时间 5 s，最大积分时间 45 s，比较水平 2%，比较水平判断等待时间 25 s，高频振荡电流 5 s 从 0 mA 升到 170 mA 并保持 35 s。

A.2　碳硫分析仪（美国，LECO CS-200）

主要仪器参数：吹扫时间 2 s，延迟时间 8 s，最短时限（I）30 s，比较水平（E）1%。

附 录 B
（资料性附录）
精密度的补充说明

B.1 本部分的方法精密度是基于0.2 g称样量经过精密度试验得到的。

B.2 本部分的测定范围以硫的绝对量表示为0.014 mg至0.200 mg，相当于0.2 g试样的0.007%至0.10%。如果改变称样量，精密度也可能会改变。

B.3 碳硫仪的技术指标所提供的测量范围比本部分的测定范围要宽，绘制工作曲线时可以通过提高硫酸钾溶液的浓度或加大最大浓度点的溶液量来提高测量上限，但应补充精密度试验。

B.4 在按B.3测量时，应分段制备工作曲线，用于测量含量相当的试样。

B.5 对于熟矾土，无需进行灼烧减量的测定，仅将试样于105 ℃烘干即可，因此也无须对结果进行灼烧减量的校正，但应进行精密度试验。

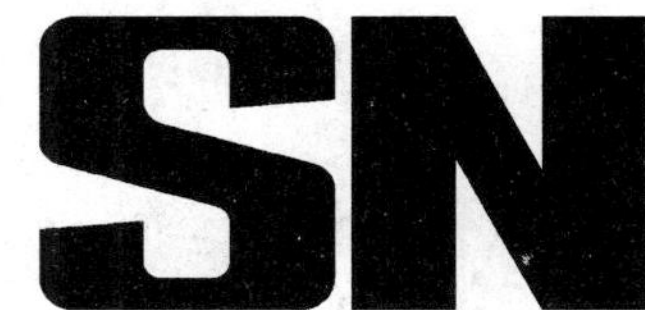

中华人民共和国出入境检验检疫行业标准

SN/T 0481.9—2010

出口矾土检验方法 第9部分：1,10-二氮杂菲光度法测定游离铁含量

Methods for inspection of bauxite for export—
Part 9: Determination of free iron content—
1,10-Phenanthroline spectrophotometric method

2010-11-01 发布　　2011-05-01 实施

中华人民共和国
国家质量监督检验检疫总局　发布

前　言

SN/T 0481《出口矾土检验方法》系列标准分为以下几部分：

——第1部分：用苦杏仁酸隐蔽钛EDTA络合滴定氧化铝量；

——第2部分：钼兰光度法测定二氧化硅量；

——第3部分：磺基水杨酸光度法测定三氧化二铁量；

——第4部分：用EDTA直接测定氧化钙和氧化镁量；

——第5部分：燃烧-中和法测定硫量；

——第6部分：铝矾土体积密度快速测定法；

——第7部分：电感耦合等离子体原子发射光谱法测定三氧化二铁、二氧化钛、二氧化硅、氧化钙、氧化镁含量；

——第8部分：高频燃烧-红外吸收法测定硫含量；

——第9部分：1,10-二氮杂菲光度法测定游离铁含量。

本部分为SN/T 0481的第9部分。

本部分由国家认证认可监督管理委员会提出并归口。

本部分起草单位：中华人民共和国山西出入境检验检疫局、中华人民共和国新疆出入境检验检疫局。

本部分主要起草人：杨晓兵、方红、杨燕强、王成、连庚寅、王旭、郝荷芳、张春丽、张鑫鑫。

本部分系首次发布的出入境检验检疫行业标准。

出口矾土检验方法 第9部分:1,10-二氮杂菲光度法 测定游离铁含量

1 范围

SN/T 0481的本部分规定了出口矾土中游离铁含量的测定方法。

本部分适用于出口矾土中游离铁含量的测定。测定范围0.05%~0.5%。

2 规范性引用文件

下列文件对于本文件的应用是必不可少的。凡是注日期的引用文件,仅注日期的版本适用于本文件,凡是不注日期的引用文件,其最新版本(包括所有的修改单)适用于本文件。

GB/T 2007 散装矿产品取样、制样通则 手工取、制样方法

GB/T 2009 散装矾土取样、制样方法

GB/T 6682 分析实验室用水规格和试验方法

GB/T 9721 化学试剂 分子吸收分光光度法通则(紫外和可见光部分)

3 方法提要

试样用稀盐酸溶液处理,游离铁与盐酸溶液反应生成Fe^{2+},在pH4~6的微酸性介质中,Fe^{2+}与1,10-二氮杂菲生成红色配合物。于分光光度计波长510 nm处测量其吸光度。从工作曲线上查出相应的浓度,计算其含量。

4 试剂

除非另有说明,所用试剂均为分析纯,水为GB/T 6682规定的二级水。

4.1 盐酸(ρ1.19 g/mL)。

4.2 盐酸溶液(1+3)。

4.3 盐酸溶液(1+20)。

4.4 乙酸铵溶液(0.2 g/mL)。

4.5 盐酸羟胺溶液(0.05 g/mL)。

4.6 1,10-二氮杂菲溶液(0.005 g/mL):用乙醇(1+1)配制。

4.7 铁标准储备液(1 000 μg/mL)。

4.8 铁标准溶液(100 μg/mL):移取铁标准储备液(4.7)于10.00 mL至100 mL容量瓶中,用盐酸溶液(4.2)定容,混匀备用。

5 仪器设备

5.1 分光光度计:主要性能应符合GB/T 9721的规定。

5.2 分析天平：感量 0.1 mg。

6 取样及制样

按 GB/T 2007 或 GB/T 2009 扦取代表性样品并制成分析试样。将试样过 200 目标准筛，放入称量瓶中，在(105±5)℃下烘 1 h～2 h 后，置于干燥器内冷却至室温，备用。

7 分析步骤

7.1 试料

准确称取 1 g 试料，精确至 0.000 1 g。

称取两份试料进行平行测定，结果取其平均值。

7.2 测定

7.2.1 试料的分解

将试料(7.1)放入 150 mL 烧杯中，加 60 mL 盐酸溶液(4.3)，摇匀，盖上表面皿。于电热板上加热，在微沸的情况下保持约 2 h，冷却。用慢速滤纸过滤入 100 mL 容量瓶中，用少量水洗残渣 10～12 次。以水稀释至刻度，混匀。

7.2.2 吸光度的测定

准确移取 10 mL 试样溶液(7.2.1)2 份，分别置于两个 100 mL 容量瓶 A、B 中，用水稀释至约50 mL。在 A 容量瓶中加 5 mL 盐酸羟胺溶液(4.5)，10 mL 乙酸铵溶液(4.4)，5 mL 1,10-二氮杂菲溶液(4.6)，摇匀，放置 30 min，以水稀释至刻度，混匀。在 B 容量瓶中加 5 mL 盐酸羟胺溶液(4.5)，10 mL 乙酸铵溶液(4.4)，不加 1,10-二氮杂菲溶液，以水稀释至刻度，混匀。以 B 瓶溶液为参比，用 1 cm 比色皿于分光光度计 510 nm 处测量其吸光度。从工作曲线上查出相应的铁的质量。

7.2.3 工作曲线的绘制

移取 0.00 mL，1.00 mL，2.00 mL，3.00 mL，4.00 mL，5.00 mL 铁标准溶液(4.8)，分别置于一组 100 mL 容量瓶中。用水稀释至约 50 mL，加 5 mL 盐酸羟胺溶液(4.5)，10 mL 乙酸铵溶液(4.4)，5 mL 1,10-二氮杂菲溶液(4.6)，摇匀，放置 30 min，以水稀释至刻度，混匀。以试剂空白为参比，用 1 cm 比色皿于分光光度计 510 nm 处测量其吸光度。绘制工作曲线。

8 分析结果的计算

按式(1)计算游离铁的含量，以质量分数(%)表示：

$$w_i = \frac{c \times V \times 10^{-6}}{m \times V_1} \times 100 \qquad \cdots\cdots(1)$$

式中：

w_i ——游离铁的质量分数，%；

c ——由工作曲线查得的分取试液中的铁的质量，单位为微克(μg)；

V ——试料溶液的体积，单位为毫升(mL)；

m ——试料的质量，单位为克(g)；

V_1——分取试液的体积，单位为毫升（mL）。

计算结果表示到小数点后两位；结果小于 0.1%时，表示到小数点后三位。

9 精密度

本标准的精密度是在选择 4 个水平由 8 个实验室进行试验的结果确定的。精密度见表 1。

表 1 方法精密度

%

所测项目	水平范围（质量分数）	重复性限（r）	再现性限（R）
游离铁	0.056～0.439	$r=0.013+0.057m$	$R=0.012+0.114m$
注：m 为两次测定结果的平均值。			

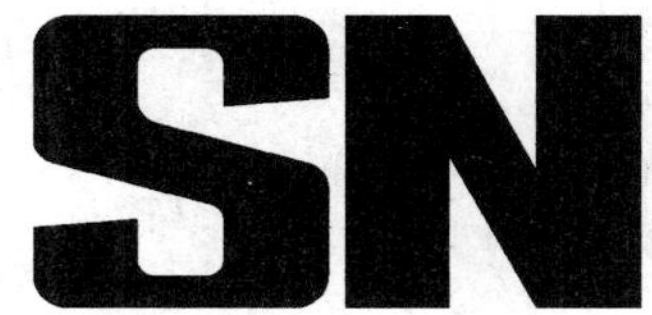

中华人民共和国出入境检验检疫行业标准

SN/T 0481.10—2011

出口矾土检验方法 第10部分：二氧化硅、三氧化二铁、三氧化二铝、氧化钙、氧化镁、氧化钾、五氧化二磷和二氧化钛的测定 X射线荧光光谱法

Methods of inspection of bauxite for export—Part 10: Determination of SiO_2, Fe_2O_3, Al_2O_3, CaO, MgO, K_2O, P_2O_5 and TiO_2—X-Ray fluorescence spectrometric method

2011-02-25 发布　　2011-07-01 实施

中华人民共和国国家质量监督检验检疫总局 发布

前　言

SN/T 0481《出口矾土检验方法》系列标准共分为10部分：

——第1部分：用苦杏仁酸隐蔽钛EDTA络合滴定氧化铝量

——第2部分：钼兰光度法测定二氧化硅量

——第3部分：磺基水杨酸光度法测定三氧化二铁量

——第4部分：用EDTA直接测定氧化钙和氧化镁量

——第5部分：燃烧-中和法测定硫量

——第6部分：铝矾土体积密度快速测定法

——第7部分：电感耦合等离子体原子发射光谱法测定三氧化二铁、二氧化钛、二氧化硅、氧化钙、氧化镁含量

——第8部分：高频燃烧-红外吸收法测定硫含量

——第9部分：1,10二氮杂菲光度法测定游离铁含量

——第10部分：二氧化硅、三氧化二铁、三氧化二铝、氧化钙、氧化镁、氧化钾、五氧化二磷和二氧化钛的测定　X射线荧光光谱法

本部分为SN/T 0481的第10部分。

本标准由国家认证认可监督管理委员会提出并归口。

本标准主要起草单位：中华人民共和国山东出入境检验检疫局、中华人民共和国山西出入境检验检疫局。

本标准主要起草人：薛秋红、丁仕兵、赵发宝、曲晓霞、刘稚、丁玉龙、李静。

本标准系首次发布的出入境检验检疫行业标准。

出口矾土检验方法 第10部分：二氧化硅、三氧化二铁、三氧化二铝、氧化钙、氧化镁、氧化钾、五氧化二磷和二氧化钛的测定 X射线荧光光谱法

1 范围

SN/T 0481的本部分规定了矾土中SiO_2、Fe_2O_3、Al_2O_3、CaO、MgO、K_2O、P_2O_5、TiO_2的波长色散X射线荧光光谱测定方法。

本部分适用于矾土中SiO_2、Fe_2O_3、Al_2O_3、CaO、MgO、K_2O、P_2O_5、TiO_2的测定。各化合物的测定范围见表1。

表1 测定范围

化学成分	测定范围(质量分数)/%
Al_2O_3	62～100
Fe_2O_3	0.3～20
SiO_2	0.3～12.5
TiO_2	0.1～5.0
CaO	0.02～6.2
MgO	0.1～3.1
K_2O	0.03～1.1
P_2O_5	0.03～1.6

2 规范性引用文件

下列文件对于本文件的应用是必不可少的。凡是注日期的引用文件，仅注日期的版本适用于本文件。凡是不注日期的引用文件，其最新版本(包括所有的修改单)适用于本文件。

GB/T 2009 散装矾土取样、制样方法

GB/T 6379 测量方法与结果的准确度(正确度与精密度)

GB/T 6682 分析试验室用水规格和试验方法

GB/T 16597 冶金产品分析方法 X射线荧光光谱法通则

3 方法提要

样品经预灼烧除去结晶水，将灼烧后的样品制备成硼酸盐玻璃状熔融样片，应用X射线荧光光谱仪测量待测元素的X射线荧光强度。在特征谱线附近位置的基线处测量背景，作为试样背景扣除。利

用高纯化学试剂合成标准参考样品，制备校正熔融样片。应用 α 系数校正原理校正元素间基体效应，同时进行谱线重叠校正，校正后的谱线强度和浓度用最小二乘法作直线。样品测量后根据直线方程计算出结果，经灼烧减量校正后得出原始样品中的含量。

4 试剂

除另有说明，仅使用优级纯的试剂和符合 GB/T 6682 规定的二级水。

4.1 三氧化二铁(Fe_2O_3)：将三氧化二铁在 1 000 ℃下至少灼烧 1 h，取出，在空气中冷却 5 min，然后放入干燥器中冷却至室温，称量。

4.2 二氧化硅(SiO_2)：将二氧化硅加热到 1 000 ℃，至少灼烧 2 h，取出，在空气中冷却 5 min，然后放入干燥器中冷却至室温，称量。

4.3 碳酸钙($CaCO_3$)：将碳酸钙在 1 000 ℃灼烧至恒重，取出，在空气中冷却 5 min，然后放入干燥器中冷却至室温，称量。

4.4 氧化镁(MgO)：将氧化镁在 1 000 ℃灼烧 1 h，然后置于干燥器中，取出，在空气中冷却 5 min，然后放入干燥器中冷却至室温，称量。

4.5 三氧化二铝(Al_2O_3)：α-型。将三氧化二铝在 1 000 ℃下至少灼烧 2 h(如果三氧化二铝不是 α-型，那么应加热到 1 250 ℃，至少灼烧 2 h，使之转变成 α-型)，取出，在空气中冷却 5 min，然后放入干燥器中冷却至室温，称量。

4.6 二氧化钛(TiO_2)：将二氧化钛在 1 000 ℃下至少灼烧 1 h，取出，在空气中冷却 5 min，然后放入干燥器中冷却至室温，称量。

4.7 磷酸二氢钾(KH_2PO_4)：将磷酸二氢钾在 105 ℃下烘 1 h，取出，在空气中稍冷，立即放入干燥器中冷却至室温，称量。

4.8 四硼酸锂($Li_2B_4O_7$)：应在 500 ℃下灼烧 4 h，然后在干燥器中冷却、贮存。

4.9 合成标准参考标样 S_{mix}：参考附录 A 所给出的试剂量，准确称取试剂，研磨混匀。将粉末移至铂皿中，放入常温的电炉中，缓慢升高炉温，在不少于 1 h 内升温到 950 ℃，在此温度下保温 1 h，然后取出，置于装有硅胶的干燥器中冷却，然后贮存于密封容器中。

为避免称量过程产生的误差，建议制备两份独立的合成标准参考样品 S_{mix}(不同天制备)。附录 A 中给出的试剂量仅供参考，试剂量可以根据需要进行增减，但需保证待测试样品的每个组分含量都在工作曲线的范围内，具体含量最终根据实际称量重新计算，称量准确至 0.1 mg。

5 仪器和设备

5.1 波长色散 X 射线荧光光谱仪：符合 GB/T 16597 规定。铑靶 X 射线光管，配套计算机及处理软件。

5.2 铂-金坩埚(95%Pt+5%Au)：30 mL。

5.3 铂-金模具(95%Pt+5%Au)。

5.4 瓷坩埚：30 mL。

5.5 马弗炉：温度可达 1 150 ℃。

5.6 分析天平：感量不低于 0.1 mg。

5.7 超声波清洗器。

6 样品制备

按 GB/T 2009 取制样，样品粒径应小于 150 μm，在 105 ℃～110 ℃烘 2 h，存于干燥器中制备预干燥样品。

7 分析步骤

7.1 熔融样片的制备

7.1.1 标准系列样片的制备

参考附录A配比称取以下试剂量，所有称量精确至0.1 mg。0.800 0 g S_{mix}、0.600 0 g S_{mix}+0.200 0 g Al_2O_3、0.400 0 g S_{mix}+0.400 0 g Al_2O_3、0.200 0 g S_{mix}+0.600 0 g Al_2O_3、0.100 0 g S_{mix}+0.700 0 g Al_2O_3、0.800 0 g Al_2O_3、0.100 0 g SiO_2+0.160 0 g Fe_2O_3+0.040 0 g TiO_2+0.500 0 g Al_2O_3，0.300 0 g S_{mix}+0.500 0 g Al_2O_3，0.500 0 g S_{mix}+0.300 0 g Al_2O_3，加入8.000 0 g四硼酸锂(见4.8)，充分混合后，置于铂-金坩埚(见5.2)中。于1 050 ℃熔融15 min，中间至少摇动3次进行混匀，倒入已预热的铂-金模具(见5.3)中冷却成片并在背面贴上标签标记。其中，合成标准参考标样S_{mix}样片(0.800 0 g S)要制备2个，以检查标样混匀程度，合成标准参考标样S_{mix}均匀性检查参照附录B进行。

注1：根据实际称量配比计算各样片中化学成分百分含量，以氧化铝(见4.5)熔片作为其他元素的空白片。

注2：建议分别用独立制取的合成标准参考样S_{mix}，分别制备两套标准系列样片，避免称量过程引入的误差。

注3：如果熔样过程中坩埚内壁存在熔融物附着的情况，可适当使用脱模剂(如碘化铵)，但避免使用溴化物。

7.1.2 灼烧减量的测定

用蒸馏水洗净瓷坩埚(见5.4)，烘干，于1 000 ℃～1 100 ℃灼烧至恒重，冷却备用。称取1.0 g～2.0 g待测预干燥样品，精确到0.1 mg，于1 000 ℃的马弗炉内灼烧至恒重，冷却至室温，置于干燥器中，按式(1)计算灼烧减量：

$$LOI=\frac{m_0-m_1}{m_0}\times 100 \qquad \cdots\cdots(1)$$

式中：

LOI ——灼烧减量的质量分数(%)；

m_0 ——试样质量，单位为克(g)；

m_1 ——灼烧后试样质量，单位为克(g)。

7.1.3 样品熔片的制备

准确称取8.000 0 g四硼酸锂和灼烧后样品0.80 g，精确至0.1 mg，充分混合后，置于坩埚中。按7.1.1的方法熔融制片。

7.1.4 目测检查

制好熔融样片后，目测检查熔融样片是否存在未熔解的物质、结晶或气泡等缺陷，有缺陷的熔融样片应该舍弃，重新制备合格的熔融样片。

7.1.5 熔融样片的贮存

为了避免熔融好的样片吸水或受到污染，尽可能快地将熔融好的样片迅速放入干燥器(当熔融样片还未冷却至室温)，不能用手触及其分析表面或以任何方式处理，特别不要用水或其他溶剂冲洗、研磨或抛光。

7.1.6 坩埚和模子的清洗

两次熔融之间，需要对坩埚和模子进行清洗。通常用热盐酸(1+1)浸泡约1 h，或者将盛有坩埚或模子以及盐酸的烧杯放入超声波清洗器中，至所有残存熔融物被除去，用蒸馏水冲洗干净，干燥后使用。

7.2 测定

7.2.1 仪器条件

推荐使用附录C中的仪器条件参数，所有的测量都应在真空状态中进行，使用正比计数器和（或）闪烁计数器。

7.2.2 仪器漂移校正

由于仪器状态的变化会导致测定结果的偏离，为直接利用原始的X射线荧光强度值，在分析工作前，应用漂移校正样片对仪器进行漂移校正。漂移校正样片中各校准元素含量分别取测量范围中上限和下限附近的含量，校正样片可以单独制备，也可以选择工作曲线中上部和下部的2个片，漂移校正样片应在制作工作曲线时予以测量。校正的间隔时间可根据仪器的稳定性确定。

7.2.3 工作曲线的制作

选择上述制备的标准S样片、校正样片按7.2.1选定分析条件并测量。测量完毕后，选择α系数校正方式和谱线重叠校正，利用最小偏差法回归计算并绘制标准曲线。

背景校正：

谱线的净强度见式(2)：

$$I_N = I_P - I_B \quad \cdots\cdots (2)$$

式中：

I_N ——扣除背景的分析线强度；

I_P ——峰值强度；

I_B ——背景强度，如果是两点背景，则取平均值。

基体校正与回归分析：

利用式(3)计算工作曲线方程：

$$W_i = a \times (I_{Ni} + \sum B_{ik} W_k) \times (1 + \alpha_{ij} W_j) + b \quad \cdots\cdots (3)$$

式中：

W_i ——校正样品中成分i的推荐值(质量分数)(%)；

a、b ——成分i的工作曲线常数；

B_{ik} ——干扰成分k对分析成分i的谱线重叠干扰校正系数；

W_k ——干扰成分k的质量分数(%)；

α_{ij} ——成分j对分析成分i的影响系数(理论α系数)；

W_j ——共存成分j的质量分数(%)。

本方法中基体效应校正采用可变理论α系数，TiKα谱线对铝进行重叠校正，AlKα谱线对镁进行重叠校正。

7.2.4 监控样品的测定

测量监控样品，按照附录D对分析结果进行验收，只有当监控样品的测量结果和推荐值的差在规定的范围之内，才能进行样品测量，否则应检查工作曲线制备的整个过程，直至重新合成标准参考样品。

7.2.5 样品测定

按7.2.1所设定的仪器条件测定样品熔片，根据测量强度由标准曲线计算出浓度。然后根据灼烧减量换算成原始样品中的浓度。

8 结果计算

根据式(4)计算样品中各成分的含量，结果的判定按附录D进行，结果精确至小数点后2位。

$$C = C_0 \times (1 - LOI/100) \quad \cdots\cdots (4)$$

式中：

C ——原始样品中各成分的质量分数(%)；

C_0 ——灼烧后样品中各成分的质量分数(%)；

LOI——样品的灼烧减量的质量分数(%)。

9 精密度

按照GB/T 6379计算实验室内重复性限 r 和实验室间重现性限 R 见表2。

表2 精密度 %

元素	水平 m/%	重复性限 r/%	再现性限 R/%
Al_2O_3	50.82～88.37	$0.025m-0.76$	$0.017m+0.23$
Fe_2O_3	0.66～15.91	$0.007\ 0m+0.018$	$0.099m-0.145$
SiO_2	1.34～16.67	$0.005\ 5m+0.11$	$0.003\ 9m+0.26$
TiO_2	1.27～4.35	$0.006\ 2m+0.12$	$0.074m-0.076\ 4$
CaO	0.062～2.19	$0.011m+0.006\ 5$	$0.011m+0.007\ 1$
MgO	1.34～16.67	0.036	0.175
K_2O	0.005 2～0.98	$0.005\ 1m+0.004\ 1$	$0.023m+0.003\ 4$
P_2O_5	0.12～0.247	0.013	0.040

附 录 A
（资料性附录）
合成标准参考标样 S 和标准系列样片的制备

表 A.1 和表 A.2 分别是独立合成的 2 个合成标准参考标样 S1 和 S2 的试剂量配比及其熔融片的化学成分含量。SYNS1-1，SYNS1-2，SYNS1-3，SYNS1-4，SYNS1-5，SYNS1-6 和 SYNS1-7 是合成标准参考物质 S1 与 Al_2O_3 等试剂混合而成的标准系列样片。SYNS2-1，SYNS2-2，SYNS2-3，SYNS2-4，SYNS2-5，SYNS2-6 和 SYNS2-7 是合成标准参考物质 S2 与 Al_2O_3 等试剂混合而成的标准系列样片。其中 S1 和 S2 分别制备 2 个样片，用于核查合成标准参考物质的混匀程度。SYNS1-7 和 SYNS2-7 作为监控样片使用，不参与工作曲线的制备。

合成标准参考标样 S 和标准系列样片玻璃熔片的制备按照 7.1.1 进行。

表 A.1 合成参考物质 S1 及校准系列样片的制备

试剂	称量/g	化学成分	S1/%	SYNS1-1/%	SYNS1-2/%	SYNS1-3/%	SYNS1-4/%	SYNS1-5/%	SYNS1-6/%	SYNS1-7/%
Al_2O_3	3.999 9	Al_2O_3	61.784	71.338	80.887	90.440	95.207	100.000	62.500	85.686
Fe_2O_3	0.999 9	Fe_2O_3	15.445	11.584	7.724	3.864	1.937	0.000	20.000	5.790
SiO_2	0.500 0	SiO_2	7.723	5.792	3.862	1.932	0.969	0.000	12.500	2.896
TiO_2	0.199 9	TiO_2	3.088	2.316	1.544	0.772	0.387	0.000	5.000	1.158
CaO	0.399 9	CaO	6.177	4.633	3.089	1.545	0.775	0.000	0.000	2.316
MgO	0.199 9	MgO	3.088	2.316	1.544	0.772	0.387	0.000	0.000	1.158
KH_2PO_4	0.201 1	K_2O	1.075	0.806	0.538	0.269	0.135	0.000	0.000	0.403
		P_2O_5	1.620	1.215	0.810	0.405	0.203	0.000	0.000	0.607
制备融片称量/g	参考物质 SYNS1		0.800 0	0.600 0	0.400 0	0.200 0	0.100 0	—	—	0.300 0
	试剂 Al_2O_3		—	0.200 0	0.400 0	0.600 0	0.700 0	0.800 0	注	0.500 0

注：称量样 0.1 g SiO_2 +0.16 g Fe_2O_3 +0.04 g TiO_2 +0.5 g Al_2O_3。

表 A.2 合成参考物质 S2 及校准系列样片的制备

试剂	称量/g	化学成分	S2/%	SYNS2-1/%	SYNS2-2/%	SYNS2-3/%	SYNS2-4/%	SYNS2-5/%	SYNS2-6/%	SYNS2-7/%
Al_2O_3	3.999 7	Al_2O_3	61.791	71.343	80.896	90.448	95.224	100.000	62.500	76.119
Fe_2O_3	0.999 9	Fe_2O_3	15.447	11.585	7.724	3.862	1.931	0.000	20.000	9.654
SiO_2	0.500 2	SiO_2	7.728	5.796	3.864	1.932	0.966	0.000	12.500	4.830
TiO_2	0.200 0	TiO_2	3.090	2.318	1.545	0.773	0.386	0.000	5.000	1.931
CaO	0.399 8	CaO	6.176	4.632	3.088	1.544	0.772	0.000	0.000	3.860
MgO	0.199 9	MgO	3.088	2.316	1.544	0.772	0.386	0.000	0.000	1.930
KH_2PO_4	0.199 9	K_2O	1.069	0.802	0.535	0.267	0.134	0.000	0.000	0.668
		P_2O_5	1.610	1.208	0.805	0.403	0.201	0.000	0.000	1.006
制备融片称量/g	参考物质 SYNS2		0.800 0	0.600 0	0.400 0	0.200 0	0.100 0	—	—	0.500 0
	试剂 Al_2O_3		—	0.200 0	0.400 0	0.600 0	0.700 0	0.800 0	注	0.300 0

注：称量样 0.1 g SiO_2 +0.16 g Fe_2O_3 +0.04 g TiO_2 +0.5 g Al_2O_3。

表A.1、表A.2中各玻璃片的称量精确至±0.000 1 g，如果超过这个范围，各成分含量要根据实际称量计算。为提高精确度，各成分均精确至小数点后3位，最终结果以如下形式表示：××.××%、×.××%、0.×××%、0.0××%。

附 录 B
（资料性附录）
标准参考物质 S 样片均匀性核查方法 $S\leqslant 0.3\sigma$ 准则

为检测样品的均匀性，抽取 i 个样片（$i=1$、2、……m），每个样片在选定的测量条件下测量所测元素的结果 j 次（$j=1$、2、……、n）。

每个样片的结果平均值，见式（B.1）：

$$\overline{x_i}=\sum_{j=1}^{n}x_{ij}\Big/n_i \qquad \cdots\cdots\cdots\cdots (B.1)$$

全部样品的结果总平均值，见式（B.2）：

$$\overline{\overline{x}}=\sum_{i=1}^{m}\overline{x_i}\Big/m \qquad \cdots\cdots\cdots\cdots (B.2)$$

测试总次数，见式（B.3）：

$$N=\sum_{i=1}^{m}n_i \qquad \cdots\cdots\cdots\cdots (B.3)$$

样品间平方和，见式（B.4）：

$$SS_1=\sum_{i=1}^{m}n_i(\overline{x_i}-\overline{\overline{x}})^2 \qquad \cdots\cdots\cdots\cdots (B.4)$$

样品内平方和，见式（B.5）：

$$SS_2=\sum_{i=1}^{m}\sum_{j=1}^{n}(x_{ij}-\overline{x_i})^2 \qquad \cdots\cdots\cdots\cdots (B.5)$$

均方 MS_1，MS_2 见式（B.6）和式（B.7）：

$$MS_1=\frac{SS_1}{f_1} \qquad \cdots\cdots\cdots\cdots (B.6)$$

$$MS_2=\frac{SS_2}{f_2} \qquad \cdots\cdots\cdots\cdots (B.7)$$

式中：$f_1=m-1$，$f_2=N-m$

若每个样品的重复测试次数均为 n 次。按式（B.8）计算样品之间的不均匀性标准偏差 S_S：

$$S_S=\sqrt{(MS_1-MS_2)/n} \qquad \cdots\cdots\cdots\cdots (B.8)$$

若 $S_S\leqslant 0.3\sigma$，则合成的标准参考物质 S 可认为在本实验过程中是均匀的。式中 σ 是实验室间重复性标准偏差目标值，该值可参照 GB/T 6379 中“标准测量方法精密度的中间度量”进行确定。

附　录　C
（资料性附录）
荧光光谱仪条件参数

列出波长色散X射线荧光光谱仪工作条件参数见表C.1。

表C.1　X射线荧光光谱仪推荐仪器条件参数表

分析元素	谱线	$2\theta/(°)$		晶体	脉冲高度	准直器	电压/kV	电流/mA	检测器
		峰	背景						
Al_2O_3	K_α	144.894	143.846	PET	50-157	0.15	30	60	FL
Fe_2O_3	K_α	85.690	85.004	LiF220	27-145 37-167	0.15	60	40	FS
SiO_2	K_α	109.110	110.687	PET	55-165	0.46	30	80	FL
TiO_2	K_α	86.160	87.617	LiF200	13-150	0.46	50	60	FL
CaO	K_α	113.091	114.667	LiF200	60-145	0.46	50	50	FL
MgO	K_α	20.035	18.987 21.246	OV0-55	55-163	0.46	30	100	FL
K_2O	K_α	136.631	135.395	LiF200	62-145	0.46	50	60	FL
P_2O_5	K_α	89.532	88.020 90.698	PET	64-152	0.46	30	100	FL

附 录 D
（规范性附录）
结果判定及计算程序

D.1 分析值的验收

分析值的验收使用认证样品进行验证。确认精确度后，实验室最终结果与标准值 A_c 比较。如：

a) $|\mu_c - A_c| \leqslant C$，测量值与标准值之间无显著差异。

b) $|\mu_c - A_c| > C$，测量值与标准值之间有显著差异。

式中：

μ_c ——标准样品的测量值；

A_c——标准样品的标准值；

C ——标准样品允许误差，该值取决于所使用标准样品的种类。

对通过实验间确定的标准样品，见式(D.1)：

$$C = 2\sqrt{\frac{S_{LC}^2 + \frac{S_{WC}^2}{n_{WC}}}{N_L} + \sigma_L^2 + \frac{\sigma_r^2}{n}} \qquad \text{(D.1)}$$

式中：

S_{LC}——标准物质标称值的实验室间标准差；

S_{WC}——标准物质标称值的实验室内标准差；

n_{WC}——确定标准物质标称值的实验室内试验次数；

N_L——确定标准物质标称值的实验室个数；

σ_L ——实验室间标准差；

σ_r ——实验室内标准差；

n ——试验次数。

如果使用人工合成参考样品，则参照附录 B 检查。

D.2 最终结果的计算

从独立的重复结果开始，见图 D.1。

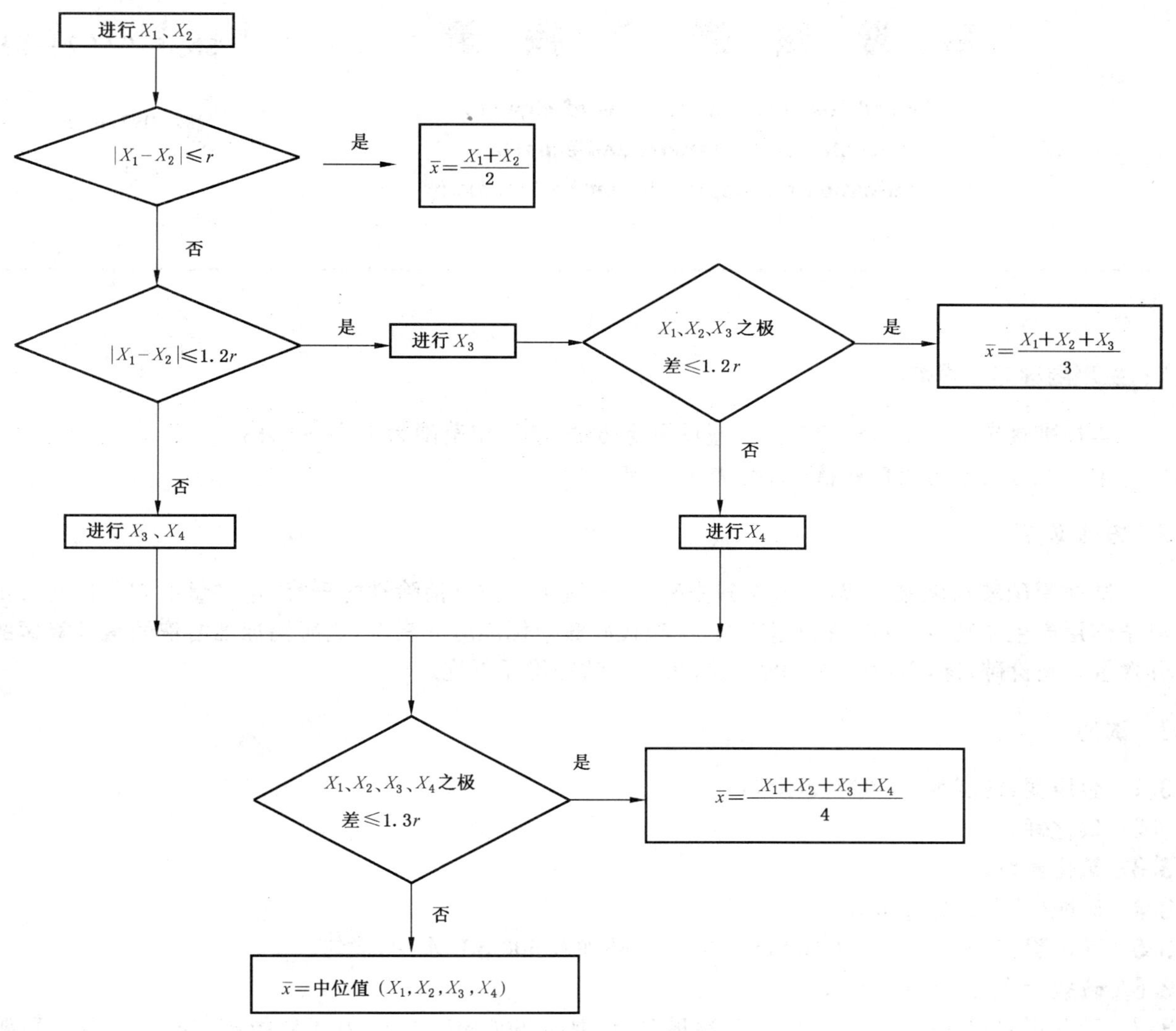

图 D.1 最终结果的计算

中华人民共和国进出口商品检验行业标准

进出口铜精矿化学分析方法 碘量法测定铜量

SN/T 0487—95

代替 ZB D40 001—89

Method for chemical analysis of copper concentrates for import and export —Determination of copper content by iodometry

1 主题内容与适用范围

本标准规定了进出口铜精矿中铜量的测定方法，其测定范围为15%～50%。

本标准适用于进出口铜精矿中铜量的测定。

2 方法提要

试样用硝酸和硫酸分解，加氢溴酸去砷，加入氟化氢铵以消除铁的干扰，用过量的碘化钾与二价铜离子作用产生游离碘，以淀粉为指示剂，用硫代硫酸钠标准溶液滴定，从所耗标准溶液的量计算铜的百分含量。高价砷、锑，低价铬、钒和铅、铋、钼、锰、钛等均无干扰。

3 试剂

3.1 金属铜：纯度为99.99%以上。

3.2 碘化钾。

3.3 氟化氢铵。

3.4 硝酸（ρ 约 1.42 g/mL）。

3.5 稀硝酸：500 mL/L。以 500 mL 硝酸（3.4）加入 500 mL 水中，搅匀。

3.6 硫酸（ρ 约 1.84 g/mL）。

3.7 稀硫酸：500 mL/L。以 500 mL 硫酸（3.6）加入 500 mL 水中，并不断搅拌，冷却后，用水稀释至 1 L。

3.8 稀硫酸：2 mL/L。以 2 mL 硫酸（3.7）加入 500 mL 水中，搅匀。

3.9 氢溴酸（ρ 约 1.50 g/mL）。

3.10 稀乙酸：250 mL/L。以 25 mL 冰乙酸加入 75 mL 水中。

3.11 乙醇。

3.12 淀粉溶液：1 g/500 mL。称取 1 g 可溶性淀粉，置于 100 mL 烧杯中，用少量水调成糊状，在搅拌下慢慢倒入 500 mL 热水中，并煮沸约 1 min，使溶液透明，冷却。使用时配制。

3.13 硫氰酸钾溶液：100 g/L。称取 10 g 硫氰酸钾，溶解于 100 mL 水中。

3.14 硫代硫酸钠标准溶液：20 g/L。称取 20 g 硫代硫酸钠（$Na_2S_2O_3 \cdot 5H_2O$）溶解于 1 L 新煮沸过的冷蒸馏水中，加入 0.2 g 碳酸钠搅拌至溶解，放置暗处 24 h，按 5.4 条标定其浓度。

中华人民共和国国家进出口商品检验局 1995-09-06 批准　　1996-01-01 实施

4 试样

4.1 试样应通过150目筛。

4.2 试样分析前应测定其湿存水含量，用以校正铜含量的干基结果。其测定方法如下：

4.2.1 取已经磨细的足够量试样置于平底盘中，摊成薄层，加盖防尘，但不盖密，使空气于试样上部自由流通，在空气中平衡至少2 h。

4.2.2 称取上述试样2～4 g（精确至0.000 1 g），置于已恒重的称样瓶中，放入烘箱内，于105±5℃烘至恒重，干燥后的失重即为试样的湿存水含量。

4.3 在称取测定湿存水试样的同时，也称取品质分析试样。并按表1称取相近的试样量（精确至0.000 1 g）。

表1

铜含量，%	试样量，g
15～25	0.8
＞25～50	0.4

5 分析步骤

5.1 空白试验

随同试样进行空白试验。

5.2 试样处理

5.2.1 将试样（4.3）置于300 mL锥形烧杯中，用10 mL水润湿摇匀，使样品松散。

5.2.2 加入20 mL硝酸（3.4），盖以表皿，在60～70℃加热约10 min。

注：试样中含硅量超过15%时（热溶液中呈现大量的硅酸混浊状），可加入5～10 mL氢氟酸（改用聚四氟乙烯烧杯），继续加热溶解。

5.2.3 加入20 mL稀硫酸（3.7），继续加热，待试样分解后，取下稍冷，用少量水洗涤表皿和杯壁，再加热蒸发直至冒白烟。若试样中含碳量较高，溶液中呈现黑渣时，则加2～5 mL硝酸（3.4）和2 mL硫酸（3.7），加热溶解至无黑色残渣，并继续加热蒸发至冒白烟。

5.2.4 加入5 mL水和5 mL氢溴酸（3.9），加热蒸发至冒浓白烟，稍冷，再加5 mL氢溴酸和5 mL稀硫酸（3.7），重复蒸发至冒浓白烟。用少量水洗涤烧杯内壁，并加热蒸发至干。

5.2.5 加入25 mL稀硫酸（3.8），加热使盐类溶解。

5.3 滴定

5.3.1 于上述溶液（5.2.5）中加入3 g氟化氢铵（3.3）摇动，使溶解。

5.3.2 加入3 g碘化钾（3.2），摇匀后，立即用硫代硫酸钠标准溶液（3.14）滴定至淡黄色，加入5 mL淀粉指示剂溶液（3.12），继续滴定至浅蓝色。

注：试样中铅、铋含量较高时，铅、铋将与碘化钾形成金黄色络离子，为了避免误认为碘的淡黄色，需提前加入淀粉指示剂溶液，铅、铋的黄色络离子，不影响滴定终点。

5.3.3 加入5 mL硫氰酸钾溶液（3.13），激烈振摇至蓝色加深，继续滴定至蓝色刚消失，即为终点。

5.4 硫代硫酸钠标准溶液的标定

随同每批样品，按下列方法标定硫代硫酸钠标准溶液的滴定度。

5.4.1 将金属铜（3.1）浸入温热的稀乙酸（3.10）中，洗涤可能存在的表面氧化物，然后用水充分洗涤，再用乙醇冲洗数次，放置空气中使之干燥。

5.4.2 称取三份清洗过的金属铜（5.4.1）置于300 mL锥形杯中，称取的量应接近于试样中的铜量（精确至0.000 1 g）。记录称取铜量为m_1、m_2和m_3。

5.4.3 各加入 10 mL 稀硝酸(3.5),加热溶解,然后加入 5 mL 稀硫酸(3.7),加热蒸发至冒烟。用少量水洗涤烧杯内壁,继续加热蒸发至干。

5.4.4 加入 25 mL 稀硫酸(3.8),微热,使铜盐溶解。

5.4.5 以下操作按 5.3.1~5.3.3 进行滴定。

分别记录滴定时所消耗的硫代硫酸钠的体积为 V_1、V_2 和 V_3。

5.4.6 按式(1)计算其滴定度 T:

$$T_1 = \frac{m_1}{V_1},\quad T_2 = \frac{m_2}{V_2},\quad T_3 = \frac{m_3}{V_3} \qquad \cdots\cdots(1)$$

取三次标定结果的平均值,保留四位有效数字,三次标定结果的差值,应不超过 0.000 005 g/mL。

6 分析结果的计算

按式(2)计算铜的百分含量:

$$Cu\% = \frac{V \cdot T \times 100}{m} \times \frac{100}{100 - H} - B \qquad \cdots\cdots(2)$$

式中:T——硫代硫酸钠标准溶液对铜的滴定度,g/mL;

V——滴定试液所耗硫代硫酸钠标准溶液的体积,mL;

m——试样量,g;

H——试样中湿存水的百分含量;

B——空白试验所得的铜的百分含量。

7 允许差

实验室间分析结果的差值应不大于下表所列允许差:

表 2 %

铜含量	允许差
15~25	0.20
>25~50	0.30

附加说明:

本标准由中华人民共和国国家进出口商品检验局提出。

本标准由上海进出口商品检验局负责起草。

本标准主要起草人朱瑞瑛等。

前　　言

本标准是根据我国标准化工作导则 GB/T 1.1—1993 的要求起草的，本标准采用原子吸收分光光度法测定出口矾土中三氧化二铁含量，是对 ZB Q 25006—90 出口矾土检验标准的补充，并且，快速、简便、准确可行，适应了进出口贸易发展的需要。

本标准由中华人民共和国国家进出口商品检验局提出。

本标准由中华人民共和国河北进出口商品检验局负责起草。

本标准主要起草人：周志文、郭秀一、范素珍、李宝杰。

出口矾土中三氧化二铁含量原子吸收测定方法

SN/T 0563—1996

Determination of ferric oxide in bauxite for export —Flame atomic absorption spectrometric method

1 范围

本标准规定了出口矾土中三氧化二铁含量的测定方法。

本标准适用于出口矾土、焦宝石中三氧化二铁量的测定。测定范围:0.1%~10%。

2 引用标准

GB 2009—87 散装矾土取样、制样方法

ZB Q25 006—90 出口矾土检验 磺基水杨酸光度法测定三氧化二铁含量

3 方法原理

试料经碱溶处理后,在硝酸-硫酸介质中,加 $CaCl_2$ 溶液消除硅的干扰,于原子吸收分光光度计波长 248.3 nm 处,用空气-乙炔火焰测量铁的吸光度,用工作曲线法求得铁含量,并计算三氧化二铁含量。

4 试剂

4.1 混合溶剂:将1份无水碳酸钾与1份无水硼砂(或四硼酸锂)混合研细,贮于磨口瓶中。

4.2 硝酸-硫酸混合溶液:硝酸+硫酸+水=100+12+188。

4.3 硝酸(1+1)。

4.4 硫酸(1+1)。

4.5 氢氟酸:40%。

4.6 氯化钙溶液(2 g/L)。

4.7 铁标准贮存溶液:称取1.000 0 g高纯铁(99.99%),于烧杯中,加25 mL 硝酸(4.3),盖上表面皿加热至完全溶解,加20 mL 水,煮沸、驱除氮的氧化物、冷却、移入1 000 mL 容量瓶中,用水稀释至刻度,混匀,此溶液1 mL 含1 mg 铁。

4.8 铁标准溶液:移取10.00 mL 铁标准贮存溶液(4.7)于100 mL 容量瓶中,用水稀释至刻度,混匀,此溶液1 mL 含100 μg 铁。

5 仪器

原子吸收分光光度计,附铁空心阴极灯。

在仪器最佳工作条件下,凡能达到下列指标者均可使用。

灵敏度:在与测量样品溶液的基体相一致的溶液中,铁的特征浓度应不大于0.1 μg/mL。

精密度:用最高浓度的标准溶液测量10次吸光度,其标准偏差应不超过平均吸光度的1.0%,用最

中华人民共和国国家进出口商品检验局1996-09-25批准　　1997-01-01实施

低浓度的标准溶液(不是零标准溶液)测量10次吸光度，其标准偏差应不超过最高浓度标准溶液平均吸光度的0.5%。

工作曲线线性：将工作曲线按浓度等分成5段，最高段的吸光度差值与最低的差值之比应不小于0.7。

6 分析步骤

6.1 取、制样方法

按GB 2009进行。

6.2 测定数量

称取二份试料进行平行测定，取其平均值。

6.3 试样

6.3.1 试样需通过200目筛，在105±2℃下烘干，置于干燥器中冷却至室温。

6.3.2 试料溶解：

6.3.2.1 方法一：试料经碱熔融处理后的溶液(详见ZB Q25 006—90)。

6.3.2.2 方法二：称取0.100 0 g试料，置于铂器皿中，用水湿润，加3滴H_2SO_4(4.4)。加10 mL氢氟酸(4.5)，加5 mL硝酸(4.3)，置于水浴上蒸干，重复一次，将试料移入烧杯中，盖上表面皿加硝酸(4.3)5 mL，加水至100 mL，煮沸10 min，冷却后，移入100 mL容量瓶中，用水稀释至刻度、混匀。

6.3.3 空白试验：随同试料做空白试验。

6.4 测定

6.4.1 移取试液(6.3.2.1或6.3.2.2)5.00 mL，置于50 mL容量瓶中，加氯化钙溶液(4.6)5 mL。〔试液(6.3.2.2)不加氯化钙溶液〕，用水稀释至刻度、混匀。

6.4.2 使用空气-乙炔火焰，在原子吸收分光光度计波长248.3 nm处，以水调零，测量上述试液(6.4.1)的吸光度。

6.4.3 工作曲线的绘制：准确移取铁标准溶液(4.8)0，1.00，2.00，3.00，4.00，5.00 mL于100 mL容量瓶中，加硝酸(4.3)2 mL，用水稀释至刻度，摇匀。在与试液测定相同条件下，测量标准溶液的吸光度。以铁浓度为横坐标，吸光度为纵坐标，绘制工作曲线。

7 分析结果的计算与表述

按下式计算三氧化二铁的百分含量：

$$Fe_2O_3(\%) = \frac{(C - C_0) \cdot V_0 \cdot V_2 \times 10^{-6}}{m \cdot V_1} \times 100 \times 1.426\,8$$

式中：C——从标准曲线上查得的被测试液的铁浓度，μg/mL；

C_0——从标准曲线上查得的试料空白溶液的铁浓度，μg/mL；

V_0——试液的总体积，mL；

V_1——移取试液的体积，mL；

V_2——被测试液的体积，mL；

m——试料的质量，g；

1.426 8——Fe_2O_3与Fe的换算系数。

8 精密度(Fe_2O_3%)

水平范围	重复性 r	再现性 R
0.5%以下	0.06	0.11
0.5%以上	0.07	0.20

前　　言

本标准是根据GB/T 1.1—1993《标准化工作导则》中标准编写的基本规定的要求进行编写的。本标准的起草主要参照中华人民共和国国家标准GB 4414—84《包装钨精矿取样制样方法》、GB 2007.4—87《散装矿产品取样制样通则精密度校核试验方法》、GB 2007.5—87《散装矿产品取样制样通则取样系统误差校核试验方法》的格式和技术原理而制定。

本标准适用于出口袋装锡精矿的取样、制样工作。

本标准的附录A、附录B、附录C都是标准的附录。

本标准由中华人民共和国国家进出口商品检验局提出并归口。

本标准起草单位：广东进出口商品检验局、珠海进出口商品检验局。

本标准主要起草人：韦婉霞、邓旭旗、刘铭曾、周穗葵、侯德东。

本标准系首次发布。

中华人民共和国进出口商品检验行业标准

出口袋装锡精矿取制样方法

SN/T 0679—1997

Methods of sampling and sample preparation of tin concentrates in bags for export

1 范围

本标准规定了出口袋装锡精矿的取样、制样方法。

本标准适用于出口袋装锡精矿的化学成分和水分测定用试样的采取和制备。

2 定义

本标准采用下列定义。

2.1 批和批量

以一次交货同一规格的袋装锡精矿为一批，构成一批锡精矿的量叫做批量。

2.2 基本批量

本标准中规定的一批货的最小质量。

2.3 包差

以包为单位取样测定其品质特性，各包间锡含量之差称为包差，其中最高与最低结果之差称为最大包差。

2.4 份样和份样量

由一批袋装锡精矿的一包中，按规定质量取出的样品称为份样，每个份样的质量叫做份样量。

2.5 副样

由一批锡精矿中的部分份样组成的样品。

2.6 大样

由一批锡精矿的全部份样或全部副样组成的样品。

2.7 制备样品

按规定制样方法从每个份样、副样或大样所制备的样品。

2.8 成分样品

从制备样品中取出的供成分分析用样品。

2.9 水分样品

由大样或副样制备的供水分测定用样品。

2.10 最大粒度

筛余量约5%的筛孔尺寸。

2.11 误差

测得值与真值之差。

2.12 系统误差

测得值总是高于或低于真值的误差。

中华人民共和国国家进出口商品检验局 1997-12-22 批准　　1998-05-01 实施

2.13 偏差

测得值与一组测得值的平均值之差。

2.14 方差 S^2

各次测得值 X_i 与平均值 $\overline{X}$ 之差的平方和除以测定次数 n 减 1 之差。

$$S^2 = \frac{\Sigma(X_i - \overline{X})^2}{n-1} = \frac{n\Sigma X_i^2 - (\Sigma X_i)^2}{n(n-1)} \quad \cdots\cdots(1)$$

2.15 标准偏差 S

方差的平方根。

2.16 变异系数 CV

以标准偏差除以平均值的百分率表示

$$即 \quad CV(\%) = \frac{S}{\overline{X}} \times 100$$

2.17 品质波动标准偏差 S_W

指批内份样间品质特性波动的标准偏差，根据 S_W 值大小可将锡精矿划分为品质波动大、中、小三种类型。

2.18 精密度 β

测得值互相一致的程度，概率为 95%时，精密度用二倍的标准偏差表示 $\beta=2S$

总精密度 β_{SDM}包括取样精密度 β_S、制样精密度 β_D 和测定精密度 β_M。

$$\beta_{SDM} = 2\sqrt{S_S^2 + S_D^2 + S_M^2} \quad \cdots\cdots(2)$$

式中：S_S——取样标准偏差；

S_D——制样标准偏差；

S_M——测定标准偏差。

3 一般规定

3.1 本标准规定总精密度 $\beta_{SDM}=\pm 0.5\%$，取样精密度 $\beta_S=\pm 0.3\%$(以含锡量计)。

3.2 本标准所列取样方法中 4.4.1 逐包取样法为仲裁法。

3.3 出口袋装锡精矿必须严格按照本标准规定的方法取样制样，并根据需要按照附录 A 评定品质波动试验方法，附录 B 精密度校核试验方法，附录 C 取样系统误差校核试验方法(标准的附录)进行校核试验。

3.4 取样前应随机选包进行倒包检查(每批不少于 5 包)，以确定取样方法，如品质明显不均匀，包差大于 2%，最大粒度超过 5 mm 或混入外来杂质，必须经加工整理后再行取样。

3.5 袋装锡精矿如需并批，对同级品锡含量之差必须在 0.5%之内。原则上并批后货品不能分批。

3.6 取样，制样所用设备，工具和盛样容器必须保持清洁坚固耐用。

3.7 在取样制样过程中应注意安全防护。

3.8 成分样品应妥善保管 6 个月，以备核查。

4 取样

4.1 取样工具

a) 取样铲(见图 1)；

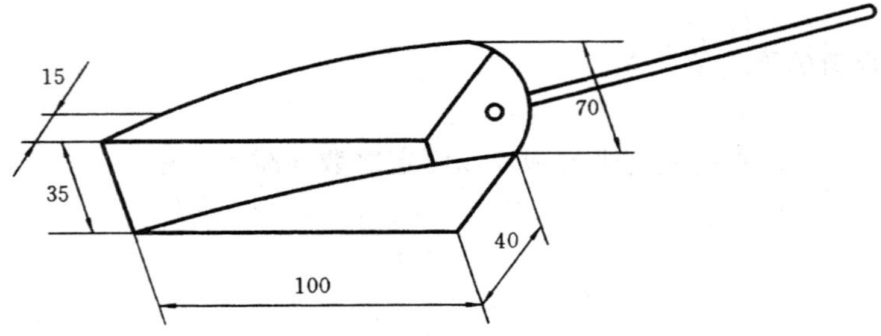

图 1 取样铲(mm)

b) 不锈钢样钎(见图 2);

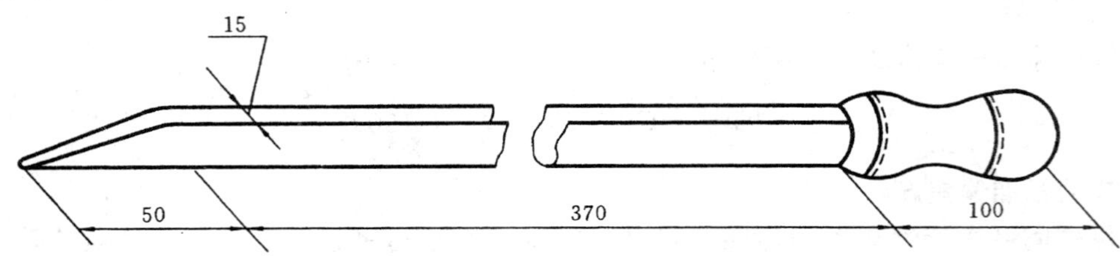

图 2 取样钎(mm)

c) 取样勺 直径为 9 cm 的半圆形金属勺;

d) 带盖盛样桶;

e) 钢锤。

4.2 份样数(取样包数)

应取最少份样数见表 1,不同批量的份样数(n_1)按式(3)计算:

$$n_1 = n\sqrt{\frac{实际批量}{基本批量}} \qquad \cdots\cdots(3)$$

式中:n 为基本批量的应取最少份样数。

表 1 一批袋装锡精矿应取份样最少个数

批量 t	件数 袋 \ 份样数 n \ 品质波动 S_W	小	中	大
		$S_W<0.3$	$0.3\leqslant S_W<0.5$	$S_W\geqslant 0.5$
60	1 200	37	61	86
50	1 000	34	56	78
40	800	30	50	70
30	600	26	43	61
20	400	21	35	49
10	200	15	25	35
最大包差		<1.0%	<1.5%	<2.0%

注

1 本标准规定基本批量为 10 t(200 袋)。

2 批量超过 60 t 时按单元取样,不足 10 t 者,原则上按 10 t 取样。品质波动大小不明确的批次份样数按波动大的取样。

3 钎子对角线取样法应取份样最少个数加倍抽取

4.3 份样量

按表2规定取份样量，所取份样量应大致相等，其质量变动以变异系数*CV*计，应小于20%。

表2 最少份样量

取样方法	份样量,kg
逐包取样法	0.5
倒包三铲法	3
网格取样法	1
钎子对角线法	0.4
堆垛随机取样法	0.2

4.4 取样方法

4.4.1 逐包取样法

在装包过程中，每包用取样勺取约0.5 kg份样集中为大样；或排列矿包敞开袋口取样，先用样勺拨开表面矿砂，于稍深层处取出份样集中为大样。

4.4.2 倒包三铲法

根据批量和品质波动类型按表1规定份样数(即袋数)随机抽取样包，逐包倒于平整洁净的铁板或水泥地上，使成圆锥形，将样铲分别从圆锥底部外圈120°角的三条母线插至圆心，然后垂直向上提起取出3铲共约3 kg为份样集中为大样。

4.4.3 网格取样法

根据表1规定份样数随机抽取样包，全部倒于平整洁净的铁板或水泥地上，将超过5 mm的颗粒击碎，采用二开二合法混和后堆成厚度均匀的长方形(厚度不大于150 mm)，在平堆面上划出等分的20格，用规定的取样铲从每格中随机取出一铲(约1 kg)集中为大样(约20 kg)。

4.4.4 钎子对角线法

本法仅适用于最大粒度不超过4 mm的锡精矿，按表1规定的份样数加倍抽取样包，敞开袋口将钎子分别沿两对角线自顶插入，直至底部，旋转180°取出样品各约200 g，二钎共取份样量约400 g。

4.4.5 堆垛随机取样法

本法仅适用于最大粒度不超过4 mm较均匀的锡精矿，按20%比例用钎子于堆垛随机选包插入深层取份样。

4.4.6 水分样品应在重量鉴定过程中取样，可与品质样兼用，置于洁净密封的容器内，注意勿使水分在测定前发生变化。

5 制样

5.1 制样工具

a) 铁铲；

b) 密封式振动研磨机；

c) 三头研磨机或玛瑙研钵；

d) 二分器(样品最大粒度及适用的二分器见表3)；

e) 分样筛：方孔筛(9 mm×9 mm)，4目(筛孔4.76 mm)、10目(筛孔1.72 mm)、80目(筛孔0.18 mm)、200目(筛孔0.074 mm)；

f) 不锈金属十字分样板；

g) 样铲和挡板；

h) 橡胶面混样台或玻璃面混样台；

i) 盛样桶或塑胶袋，磨砂广口瓶；

j）毛刷。

5.2 制样要求

5.2.1 在制样全过程中应防止样品有任何变化和污染。

5.2.2 样品过于潮湿不能筛分、破碎、缩分时，可在105℃进行预先干燥，使达到适于筛分和制样的程度，需要时将干燥前后样品称重，并计算预先干燥水分(A)%(取二位小数)

$$A(\%) = \frac{W - W_1}{W} \times 100$$

式中：W——干燥前样品总质量，kg；

W_1——干燥后样品总质量，kg。

5.2.3 样品的破碎 将全部样品用适当的破碎机破碎至规定的全量通过的粒度。制样前必须将破碎机内部清扫干净。制样后残留在破碎机内部的样品，必须注意全部取出。

5.3 缩分方法

可使用下列的一个或几个方法并用。

5.3.1 二分器缩分法

按表3选用合适的二分器，所选用的二分器其沟槽宽度约等于样品的最大粒度的2～3倍，并需经过精密度校核试验证明是符合要求的。

使用前必须将二分器内各个部位清理干净，沟槽内须平滑不得有锈，使用过程中要一直保持沟槽畅通无阻。

先将全部样品通过二分器二次，混匀后再行缩分，务必使样品均匀地落入每个沟槽中，将盛样容器对准出口，勿使样品撒落在外，将已分成二份的样品，随机选定一份作为缩分样品，重复操作至不少于该粒度的最低留样量。

表3 样品最大粒度及适用的二分器 mm

样品的最大粒度	二分器沟槽宽度
5～10	20
3～5	10
3以下	6

5.3.2 份样缩分法

样品经充分均匀后，在光滑、不吸水及洁净的场地上铺成长方形平堆，然后在样品平堆面上划出等分的网格，缩分大样不得少于20格，缩分副样不得少于12格，缩分份样不得少于4格(见图4)用挡板及样铲插至底部，每一格取等量的一铲，集合为缩分样品(见图5)。

表4 样品粒度、样品层厚度及分样铲尺寸

样品粒度 mm	样品层厚度 mm	分样铲尺寸 mm					分样铲容积 mL
		L_1	L_2	L_3	L_4	材料厚度	
9以下	25～35	60	35	60	50	1	约125
5以下	20～30	50	30	50	40	1	约75
2以下	15～25	40	25	40	30	0.5	约40
1以下	10～15	30	15	30	25	0.5	约15
0.18以下	5～10	15	10	15	12	0.5	约2

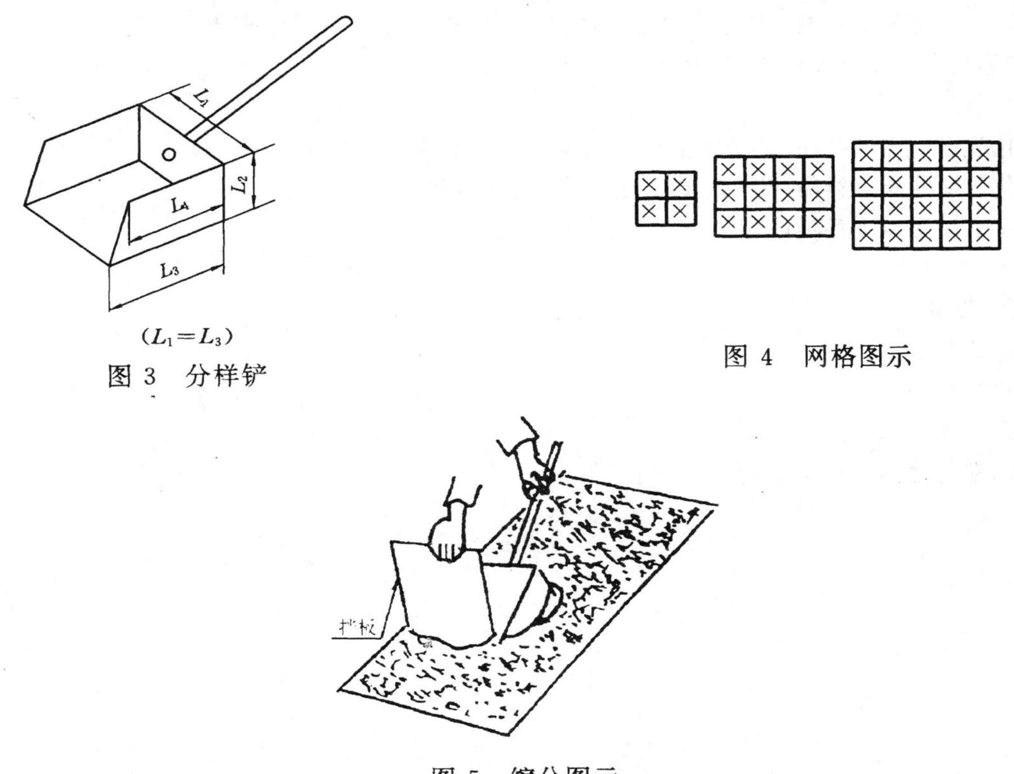

图 3 分样铲

图 4 网格图示

图 5 缩分图示

5.3.3 圆锥四分法

将样品置于平整洁净的铁板上，堆成圆锥形，每铲自圆锥顶尖落下，使均匀地沿锥尖散落，注意勿使圆锥中心错位，如此反复至少转堆三次，使充分均匀，然后将圆锥顶尖压平，用十字分样板自上压下，分成四等分，任取二个对角的等分。重复操作数次，缩分至不少于该粒度的最低留样量。

由于大颗粒样品堆成圆锥时容易产生偏析，造成缩分偏差，样品粒度大于 10 目者不宜使用圆锥四分法。

5.4 制样程序示例——二分器缩分法

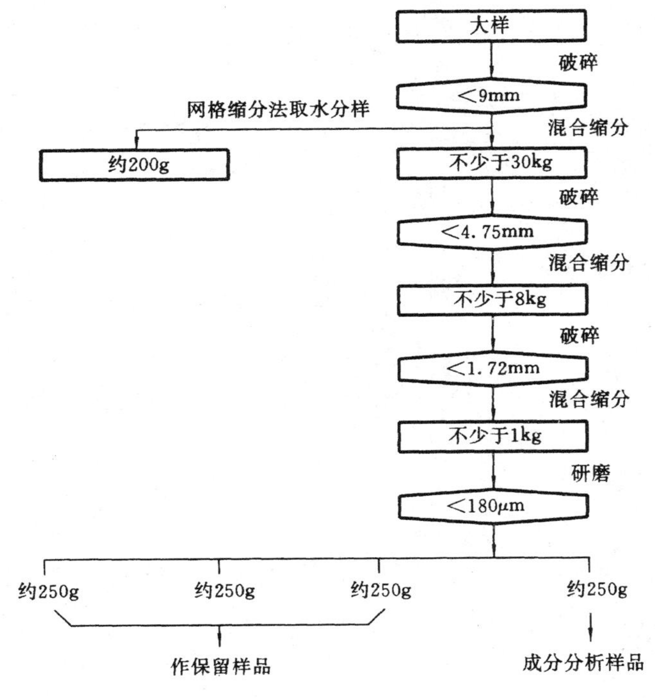

把通过80目筛的约250 g样品充分混匀，缩分出约20 g，用玛瑙研钵研磨至全部通过200目筛，加磨后装入样品袋中附以标签作为成分分析样品送化验室。

5.5 样品容器及标签

5.5.1 送化验室的水分样品（约200 g）应装入干净不吸水及密闭的容器中，并附以标签。

5.5.2 送化验室的成分样品（约250 g）应装入样品袋中，并附以标签。

5.5.3 标签上注明以下各项内容：

a）编号；

b）品名，等级，类别，产地；

c）批量或副批量，t；

d）船名或车号；

e）取样，制样人员；

f）取样，制样地点，日期及天气。

附 录 A
（标准的附录）
评定品质波动试验方法

A1 试验目的

通过试验求出批内份样间品质波动标准偏差（S_W）以确定锡精矿的品质波动类型。

A2 试验方法

A2.1 试验可结合日常取样工作进行。

A2.2 取样制样按本标准 4.5 的规定进行。如果日常取样所取份样数不足试验时，应增加份样数。

A2.3 试验批数一般需 10 批，至少要用 5 批以上同类型的锡精矿进行试验，以便取得较为可靠的结论。

A2.4 由每一个份样或副样制备成一个成分分析样品分别测定含锡量。

A3 计算公式

$$S_W = \sqrt{\frac{n\Sigma X_i^2 - (\Sigma X_i)^2}{n(n-1)}H} \qquad \cdots\cdots(A1)$$

式中：S_W——批内份样间的标准偏差；

n——批锡精矿所包含的副样数或份样数；

H——构成一个副样所包含的份样数；

X_i——每个副样或份样的锡含量测定值。

从式（A1）所得份样间标准偏差 S_W 实为取样、制样、测定的总标准偏差（S_0）

$$S_W = \sqrt{S_0^2 - (S_D^2 + S_M^2)H} \qquad \cdots\cdots(A2)$$

式中：S_D——制样标准偏差；

S_M——测定标准偏差。

在确定品质波动大小的类型时一般可按式（A1）求得的份样间标准偏差 S_W 值划分。

多批的份样间标准偏差 S_W 值的平均值$\overline{S_W}$按式（A3）求得。

$$\overline{S_W} = \sqrt{\frac{1}{K}\Sigma S_W^2} \qquad \cdots\cdots(A3)$$

式中：$\overline{S_W}$——S_W 的平均值；

K——批数。

份样间标准偏差 S_W 值，随锡精矿的生产加工，掺和，装包等条件变化而变化，为此应按本试验方法定期进行校核，以便及时发现品质波动变化的情况。

A4 计算示例

A4.1 品名：锡精矿

A4.2 粒度：小于 5 mm

A4.3 批量：各批均为 10 t（200 包）

A4.4 试验批数：10 批

A4.5 试验方法：从每批锡精矿中随机抽出 10 个样包，分别倒出于平整洁净的铁板或水泥地上，并分别破碎至全量通过10目筛，充分混匀后，用份样缩分法缩分制备出10个成分分析样品，用碘酸钾滴定法测定含锡量。

品质波动试验数据列于表A1。求批号1的S_W值：

$$\Sigma X_i = 651.64 \qquad \Sigma X_i^2 = 42463.89 \qquad n = 10 \qquad H = 1$$

代入式(A1)得：

$$S_{W1} = \sqrt{\frac{n\Sigma X_i^2 - (\Sigma X_i)^2}{n(n-1)}H}$$

$$= \sqrt{\frac{10 \times 42463.89 - (651.64)^2}{10 \times (10-1)} \times 1}$$

$$= \pm 0.217$$

同理求得其他各批S_W值(见表A1)

$$\overline{S_W} = \sqrt{\frac{0.217^2 + 0.270^2 + 0.163^2 + 0.211^2 + 0.279^2 + 0.291^2 + 0.233^2 + 0.221^2 + 0.153^2 + 0.490^2}{10}}$$

$$= \pm 0.268$$

结果表明，10批份样间标准偏差S_W值的平均值$\overline{S_W}$小于±0.3%，属于本标准表1中所规定品质波动“小”的类型。

表A1 品质波动试验数据

X_i (S_n,%) 批号 / 份样号	1	2	3	4	5	6	7	8	9	10
1	65.27	67.00	65.90	65.27	66.41	65.39	64.92	65.03	62.91	62.28
2	65.10	66.78	66.11	65.18	65.93	65.87	65.31	65.51	62.91	60.99
3	65.40	67.02	65.90	65.40	66.25	65.51	64.91	65.15	62.69	60.84
4	65.01	67.35	66.10	65.04	66.49	65.15	65.03	65.39	62.69	61.02
5	64.63	66.53	65.78	64.63	66.21	65.27	65.14	65.03	62.91	61.17
6	65.23	67.08	66.06	65.23	66.05	65.21	65.03	65.33	63.02	61.50
7	65.32	66.86	66.27	65.32	66.66	65.63	64.96	65.39	63.24	60.93
8	65.18	67.17	65.74	65.23	66.48	65.99	64.85	64.79	62.69	61.83
9	65.27	67.38	66.08	65.15	66.24	65.81	64.97	65.15	62.91	61.80
10	65.23	67.30	66.00	65.17	65.75	65.69	65.63	65.39	63.13	60.99
$\overline{X_i}$	65.16	67.05	65.99	65.16	66.25	65.55	65.08	65.22	62.91	61.34
ΣX_i	651.64	670.47	659.94	651.62	662.47	655.52	650.75	652.16	629.10	613.35
ΣX_i^2	42463.89	44953.66	43522.32	42461.26	43887.35	42971.41	42348.05	42531.71	39577.02	37621.98
S_W	0.217	0.270	0.163	0.211	0.279	0.291	0.233	0.221	0.153	0.490
最大包差	0.77	0.85	0.53	0.77	0.91	0.84	0.78	0.72	0.55	1.44

A5 份样数的计算公式

$$n = \left(\frac{2S_W}{\beta_S}\right)^2 \text{或} n = \left(\frac{S_W}{S_S}\right)^2 \qquad \cdots\cdots (A4)$$

式中：n——份样数；

S_W——份样间的标准偏差；

β_S——取样精密度；

S_S——取样标准偏差。

计算所得为最低份样数，只可增加不得减少。

附 录 B

（标准的附录）

精密度校核试验方法

B1 试验目的

通过试验校核锡精矿取样、制样及测定精密度是否符合本标准规定要求。

B2 试验方法

B2.1 试验可结合日常工作进行，试验批数不少于 10 批，大批量货品可以分成几个小批，逐批进行试验，使达到足够的试验批数。

B2.2 试验所需份样数为标准规定的二倍，即 $2n$，若取 $2n$ 有困难，也可按标准规定取 n 个份样，每个大样包含 $n/2$ 个份样，这时将按公式计算所得的取样精密度除以 $\sqrt{2}$，然后再与规定的取样精密度作比较，因为精密度与$\sqrt{\frac{n_1}{n}}$成比例（n_1——试验时所取份样数；n——标准中规定的份样数）。

B2.3 取制样方法：根据校核需要，按本标准 4.4 和 5 项任选一项，制样方法进行，但都必须将全部奇数份样集合为一个大样 A，将全部偶数份样集合为另一个大样 B，用相同制样程序制备样品。

B2.4 样品可按下列二种方式制备和测定。

方式 1：

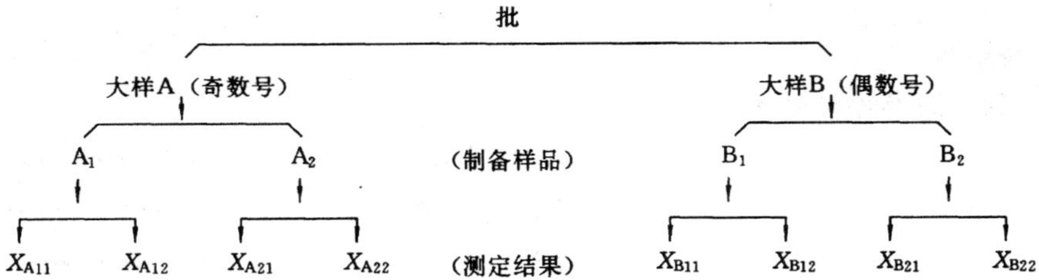

方式 2：

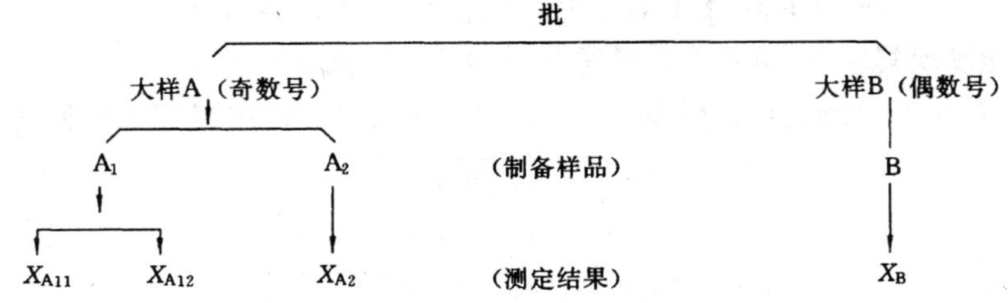

B3 数据解析（采用 95％概率）

B3.1 方式 1

B3.1.1 将一批试验所得四个制备样品，八个测定结果用下列符号代表：

X_{A11}，X_{A12}代表大样 A 制备样品 A_1 的一对测定结果；

X_{A21}，X_{A22}代表大样 A 制备样品 A_2 的一对测定结果；

X_{B11}，X_{B12}代表大样 B 制备样品 B_1 的一对测定结果；

X_{B21}，X_{B22}代表大样 B 制备样品 B_2 的一对测定结果。

B3.1.2 算出每个制备样品双试验测定结果的平均值($\overline{X}_{ij}$)和极差(R_1)：

$$\overline{X}_{ij} = \frac{1}{2}(X_{ij1} + X_{ij2}) \qquad \cdots\cdots(B1)$$

$$R_1 = |X_{ij1} - X_{ij2}| \qquad \cdots\cdots(B2)$$

式中：i——大样 A 和 B 的成对制备样品；

j——制备样品的双试验测定结果。

B3.1.3 算出成对制备样品 A_1、A_2 和 B_1、B_2 测定结果的平均值($\bar{\bar{X}}_i$)和极差(R_2)：

$$\bar{\bar{X}}_i = \frac{1}{2}(\overline{X}_{i1} + \overline{X}_{i2}) \qquad \cdots\cdots(B3)$$

$$R_2 = |\overline{X}_{i1} - \overline{X}_{i2}| \qquad \cdots\cdots(B4)$$

B3.1.4 算出大样 A 和 B 测定结果的平均值($\bar{\bar{\bar{X}}}$)和极差(R_3)

$$\bar{\bar{\bar{X}}} = \frac{1}{2}(\bar{\bar{X}}_{i1} + \bar{\bar{X}}_{i2}) \qquad \cdots\cdots(B5)$$

$$R_3 = |\bar{\bar{X}}_1 - \bar{\bar{X}}_2| \qquad \cdots\cdots(B6)$$

B3.1.5 算出极差的平均值($\overline{R}_1$、$\overline{R}_2$、$\overline{R}_3$)：

$$\overline{R}_1 = \frac{1}{4K}\Sigma R_1 \qquad \cdots\cdots(B7)$$

$$\overline{R}_2 = \frac{1}{2K}\Sigma R_2 \qquad \cdots\cdots(B8)$$

$$\overline{R}_3 = \frac{1}{K}\Sigma R_3 \qquad \cdots\cdots(B9)$$

式中：K——试验批数。

计算极差 R 的控制上限并作控制图：

R_1 上限：$D_4\overline{R}_1$ ……(B10)

R_2 上限：$D_4\overline{R}_2$ ……(B11)

R_3 上限：$D_4\overline{R}_3$ ……(B12)

式中：D_4=3.267(对于成对测量值)。

当所有 R_1、R_2、R_3 处于 R 控制图上限之内，表明日常取样、制样及测定精密度均处于控制状态。当 R_3、R_2、R_1 和 R 值有某些值处于控制图上限之外，表明所试验的过程处于不正常状态。应该寻找产生这种状态的原因，如能发现其原因，该不正常值可予以剔除。方式 2 同。

B3.1.6 算出按极差推算的测定标准偏差($\hat{S}_M$)，制样标准偏差($\hat{S}_D$)和取样标准偏差($\hat{S}_S$)的估计值：

$$\hat{S}_M = \sqrt{(\overline{R}_1/d_2)^2} \qquad \cdots\cdots(B13)$$

$$\hat{S}_D = \sqrt{(\overline{R}_2/d_2)^2 - \frac{1}{2}(\overline{R}_1/d_2)^2} \qquad \cdots\cdots(B14)$$

$$\hat{S}_S = \sqrt{(\overline{R}_3/d_2)^2 - \frac{1}{2}(\overline{R}_2/d_2)^2} \qquad \cdots\cdots(B15)$$

式中：$\frac{1}{d_2}$——由极差估算标准偏差系数。对于成对试验其值为 0.8865。

B3.1.7 算出测定精密度(β_M)、制样精密度(β_D)和取样精密度(β_S)

$$\beta_M = 2\hat{S}_M \quad \cdots\cdots(B16)$$

$$\beta_D = 2\hat{S}_D \quad \cdots\cdots(B17)$$

$$\beta_S = 2\hat{S}_S \quad \cdots\cdots(B18)$$

B3.1.8 按下式算出总标准偏差($\hat{S}_{SDM}$)和总精密度(β_{SDM})：

$$\hat{S}_{SDM} = \sqrt{\hat{S}_M^2 + \hat{S}_D^2 + \hat{S}_S^2} \quad \cdots\cdots(B19)$$

$$\beta_{SDM} = 2S_{SDM} \quad \cdots\cdots(B20)$$

将 β 值与所规定的精密度进行比较。

B3.2 方式 2

B3.2.1 将一批锡精矿的三个制备样品，四个测定结果用下列符号代表。

X_{A11}、X_{A12}代表大样 A 制备样品 A_1 的一对测定结果；

X_{A2}代表大样 A 制备样品 A_2 的单试验测定结果；

X_B 代表大样 B 制备样品 B 的单试验测定结果。

B3.2.2 算出制备样品 A_1 双试验测定结果的极差 R_1，成对制备样品 A_1、A_2 的极差 R_2，大样 A 和 B 的极差 R_3。计算方法同方式 1。计算可任取 X_{A11}或 X_{A12}，但需前后一致。

B3.2.3 算出极差的平均值 $\overline{R}_1$、$\overline{R}_2$、$\overline{R}_3$：

$$\overline{R}_1 = \frac{1}{K}\Sigma R_1 \quad \cdots\cdots(B21)$$

$$\overline{R}_2 = \frac{1}{K}\Sigma R_2 \quad \cdots\cdots(B22)$$

$$\overline{R}_3 = \frac{1}{K}\Sigma R_3 \quad \cdots\cdots(B23)$$

式中：K——试验批数。

计算极差 R 的控制上限并制作控制图，计算方法同方式 1[式(B10)、式(B11)、式(B12)]。

B3.2.4 算出按极差推算的测定标准偏差($\hat{S}_M$)，制样标准偏差($\hat{S}_D$)和取样标准偏差($\hat{S}_S$)的估计值。计算方法同方式 1[式(B13)、式(B14)、式(B15)]。

B3.2.5 算出测定、制样、取样精密度(β_M、β_D、β_S)，及总标准偏差($\hat{S}_{SDM}$)总精密度(β_{SDM})，计算方法同方式 1[式(B16)、式(B17)、式(B18)、式(B19)、式(B20)]。

将 β 值与取样、制样标准中所规定的精密度进行比较。

B4 结果的说明

B4.1 通过本试验所求得的 β 值若小于标准中规定的 β 值，说明日常的取样、制样和测定过程符合要求，当试验求得的 β 值大于规定的 β 值时，应检查取样、制样和测定是否有不正常情况，必要时加以改进。若无不正常情况时，应按附录 A 所列的品质波动试验方法校核锡精矿品质波动是否有变化。如校核结果证实品质波动较大时，应根据校核后的品质波动类型确定应取份样数。

B4.2 若进行品质波动试验有困难，取样精密度值大于规定值时，应根据情况进行调正。

B4.2.1 增加份样数，使取样精密度的改进与$\sqrt{n_1/n}$成比例。

即 $\beta_S/\beta_{S1} = \sqrt{n_1/n}$

式中：β_{S1}——试验所得取样精密度；

β_S——规定的取样精密度；

n_1——试验时所取份样数；

n——规定的应取份样数。

B4.2.2 增加份样量也可提高精密度，但当达到一定量后再增大份样量对精密度的提高效果不显著。

B5 计算示例

B5.1 方式 1

B5.1.1 品名：锡精矿

B5.1.2 规定精密度：总精密度(β_{SDM})=±0.5%；取样精密度(β_S)=±0.3%。

B5.1.3 批数：10 批。

B5.1.4 批量：20 t(400 袋)。

B5.1.5 品质波动：“小”。

B5.1.6 最大粒度：<5 mm。

B5.1.7 取样方法：网格取样法。

B5.1.8 每批锡精矿应取份样数：15 个×2=30 个　并按规定加倍取份样量：20 kg×2=40 kg

B5.1.9 取、制样程序：从每批锡精矿中随机抽出 30 个样包，将 1、3、5……奇数样包共 15 个编为 A 组，将 2、4、6……偶数样包 15 个编为 B 组，将 A、B 两组样包分别合并，倒出，按网格法取出样品后，分别破碎至全量通过 10 目筛，经充分混匀后，用二分器分成 A_1、A_2 和 B_1、B_2 各约 10 kg 四个样品，并按规定制样程序分别制成 A_1、A_2 和 B_1、B_2 四个制备样品。

B5.1.10 测定方法：用碘酸钾滴定法测定锡(Sn)含量，做双试验。

B5.1.11 数据解析(95%概率)；试验数据列于表 B1。

算出极差的平均值：

$$\begin{aligned}\overline{R}_1 &= \frac{1}{4K}\Sigma R_1 \\ &= \frac{1}{40}(1.62 + 1.15 + 1.12 + 1.36) \\ &= 0.131\end{aligned}$$

$$\begin{aligned}\overline{R}_2 &= \frac{1}{2K}\Sigma R_2 \\ &= \frac{1}{20}(1.07 + 1.01) \\ &= 0.104\end{aligned}$$

$$\begin{aligned}\overline{R}_3 &= \frac{1}{K}\Sigma R_3 \\ &= \frac{1}{10} \times 1.11 \\ &= 0.111\end{aligned}$$

计算极差 R 的控制上限并作控制图(见图 B1)

R_1 上限：$D_4\overline{R}_1 = 3.267 \times 0.131 = 0.428$

R_2 上限：$D_4\overline{R}_2 = 3.267 \times 0.104 = 0.340$

R_3 上限：$D_4\overline{R}_3 = 3.267 \times 0.111 = 0.363$

表 B1 精密度试验数据(方式 1)

批号	批量 t	份样数		A_1				A_2				A		B_1				B_2				B		$\bar{\bar{X}}$	R_3
		A	B	X_{A11}	X_{A12}	$\bar{X}_{A1}$	R_1	X_{A21}	X_{A22}	$\bar{X}_{A2}$	R_1	$\bar{\bar{X}}_A$	R_2	X_{B11}	X_{B12}	$\bar{X}_{B1}$	R_1	X_{B21}	X_{B22}	$\bar{X}_{B2}$	R_1	$\bar{\bar{X}}_B$	R_2		
1	20	15	15	65.34	65.53	65.44	0.19	65.46	65.61	65.54	0.15	65.49	0.10	65.47	65.58	65.53	0.11	65.66	65.47	65.57	0.19	65.55	0.04	65.52	0.06
2	20	15	15	65.67	65.82	65.75	0.15	65.73	65.65	65.69	0.08	65.72	0.06	65.59	65.72	65.66	0.13	65.38	65.54	65.46	0.16	65.56	0.20	65.64	0.16
3	20	15	15	64.39	64.62	64.51	0.23	64.50	64.71	64.61	0.21	64.56	0.10	64.48	64.57	64.53	0.09	64.62	64.50	64.30	0.12	64.42	0.23	64.49	0.14
4	20	15	15	63.86	63.97	63.92	0.11	63.71	63.83	63.77	0.12	63.85	0.15	63.69	63.75	63.72	0.06	63.76	63.62	63.69	0.14	63.71	0.03	63.78	0.14
5	20	15	15	65.56	65.74	65.65	0.18	65.70	65.58	65.44	0.12	65.55	0.21	65.70	65.62	65.66	0.08	65.68	65.75	65.72	0.07	65.69	0.06	65.67	0.04
6	20	15	15	64.88	64.63	64.76	0.25	64.76	64.81	64.79	0.05	64.78	0.03	64.82	64.74	64.78	0.08	64.88	64.73	64.81	0.15	64.80	0.03	64.79	0.02
7	20	15	15	62.77	62.91	62.84	0.14	62.83	62.76	62.80	0.07	62.82	0.04	62.95	62.81	62.88	0.14	62.82	62.89	62.66	0.07	62.77	0.22	62.85	0.05
8	20	15	15	63.65	63.69	63.67	0.04	63.72	63.58	63.45	0.14	63.56	0.22	63.70	63.56	63.63	0.14	63.69	63.77	63.73	0.08	63.35	0.10	63.46	0.21
9	20	15	15	65.80	65.64	65.72	0.16	65.75	65.82	65.79	0.07	65.76	0.07	65.72	65.60	65.66	0.12	65.82	65.62	65.72	0.20	65.69	0.06	65.73	0.07
10	20	15	15	64.55	64.72	64.64	0.17	64.66	64.80	64.73	0.14	64.69	0.09	64.81	64.64	64.73	0.17	64.78	64.60	64.69	0.18	64.47	0.04	64.58	0.22
						Σ	1.62				1.15		1.07			1.12					1.36		1.01		1.11

经检查，所有 R_1、R_2、R_3 均处于控制状态，数值无需舍弃。

算出测定、制样和取样的标准偏差估计值：

$$\hat{S}_M = \sqrt{(\overline{R}_1/d_2)^2}$$
$$= \sqrt{(0.131 \times 0.8865)^2} = \pm 0.116$$

$$\hat{S}_D = \sqrt{(\overline{R}_2/d_2)^2 - \frac{1}{2}(\overline{R}_1/d_2)^2}$$
$$= \sqrt{(0.104 \times 0.8865)^2 - \frac{1}{2}(0.131 \times 0.8865)^2}$$
$$= \pm 0.042$$

$$\hat{S}_S = \sqrt{(\overline{R}_3/d_2)^2 - \frac{1}{2}(\overline{R}_2/d_2)^2}$$
$$= \sqrt{(0.111 \times 0.8865)^2 - \frac{1}{2}(0.104 \times 0.8865)^2}$$
$$= \pm 0.073$$

算出测定、制样、取样精密度和总精密度：

$$\beta_M = 2\hat{S}_M = 2 \times (\pm 0.116) = \pm 0.23\%$$
$$\beta_D = 2\hat{S}_D = 2 \times (\pm 0.042) = \pm 0.084\%$$
$$\beta_S = 2\hat{S}_S = 2 \times (\pm 0.073) = \pm 0.15\%$$

$$\beta_{SDM} = 2\hat{S}_{SDM} = 2\sqrt{\hat{S}_S^2 + \hat{S}_D^2 + \hat{S}_M^2}$$
$$= 2\sqrt{(0.073)^2 + (0.042) + (0.116)^2}$$
$$= \pm 0.29\%$$

结论：试验所得各项均符合精密度要求。

B5.2 方式 2

B5.2.1 品名：锡精矿

B5.2.2 规定精密度：同方式 1

B5.2.3 批数：10 批

B5.2.4 批量：10 t(200 袋)

B5.2.5 品质波动："中"

B5.2.6 最大粒度：<5 mm

B5.2.7 取样方法：倒包三铲法

B5.2.8 每批锡精矿应取份样数为 25 个×2=50 个

B5.2.9 取制样程序：从每批锡精矿中随机抽出 50 个包，将奇数样包 25 个编为 A 组，偶数样包 25 个编为 B 组，每组样包逐包倒于平整洁净的铁板上，使成圆锥形，将样铲分别从圆锥外圈底部沿 120°角的三条母线插至圆心，然后向上垂直提起取出三铲作为一个份样，每个份样量约 3 kg，将 A、B 二组各 25 个份样分别合成 A、B 二个大样，然后按方式 2 规定程序制备成 A_1、A_2 和 B 三个制备样品。

B5.2.10 测定方法：用碘酸钾滴定法测定 Sn%，其中 A_1 做双试验，A_2、B 各做单试验。

B5.2.11 数据解析(95%概率)：试验数据列于表 B2。

表 B2　精密度试验数据(方式 2)

批　号	数量 t	份样数		A_1		R_1	A_2	R_2	B	R_3
		A	B	X_{A11}	X_{A12}		X_{A2}		X_B	
1	10	20	20	64.91	65.03	0.12	64.62	0.29	64.77	0.14
2	10	20	20	66.76	66.96	0.26	66.84	0.08	66.96	0.20
3	10	20	20	65.78	65.72	0.06	65.42	0.36	65.36	0.42
4	10	20	20	64.41	64.64	0.23	64.67	0.26	64.62	0.21
5	10	20	20	66.09	66.09	0	66.49	0.40	66.49	0.40
6	10	20	20	66.12	65.99	0.13	65.75	0.37	65.85	0.27
7	10	20	20	65.12	64.96	0.16	65.28	0.16	65.04	0.08
8	10	20	20	65.27	65.51	0.24	65.45	0.18	65.49	0.22
9	10	20	20	65.46	65.32	0.14	65.21	0.25	65.13	0.33
10	10	20	20	66.53	66.47	0.06	66.56	0.03	66.34	0.19
						$\Sigma R_1=1.40$		$\Sigma R_2=2.38$		$\Sigma R_3=2.46$

算出极差的平均值 $\overline{R}$：

$$\overline{R}_1=\frac{1}{K}\Sigma R_1$$
$$=\frac{1}{10}\times 1.40$$
$$=0.140$$
$$\overline{R}_2=\frac{1}{K}\Sigma R_2$$
$$=\frac{1}{10}\times 2.38$$
$$=0.238$$
$$\overline{R}_3=\frac{1}{K}\Sigma R_3$$
$$=\frac{1}{10}\times 2.46$$
$$=0.246$$

计算极差 R 的控制上限并作控制图(见图 B2)

R_1 上限：$D_4\overline{R}_1=3.267\times 0.140=0.457$

R_2 上限：$D_4\overline{R}_2=3.267\times 0.238=0.778$

R_3 上限：$D_4\overline{R}_3=3.267\times 0.246=0.804$

经检查，所有 R_1、R_2、R_3 均处于控制状态，数值无需舍弃。

算出测定、制样和取样的标准偏差估计值：

$$\hat{S}_M=\sqrt{(\overline{R}_1/d_2)^2}$$
$$=\sqrt{(0.140\times 0.8865)^2}$$
$$=\pm 0.124$$
$$\hat{S}_D=\sqrt{(\overline{R}_2/d_2)^2-\frac{1}{2}(\overline{R}_1/d_2)^2}$$

$$= \sqrt{(0.238 \times 0.8865)^2 - (0.140 \times 0.8865)^2}$$

$$= \pm 0.171$$

$$\hat{S}_S = \sqrt{(\overline{R}_3/d_2)^2 - \frac{1}{2}(\overline{R}_2/d_2)^2}$$

$$= \sqrt{(0.246 \times 0.8865)^2 - (0.238 \times 0.8865)^2}$$

$$= \pm 0.056$$

算出测定、制样和取样的精密度和总精密度：

$$\beta_M = 2 \times (\pm 0.124)$$

$$= \pm 0.248\%$$

$$\beta_D = 2 \times (\pm 0.171)$$

$$= \pm 0.342\%$$

$$\beta_S = 2 \times (\pm 0.056)$$

$$= \pm 0.112\%$$

$$\beta_{SDM} = \pm 0.43\%$$

结论：试验所得各项均符合精密度要求。

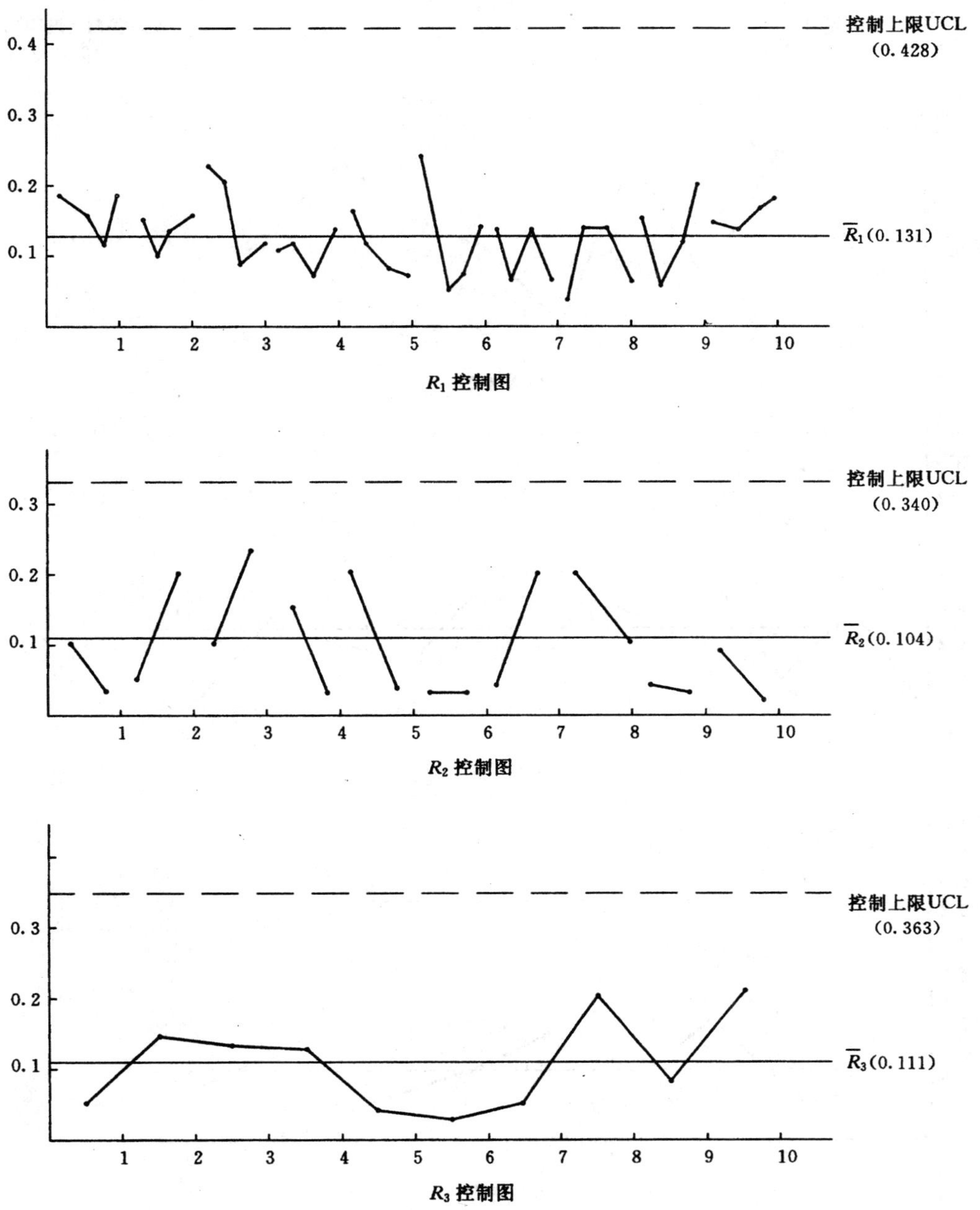

图 B1　*R* 控制图(方式 1 示例)

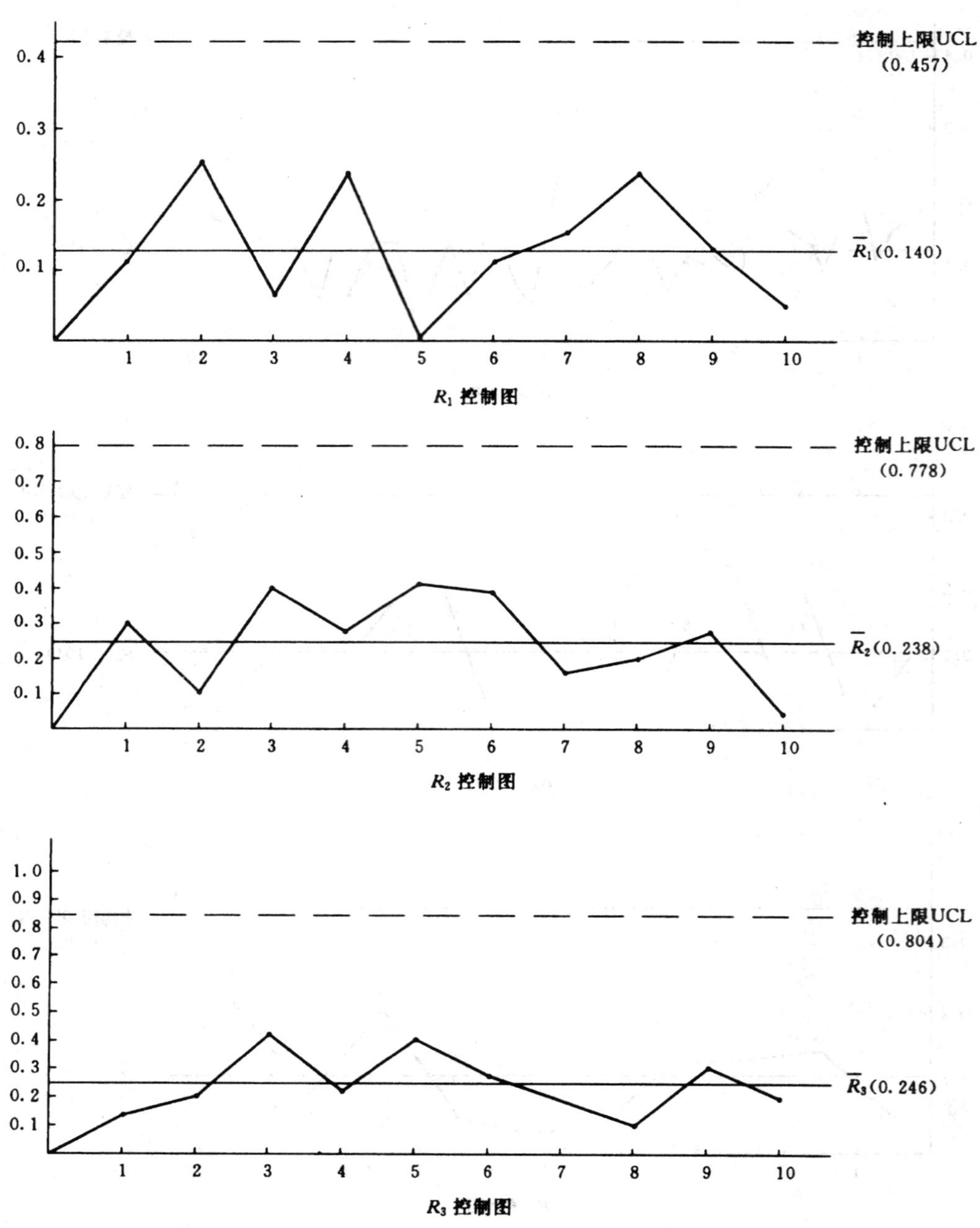

图 B2 *R* 控制图(方式 2 示例)

附 录 C
(标准的附录)
取样系统误差校核试验方法

C1 试验目的

本试验方法采用装袋过程中逐包取样方法作为无系统误差方法(称为 A 法)与所需校核的取样方法(称为 B 法)进行比较,核对 B 法与 A 法的差值是否有显著性差异,以确定 B 法能否作为常规法应用于日常工作中。

C2 试验方法

至少用10批锡精矿进行试验，在同批锡精矿中用A法和B法各取一个大样，分别用同样的制样和测定方法（按标准规定的方法）进行试验。

C3 数据解析

C3.1 用X_{Ai}代表A法测定的各个结果，用X_{Bi}代表B法测定的各个结果。

C3.2 用上式算出X_{Ai}与X_{Bi}的差值d_i

$$d_i = X_{Bi} - X_{Ai} \quad \cdots\cdots(C1)$$

式中：$i=1,2,3\cdots\cdots K$（K为试验组数）。

C3.3 算出差值的平均值$\overline{d}$（即估算的系统误差）：

$$\overline{d} = \frac{1}{K}\Sigma d_i \quad \cdots\cdots(C2)$$

式中：K——成对测定值的组数。

C3.4 算出差值的标准偏差S_d：

$$S_d = \sqrt{\frac{K\Sigma d_i^2 - (\Sigma d_i)^2}{K(K-1)}} \quad \cdots\cdots(C3)$$

C3.5 确定本试验所需的成对组数：

$$D = \frac{\delta}{S_d} \quad \cdots\cdots(C4)$$

式中：D——系数，标准化差值；

δ——最大允许系统误差。

从表C1查出所需（对应于D值）成对测定值的组数n_r。如试验组数不足时，应予补足。

表C1 由系数D确定的所需的成对数据组数n_r

系数D的范围	所需的成对数据组数n_r	系数D的范围	所需的成对数据组数n_r
$0.30\leqslant D<0.35$	122	$0.95\leqslant D<1.00$	14
$0.35\leqslant D<0.40$	90	$1.00\leqslant D<1.05$	13
$0.40\leqslant D<0.45$	70	$1.1\leqslant D<1.2$	11
$0.45\leqslant D<0.50$	55	$1.2\leqslant D<1.3$	10
$0.50\leqslant D<0.55$	45	$1.3\leqslant D<1.4$	8
$0.55\leqslant D<0.60$	38	$1.4\leqslant D<1.5$	8
$0.60\leqslant D<0.65$	32	$1.5\leqslant D<1.6$	7
$0.65\leqslant D<0.70$	28	$1.6\leqslant D<1.7$	6
$0.70\leqslant D<0.75$	24	$1.7\leqslant D<1.8$	6
$0.75\leqslant D<0.80$	21	$1.8\leqslant D<1.9$	6
$0.80\leqslant D<0.85$	19	$1.9\leqslant D<2.0$	5
$0.85\leqslant D<0.90$	17	$2.0\leqslant D$	5
$0.90\leqslant D<0.95$	15		

C3.6 从测得值算出t_0：

$$t_0 = \frac{|\overline{d}|}{S_d} \cdot \sqrt{K} \quad \cdots\cdots(C5)$$

C3.7 从表C2（单侧t分布表）查出t值，其概率为95%。

表 C2　5%显著性水平的 t 值(单侧)

成对组数	t	成对组数	t	成对组数	t
2	6.314	21	1.725	40	1.685
3	2.920	22	1.721	41	1.684
4	2.353	23	1.717	42	1.683
5	2.132	24	1.714	43	1.682
6	2.015	25	1.711	44	1.681
7	1.943	26	1.708	45	1.680
8	1.895	27	1.706	46	1.679
9	1.860	28	1.703	47	1.679
10	1.833	29	1.701	48	1.678
11	1.812	30	1.699	49	1.677
12	1.796	31	1.697	50	1.677
13	1.782	32	1.696	51	1.676
14	1.771	33	1.694	61	1.671
15	1.761	34	1.692	81	1.664
16	1.753	35	1.691	121	1.658
17	1.746	36	1.690	240	1.651
18	1.740	37	1.688	∞	1.645
19	1.734	38	1.687		
20	1.792	39	1.686		

C3.8　以 t_0 绝对值与 t 值比较，如 $t_0<t$，则认为B法与A法无显著性差异，B法可采纳为常规方法，如 $t_0>t$，则认为B法与A法有显著性差异，B法不能采用，应采取措施消除系统误差。

C4　计算示例

C4.1　品名：锡精矿

C4.2　试验批数：15批

C4.3　品质波动：“大”

C4.4　试验方法：

A法按本标准4.4.1在装袋过程中逐包取样法抽取份样后，合成一个大样，按5.3规定的制样程序制备样品，测定锡含量。

B法按本标准4.4.2倒包三铲法取份样后，合成一个大样，用与A法相同的制样程序和测定方法制备样品及测定锡含量。全部试验数据列于表C3。

表 C3　逐包取样法与倒包三铲法比较试验数据

批　号	Sn,%		$d_i=X_{Bi}-X_{Ai}$	d_i^2
	X_{Ai}	X_{Bi}		
1	64.76	64.80	0.04	0.001 6
2	66.63	66.85	0.22	0.048 4
3	66.27	66.09	−0.18	0.032 4
4	65.30	64.50	−0.20	0.040 0
5	65.99	66.39	0.40	0.160 0
6	65.60	65.90	0.30	0.090 0
7	64.34	64.16	−0.18	0.032 4

表 C3(完)

批　号	Sn,%		$d_i=X_{Bi}-X_{Ai}$	d_i^2
	X_{Ai}	X_{Bi}		
8	67.51	67.42	−0.09	0.001 8
9	64.83	64.48	−0.35	0.122 5
10	65.46	65.82	0.36	0.129 6
11	66.21	66.05	−0.16	0.025 6
12	67.46	67.27	−0.19	0.036 1
13	65.36	65.66	0.30	0.090 0
14	64.87	64.58	−0.29	0.084 1
15	65.40	65.73	0.33	0.108 9
			$\Sigma d_i=0.31$	$\Sigma d_i^2=1.0097$
			$\overline{d}=0.021$	

C4.5 数据解析(概率 95%)

$$\Sigma d_i = 0.31 \qquad \Sigma d_i^2 = 1.0097$$

$$\overline{d} = \frac{1}{K}\Sigma d_i = \frac{0.31}{15} = 0.0207$$

$$S_d = \sqrt{\frac{K\Sigma d_i^2 - (\Sigma d_i)^2}{K(K-1)}}$$

$$= \sqrt{\frac{15 \times 1.0097 - (0.31)^2}{15(15-1)}}$$

$$= \pm 0.268$$

确定所需成对组数 n_r

$$D = \frac{\delta}{S_d}$$

假定最大允许误差 δ 为 0.3%Sn

代入公式　　$D=\frac{0.3}{0.268}=1.12$

由表 C1 查 $n_r=11$,因此,所收集的数据 15 组已足够。

计算 t_0 值:

$$t_0 = \frac{|\overline{d}|}{S_d} \cdot \sqrt{K}$$

$$= \frac{0.021}{0.268} \cdot \sqrt{15}$$

$$= 0.302$$

从表 C2 查得成对组数为 15 的 t 值为 1.761

结论:由于 $t_0<t$,故 B 法与 A 法无显著性差异,B 法(倒包三铲法)可作常规法作用。

前　　言

本标准按GB/T 1.1—1993《标准化工作导则》中标准编写规定的要求进行编写。本标准是依据出口锌精矿的特点,参照GB 2007—87和GB 14260—93的技术原理和工作方法制定,弥补了GB 14261—93中规定的最大检验批量为300 t,不适应出口散装锌精矿批量大、品质波动大的局限。本标准适用于出口散装锌精矿的取样、制样工作。

本标准由中华人民共和国国家进出口商检局提出并归口。

本标准起草单位:湛江进出口商品检验局。

本标准主要起草人:黄启斌、邹智昌、刘胜、袁亚忠、黄会贵。

本标准系首次发布。

中华人民共和国进出口商品检验行业标准

出口散装锌精矿取制样方法

SN/T 0680—1997

Methods for sampling and sample preparation of zinc concentrates in bulk for export

1 范围

本标准规定了出口散装锌精矿的取样、制样和水分测定的程序及方法。

本标准适用于出口散装锌精矿的化学成分及水分测定用试样的采取、制备和水分测定。

2 引用标准

下列标准包含的条文，通过在本标准中引用而构成为本标准的条文。在本标准出版时，所示版本均为有效。所有标准都会被修订，使用本标准的各方应探讨使用下列标准最新版本的可能性。

GB 2007—87 散装矿产品取样、制样通则

GB 14260—93 散装重有色金属浮选精矿取样、制样通则

GB 14261—93 散装浮选锌精矿取样、制样方法

3 定义

3.1 检验批

为测定品位而划定的取样单元。本标准规定最大检验批量为 5 000 t。

3.2 出口批量

一批出口的散装锌精矿的质量，t。

3.3 基本批量

取制样标准中规定的一批锌精矿的最小质量，本标准规定为 500 t。

4 一般规定

4.1 本标准规定不同检验批质量的取样、制样及测定的总精密度 β_{SDM} 和取样精密度 β_s 以锌的百分含量计，见表 1。

表 1 不同检验批量锌精矿应取最少份样数 n 及精密度 β

检验批量，t		品质波动，%								
>	≤	小 S_w<0.7			中 0.7≤S_w<1.5			大 S_w≥1.5		
		n	β_s	β_{SDM}	n	β_s	β_{SDM}	n	β_s	β_{SDM}
	500	10	0.44	0.68	20	0.56	0.75	40	0.63	0.81
500	1 000	15	0.36	0.62	30	0.46	0.68	60	0.52	0.72
1 000	2 000	20	0.31	0.59	40	0.40	0.64	80	0.45	0.67
2 000	3 000	30	0.26	0.56	60	0.32	0.60	120	0.37	0.62

中华人民共和国国家进出口商品检验局 1997-12-22 批准　　1998-05-01 实施

表 1(完)

检验批量,t		品质波动,%								
		小 $S_w<0.7$			中 $0.7\leqslant S_w<1.5$			大 $S_w\geqslant1.5$		
>	≤	n	β_s	β_{SDM}	n	β_s	β_{SDM}	n	β_s	β_{SDM}
3 000	4 000	40	0.22	0.55	80	0.28	0.57	160	0.32	0.59
4 000	5 000	50	0.20	0.54	100	0.25	0.56	200	0.28	0.57

表 1 中,β_s 和 β_{SDM}分别按式(1)、(2)计算:

$$\beta_s = 2\cdot\sqrt{\frac{S_W^2}{n'u}} \qquad \cdots\cdots(1)$$

$$\beta_{SDM} = 2\cdot\sqrt{\frac{\frac{S_W^2}{n'}+S_{DM}^2}{u}} \qquad \cdots\cdots(2)$$

式中:n'——单元内份样数,即$\frac{n}{u}$;

u——取样单元数;

S_W——品质波动标准偏差;

S_{DM}——缩分、测定标准偏差。

4.2 严格按本标准规定的方法进行取样,并根据需要进行精密度校核试验。

4.3 如遇条件限制,可采用本标准以外的取样方法,但必须进行校核试验,确认其无系统误差,方可采用。

4.4 成分试样应妥善保存半年,以备核查。

4.5 取样、制样所用设备、工具和盛样容器必须保持清洁、干燥、耐用。盛样容器应有较好的密封性,以防试样变质。

4.6 如遇精矿的品质极不均匀或混入外来杂质,须重加工后方能取样。

4.7 取样、制样全过程应遵守有关安全操作规程。

4.8 评定品质波动试验方法,精密度校核试验方法及取样系统误差校核试验方法分别按 GB 2007 的规定进行。

5 取样

5.1 取样工具

a) 取样钎;

其规格尺寸见图 1,单位,mm;

b) 取样铲;

其规格尺寸见图 2 及表 2;

c) 钢锤;

d) 钢锹;

e) 带盖盛样桶或塑料盛样袋。

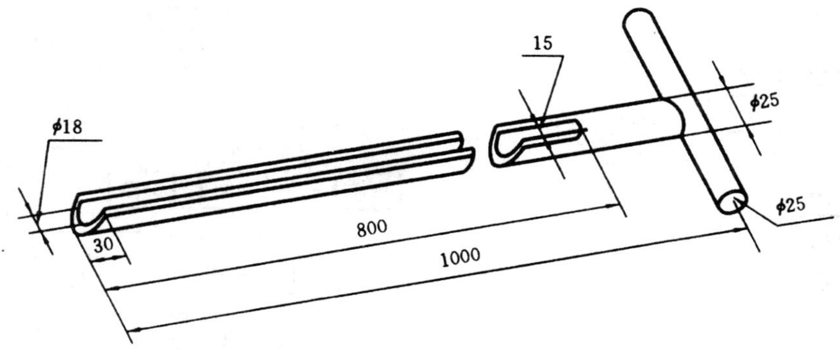

图 1 取样钎

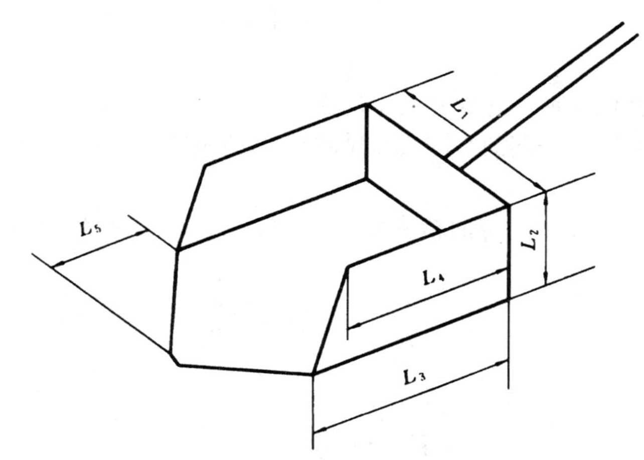

图 2 取样铲

表 2 取样铲规格和尺寸

编号	取样铲尺寸,mm					容量,mL	取样量,g
	L_1	L_2	L_3	L_4	L_5		
20	80	45	80	70	35	～270	～700
15	70	40	70	60	30	～180	～450
10	60	35	60	50	25	～120	～300

5.2 取样程序

5.2.1 验明检验批、副批或取样单元及其质量。

5.2.2 确定样品用途及其所需检验的品质特性项目。

5.2.3 确定取样方法、工具及份样量。

5.2.4 根据检验批量大小、品质波动类型及取样精密度的要求确定应取的最小份样数和取样间隔。

5.2.5 份样组合方式,按图 3 或图 4。

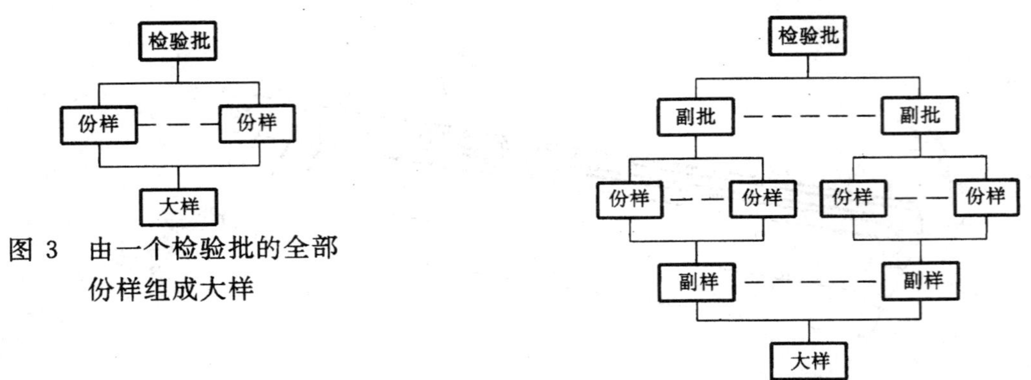

图 3　由一个检验批的全部份样组成大样

图 4　由各个副批的全部份样组成副样，全部副样按各副批质量比合并成大样

5.3　份样数

不同检验批量应取最少份样数不得少于表 1 规定。

5.3.1　当锌精矿的品质波动类型不明时，应按品质波动"大"的类型来选取份样数。但应尽早进行品质波动试验以确定其类型。

5.3.2　如遇品质波动过大，达不到规定的精密度时，应按式(3)和式(4)分别计算基本批份样数和检验批应取最少份样数。

$$n_0=\left(\frac{2S_W}{\beta_s}\right)^2 \text{或} n_0=\left(\frac{S_W}{S_s}\right)^2 \quad \cdots\cdots(3)$$

$$n=n_0\sqrt{N/N_0} \quad \cdots\cdots(4)$$

式中：n_0——以基本批量采取份样时应取的最少份样数；

S_W——份样间标准偏差；

β_s——取样精密度；

S_s——取样标准偏差；

n——检验批应取最少份样数；

N_0——基本批量，t；

N——检验批量，t。

5.4　份样量

5.4.1　所取份样量应基本一致，其质量变异系数不大于 20%。

5.4.2　应根据需要选用适当的取样铲或取样钎。如遇结块需砸碎后取样。一般份样量 300～400 g。

5.5　取样方法

5.5.1　系统取样法

在一批散装锌精矿装、卸移动过程中，按一定质量(或时间)间隔采取份样，取样间隔可根据锌精矿批量和应取最少份样数按式(5)计算，如遇小数则取整数部分。

注：采用时间间隔取样，单位时间货物移动量应基本相同，CV 值小于 20%时才能使用。

$$T\leqslant\frac{N}{n} \text{或} T\leqslant\frac{60N}{G\cdot n} \quad \cdots\cdots(5)$$

式中：T——取样质量间隔，t；

N——检验批量，t；

n——表 1 规定的份样数；

G——每小时装卸量，t/h。

取第一个份样时，可在第一间隔内随机采取，但不得在第一间隔的始点采取，以后按计算的间隔采取份样，如取完规定的份样数后，装卸过程尚在进行，必须继续采取份样，直至整批锌精矿装卸完毕为止。

如在输送带上或落口处取样，需截锌精矿的全截面，如在装卸或堆垛过程中取样，应在装卸或堆垛过程中新露矿面上采取份样，也可在抓斗中采样。取样点应均匀分布在整批锌精矿的各个部位。

5.5.2 分层取样法

一批散装锌精矿在装卸、堆垛过程中，分几层取样（不得少于三层），根据每层的质量比例在各层的新露面上均匀布点采取份样，每层应取最少份样数按式(6)计算，如遇小数则进为整数。

$$n_1 = n\frac{N_1}{N} \quad \cdots\cdots(6)$$

式中：n_1——取样层应取的份样数；

n——表 1 中规定的份样数；

N_1——取样层锌精矿的质量，t；

N——检验批量，t。

5.5.3 货车取样法

份样的采取，应在每辆货车上均匀布点，用取样钎从上垂直插入底部，旋转后采出有代表性的份样。

当组成一批货物的货车数少于表 1 规定的份样数时，每车应取最少份样数 n_2 按式(7)计算，如遇小数则进位为整数。

$$n_2 \geqslant \frac{n}{M} \quad \cdots\cdots(7)$$

式中：n_2——每辆货车应取的最少份样数；

n——表 1 中规定的最少份样数；

M——检验批总车数。

当规定的份样数少于货车数时，每个货车至少取一个份样。货车装载量不同时，份样数的分配与装载量成正比。

5.6 水分试样应在重量鉴定过程中采取，并置于干燥、洁净的密封容器中，以防止水分发生变化。

6 制样

6.1 制样设备及工具

a) 制样研磨机或制样粉碎机；

b) 恒温干燥箱；

c) 份样铲（见图 5 及表 3）；

d) 分样板及十字分样板；

e) 分样筛；

f) 盛样器及成分试样袋。

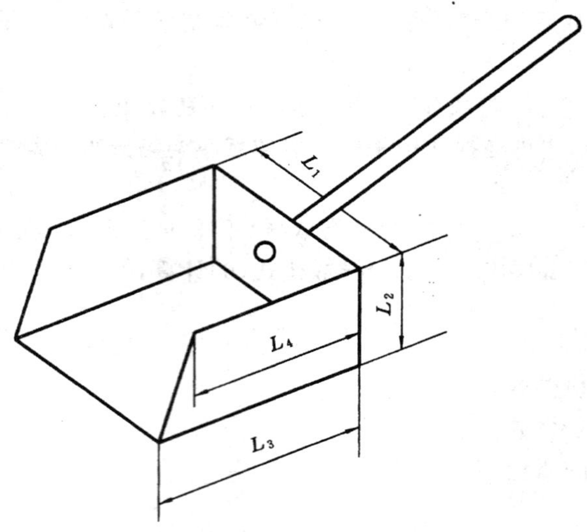

图 5 份样铲示意图

表 3 份样铲规格和尺寸

编 号	分样铲尺寸,mm				料层厚度,mm	容量,mL
	L_1	L_2	L_3	L_4		
5.0P	50	30	50	40	20—30	约 70
2.8P	40	25	40	30	15—25	约 35
1.0P	30	20	30	25	10—20	约 16

6.2 制样要求

6.2.1 在制样过程中,应防止试样的任何变化和污染。

6.2.2 制备水分试样时,应保证试样中的水分不发生任何变化。

6.2.3 当试样过湿发粘难于制备成份试样时,可在不高于 105℃的干燥箱中或空气中进行预干燥至制样不发生困难为止(如需测汞,则需用风干样品制备后使用)。

6.2.4 制样设备和工具必须保持清洁干净,制样后,设备中不能残留试样。

6.2.5 试样应充分混匀,以减少缩分误差。

6.2.6 严格按照本标准的规定制样,并根据需要按 GB 14260 附录 B 进行精密度校核试验。

6.2.7 对于容易氧化的锌精矿,研磨时应避免过热而引起成分的变化。

6.3 制样程序

6.3.1 一个检验批由多个副批组成时,所取份样的组合方式和制样程序如图 6 所示。

6.3.2 当一检验批锌精矿由单一副批组成时,其制样流程按图 6 副批以下的流程制样。

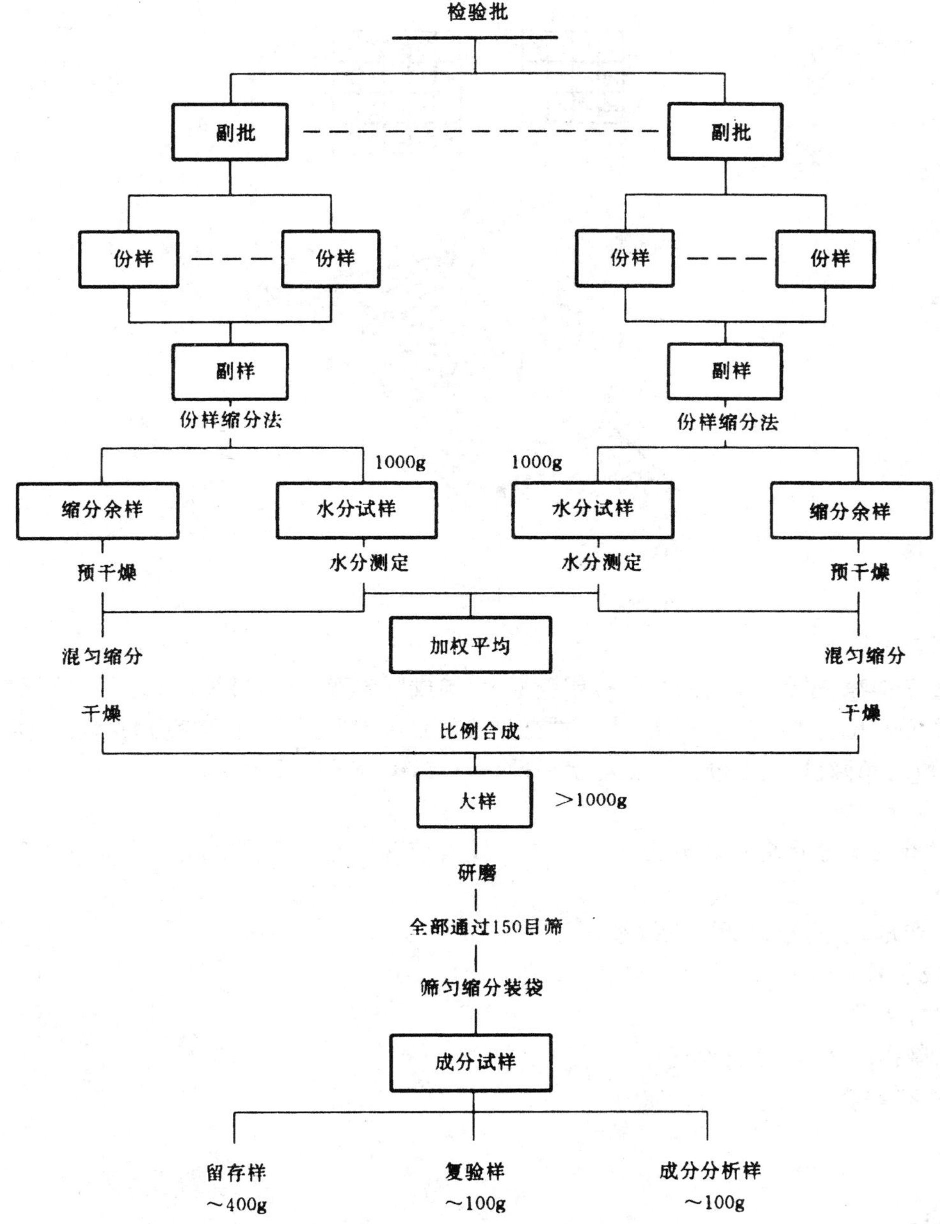

图 6 制样流程示意图

6.4 样品的缩分

6.4.1 份样缩分法

将试样置于平整、洁净、无锈的磨矿板或胶板上，铺成厚度均匀的长方形平堆。将平堆划成等分的网格，缩分大样不得少于 20 格，缩分副样不得少于 12 格（见图 7），根据平堆厚度从表 3 中选用合适的份样铲及挡板，从每一网格的任意部位垂直插入，铲取等量的一铲混合为缩分试样。

注：如果缩分后的试样质量小于所需用量，应增加每铲的质量或网格数。

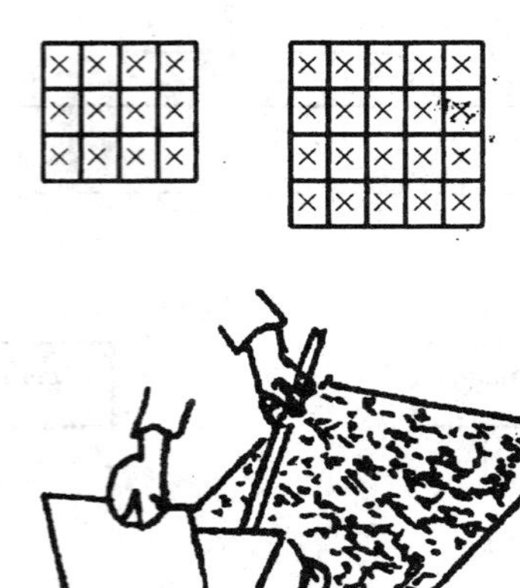

图 7

6.4.2 圆锥四分法

将试样置于洁净、平整、无锈的缩分板或胶板上，堆成圆锥形，然后转堆。每铲沿圆锥顶均匀撒落，注意勿使圆锥中心错位。如此反复三次，待试样充分混匀后将锥顶压平，用十字分样板自上而下将试样分成四等分，任取对角两份，其余弃去。重复上述操作数次，缩分至所需用量。

6.5 试样的保存和标签

成分试样混匀缩分后装入试样袋中；水分试样装入带密封盖的容器中，并附以标签注明：

a）编号；

b）品名、产地、合同号、批号、批量等；

c）车号或船号；

d）取、制样人员；

e）取样、制样时间、地点及天气；

f）留存样有效期。

7 水分测定

7.1 仪器设备

a）天平，精度为 0.01 g；

b）搪瓷或不锈钢盘；

c）干燥箱。

7.2 测定要求

a）水分试样量不少于 1 000 g；

b）当用大样制备水分样时，必须制备二个平行试样。

7.3 测定步骤

将水分试样平铺于已知质量(m_1)的干燥盘内，使其厚度不超过 30 mm，立即称重(m_2)，放入 105℃±5℃的恒温干燥箱内干燥 4 h 取出，趁热称重或在干燥器中冷却至室温后称重。再放进干燥箱中干燥 0.5 h，取出称重，如此重复至最后两次称重之差不大于试样初始质量的 0.05%为止，记录最后一次质量(m_3)。

注：热称量时应用适当的隔热材料隔离称量盘，以免对天平称量产生影响。

7.4 计算

7.4.1 按式(7)计算试样的水分含量(W_i)。

$$W_i(\%)=\frac{m_2-m_3}{m_2-m_1}\times 100 \qquad \cdots\cdots(7)$$

式中:m_1——盘的质量,g;

m_2——盘加湿样的质量,g;

m_3——盘加干样的质量,g。

前　言

本标准采用冷原子吸收法对锌精矿中汞含量进行测定。样品化学处理部分参考了 Alfred H. Knight International Ltd.《DETERMINATION OF MERCURY IN COPPER LEAD ZINC CONCENTRATES BY THE COLD VAPOUR ATOMIC ABSORPTION TECHNIQUE》,并通过试验加以改进。

本标准由中华人民共和国国家进出口商品检验局提出并归口。

本标准起草单位:中华人民共和国湛江进出口商品检验局。

本标准主要起草人:邹智昌、庄军、蔡泓、黄健。

本标准系首次发布。

中华人民共和国进出口商品检验行业标准

出口锌精矿中汞的测定

SN/T 0681—1997

Determination of mercury content in zinc concentrates for export

1 范围

本标准规定了出口锌精矿中汞的测定方法。

本标准适用于出口锌精矿中汞含量的测定。测定范围:0.000 5%～0.06%。

2 引用标准

下列标准所包含的条文,通过在本标准中引用而构成本标准的条文。本标准出版时,所示版本均为有效。所有标准都会被修订,使用本标准的各方应探讨使用下列标准最新版本的可能性。

SN/T 0680—1997 出口散装锌精矿取样制样方法

3 方法提要

试样用王水溶解后,加二氯化锡还原,用冷原子吸收法测定。

4 试剂及仪器

4.1 盐酸(ρ1.19 g/mL,分析纯)。

4.2 硝酸(ρ1.42 g/mL,分析纯)。

4.3 硫酸(ρ1.84 g/mL,化学纯)。

4.4 二氯化锡(分析纯)。

4.5 二氯化汞(分析纯)。

4.6 高锰酸钾(化学纯)。

4.7 王水(3+1):3 份盐酸(4.1)和 1 份硝酸(4.2)混合,新配。

4.8 二氯化锡溶液[100 g/L,10%(V/V)盐酸介质]。

4.9 余汞吸收液(10 g/L $KMnO_4$-1.8 mol/L H_2SO_4)。

4.10 汞标准储备溶液:称取 1.354 0 g 二氯化汞(4.5)溶于 20 mL 王水(4.7)中,移至 1 L 容量瓶中,用水稀至刻度并混匀。此溶液每毫升含 1 000 微克汞。溶液应置于冰箱中,在 5 个月内使用。

4.11 汞标准工作溶液:吸取汞标准储备溶液(4.10)10.00 mL,移入 1 L 容量瓶中,加 20 mL 王水(4.7),用水稀至刻度,并混匀。此溶液每毫升含 10 微克汞。用时新配。

4.12 测汞仪:技术指标如下:

a) 交流电源电压变化允许范围:220 V±10%;

b) 灵敏度:<0.1 μgHg/L;

c) 重现性:在交流电源电压变化允许范围内不变时,用同一溶液重复测定五次,读数误差不超过透光率(T)的 1%;

d) 流量调节范围:300～1 200 mL/min。

中华人民共和国国家进出口商品检验局 1997-12-22 批准　　1998-05-01 实施

5 试样

5.1 试样的采取和制备按 SN/T 0680—1997 执行。

5.2 试样应通过 0.074 mm 筛孔。

5.3 试样分析前应在 60±2℃烘 1 h，置于干燥器中冷至室温。

5.4 试样量

称取的试样量见表 1。

表 1 试样量

预计 Hg 含量范围，%	＜0.002	0.002～0.010	0.010～0.060
试样量，g	1	0.5	0.2

6 分析步骤

6.1 空白试验

随同试样做空白试验。

6.2 测定

6.2.1 按表 1 的规定称取适当重量的试样(准确至 0.000 2 g)，置于 250 mL 烧杯中，加入少量水润湿，加入 10 mL 盐酸(4.1)盖上表面皿，在低温电热板上加热 3～5 min，以驱赶硫化氢，切忌蒸干，取下稍冷，加入 30 mL 王水溶解，放置 30 min。如溶解不完全，可在 80℃水浴中加热。把上述溶液移入 200 mL 容量瓶中，用水稀至刻度并混匀。

6.2.2 根据样品的汞含量范围，适当移取 0.5～2 mL 的试样溶液(6.2.1)于 20 mL 还原瓶中，加入 5 mL二氯化锡溶液(4.8)，随即接上循环泵，注视仪表指针的位移，读下指针所示的最大吸光值。然后，旋转三通活塞接通余汞吸收装置，将余汞吸收于余汞吸收液(4.9)中。由试样吸光值减去空白试液的吸光值，从标准曲线上查出相应的汞量。

6.3 标准曲线的绘制

6.3.1 分别吸取 0、0.50、1.00、1.50、2.00、2.50、3.00 mL 汞标准工作溶液(4.11)至 100 mL 容量瓶中，加入 15 mL 王水(4.7)，用水稀释至刻度并混匀，以下按 6.2.2 条操作手续进行。

6.3.2 以汞量为横坐标，以减去试剂空白的吸光值为纵坐标，绘制标准曲线。

7 分析结果的计算

汞的百分含量按式(1)计算：

$$\mathrm{Hg}(\%) = \frac{m_1 \times 10^{-6}}{m \times V_1/V_2} \times 100 \qquad \cdots\cdots (1)$$

式中：m_1 ——试样吸光值减去空白试液吸光值后从标准曲线上查得的汞量，μg；

V_1 ——吸取试样溶液的体积，mL；

V_2 ——试样溶液的总体积，mL；

m ——试样量，g。

8 精密度

本方法的精密度：

$$r = 0.067\, m^{0.98} \qquad \cdots\cdots (2)$$

$$R = 0.040\, m^{0.79} \qquad \cdots\cdots (3)$$

r 为重复性，R 为再现性，m 为物质中汞的百分含量。

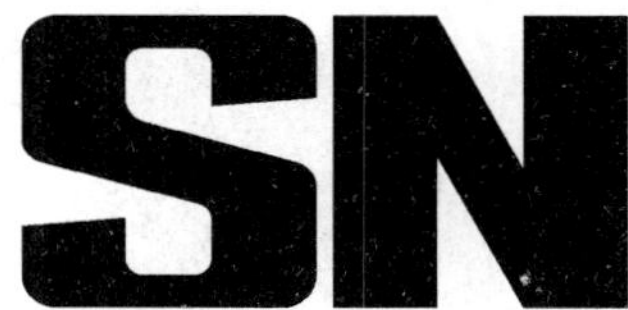

中华人民共和国出入境检验检疫行业标准

SN/T 1326—2003

进出口锌精矿中铝、砷、镉、钙、铜、镁、锰、铅的测定　电感耦合等离子体原子发射光谱(ICP-AES)法

Determination of aluminium, arsenic, cadmium, calcium, copper, magnesium, manganese, lead in zinc concentrates for import and export—Inductively coupled plasma atomic emission spectrometric method (ICP-AES)

2003-08-18 发布　　2004-02-01 实施

中华人民共和国国家质量监督检验检疫总局　发布

前　言

本标准的附录 A 和附录 B 是资料性附录。

本标准由国家认证认可监督管理委员会提出并归口。

本标准起草单位：中华人民共和国宁波出入境检验检疫局。

本标准主要起草人：陈建国、孙立群、郭有康。

本标准系首次发布的出入境检验检疫行业标准。

进出口锌精矿中铝、砷、镉、钙、铜、镁、锰、铅的测定　电感耦合等离子体原子发射光谱(ICP-AES)法

1　范围

本标准规定了电感耦合等离子体原子发射光谱法(简称 ICP-AES)测定进出口锌精矿中铝、砷、镉、钙、铜、镁、锰、铅的测定方法。

本标准适用于进出口锌精矿中铝、砷、镉、钙、铜、镁、锰、铅的测定。测定范围:0.005%～1.50%。

2　规范性引用标准

下列文件中的条款通过本标准的引用而成为本标准的条款。凡是注日期的引用文件,其随后所有的修改单(不包括勘误的内容)或修改版均不适用于本标准,然而,鼓励根据本标准达成协议的各方研究是否可使用这些文件的最新版本。凡是不注日期的引用文件,其最新版本适用于本标准。

GB/T 602　化学试剂　杂质测定用标准溶液的制备

JJG 015　电感耦合等离子体原子发射光谱仪检定规程

3　方法提要

试样经盐酸和硝酸溶解并稀释定容至一定的体积后,试样溶液由载气带入等离子体,被激发的原子和离子发射出原子谱线和离子谱线,以各元素特征谱线的强度测定各元素的含量。

4　试剂

除非另有说明,在分析中仅使用确认为分析纯的试剂和蒸馏水或相应纯度的水。

4.1　硝酸(ρ=1.42 g/mL)。

4.2　盐酸(ρ=1.19 g/mL)。

4.3　高纯锌(质量分数为 99.99%以上)。

4.4　高纯铁粉(质量分数为 99.99%以上)。

4.5　硝酸(1+3)。

4.6　硝酸(1+9)。

4.7　单元素标准贮备溶液:各元素标准溶液按 GB/T 602 方法配制或直接使用标准物质,其质量浓度均为 1 000 μg/mL。

4.8　锌基体溶液:称取 1 g±0.01 g 高纯锌(4.3)于 150 mL 烧杯中,加入硝酸(4.5)20 mL,加热溶解,冷却,移入 100 mL 容量瓶中,用硝酸(4.6)稀释并定容至刻度,混匀,此溶液 1 mL 含 10 mg 锌。

4.9　铁基体溶液:称取 1 g±0.01 g 高纯铁粉(4.4)于 150 mL 烧杯中,同 4.8 方法配制,此溶液 1 mL 含 10 mg 铁。

4.10　混合标准溶液:移取各元素标准贮备溶液 20 mL(4.7)置于 250 mL 容量瓶中,用硝酸(4.6)稀释并定容至刻度,混匀,此溶液 1 mL 含 80 μg 各待测元素。

5　仪器

电感耦合等离子体原子发射光谱仪。

仪器应能提供稳定清澈的等离子体炬焰。仪器的稳定性应符合 JJG 015 规定。

各元素的分析波长及检出限参见附录 A。仪器的工作条件参见附录 B。校准曲线的线性相关系数应大于 0.999。

6 试样制备

试样需通过 149 μm(100 目)筛网,并在 105℃烘箱内烘 2 h 后置于干燥器内冷却至室温,备用。

7 分析步骤

7.1 称取约 0.2 g 试料,精确到 0.1 mg,置于 250 mL 烧杯中,用少量水湿润,加入 10 mL 盐酸(4.2),室温放置约 30 min,加入 20 mL 硝酸(4.1),缓慢加热至澄清,继续加热蒸至近干。加 5 mL 硝酸(4.1)赶盐酸,重复一次,冷却,以硝酸(4.6)溶解,移至 100 mL 容量瓶中,并以硝酸(4.6)定容至刻度,混匀。

7.2 移取 10 mL 锌溶液(4.8)和 2 mL 铁溶液(4.9)于烧杯中,随同试样做空白试验。

7.3 混合标准溶液系列由混合标准溶液(4.10)逐级稀释而成,介质为硝酸(4.6),标准溶液系列浓度见表 1。

7.4 按顺序由低到高分别测定混合标准溶液系列中各元素的光谱强度,根据净光谱强度和所对应的元素浓度绘制校准曲线。采用单点法的仪器可视样品含量要求合理选择高、低标准。

7.5 分别测定空白溶液(7.2)和试样溶液中各被测元素的光谱强度,从校准曲线上计算出各被测元素的含量。

表 1 标准溶液系列

单位为微克每毫升

系列号	Al	As	Cd	Ca	Cu	Mg	Mn	Pb
1	0.08	0.08	0.08	0.08	0.08	0.08	0.08	0.08
2	0.40	0.40	0.40	0.40	0.40	0.40	0.40	0.40
3	0.80	0.80	0.80	0.80	0.80	0.80	0.80	0.80
4	1.60	1.60	1.60	1.60	1.60	1.60	1.60	1.60
5	4.00	4.00	4.00	4.00	4.00	4.00	4.00	4.00
6	8.00	8.00	8.00	8.00	8.00	8.00	8.00	8.00
7	32.0	32.0	32.0	32.0	32.0	32.0	32.0	32.0
注:可根据样品中杂质的实际含量确定标准系列中元素的具体浓度。								

8 结果计算

各待测杂质元素的含量以质量分数表示,按公式(1)计算:

$$w = \frac{(c_x - c_o) \times 100 \times 10^{-6}}{m} \times 100 \qquad \cdots\cdots (1)$$

式中:

w——样品中待测元素的含量,%;

c_x——从校准曲线上查得的试样溶液中被测元素的浓度,单位为微克每毫升(μg/mL);

c_o——从校准曲线上查得的空白溶液中被测元素的浓度,单位为微克每毫升(μg/mL);

m——试料的质量,单位为克(g)。

计算结果表示到小数点后两位有效数字。

9 精密度

方法的精密度见表 2。

表 2 精密度

元 素	水平值/%	重复性 r	再现性 R
Al	0.10	0.010	0.056
	0.25	0.024	0.068
As	0.022	0.002 4	0.025
	0.13	0.010	0.032
Cd	0.035	0.002	0.005 7
	0.31	0.045	0.053
Ca	0.44	0.031	0.059
	2.69	0.031	0.48
Cu	0.13	0.017	0.020
	0.36	0.026	0.031
Mg	0.16	0.017	0.036
	1.26	0.020	0.092
Mn	0.030	0.003 1	0.003 9
	0.40	0.031	0.039
Pb	0.30	0.034	0.059
	1.32	0.062	0.095

附 录 A
（资料性附录）
元素的波长及检出限

元素的分析波长及检出限见表A.1。

表 A.1 元素的分析波长及检出限

元 素	波长/nm	检出限/(ng/mL)
Al	308.21	14.4
As	189.04	6.2
Ca	317.93	16.5
Cd	226.50	0.6
Cu	324.75	1.9
Mg	279.55	1.3
Mn	257.64	0.4
Pb	220.35	10.7

附　录　B
（资料性附录）
仪器的工作条件

仪器的工作条件见表 B.1。

表 B.1　仪器的工作条件

项　　目	工作参数
光谱仪型号	BAIRD ICP-2000
入射功率/W	1 150
反射功率/W	<5
工作频率/MHz	40.68
观察高度/mm	10
冷却气流量/(L/min)	12
辅助气流量/(L/min)	1.0
载气流量/(L/min)	0.5
样品提升速率/(mL/min)	3.0
积分时间/s	5
积分次数	4

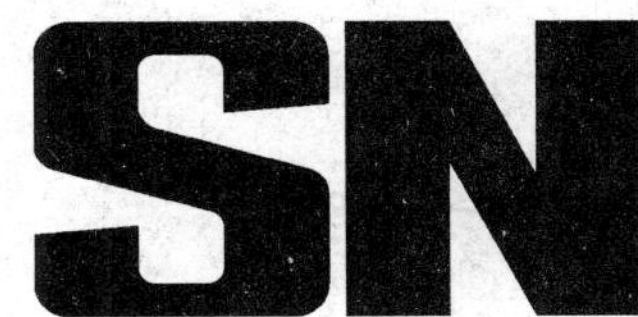

中华人民共和国出入境检验检疫行业标准

SN/T 1337.1—2003

进出口钛精矿化学分析方法
五氧化二钒含量的测定

Methods for chemical analysis of titanium concentrate for import and export—Determination of vanadium pentaoxide content

2003-08-18 发布　　2004-02-01 实施

中华人民共和国
国家质量监督检验检疫总局　发布

前 言

SN/T 1337《进出口钛精矿化学分析方法》分为以下 2 个部分：

——第 1 部分：五氧化二钒含量的测定；

——第 2 部分：三氧化二铬含量的测定。

本部分是 SN/T 1337 的第 1 部分。

本部分由国家认证认可监督管理委员会提出并归口。

本部分起草单位：中华人民共和国海南出入境检验检疫局。

本部分主要起草人：蔡翠侨。

本部分系首次发布的出入境检验检疫行业标准。

进出口钛精矿化学分析方法
五氧化二钒含量的测定

1 范围

本标准规定了进出口钛精矿中五氧化二钒含量的分光光度测定方法。

本标准适用于进出口钛精矿中五氧化二钒含量的测定。测定范围:0.04%~0.80%。

2 方法提要

试样经碱熔后用水浸取,钛、铁及大部分杂质被沉淀过滤分离,钒、铬进入溶液。在盐酸介质中,五价钒与苯甲酰苯胺(钽试剂)生成能被三氯甲烷萃取的红紫色络合物,于分光光度计 530 nm 波长处测量吸光度。六价铬对钒有干扰,显色前加入硫酸亚铁铵将六价铬还原至三价可消除干扰。

3 试剂

除非另有说明,在分析中仅使用确认为分析纯的试剂和蒸馏水或去离子水或相当纯度的水。

3.1 氢氧化钠。

3.2 过氧化钠。

3.3 乙醇(体积分数为 95%)

3.4 磷酸(ρ=1.79 g/mL):用高锰酸钾溶液(30 g/L)滴至微红色不褪。

3.5 氢氧化钠溶液(50 g/L)。

3.6 硫酸(1+1)。

3.7 盐酸(1+1)。

3.8 硫酸亚铁铵溶液(20 g/L):2 g 硫酸亚铁铵溶解于 100 mL 硫酸溶液(5+95)中。

3.9 高锰酸钾溶液(3 g/L、0.5 g/L)。

3.10 钽试剂-三氯甲烷溶液(2 g/L):0.2 g 苯甲酰苯胺溶于 100 mL 三氯甲烷中。

3.11 五氧化二钒标准溶液。

3.11.1 五氧化二钒标准溶液(0.1 mg/mL):称取 0.100 0 g 预先于 110℃烘至干燥的光谱纯五氧化二钒置于 250 mL 烧杯中,加 25 mL 氢氧化钠溶液(3.5),加热至完全溶解,用硫酸(3.6)中和至酸性并过量 20 mL,加热蒸发至冒烟,冷却,加水溶解盐类后冷却至室温,移入 1 000 mL 容量瓶中,用水稀释至刻度摇匀。

3.11.2 五氧化二钒标准溶液(20 μg/mL):移取上述溶液(3.11.1)50.00 mL 置于 250 mL 容量瓶中,用水稀释至刻度摇匀。

3.12 酚酞指示剂(1 g/L):用 70%乙醇配制。

4 仪器

分光光度计。

5 试样

试样应研磨至过 74 μm(200 目)筛,经 105℃~110℃干燥 2 h 后,置于干燥器中冷却至室温备用。

6 分析步骤

6.1 试料量

按表1的规定称取试料，精确至0.1 mg。

表1 称取试料量

含量范围/%	试料量/g
>0.5	0.1
0.08～0.5	0.25
<0.08	0.5

6.2 空白试验

随同试料做空白试验。

6.3 测定

6.3.1 将试料(6.1)置于镍坩埚中，加入氢氧化钠(3.1)2 g～3 g、过氧化钠(3.2)2 g～3 g，盖上埚盖并稍留缝隙，于低温电炉上烤干水分后，于750℃高温炉中熔融至亮红色(保温10 min)。从高温炉中取出，冷却。

6.3.2 把坩埚置于250 mL烧杯中，用约60 mL热水浸出融块，用水洗净坩埚。加入乙醇2 mL，将溶液煮沸至冒大泡使过氧化氢分解完全(约3 min)，冷却至室温，移入100 mL容量瓶中用水稀释至刻度摇匀，用中速滤纸干过滤。

6.3.3 吸取滤液5.00 mL置于125 mL分液漏斗中，加入酚酞指示剂一滴，滴加硫酸(3.6)中和至溶液红色褪去并过量0.5 mL，加入磷酸(3.4)0.5 mL，滴加硫酸亚铁铵溶液(3.8)至溶液黄色褪去(如含铬量太低溶液不显黄色，加一滴～二滴即可)。滴加高锰酸钾溶液(3.9)至稳定微红色约3 min不褪，加入盐酸(3.7)15 mL，钽试剂-三氯甲烷溶液(3.10)5.0 mL，振摇萃取1 min。

6.3.4 待分层后用少量脱脂棉塞于漏斗颈上，小心放出有机相于1 cm比色皿中，用水为参比，于分光光度计530 nm波长处测量吸光度，减去空白试验的吸光度后，从工作曲线上查出相应的五氧化二钒量。

6.4 工作曲线的绘制

吸取五氧化二钒标准溶液(3.11.2)0.00 mL、0.50 mL、1.00 mL、1.50 mL、2.50 mL、3.50 mL分别置于分液漏斗中，以水稀释至约5 mL，加入酚酞指示剂一滴，用氢氧化钠溶液滴至红色后再用硫酸(3.6)滴至红色褪去再过量0.5 mL，以下显色步骤按6.3.3进行，按6.3.4测量吸光度，减去试剂空白吸光度后，绘制工作曲线。

7 结果计算

五氧化二钒含量以质量分数表示，按式(1)计算：

$$w(V_2O_5) = \frac{m_1 \times 20 \times 10^{-6}}{m_0} \times 100 \qquad \cdots\cdots(1)$$

式中：

$w(V_2O_5)$——五氧化二钒的质量分数(%)；

m_1——从标准曲线上查得已扣除空白试验后试液中五氧化二钒含量，单位为微克(μg)；

m_0——试料量，单位为克(g)。

8 精密度

精密度见表2。

表 2　精密度

水平值/%	重复性 r	再现性 R
0.086	0.013	0.018
0.102	0.017	0.017

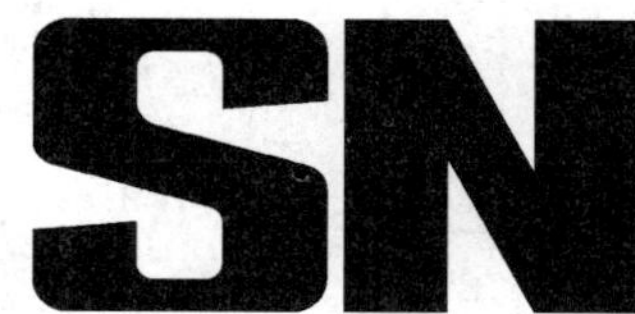

中华人民共和国出入境检验检疫行业标准

SN/T 1337.2—2003

进出口钛精矿化学分析方法 三氧化二铬含量的测定

Methods for chemical analysis of titanium concentrate for import and export—Determination of chromium sesquioxide content

2003-08-18 发布　　　　2004-02-01 实施

中华人民共和国国家质量监督检验检疫总局　发布

前　言

SN/T 1337《进出口钛精矿化学分析方法》分为以下 2 个部分：

——第 1 部分：五氧化二钒含量的测定；

——第 2 部分：三氧化二铬含量的测定。

本部分是 SN/T 1337 的第 2 部分。

本部分由国家认证认可监督管理委员会提出并归口。

本部分起草单位：中华人民共和国海南出入境检验检疫局。

本部分主要起草人：蔡翠侨。

本部分系首次发布的出入境检验检疫行业标准。

进出口钛精矿化学分析方法
三氧化二铬含量的测定

1 范围

本标准规定了进出口钛精矿中三氧化二铬含量的分光光度测定方法。

本标准适用于进出口钛精矿中三氧化二铬含量的测定。测定范围：0.01%～0.50%。

2 方法提要

试样经碱熔后用水浸取，钛、铁及大部分杂质等被沉淀过滤分离，钒、铬进入溶液。在0.1 mol/L的硫酸介质中，六价铬与二苯基碳酰二肼生成可溶性红紫色络合物，于分光光度计540 nm波长处测量吸光度。

3 试剂

除非另有说明，在分析中仅使用确认为分析纯的试剂和蒸馏水或去离子水或相当纯度的水。

3.1 氢氧化钠。

3.2 过氧化钠。

3.3 乙醇(体积分数为95%)。

3.4 硫酸(1+5)。

3.5 二苯基碳酰二肼溶液(2 g/L)：0.2 g二苯基碳酰二肼溶解于100 mL丙酮中。用时配制。

3.6 三氧化二铬标准溶液

3.6.1 三氧化二铬标准溶液(0.1 mg/mL)：称取0.193 6 g预先于150℃烘1 h并称至恒重的重铬酸钾基准试剂，加水溶解后移入1 000 mL容量瓶中，用水稀释至刻度摇匀。

3.6.2 三氧化二铬标准溶液(10 μg/mL)：移取上述(3.6.1)溶液25.0 mL置于250 mL容量瓶中，用水稀释至刻度摇匀。

3.7 对硝基酚指示剂溶液(1 g/L)。

4 仪器

分光光度计。

5 试样

试样应研磨至过74 μm(200目)筛，经105℃～110℃干燥2 h后，置于干燥器中冷却至室温备用。

6 分析步骤

6.1 试料量

按表1的规定称取试料，精确至0.1 mg。

表 1 称取试料量

含量范围/%	试料量/g
>0.15	0.1
0.01～0.15	0.25
<0.01	0.5

6.2 空白试验

随同试料做空白试验。

6.3 测定

6.3.1 将试料(6.1)置于镍坩埚中，加入氢氧化钠(3.1)2 g～3 g、过氧化钠(3.2)2 g～3 g，盖上埚盖并稍留缝隙，于低温电炉上烤干水分后，于750℃高温炉中熔融至亮红色(约10 min)。从高温炉中取出，冷却。

6.3.2 把坩埚置于250 mL烧杯中，用约60 mL热水浸出融块，用水洗净坩埚。加入乙醇2 mL，将溶液煮沸至冒大泡使过氧化氢分解完全(约3 min)，冷却至室温，移入100 mL容量瓶中用水稀释至刻度摇匀，用中速滤纸干过滤。

镍坩埚须预先做铬空白试验，如空白值太高影响测定，应改用刚玉坩埚熔样。

6.3.3 吸取滤液10.00 mL～25.00 mL(视含量而定)置于100 mL容量瓶中，用水稀至25 mL，加入对硝基酚指示剂溶液一滴，滴加硫酸溶液(3.4)中和至溶液黄色消失后过量4.0 mL，加水稀释至约80 mL，加入二苯基碳酰二肼溶液(3.5)2.0 mL，立即用水稀释至刻度摇匀。

6.3.4 放置5 min～10 min后在分光光度计上，以水为参比于540 nm波长处，用2 cm比色皿测量吸光度。减去空白试验的吸光度后，从工作曲线上查出相应的三氧化二铬量。显色后应在30 min内测量吸光度。

6.4 工作曲线的绘制

吸取三氧化二铬标准溶液(3.6.2)0.00 mL、1.00 mL、2.00 mL、3.00 mL、4.00 mL、5.00 mL分别置于100 mL容量瓶中用水稀至约25 mL，按实验步骤6.3.3显色，按6.3.4测量吸光度，减去试剂空白吸光度后，绘制工作曲线。

7 结果计算

三氧化二铬含量以质量分数表示，按式(1)计算：

$$w(Cr_2O_3)=\frac{m_1V_0\times10^{-6}}{m_0V_1}\times100 \qquad \cdots\cdots(1)$$

式中：

$w(Cr_2O_3)$——三氧化二铬的质量分数(%)；

m_1——从标准曲线上查得已扣除空白试验后试液中三氧化二铬含量，单位为微克(μg)；

m_0——试料量，单位为克(g)；

V_0——试液总体积，单位为毫升(mL)；

V_1——分取试液的体积，单位为毫升(mL)。

8 精密度

精密度见表2。

表 2 精密度

水平值/%	重复性 r	再现性 R
0.027	0.003 1	0.011
0.426	0.047	0.081

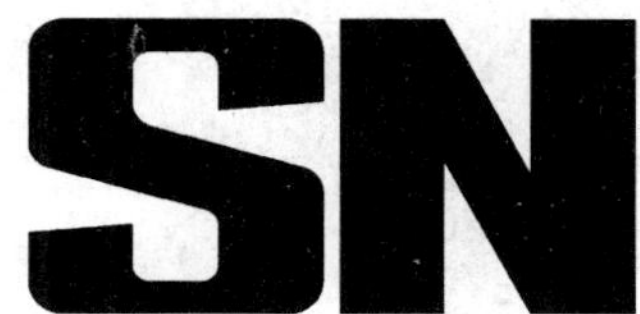

中华人民共和国出入境检验检疫行业标准

SN/T 1799—2006

进口钴精矿中钴含量的测定

Determination of cobalt content in cobalt concentrate for import

2006-08-28 发布　　　　2007-03-01 实施

中华人民共和国国家质量监督检验检疫总局　发布

前　言

本标准由国家认证认可监督管理委员会提出并归口。

本标准起草单位:中华人民共和国河北出入境检验检疫局。

本标准主要起草人:郭文雷、颜红。

本标准系首次发布的出入境检验检疫行业标准。

进口钴精矿中钴含量的测定

1 范围

本标准规定了进口钴精矿中钴含量的测定方法。

本标准适用于进口钴精矿中钴含量的测定，测定范围8%～20%。

2 规范性引用文件

下列文件中的条款通过本标准的引用而成为本标准的条款。凡是注日期的引用文件，其随后所有的修改单（不包括勘误的内容）或修订版均不适用于本标准，然而，鼓励根据本标准达成协议的各方研究是否可使用这些文件的最新版本。凡是不注日期的引用文件，其最新版本适用于本标准。

GB/T 601 化学试剂 标准滴定溶液的制备

GB/T 603 化学试剂 试验方法中所用制剂及制品的制备

3 方法提要

试样经高氯酸-氢氟酸-硝酸溶解，在加入酒石酸的醋酸介质中，以亚硝酸钴钾沉淀的形式分离钴，再用EDTA标准溶液滴定法确定钴含量。

4 试剂和材料

除非另有说明，在分析中仅使用确认为分析纯的试剂和蒸馏水或去离子水或相当纯度的水。

4.1 氨水。

4.2 高氯酸。

4.3 浓硝酸。

4.4 氢氟酸。

4.5 冰乙酸。

4.6 盐酸（1+1）。

4.7 亚硝酸钾溶液A液（沉淀液）：称取50 g亚硝酸钾溶于适量水中，加入8 mL冰乙酸，用水稀释到100 mL，摇匀。

4.8 亚硝酸钾溶液B液（洗涤液）：量取40 mL亚硝酸钾溶液A液，8 mL冰乙酸，用水稀释到500 mL，摇匀。

4.9 碳酸钾溶液（20%）：20 g碳酸钾溶于100 mL水中。

4.10 酒石酸溶液：100 g酒石酸溶于100 mL水中。

4.11 氨-氯化铵缓冲溶液（pH≈10）：按GB/T 603要求配制。

4.12 0.05 mol/L的EDTA标准滴定溶液：按GB/T 601要求配制及标定。

4.13 紫脲酸铵指示剂：0.5 g紫脲酸铵加入100 g氯化钠，混匀研细。

4.14 刚果红试纸。

4.15 滤纸：中速定性滤纸。

5 试样的制备

将矿石制备成分析用试样，试样需通过100目筛网，并在105℃±2℃烘4 h以上后置干燥器内冷却至室温，备用。

6 分析步骤

6.1 溶样及沉淀分离

称取0.7 g～0.8 g(精确至0.000 1 g)试样置于30 mL有盖的聚四氟乙烯坩埚中，用少量水润湿，加入4 mL高氯酸(4.2)，15 mL氢氟酸(4.4)，小火加热同时滴加浓硝酸(4.3)至样品溶解，再加热至冒烟，稍冷却后加入少量水继续加热至白烟冒尽，重复“稍冷却后加入少量水继续加热至白烟冒尽”步骤2次～3次，冷却后移入150 mL锥形瓶中，用少量水冲洗坩埚并入锥形瓶。

在上述试样溶液中加入2 mL酒石酸溶液(4.10)，逐渐滴加碳酸钾溶液(20%)(4.9)至析出晶体沉淀并且沉淀不再溶解为止。滴加冰乙酸(4.5)溶解沉淀，再过量5 mL。将溶液在恒温水浴锅中加热至50℃±2℃，在不断搅拌下缓缓加入50 mL热的(50℃±2℃)亚硝酸钾溶液A液(4.7)，振荡搅拌15 min，静置4 h以上。

随同试样做试剂空白试验。

6.2 钴含量的测定

在沉淀反应瓶中加入用滤纸制作的纸浆并同沉淀一起过滤，用亚硝酸钾溶液B液(4.8)冲洗沉淀及锥形瓶10次左右(每次用量4 mL～5 mL)，至滴出滤液无色为止。将沉淀同滤纸一起移入另一锥形瓶中，加入30 mL盐酸(1+1)(4.6)，加热溶解沉淀，趁热滤入250 mL容量瓶中，用热水冲洗锥形瓶和纸浆至漏斗中纸浆无粉红色，滤液冷却后加水定容。移取100 mL定容后的滤液于250 mL锥形瓶中，用氨水(4.1)调pH值3～4(刚果红试纸(4.14)刚呈红色)，用0.05 mol/L的EDTA标准滴定溶液(4.12)滴定至溶液粉红色接近消失，加入10 mL的氨-氯化铵缓冲溶液(pH≈10)(4.11)，加入10 mL氨水(4.1)，再加入0.3 g紫脲酸铵指示剂(4.13)，继续滴定至溶液变为紫红色为终点。

7 结果计算

钴含量以质量分数x计，数值以百分比(%)表示，按下式计算：

$$x=\frac{0.058\ 93\times(V-V_0)c}{(100/250)\times m}\times 100$$

式中：

V——滴定时所消耗的EDTA标准滴定溶液的体积，单位为毫升(mL)；

V_0——空白测定时所消耗的EDTA标准滴定溶液的体积，单位为毫升(mL)；

c——EDTA标准滴定溶液的浓度，单位为摩尔每升(mol/L)；

0.058 93——与1.00 mL EDTA标准滴定溶液(浓度为1.000 mol/L)相当的以克表示的钴的质量；

m——试样的质量，单位为克(g)。

计算结果表示到小数点后两位。

8 精密度

方法的精密度是由4个实验室对4个水平的试样所做的试验进行确定，结果见表1。

表 1　方法的精密度

序　号	水平值(%)	重复性(r)	再现性(R)
1	11.73	0.21	0.80
2	11.68	0.20	0.71
3	8.30	0.14	0.14
4	10.83	0.14	0.15

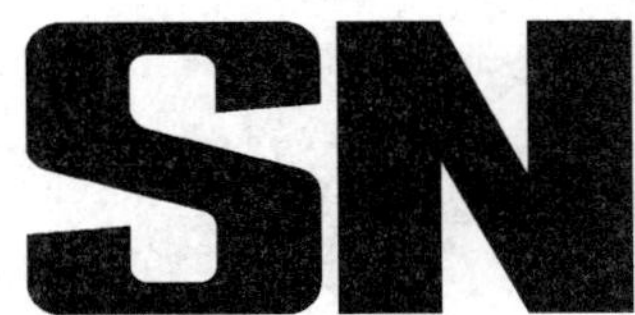

中华人民共和国出入境检验检疫行业标准

SN/T 2047—2008

进口铜精矿中杂质元素含量的测定 电感耦合等离子体原子发射光谱法

Determination of impurities in copper concentrates for import—Inductively coupled plasma atomic emission spectrometry

2008-04-29 发布

2008-11-01 实施

中华人民共和国国家质量监督检验检疫总局 发布

前　言

本标准的附录 A 和附录 B 是资料性附录。

本标准由国家认证认可监督管理委员会提出并归口。

本标准主要起草单位：中华人民共和国安徽出入境检验检疫局。

本标准主要起草人：马红岩、孙致安、李德军、王伟。

本标准系首次发布的出入境检验检疫行业标准。

进口铜精矿中杂质元素含量的测定
电感耦合等离子体原子发射光谱法

1 范围

本标准规定了进口铜精矿中的铅、锌、钴、镍、镁、镉、砷、锑、铋、汞等元素含量的测定方法。

本标准适用于进口铜精矿中铅、锌、钴、镍、镁、镉、砷、锑、铋、汞等元素含量的测定，各元素的测定范围见表1。

表1 各元素的测定范围

单位为%

元素	测定范围(质量分数)	元素	测定范围(质量分数)
铅	0.01～6.0	镉	0.001～0.5
锌	0.01～6.0	砷	0.005～1.5
钴	0.01～2.0	锑	0.01～1.0
镍	0.005～1.0	铋	0.01～0.5
镁	0.001～3.0	汞	0.001～0.1

2 规范性引用文件

下列文件中的条款通过本标准的引用而成为本标准的条款。凡是注日期的引用文件，其随后所有的修改单(不包括勘误的内容)或修订版均不适用于本标准，然而，鼓励根据本标准达成协议的各方研究是否可使用这些文件的最新版本。凡是不注日期的引用文件，其最新版本适用于本标准。

GB/T 602 化学试剂 杂质测定用标准溶液的制备

GB/T 14263 散装浮选铜精矿取样、制样方法

3 方法提要

试料经微波消解后，使用电感耦合等离子体原子发射光谱仪测定各元素的含量。

4 试剂

除非另有说明，在分析时使用确认为分析纯的试剂和蒸馏水或相应纯度的水。

4.1 硝酸(ρ1.42 g/mL)。

4.2 盐酸(ρ1.19 g/mL)。

4.3 混酸(盐酸：硝酸＝3：2)。

4.4 混酸(1＋9)：由混酸(4.3)稀释制备。

4.5 单元素标准溶液：铅、锌、钴、镍、镁、镉、砷、锑、铋、汞等各元素标准溶液按GB/T 602方法配制，或直接使用标准物质，其质量浓度均为10 mg/mL。

4.6 混合标准溶液：移取铅、锌、钴、镍、镁、镉、砷、锑、铋、汞各元素标准贮备溶液(4.5)若干置于100 mL容量瓶中，用混酸(4.4)稀释并定容到刻度，混匀。

5 仪器和设备

5.1 电感耦合等离子体原子发射光谱仪。仪器应能提供稳定的等离子体炬焰。仪器的稳定性必须符

合 JJG 015 规定。各元素的分析波长参见附录 A。仪器的工作条件参见附录 B。校准曲线的线性相关系数应大于 0.999。

5.2 微波消解系统。

6 试样的制备

按照 GB/T 14263 标准制备分析用样品。

7 分析步骤

7.1 试料

称取约 0.20 g 试样，精确至 0.000 1 g。

做两份试料的平行测定。

7.2 空白试验

除不加入待测样品外，其他均按照 7.3 步骤规定的样品消解方式进行空白试验。

7.3 消解

将试料(7.1)置于聚四氟乙烯罐中，加入混酸(4.3)5 mL，待剧烈反应停止后，加盖套，置于转盘中，放入炉腔内，连好温度(压力)传感器，用 600 W 功率加热 3 min，300 W 功率加热 10 min，待冷却后取出聚四氟乙烯罐，将罐内物用水冲洗并转移至 50 mL 容量瓶，以水定容。

7.4 工作曲线的绘制

7.4.1 标准溶液系列

混合标准溶液系列由混合标准溶液(4.6)用混酸(4.4)逐级稀释配制，标准溶液系列浓度见表 2。

表 2 标准溶液系列

单位为 μg/mL

元素	标准溶液系列				
Pb	0.40	2.0	10.0	50.0	300.0
Zn	0.40	2.0	10.0	50.0	300.0
Co	0.40	1.0	5.0	20.0	100.0
Ni	0.20	1.0	5.0	10.0	60.0
Mg	1.00	2.0	10.0	50.0	200.0
Cd	0.10	0.50	1.0	5.0	30.0
As	0.20	1.0	5.0	20.0	80.0
Sb	0.40	2.0	5.0	20.0	60.0
Bi	0.20	0.50	2.0	10.0	30.0
Hg	0.10	0.20	0.50	2.0	6.0

7.4.2 标准曲线

测定标准溶液空白的强度后，按顺序由低到高分别测定混合标准溶液系列中各元素的光谱强度，根据扣除空白后的光谱强度和标准溶液的浓度绘制校准曲线。

7.5 测定

分别测定空白溶液和试样溶液中各被测元素的光谱强度，从校准曲线上查出被测元素的含量。若测定后发现试样的光谱强度超出标准曲线的范围，可以将试样溶液以混酸(4.4)为介质稀释后重新测定。

8 结果计算

各杂质元素的含量以质量分数 w 计，数值以%表示，按式(1)计算：

$$w = \frac{(c_i - c_0) \times V \times f \times 10^{-6}}{m} \times 100 \qquad \cdots\cdots(1)$$

式中：

c_i——试料中被测元素的浓度，μg/mL；

c_0——试料空白的浓度，μg/mL；

V——试料溶液的体积，mL；

f——试料的稀释倍数；

m——试料的质量，g。

计算结果保留至两位小数。若含量小于0.1%时，保留至三位小数；小于0.01%时，保留至四位小数。

9 精密度

精密度由8个实验室对4个水平的试样所作的试验确定，结果见表3。

表3 精密度

单位为%

元素	质量分数	重复性限(r)	再现性限(R)
Pb	0.043～4.32	r=0.016 5+0.01ln(m)	R=0.072 7+0.027 5ln(m)
Zn	0.057～4.77	r=0.046 8+0.014 7ln(m)	R=0.071+0.042 8 m
Co	0.001 8～1.26	r=0.039 7+0.006 6ln m)	R=0.049 1+0.008 3ln(m)
Ni	0.001 3～0.74	r=0.025 4+0.003 8ln(m)	R=0.034+0.005 2ln(m)
Mg	0.19～2.65	r=0.014 3+0.016 1 m	R=0.048+0.019 5ln(m)
Cd	0.014～0.116	r=0.136 m−0.000 5	R=0.147 1 m−0.000 5
As	0.003 6～0.99	r=0.042+0.007 5ln(m)	R=0.039 2+0.007ln(m)
Sb	0.091～0.675	r=0.001+0.052 3 m	R=0.001 9+0.053 7 m
Bi	0.007 3～0.12	$r=0.000\ 7e^{27.16\ m}$	$R=0.001\ e^{24.24\ m}$
Hg	0.003 2～0.091	r=0.007 4+0.001 2ln(m)	R=0.007 8+0.001 3ln(m)

附　录　A
（资料性附录）
元素的参考波长

元素的分析参考波长见表 A.1。

表 A.1　元素的分析波长

分析元素	参考波长/ nm
Pb	220.353
Zn	213.856
Co	228.616
Ni	231.604
Mg	279.553
Cd	214.438
As	193.699
Sb	252.852
Bi	306.772
Hg	194.227

附 录 B
（资料性附录）
仪器的参考工作条件

电感耦合等离子体原子发射光谱仪参考工作条件见表B.1。

表 B.1 仪器的参考工作条件

项　　目	工作参数
工作频率	27.12 MHz
入射功率	1 150 W
观察高度	15 mm
冷却气流量	15 L/min
辅助气流量	0.5 L/min
载气流量	1.0 L/min
样品提升速率	2.2 mL/min
积分时间	30 s
积分次数	2

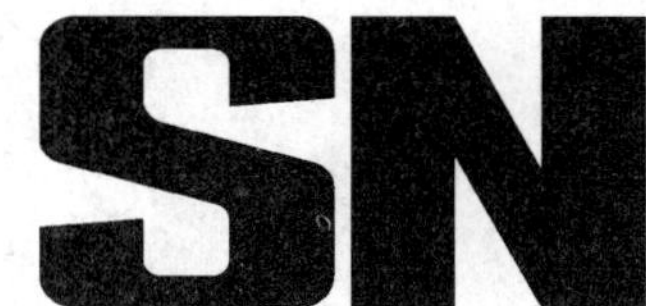

中华人民共和国出入境检验检疫行业标准

SN/T 2501—2010

进口铜精矿中金含量的测定 阴离子交换-火焰原子吸收光谱法

Determination of gold in copper concentrates for import by anion exchange-flame atomic absorption spectrometry

2010-03-02 发布　　2010-09-16 实施

中华人民共和国
国家质量监督检验检疫总局　发布

前　　言

本标准的附录 A 和附录 B 均为资料性附录。

本标准由国家认证认可监督管理委员会提出并归口。

本标准起草单位：中华人民共和国广东出入境检验检疫局、中华人民共和国安徽出入境检验检疫局、中华人民共和国湖北出入境检验检疫局。

本标准主要起草人：陈广文、黄健、周陶鸿、孙致安、陈建华、田琼、李德军。

本标准系首次发布的出入境检验检疫行业标准。

进口铜精矿中金含量的测定 阴离子交换-火焰原子吸收光谱法

1 范围

本标准规定了火焰原子吸收光谱法测定进口铜精矿中金含量的方法。

本标准适用于铜精矿中金的测定。测定范围:0.2 g/t～50 g/t。

2 规范性引用文件

下列文件中的条款通过本标准的引用而成为本标准的条款。凡是注日期的引用文件,其随后所有的修改单(不包括勘误的内容)或修订版均不适用于本标准,然而,鼓励根据本标准达成协议的各方研究是否可使用这些文件的最新版本。凡是不注日期的引用文件,其最新版本适用于本标准。

GB/T 14263 散装浮选铜精矿取样、制样方法

3 原理

试样经高温焙烧除去部分碳,硫等杂质元素,用王水分解,使金转变成络阴离子,经过阴离子交换柱使金富集于树脂上。树脂经灰化,稀盐酸溶解后导入原子吸收分光光度计中测定。

4 试剂和材料

除非另有说明,在分析中仅使用确认为分析纯的试剂和蒸馏水。

4.1 氯化钠。

4.2 金属金(Au≥99.99%)。

4.3 盐酸(1.19 g/mL)。

4.4 硝酸(1.42 g/mL)。

4.5 氢氟酸(1.15 g/mL)。

4.6 乙醇(95%)。

4.7 王水:将3份盐酸(4.3)和一份硝酸(4.4)混合,用时配制。

4.8 稀盐酸(1+9)。

4.9 氯化钠溶液(100 g/L):称取10 g氯化钠(4.1),加水溶解并定容到100 mL。

4.10 金标准储备溶液:称取0.100 0 g金属金(4.2)于50 mL烧杯中,加5 mL王水(4.7),盖上表面皿加热溶解完全。冲洗并移去表面皿,加0.1 g氯化钠(4.1),蒸至近干。冷却,用稀盐酸(4.8)转移并定容至100 mL棕色容量瓶中。

4.11 金标准工作溶液(100 μg/mL):移取金标准储备溶液(4.10)10 mL于100 mL容量瓶中,用稀盐酸(4.8)稀释至刻度,混匀。

4.12 阴离子交换树脂:201×7型强碱性苯乙烯系阴离子交换树脂(60目～80目),用前先用乙醇(4.6)洗涤3次,再用水洗涤三次。

5 仪器和设备

5.1 火焰原子吸收光谱仪,附金空心阴极灯。仪器工作条件参见附录A。

5.2 分析天平,精度0.000 1 g。

5.3 高温炉,温度可控制在500 ℃~1 000 ℃的范围。

5.4 电炉。

5.5 电热板。

5.6 瓷皿,50 mL。

5.7 瓷坩埚,50 mL。

5.8 阴离子交换装置。在长10 cm,直径6.5 mm的胶头滴管(去掉尖端)下端塞上脱籽棉,用约3 cm橡皮管与玻璃漏斗连接好。向漏斗上加入约50 mL水,缓慢加入约1.5 g树脂(4.12),使树脂随水流自由沉降填充。当树脂高度达到8 cm,水下滴速度降至1 mL/min~2 mL/min后,在树脂顶端塞少量脱籽棉。洗净漏斗中残留的树脂。缓慢加入约50 mL稀盐酸(4.8)淋洗树脂,供7.3.2步使用。装置图参见附录B。

6 试样制备

按照GB/T 14263取样、制样。试样粒度应不大于0.082 mm,并在100 ℃~105 ℃烘干1 h后置于干燥器中冷却至室温。

7 测定步骤

7.1 试料

按表1称取两份试样,精确到0.000 1g。

表1 试样量

Au含量/(g/t)	试样量/g
0.2~10	10
10~50	5

7.2 空白实验

随同试样做空白实验。

7.3 试液制备

7.3.1 试料处理

将试料(7.1)置于垫有滤纸的瓷皿(5.6)中,在电炉上烘焙至无烟冒出,再置于650 ℃高温中焙烧2 h,取出冷却至室温。将试料倒入400 mL烧杯中,用擦棒擦洗瓷皿,并用约50 mL射水冲洗,洗液并入烧杯。再加入80 mL王水,盖上表面皿,先在电热板上低温加热微沸约1.5 h,至底部无明显黑渣,然后高温蒸至约10 mL。取下冷却至无棕色烟冒出,加入约50 mL稀盐酸(4.8),微热使盐类溶解,用稀盐酸(4.8)转移至100 mL容量瓶中,定容。

若加入50 mL稀盐酸后仍有较多残渣不溶,应用中速滤纸将溶液过滤于100 mL容量瓶,用稀盐酸(4.8)洗涤三次,每次约5 mL。滤纸及滤渣放入原瓷皿,置于高温炉中800 ℃使滤纸灰化完全。再将残渣转入100 mL聚四氟乙烯烧杯中,加入约10 mL氢氟酸(4.5),电热板上蒸干。加入10 mL王水,蒸至近干。用适量稀盐酸(4.8)溶解并转移至原容量瓶中,定容。

7.3.2 交换富集

将7.3.1步溶液用中速定量滤纸过滤,弃去开始的20 mL,继续过滤,准确移取50.00 mL滤液于交换装置(5.8)的漏斗中,过柱。待溶液滴尽后再用稀盐酸(4.8)洗涤漏斗三次,每次约10 mL。

7.3.3 灰化定容

取下交换柱(7.3.2),用少量稀盐酸(4.8)反向将树脂及脱脂棉冲入滤纸中,滤干包好,放入瓷坩埚(5.7)中,先在电炉上低温炭化,然后置于650 ℃高温炉中灰化完全。取出冷却至室温,加入4滴氯化钠溶液(4.9)润湿,加入5 mL王水,电热板上低温蒸至约0.5 mL(勿蒸干)。用稀盐酸(4.8)转移至10 mL

或 25 mL 容量瓶中，定容。

7.4 测定

7.4.1 标准工作曲线的绘制

分别移取 0 mL、1.00 mL、2.00 mL、3.00 mL、4.00 mL、5.00 mL 金标准工作溶液(4.11)于 6 个 100 mL 容量瓶中，以稀盐酸(4.8)定容。使用空气乙炔火焰，于 242.8 nm 波长处按仪器工作条件进行测定。以 0 μg/mL 标准溶液调零，对每个标准溶液进行三次平行测定，吸光度的极差不得超过 0.003。如极差超过 0.003 时，需重新测定。以金浓度(μg/mL)为横坐标，吸光度为纵坐标绘制标准工作曲线。

7.4.2 样品测定

在与测量标准溶液相同条件下，以随同试样的空白试验溶液调零，测定待测液(7.3.3)的吸光度，自标准工作曲线上查出对应金的浓度。

8 结果计算

样品中金含量以 W 计，数值以克每吨(g/t)表示，按式(1)计算：

$$W = \frac{C \times V}{m} \times \frac{100}{50} \qquad \cdots\cdots(1)$$

式中：

V——测试液的体积，单位为毫升(mL)；

C——测试液中金的浓度，单位为微克每毫升(μg/mL)；

m——试样的质量，单位为克(g)。

结果取两次平行测定结果的算术平均值，表示至小数点后两位。

9 精密度

对 5 个水平的样品，通过 7 家实验室实验，得到重复性限(r)计算公式(2)和再现性限(R)计算公式(3)：

$$r = 0.0392X + 0.1114 \qquad \cdots\cdots(2)$$

$$R = 0.0647X + 0.2103 \qquad \cdots\cdots(3)$$

式中；

r——实验室内允许差，单位为克每吨(g/t)；

R——实验室间允许差，单位为克每吨(g/t)；

X——样品中金的平均含量，单位为克每吨(g/t)。

附 录 A
（资料性附录）
仪器工作条件参数

使用SOLAAR-610型原子吸收光谱仪测定金的工作条件参见表A.1。对于不同型号的仪器，应该优化仪器条件使灵敏度最高，且吸光度和浓度的线性关系良好。

表 A.1 仪器工作条件

波长/nm	242.8（氘灯校正背景）
灯电流/mA	7.5
光谱通带/nm	0.5
观测高度/nm	7.0
乙炔，空气流量/(L/min)	9

附　录　B
（资料性附录）
阴离子交换装置

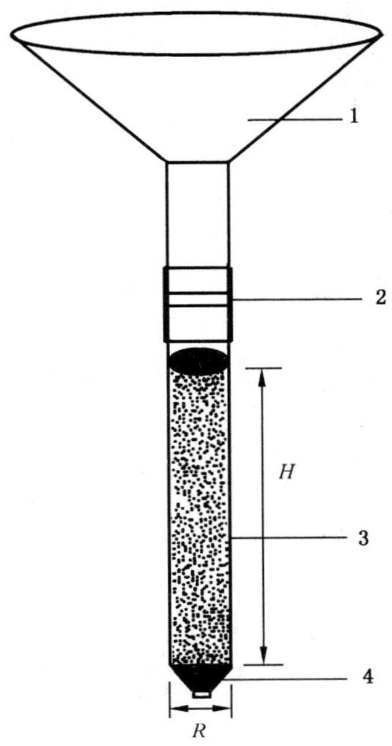

1——漏斗；
2——橡皮管；
3——胶头滴管，去掉尖端；
4——脱脂棉；
H——树脂高度，8 cm；
R——滴管直径，6.5 mm。

图 B.1　阴离子交换装置图

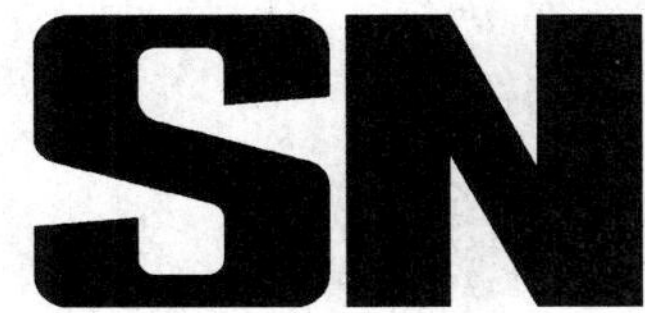

中华人民共和国出入境检验检疫行业标准

SN/T 2673—2010

进口硫化铜精矿检验规程

Rules for the inspection of sulfide copper concentrate for import

2010-11-01 发布

2011-05-01 实施

中华人民共和国
国家质量监督检验检疫总局 发布

前　言

本标准按照 GB/T 1.1—2009 给出的规则起草。

本标准由国家认证认可监督管理委员会提出并归口。

本标准主要起草单位:中华人民共和国安徽出入境检验检疫局。

本标准主要起草人:马红岩、孙致安、李德军、王伟、姜兆兴。

本标准为首次发布的出入境检验检疫行业标准。

进口硫化铜精矿检验规程

1 范围

本标准规定了进口硫化铜精矿的检验方法、内容、过程、结果评定。

本标准适用于进口硫化铜精矿的检验。

2 规范性引用文件

下列文件对于本文件的应用是必不可少的。凡是注日期的引用文件,仅注日期的版本适用于本文件。凡是不注日期的引用文件,其最新版本(包括所有的修改单)适用于本文件。

GB/T 3884 铜精矿化学分析方法

GB/T 14260 散装重有色金属浮选精矿取样制样通则

GB/T 14263 散装浮选铜精矿取样制样方法

GB 20424 重金属精矿产品中有害元素的限量规范

GB 20664 有色金属矿产品的天然放射性限值

SN/T 0187 进出口商品重量鉴定规程 水尺鉴重

SN/T 0188 进出口商品重量鉴定规程 衡器鉴重

SN/T 2047 进口铜精矿中杂质元素含量的测定 电感耦合等离子体原子发射光谱法

3 术语和定义

下列术语和定义适用本文件。

3.1

检验批 inspection lot

为测定品位而划定的取样单元。

3.2

交货批 delivery lot

一次交货的同一规格的一定数量的硫化铜精矿。交货批可由一个或多个检验批组成。

3.3

副批 sub inspection lot

将检验批划分成若干个部分,每一部分为一个副批。

4 查验、放射性检测及有害元素检验

4.1 总则

检验人员实施本步骤之前,应仔细审核报检人所提供的单证有效性,必须货证相符。货物应在检验机构指定场所(包括运输工具)处等待施检。只有在查验并完成放射性检测和有害元素检验合格后出具《入境货物通关单》。

4.2 放射性检测

放射性检测按照 GB 20664 执行。

4.3 有害元素检验

有害元素检验按照 GB/T 3884 或(和)SN/T 2047 及相关规定执行。有害元素的限量按照 GB 20424 执行。

5 抽样

按照 GB/T 14260 和 GB/T 14263 抽取样品并测定水分及制样。对于集装箱、吨装袋运输的硫化铜精矿可开箱堆放抽样。

6 检验

6.1 数量检验

根据提单、发票或者装箱单,对进口硫化铜精矿应清点数量。散装船舶运输的,应核对船舶及舱数;散装铁路运输的,应清点车皮数量;散装集装箱运输的,应清点箱数;包装运输的,应核对包装的数量。

6.2 重量检验

进口硫化铜精矿的计重按 SN/T 0188 执行。如果约定实施水尺计重,按 SN/T 0187 操作执行。

6.3 品质检验

品质检验的分析方法按照 GB/T 3884 或(和)SN/T 2047 执行。

7 结果判定

7.1 放射性

放射性检测结果符合 GB 20664 的要求,判定为合格,否者判定为不合格。

7.2 有害元素

有害元素限量符合 GB 20424 要求时,判定为合格,否者判定为不合格。

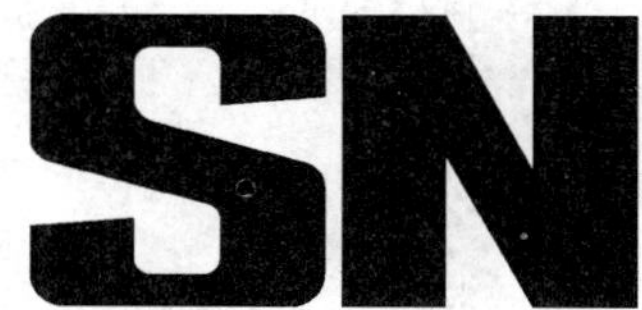

中华人民共和国出入境检验检疫行业标准

SN/T 2711—2010

进口非硫化铜精矿检验规程

Rules for the inspection of nonsulfide copper concentrate for import

2010-11-01 发布　　　　2011-05-01 实施

中华人民共和国国家质量监督检验检疫总局 发布

前　言

本标准按照 GB/T 1.1—2009 给出的规则起草。

本标准由国家认证认可监督管理委员会提出并归口。

本标准起草单位:中华人民共和国山东出入境检验检疫局。

本标准主要起草人:孙瑞昌、周波、于立洋、孙键、丁仕兵。

本标准系首次发布的出入境检验检疫行业标准。

进口非硫化铜精矿检验规程

1 范围

本标准规定了进口非硫化铜精矿的技术要求、检验程序、放射性检测、重量鉴定、取制样和分析方法。

本标准适用于由集装、散装等方式运输的进口非硫化铜精矿的检验。

2 规范性引用文件

下列文件对于本文件的应用是必不可少的。凡是注日期的引用文件，仅注日期的版本适用于本文件。凡是不注日期的引用文件，其最新版本(包括所有的修改单)适用于本文件。

GB/T 3884 (所有部分) 铜精矿化学分析方法

GB 14263 散装浮选铜精矿取样、制样方法

GB 20424 重金属精矿产品中有害元素的限量规范

GB 20664 有色金属矿产品的天然放射性限值

SN/T 0187 进出口商品重量鉴定规程 水尺计重

SN/T 0188 进出口商品重量鉴定规程 衡器鉴重

SN/T 1537 进口矿产品放射性检验规程

3 技术要求

3.1 有害元素 Pb、As、F、Cd、Hg 符合 GB 20424 规定的限量要求。

3.2 天然放射性限值符合 GB 20664 规定的限值要求。

3.3 非硫化铜精矿中不得混入外来杂物。

4 检验程序

4.1 确定检验批

按照 SN/T 1537 的规定确定非硫化铜精矿的检验批。

4.2 放射性检验

4.2.1 检验地点及场地要求

按照 SN/T 1537 的规定确定非硫化铜精矿检验地点及场地。

4.2.2 检验仪器设备

按照 GB 20664 的规定选择现场检验用 γ 辐射剂量率仪。

4.2.3 筛选水平

按照 GB 20664 规定确定现场检测筛选水平。

注：在只考虑 X、γ 和电子辐射的情况下，1 Gy 吸收剂量产生的生物效应为 1 Sv 剂量当量。

4.2.4 现场检验操作程序

按照 GB 20664 规定执行。

4.3 重量鉴定

放射性检验合格后,方能进行鉴重及品质检验。

对于集装运载和陆运散装的非硫化铜精矿,按照 SN/T 0188 规定进行衡器鉴重。

对于船运散装的非硫化铜精矿,按照 SN/T 0187 规定进行水尺计重,或在搬倒时及灌包后按照 SN/T 0188 规定进行衡器鉴重。

4.4 取样与样品制备

4.4.1 取样

4.4.1.1 总则

按照 GB 14263 规定执行。

4.4.1.2 集装箱取样法

当货物在集装箱内散装时,按公式(1)计算最少份样数,用取样钎采取代表性样品。

$$n_1 \geqslant \frac{n}{M} \qquad \cdots\cdots(1)$$

式中:

n_1——每个集装箱应取的最小份样数;

n——GB 14263 规定的份样数;

M——检验批的总箱数。

4.4.1.3 其他集装形式取样法

当货物采用袋装、桶装或其他容器包装时,从容器中取样。当容器的个数小于 GB 14263 规定的份样数时,按照公式(1)确定每个容器应取的最小份样数,均匀布点采取代表性的样品;当容器的个数大于规定的份样数时,按照一定间隔选择与份样数相当的容器个数,从其中各取一个份样。

4.4.2 样品的制备

按 GB/T 14263 规定的程序和方法进行。

4.5 分析方法

4.5.1 水分含量的测定按照 GB/T 14263 规定进行。

4.5.2 有害元素 Pb、As、F、Cd、Hg 的测定分别按照 GB/T 3884.5、GB/T 3884.6、GB/T 3884.7、GB/T 3884.9、GB/T 3884.11 或按照同类有效标准方法进行。

4.5.3 铜、金、银等化学成分的测定按照 GB/T 3884 或按照同类有效标准方法进行。

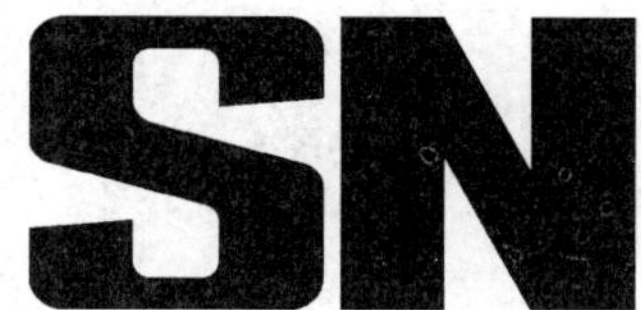

中华人民共和国出入境检验检疫行业标准

SN/T 2763.1—2011

红土镍矿中多种成分的测定
第1部分:X射线荧光光谱法

Determination of multi-components in nickel laterite ores—
Part 1:X-ray fluorescence spectrometric method

2011-02-25 发布

2011-07-01 实施

中华人民共和国
国家质量监督检验检疫总局 发布

前　言

SN/T 2763《红土镍矿中多种成分的测定》系列标准共分为5部分：

——第1部分：X射线荧光光谱法

——第2部分：镍、钴含量测定　火焰原子吸收法

——第3部分：全铁含量测定

——第4部分：铜、锌、铬的测定　火焰原子吸收法

——第5部分：镍、铝、铬、镁、钴含量的测定　等离子发射光谱法

本部分为SN/T 2763的第1部分。

本部分按照GB/T 1.1—2009给出的规则起草。

本部分由国家认证认可监督管理委员会提出并归口。

本部分起草单位：中华人民共和国宁波出入境检验检疫局。

本部分主要起草人：张建波、陈建国、林力、林振兴、侯建国、王谦。

本部分系首次发布的出入境检验检疫行业标准。

红土镍矿中多种成分的测定 第1部分:X射线荧光光谱法

1 范围

本部分规定了红土镍矿中多种成分的波长色散X射线荧光光谱测定方法。

本部分适用于红土镍矿中多种成分的测定,测定范围(质量分数)见表1。

表1 红土镍矿中各成分的测量范围

成分	质量分数范围/%
Al_2O_3	0.10～21.50
CaO	0.01～2.60
Cr_2O_3	0.01～4.20
Co	0.02～0.24
Fe	0.10～47.9
MgO	2.90～39.10
MnO	0.01～2.00
Ni	0.40～4.40
P	0.01～0.50
SiO_2	0.50～59.50
TiO_2	0.01～0.40

2 规范性引用文件

下列文件对于本文件的应用是必不可少的。凡是注日期的引用文件,仅所注日期的版本适用于本文件。凡是不注日期的引用文件,其最新版本(包括所有的修改单)适用于本文件。

GB/T 16597 冶金产品分析方法 X射线荧光光谱法通则

3 方法提要

粉末样品用合适的熔剂按一定比例熔铸成适合于X射线荧光光谱仪测量的试料熔片。在选定的仪器测量条件下测量试料熔片中待测元素特征谱线的荧光X射线强度,根据校准曲线或方程式来计算,且进行元素间干扰效应校正,获得样品中待测成分的含量。

4 试剂和材料

除非另有说明,在分析中仅使用确认为分析纯的试剂和蒸馏水或去离子水或相当纯度的水。

4.1　四硼酸锂和偏硼酸锂的混合熔剂 67-33：优级纯，使用前在 650 ℃下灼烧 4 h。

4.2　硝酸锂：使用前在 105 ℃下干燥 2 h。

4.3　溴化锂：使用前在 105 ℃下干燥 2 h。

4.4　硝酸锂-溴化锂溶液，称取适量的硝酸锂(4.2)和溴化锂(4.2)配制成硝酸锂浓度为 220 mg/mL，溴化锂浓度为 10 mg/mL 的混合溶液。

4.5　氩气甲烷混合气体，含体积分数为 90%的氩气和体积分数为 10%的甲烷。

5　仪器

5.1　波长色散 X 射线荧光光谱仪，符合 GB/T 16597 规定。

5.2　熔样皿，用铂合金(95%Pt+5%Au)制成，容积>30 mL。

5.3　铸型模，用铂合金(95%Pt+5%Au)制成，要求底部内表面平整光滑。

注：熔样皿和铸型模可合二为一。

5.4　熔样炉，能加热到 1 050 ℃，控温精度为±5 ℃。

5.5　高温炉，能加热到 1 100 ℃，控温精度为±10 ℃。

5.6　分析天平，感量 0.1 mg。

5.7　称量瓶，ϕ30 mm，带盖，扁型。

5.8　瓷坩锅，30 mL。

6　试样制备

试样粒度应小于 100 μm，并在实验室条件下风干。

7　分析步骤

7.1　测量次数

对于同一试样，进行两次平行测定。

7.2　湿存水的测定

称取约 2.0 g 实验室条件下风干的试样(第 6 章)，精确至 0.1 mg，置于预先在(105±5)℃恒重过的称量瓶(5.7)中，放入(105±5)℃的烘箱中，2 h 后，将称量瓶盖好，取出，放入干燥器中冷却(20～30) min，从干燥器中取出称量瓶，稍开瓶盖，再迅速盖好，称重。重复干燥(每次 30 min)，称重，直至两次连续称重的差不超过 0.000 5 g。

试样的湿存水(A)数值以质量分数(%)表示，按式(1)计算：

$$A=\frac{m_1-m_2}{m_3}\times 100 \qquad (1)$$

式中：

m_1——试料、称量瓶和瓶盖在干燥前的质量，单位为克(g)；

m_2——试料、称量瓶和瓶盖在干燥后的质量，单位为克(g)；

m_3——试样质量，单位为克(g)。

计算结果表示到小数点后两位。

7.3　灼烧减量的测定

用蒸馏水洗净瓷坩锅(5.8)，烘干，于 1 050 ℃～1 100 ℃的高温炉(5.5)内灼烧至恒重，放置于干燥器中。称取约 1.0 g 风干试样，精确至 0.1 mg，置于恒重的瓷坩锅(5.8)内，于 1 050 ℃～1 100 ℃的高温炉(5.5)内灼烧至恒重。

试样的灼烧减量(L)数值以质量分数(%)表示，按式(2)计算：

$$L = \frac{m_4 - m_5}{m_6} \times 100 \qquad \cdots\cdots(2)$$

式中：

m_4——试样和坩埚灼烧前的质量，单位为克(g)；

m_5——试样和坩埚灼烧后的质量，单位为克(g)；

m_6——试样质量，单位为克(g)。

计算结果表示到小数点后两位。

7.4 试料熔融

试料称量可选用下列方法之一：

a) 准确称取 0.500 0 g 灼烧后的试样，5.000 0 g 四硼酸锂和偏硼酸锂的混合熔剂 67-33(4.1)于熔样皿(5.2)中，均精确至 0.2 mg，混匀后加入 1 mL 硝酸锂-溴化锂溶液(4.4)，在电炉上烘干。此称量方式测得的结果为样品的灼烧基结果。

b) 如果 X 射线荧光光谱仪软件具有灼烧减量校正功能，可直接称取 0.500 0 g 风干后的试样(第 6 章)和 5.000 0 g 四硼酸锂和偏硼酸锂的混合熔剂 67-33(4.1)于熔样皿(5.2)中，均精确至 0.2 mg，混匀后加入 1 mL 硝酸锂-溴化锂溶液(4.4)，在电炉上烘干，并把灼烧减量(L)输入软件中参与校正。此称量方式测得的结果为样品的风干基结果。

试料和熔剂在 1 020 ℃一起熔融，不时旋转和/或摇动，直至完全熔解且熔体均匀。如果熔样皿壁上挂有小熔珠，需摇动熔样皿把其熔下。熔融 15 min 后，把熔融物倒入已预热 3 min 以上的铸型模中，取出，冷却。

也可用自动熔样炉进行试料熔融，熔融过程中摇动和转动熔样皿，制成的玻璃片在熔样皿中或倒入铸型模中成型。

试料熔片应是均匀的玻璃体，表面平整光滑，无气泡和未熔小颗粒等夹杂，否则应重新制备。

7.5 校准曲线的制作

7.5.1 校准样品

以高纯试剂、已知浓度的硝酸或水介质的溶液和/或相近的多个有证标准物质来配制校准样品。具体配制方法参见附录 A。推荐以多个有证铁矿标准物质为基础进行校准样品的配制。

使用的高纯试剂，只要可能都应是纯的氧化物或碳酸盐。熔融时称量的试剂，应不含水或二氧化碳，或对其进行校正。

7.5.2 测量条件

各元素特征谱线的测量条件通过优化获得，通常须测试(3～4)个不同浓度的样品。测量条件参见附录 B，不同仪器可根据实际情况选择合适的测量条件，包括背景校正方法和测量时间。

7.5.3 校准方程

可根据实际情况选择合适的校准方程，如理论 α 影响系数法、基本参数法、经验 α 影响系数法等。但应注意校准方程参数的个数。校准方程参数是指曲线的截距、斜率、经验 α 影响系数和谱线重叠系数等。每增加一个参数，应增加三个校准样品以确保该参数的可靠性。理论 α 影响系数法的校准方程参见附录C。校准方程中各测量元素以氧化物形式参与校正。测定Co时,应校正Fe对Co的谱线重叠影响。

7.6 测量

7.6.1 漂移校正

选择合适的试料熔片作为漂移校正熔片进行仪器的漂移校正。可采用单点校正或两点校正,校正的间隔时间可根据仪器的稳定性决定。

7.6.2 试料熔片测量

预热仪器直至仪器稳定后,按选定的测量条件测定试料熔片。若进行仪器漂移校正,仪器稳定后,先进行漂移校正,再进行试样熔片测定。

7.7 结果计算

根据测出的试料熔片中各元素特征谱线的荧光X射线强度,按校准方程计算出各成分的含量,并按式(3)或式(4)转换成干基结果。

灼烧基[按7.4a)方式称量]按式(3)转换成干基结果。

$$C_i = C_{mi} \times (100 - L)/(100 - A) \quad \cdots\cdots (3)$$

式中:

C_i ——干基的测量成分的含量,单位为%;

C_{mi} ——灼烧基的测量成分的含量,单位为%;

L ——灼烧减量,单位为%;

A ——湿存水量,单位为%。

风干基[按7.4b)方式称量]按式(4)转换成干基结果。

$$C_i = C_m \times 100/(100 - A) \quad \cdots\cdots (4)$$

式中:

C_i ——干基的测量成分的含量,单位为%;

C_m ——风干基的测量元素的含量,单位为%;

A ——湿存水量,单位为%。

对于含量在1%以上的成分,计算结果表示到小数点后两位;含量在1%以下的成分,计算结果表示到两位有效数字。

8 精密度

在同一实验室,由同一操作者使用相同设备,按相同的测试方法,并在短时间内对同一被测对象相互独立进行的测试获得的两次测试结果的绝对差值,对于含量在1%以下的成分,不大于这两个测定值的算术平均值的10%;对于含量在1%以上、10%以下的成分,不大于这两个测定值的算术平均值的5%;对于含量在10%以上、50%以下的成分,不大于这两个测定值的算术平均值的2%;对于含量在50%以上的成分,不大于这两个测定值的算术平均值的1%。

附 录 A
（资料性附录）
校准样品配制

A.1 总则

样品熔融过程同时也是样品均匀化过程。对于主量成分，加入不同质量的高纯的氧化物或碳酸盐，对于次量成分，加入不同体积已知浓度的硝酸或水介质的溶液，经过样品熔融过程将各成分均匀化。若以多个相近成分的有证标准物质为基础，可大大加快校准样品配制速度。对于次量成分，若无法获得已知浓度的硝酸或水介质的溶液，可将相应的高纯氧化物或碳酸盐和熔剂一起熔融后粉碎再称量加入。

使用的高纯试剂，只要可能都应是纯的氧化物或碳酸盐。熔融时称量的试剂，应不含水或二氧化碳，或对其进行校正。当有硝酸或水介质的国家一级标准溶液且浓度合适时，应优先使用国家一级标准溶液。

A.2 具体方法

a) 氧化镁（MgO）、氧化铝（Al_2O_3）、二氧化硅（SiO_2）、氧化铁（Fe_2O_3）：直接称取空干的高纯氧化物，记录质量，精确至 0.1 mg。同时测定该氧化物在 1 050 ℃下的灼烧减量，对称取的质量进行校正。

b) 磷（P）、硫（S）：可直接采用国家一级标准溶液，也可称取一定质量烘干（105 ℃、2 h）的磷酸氢二铵（$NH_4H_2PO_4$）、硫酸铵[$(NH_4)_2SO_4$]溶于水中，定容。根据称取的质量和定容的体积计算出 P 和 S 的浓度。在红土镍矿中，溶液的浓度为 1 000 mg/mL 左右。

c) 氧化铬（Cr_2O_3）、镍（Ni）、锰（Mn）、钴（Co）：称取 1.0 g 基准重铬酸钾（$K_2Cr_2O_4$）溶于水中，记录质量，精确至 0.1 mg，定容至 100 mL，计算出重铬酸钾（$K_2Cr_2O_4$）的浓度；称取 1.0 g 高纯金属镍（＞99.99％），记录质量，精确至 0.1 mg，溶于稀硝酸中，定容至 100 mL，计算出 Ni 的浓度；称取 1.0 g 高纯金属锰（＞99.99％），记录质量，精确至 0.1 mg，溶于稀硝酸中，定容至 100 mL，计算出 Mn 的浓度；Co 直接采用国家一级标准溶液。也可配置成混合溶液。由于 $K_2Cr_2O_4$ 中引入了 K_2O，应对氧化钾进行测定以校正其对测量的影响。

   注：金属镍和锰在使用前应用稀酸除去表面的氧化层。

d) 二氧化钛（TiO_2）、氧化钙（CaO）：称取 0.06 g 灼烧后（1 050 ℃）的高纯 TiO_2、1.0 g 烘干（220 ℃ 2 h）的基准碳酸钙（$CaCO_3$）和 6.000 g 熔剂，记录二氧化钛（TiO_2）和碳酸钙（$CaCO_3$）的质量，精确至 0.1 mg，熔融后冷却粉碎，计算此混合物中 TiO_2 和 CaO 的浓度。也可将二氧化钛（TiO_2）和碳酸钙（$CaCO_3$）分别和熔剂熔融后冷却粉碎。当配制较低含量的氧化镁（MgO）、氧化铝（Al_2O_3）、二氧化硅（SiO_2）、氧化铁（Fe_2O_3）等，也可采用此方法。

根据设定的校准样品浓度按总质量为试样称样量分别计算出所需各成分的质量或体积，再分别称取相应质量的各种组分和熔剂于熔样皿中，记录实际质量，精确至 0.1 mg。混匀后用微量移液器分别加入相应体积的各种溶液，再加入 1 mL 硝酸锂-溴化锂混合溶液，在电炉上烘干后按试样片的制备方法熔铸成玻璃片。如果称取的部分组分中含有熔剂，须相应调整最后称取的熔剂质量，使熔剂的总质量和试样熔融时的熔剂质量一致。

根据实际质量和体积计算出校准样品中各成分的浓度。

由于称样量和计算的质量之间可能存在着差异，对于有灼烧减量校正功能的软件，此差异可以利用灼烧减量校正功能来处理，对无此功能的软件，可记录校准样品中各成分的总质量或把各成分浓度换算成整个熔片中的浓度来处理。

附 录 B
（资料性附录）
仪器参考工作条件

仪器参考工作条件见表 B.1。

表 B.1 仪器参考工作条件

成分	分析谱线	晶体	准直器/(°)	峰位/(°)	背景 1/(°)	背景 2/(°)	电压/kV	电流/mA	峰位测量时间/s
Al_2O_3	Al Kα	PET	0.46	145.012	141.009	/	30	106	30
CaO	Ca Kα	LiF200	0.46	113.144	115.245	/	50	64	10
Co	Cu Kα	LiF200	0.15	52.782	53.411	/	60	53	10
Cr_2O_3	Cr Kα	LiF200	0.15	69.364	70.374	/	50	64	10
Fe	Fe Kα	LiF200	0.15	57.516	/	/	60	40	20
MgO	Mg Kα	OVO-55	0.46	20.838	19.206	22.227	30	106	30
MnO	Mn Kα	LiF200	0.15	62.980	63.734	/	50	20	10
Ni	Ni Kα	LiF200	0.15	48.660	48.650		60	53	10
P	P Kα	Ge	0.46	140.990	143.503	/	30	106	30
SiO_2	Si Kα	InSb	0.46	144.606	147.927	/	30	106	30
TiO_2	Ti Kα	LiF200	0.46	86.170	88.267	/	50	60	10

附 录 C
（资料性附录）
校 准 方 程

理论 α 影响系数法的校准方程见式(C.1)。

$$C_i = s \times (1 + \sum \alpha_{i,j} \times C_j) \times (I_i + \beta_{i,j} \times I_k) + b \qquad \text{(C.1)}$$

式中：

C_i、C_j ——测量元素和影响元素的浓度，单位为%；

s、b ——校准曲线的斜率和截距；

$\alpha_{i,j}$ ——影响元素对测量元素的理论 α 影响系数；

I_i ——测量元素的 X 射线荧光强度；

$\beta_{i,j}$ ——谱线重叠校正系数；

I_k ——重叠谱线的强度。

非金属矿标准

中华人民共和国进出口商品检验行业标准

出口氟石中氟化钙的化学分析方法

SN/T 0328—94

Chemical analysis method for
the calcium fluride in export fluorspar

1 主题内容与适用范围

本标准规定了出口氟石中氟化钙化学分析的试样细度、试剂和材料、分析步骤、结果计算和精密度。

本标准适用于出口氟石中氟化钙量的测定。测定范围60%以上。

本标准不适用于含锶氟石中氟化钙量的测定。

2 方法提要

试料以盐酸-硼酸-硫酸混合酸分解，在酸性条件下，预置EDTA标准溶液。以三乙醇胺掩蔽干扰物质，用氢氧化钾溶液调节酸度，使试液pH≥13。以钙黄绿素混合指示剂指示滴定终点，用EDTA标准溶液滴定。

3 试剂和材料

3.1 碳酸钙(基准试剂)。

3.2 盐酸(1+1)。

3.3 混合酸：每1 000 mL盐酸(1+1)中加入硼酸7.5 g和硫酸(1+1)6.5 mL。

3.4 三乙醇胺溶液(1+2)。

3.5 氢氧化钾溶液(200 g/L)。

3.6 EDTA标准溶液(0.03 mol/L)。

3.6.1 配制：

称取11.2 g乙二胺四乙酸二钠，置于400 mL烧杯中，加适量水，加热使其完全溶解。冷却至室温后稀释至1 000 mL，混匀。放置三天后使用。

3.6.2 标定：

称取约0.12 g，精确至0.000 1 g，已在105±5℃干燥并恒重的碳酸钙(3.1)3份，分别置于250 mL高型烧杯中，加少量水，盖上表面皿，从杯口缓缓滴加盐酸(3.2)，直至全部溶解，加热驱尽二氧化碳，冷却，稀释至50 mL。以下按5.3.3进行滴定，并随同做空白试验。

3.6.3 EDTA标准溶液相当于氟化钙的量T(g/mL)按式(1)计算：

$$T=\frac{M\times 0.780\ 07}{V-V_0} \qquad \cdots\cdots(1)$$

式中：T——EDTA标准溶液相当于氟化钙的量，g/mL；

M——碳酸钙基准试剂的量，g；

V——滴定碳酸钙消耗的EDTA标准溶液的体积，mL；

中华人民共和国国家进出口商品检验局1994-12-26批准　　1995-05-01实施

V_0——空白试验消耗的EDTA标准溶液的体积，mL；

0.780 07——碳酸钙换算为氟化钙的换算系数。

3.7 混合指示剂

称取0.20 g钙黄绿素($C_{30}H_{26}N_2O_{13}$)，0.12 g百里香酚酞($C_{38}H_{44}N_2O_{12}$)和20 g无水硫酸钾于研钵中研匀，于105±5℃干燥1 h后，盛于磨口瓶中，备用。

4 试样

试样通过80 μm筛孔标准筛，并经105±5℃烘干。

5 分析步骤

5.1 试料

称取约0.1 g试样，精确至0.000 1 g。

分析时称取2份试料进行平行测定，取其平均值。

5.2 空白试验

随同试料做空白试验。

5.3 测定

5.3.1 将试料(5.1)置于250 mL高型烧杯中，加20 mL混合酸(3.3)，盖上表皿，加热至微沸，不时摇动烧杯，使勿结底，直至烧杯中试液剩2～3 mL(加热时间不少于20 min)。

5.3.2 加50 mL水，加热煮沸，冷却。

5.3.3 从滴定管中加入约为反应所需的80%EDTA标准溶液(3.6)，加5 mL三乙醇胺溶液(3.4)，搅匀，加20 mL氢氧化钾溶液(3.5)，加适量混合指示剂(约0.05 g)搅匀，立即在黑色衬垫上继续用EDTA标准溶液(3.6)滴定到绿色荧光突然消失，此为终点。

6 分析结果的计算与表述

氟化钙的质量百分数(%)按式(2)计算：

$$CaF_2(\%) = \frac{T(V - V_0)}{m} \times 100 - 0.780\ 07A \qquad \cdots\cdots(2)$$

式中：T——EDTA标准溶液相当于氟化钙的量，g/mL；

V——滴定所消耗的EDTA标准溶液的体积，mL；

V_0——空白试验消耗的EDTA标准溶液的体积，mL；

m——试料的质量，g；

A——试样中碳酸钙的质量百分数，%；

0.780 07——碳酸钙换算为氟化钙的换算系数。

计算结果表示到小数点后二位。

7 精密度

$$重复性(r) = 0.465 - 0.003\ 51\ m \qquad \cdots\cdots(3)$$

$$再现性(R) = 1.177 - 0.008\ 414\ m \qquad \cdots\cdots(4)$$

式中：m——氟石中氟化钙的质量百分数，%。

应用说明：

本标准在正常和正确操作情况下，由同一操作人员，在同一实验室内，使用同一器具，并在短期内，对相同试样所作两个单次测试结果之间的差值超过重复性(r)，平均来说20次中不多于1次。

本标准在正常和正确操作情况下，由两名操作人员，在不同实验室，对相同试样所作两个单次测试结果之间的差值超过再现性(R)，平均来说20次中不多于1次。

如果两个单次测试结果之间的差值超过了相应的r或R值，则认为这两个结果是可疑的。

附加说明：

本标准由中华人民共和国国家进出口商品检验局提出。

本标准由中华人民共和国上海进出口商品检验局负责起草。

本标准主要起草人钱葆龙、王彪、林凤琦、孙立冰。

中华人民共和国进出口商品检验行业标准

出口重晶石分析方法 粒度的测定

SN/T 0480.1—95

代替 WM 3013—87

Method of analysis of baryte for export
Determination of size

1 主要内容与适用范围

本标准规定了出口重晶石块粒度的测定方法。

本标准适用于出口重晶石块粒度的测定。

2 方法提要

按 GB 2007.1—87 《散装矿产品取样、制样通则》规定,对一批矿石全部样品的质量减去大于 200 mm和小于 20 mm×20 mm 的样品质量,占全部样品质量的百分含量。

3 仪器设备

3.1 量尺:分度值 1 mm;

3.2 磅秤:分度值 0.2 kg;

3.3 筛:孔径 20 mm×20 mm。

4 分析步骤

将样品于磅秤上称量(准确至 0.2 kg)。用量尺量取样品中大于 200 mm 的重晶石块,收集称量。再将余下样品过筛,并将筛出样品收集称量。

5 分析结果计算

$$粒度(\%) = \frac{m - (m_1 + m_2)}{m} \times 100$$

式中: m —— 样品质量,kg;

m_1 —— 大于 200 mm 重晶石块质量,kg;

m_2 —— 筛出样品(小于 20 mm×20 mm)质量,kg。

中华人民共和国国家进出口商品检验局1995-09-06批准 1996-01-01实施

6 允许差

粒　　　　度	允许差,%
90 以下	1.4
90 以上	1.6

附加说明:
本标准由中华人民共和国国家进出口商品检验局提出。
本标准由中华人民共和国广西、山东进出口商品检验局起草。
本标准主要起草人赵文勤、陈长绪。

中华人民共和国进出口商品检验行业标准

出口重晶石分析方法 细度的测定

SN/T 0480.2—95

代替 WM 3016—88

Method of analysis of baryte for export Determination of fineness

1 主要内容与适用范围

本标准规定了出口重晶石粉细度的测定方法。

本标准适用于出口重晶石粉细度的测定。

2 方法提要

重晶石粉细度的测定,用清洁干净的自来水采用湿筛分析。结果分别以100、200、325目筛的筛余量或通过量在样品中的百分含量表示。

3 仪器

3.1 标准筛:100、200、325目ASTM标准筛;

3.2 恒温干燥箱:温度误差小于±2℃;

3.3 天平:感量0.001 g;

3.4 软毛刷。

4 分析步骤

称取50 g经105±2℃烘干过的样品(准确至0.001 g),置于标准筛中,先用水润湿,在筛中用水冲洗样品,并用软毛刷轻轻搅拌,直至洗液清亮,室温干燥后,将筛余物移入已知质量的称物皿中,置入105±2℃恒温干燥箱中,烘干2 h后取出,放入干燥器中,冷却后称量,并重复烘干、称量至恒重。

5 分析结果计算

$$细度(通过量\%) = \frac{m-(m_2-m_1)}{m} \times 100 \quad\cdots\cdots(1)$$

$$细度(筛余量\%) = \frac{m_2-m_1}{m} \times 100 \quad\cdots\cdots(2)$$

式中:m——样品质量,g;

m_1——称物皿质量,g;

中华人民共和国国家进出口商品检验局1995-09-06批准 1996-01-01实施

m_2——称物皿及筛余物质量,g。

6 允许差

细　　度	允许差,%
200 目筛	0.16
325 目筛	0.48

附加说明:
本标准由中华人民共和国国家进出口商品检验局提出。
本标准由中华人民共和国广西进出口商品检验局起草。
本标准主要起草人赵文勤。

中华人民共和国进出口商品检验行业标准

出口重晶石分析方法 重晶石块水分的测定

SN/T 0480.3—95

代替 WM 3014—88

Method of analysis of baryte for export
Determination of moisture of baryte lump

1 主要内容与适用范围

本标准规定了出口重晶石块水分的测定。

本标准适用于出口重晶石块水分含量的测定。

2 方法提要

1 kg 样品于 105±2℃烘干后，以失去的质量计算水分的百分含量。

3 仪器

3.1 天平：感量 0.2 g；

3.2 恒温干燥箱：温度误差小于±2℃；

3.3 搪瓷托盘：30 mm×200 mm×300 mm。

4 分析步骤

称量 1 kg 水分样品（粒度小于 20 mm），准确至 0.2 g，置于已知质量的搪瓷托盘中，使其薄厚均匀，放入 105±2℃恒温箱内。干燥 2 h 后取出称量，然后每次烘干 30 min 后取出称量，直至恒重。

5 分析结果计算

$$水分(\%) = \frac{m - m_2}{m - m_1} \times 100$$

式中：m——搪瓷托盘加样品质量，g；

m_1——搪瓷托盘质量，g；

m_2——烘干后搪瓷托盘及样品质量，g。

中华人民共和国国家进出口商品检验局1995-09-06批准　　1996-01-01实施

6 允许差

水　　分	允许差,%
0.4 以下	0.03
0.4 以上	0.04

注：出口重晶石块水分测定应以在口岸装运前的检验结果为准。

附加说明：

本标准由中华人民共和国国家进出口商品检验局提出。
本标准由中华人民共和国广西进出口商品检验局起草。
本标准主要起草人赵文勤、陈长绪、丁力。

中华人民共和国进出口商品检验行业标准

出口重晶石分析方法 重晶石粉水分的测定

SN/T 0480.4—95

代替 WM 3015—88

Method of analysis of baryte for export
Determination of moisture of baryte powder

1 主要内容与适用范围

本标准规定了出口重晶石粉水分的测定方法。

本标准适用于出口重晶石粉水分含量的测定。

2 方法提要

10 g 样品在 105±2℃烘干后，以失去的质量计算水分的百分含量。

3 仪器

3.1 天平：感量 0.001 g；

3.2 恒温干燥箱：温度误差小于±2℃；

3.3 称量瓶：外径 50 mm×高 30 mm。

4 分析步骤

称量 10 g 水分样品(准确至 0.000 1 g)，置于已知质量的称量瓶中，放入 105±2℃恒温干燥箱内烘干 2 h 后取出，放入干燥器中冷却后称量。然后每次烘干 30 min 后取出称量，直至恒重。

5 分析结果计算

$$水分(\%)=\frac{m-m_2}{m-m_1}\times 100$$

式中：m——称量瓶加样品质量，g；

m_1——称量瓶质量，g；

m_2——烘干后称量瓶及样品质量，g。

中华人民共和国国家进出口商品检验局 1995-09-06 批准　　1996-01-01 实施

6 允许差

水　　分	允许差，%
0.4 以下	0.03
0.4 以上	0.04

附加说明：
本标准由中华人民共和国国家进出口商品检验局提出。
本标准由中华人民共和国广西进出口商品检验局起草。
本标准主要起草人赵文勤。

中华人民共和国进出口商品检验行业标准

出口重晶石分析方法 硫酸钡的测定

SN/T 0480.5—95

代替 WM 3017—88

Method of analysis of baryte for export
Determination of barium sulphate

1 主要内容与适用范围

本标准规定了出口重晶石块(粉)中硫酸钡含量的测定方法。

本标准适用于出口重晶石块(粉)中硫酸钡含量的测定。

2 方法提要

试样用无水碳酸钠熔融后,硫酸钡转化为碳酸钡,然后用盐酸将其溶解为氯化钡,溶液在酸性介质中以硫酸为沉淀剂,使氯化钡生成硫酸钡,用重量法测定。

3 试剂

3.1 无水碳酸钠(固体粉末);

3.2 盐酸溶液(1+4);

3.3 盐酸溶液(1+1);

3.4 盐酸(ρ1.19);

3.5 硫酸溶液(1+9);

3.6 碳酸钠洗液(1%);

3.7 氯化钡溶液(10%);

3.8 硝酸溶液(1+4);

3.9 硝酸银溶液(2%);

3.10 氨水(1+1);

3.11 甲基橙指示剂(0.1%)。

4 仪器

4.1 铂坩埚:30 mL;

4.2 高温炉:温度误差小于±20℃。

5 试样

通过 200 目筛,并在 105±2℃烘干 2 h。

中华人民共和国国家进出口商品检验局1995-09-06批准　　1996-01-01实施

6 分析步骤

称取0.5 g试样(精确至0.000 2 g)置于铂坩埚中。加3 g无水碳酸钠混匀,然后再覆盖1 g无水碳酸钠,盖好坩埚盖。置高温炉中逐渐升温到950℃,30 min后取出冷却。将坩埚放入250 mL烧杯中,加入100 mL热蒸馏水,加热浸出熔融物,使熔块分散,洗净坩埚,稍冷即用中速定量滤纸过滤,用热碳酸钠洗液洗至无硫酸根离子〔检验方法:取2 mL滤液于试管中,加2滴盐酸溶液(1+1)和0.5 mL氯化钡溶液,10 min后溶液应保持透明〕。弃去滤液,以600 mL干净烧杯承接漏斗。用热盐酸溶液(1+4)滴加于滤纸上溶解沉淀,并盖以表面皿以防溅失,如不易溶解可加盐酸(ρ1.19)数滴,待碳酸盐全部溶解后,用热蒸馏水洗涤至滤液不含氯离子为止(检验方法:洗涤10次后,取3～4滴滤液于黑色滴板上,加1～2滴硝酸溶液,加2～3滴硝酸银溶液应无白色沉淀)。

用蒸馏水稀释至约400 mL,加2～3滴甲基橙指示剂,用氨水中和,再加盐酸(1+1)至溶液呈红色后过量4 mL。将溶液加热至沸,取下烧杯,在不断搅拌下缓缓滴加10 mL硫酸溶液(1+9)。微沸2 min,于温处静置4 h或放置过夜。

用慢速定量滤纸过滤,以500～600 mL烧杯承接滤液。用热蒸馏水将沉淀全部转移到滤纸上并洗涤至滤液不含氯离子为止(检验方法同上)。将滤纸及沉淀置于已灼烧恒重的瓷坩埚内,干燥、灰化,并在850℃高温炉内灼烧至恒重。

同时做空白试验。

7 分析结果计算

$$\text{硫酸钡}(\%)=\frac{(m_1-m_2)-(m_3-m_4)}{m}\times 100$$

式中:m——试样质量,g;

m_1——坩埚和沉淀的质量,g;

m_2——坩埚的质量,g;

m_3——空白试验坩埚和沉淀的质量,g;

m_4——空白试验坩埚的质量,g。

8 允许差

%

硫　酸　钡	允　许　差
97以下	0.30
97以上	0.40

附加说明:

本标准由中华人民共和国国家进出口商品检验局提出。

本标准由中华人民共和国广西进出口商品检验局起草。

本标准主要起草人赵文勤。

中华人民共和国进出口商品检验行业标准

出口重晶石分析方法 密度的测定

SN/T 0480.6－95

代替 WM 3018～3019－88

Method of analysis of baryte for export Determination of density

1 主要内容与适用范围

本标准规定了出口重晶石块(粉)密度的测定方法。

本标准适用于出口重晶石块(粉)密度的测定。

2 李氏密度瓶法

2.1 方法提要

试样用煤油在高于室温 10℃左右以李氏密度瓶法测定。

2.2 试剂

2.2.1 煤油：5 kg 煤油，加入无水氯化钙 250 g，摇动 5 min 后放置 24 h，过滤后使用。

2.2.1.1 煤油密度的测定：煤油在 32±1℃用液体密度天平测定。

2.3 仪器

2.3.1 天平：感量 0.001 g；

2.3.2 超级恒温器：温度误差小于±0.05℃；

2.3.3 李氏密度瓶。

2.4 试样

通过 100 目筛，并在 105±2℃烘干 2 h。

2.5 分析步骤

往李氏密度瓶中加入煤油至刻度 0 处，然后放入超级恒温器中，使瓶内煤油液面低于水面。调节恒温器，使其温度高于室温 10℃左右，恒温 1 h 后提起密度瓶，在 5 s 内读出煤油最初体积读数．取出密度瓶。

称取约 80 g(±0.5 g)试样(准确至 0.001 g)，加入李氏密度瓶中，摇动密度瓶，把空气排除。把密度瓶放回恒温器中，恒温 30 min 后取出密度瓶，再次摇动密度瓶，排除剩余空气，把密度瓶再放入超级恒温器中，至少恒温 1 h。用读煤油最初体积的方法，读出最后体积。

2.6 分析结果计算

$$\rho_{Li}=\frac{m}{V_1-V_0}$$

式中：ρ_{Li}——试样密度，g/cm^3；

中华人民共和国国家进出口商品检验局 1995-09-06 批准　　1996-01-01 实施

m——试样质量,g;

V_0——密度瓶煤油最初体积读数,mL;

V_1——密度瓶煤油最后体积读数,mL。

2.7 允许差

g/cm³

密　　度	允　许　差
4.20	0.05

3 甘氏密度瓶法

3.1 方法提要

试样以煤油在 32℃用甘氏密度瓶法测定。

3.2 试剂

3.2.1 煤油:同 2.2.1 条。

3.3 仪器

3.3.1 天平:感量 0.001 g;

3.3.2 恒温水浴:温度误差小于±0.1℃;

3.3.3 真空干燥器;

3.3.4 真空泵:30 L 旋片式真空泵;

3.3.5 甘氏密度瓶:容积 50 mL。

3.4 试样

同 2.4 条。

3.5 分析步骤

称量密度瓶(准确至 0.001 g)。往瓶中加满煤油,塞好瓶塞,瓶内不应有气泡,置入 32±0.1℃恒温水浴中,水应淹没至密度瓶颈部。恒温 1 h,用滤纸擦去从毛细管中溢出的煤油。取出密度瓶,擦净外部,立即称量。

倒出煤油,将瓶洗净干燥后冷却,称取 50 g 试样(准确至 0.001 g)加入瓶中,塞好瓶塞称量,取下瓶塞,加入煤油至高出试样面约 1 cm。用玻棒搅拌至看不到气泡,将密度瓶放入真空干燥器内,用真空泵进行抽吸,抽吸 20 min 后再用玻棒搅拌至看不到气泡,再将密度瓶放入真空干燥器内进行抽吸,直到没有气泡为止。取出密度瓶,转动并用煤油洗净玻棒,添加煤油至满,待上部煤油澄清后,塞好瓶塞,瓶内不应有气泡。置密度瓶于 32±0.1℃的恒温水浴中保持 1 h,用滤纸擦去溢出的煤油。取出密度瓶,擦净外部,立即称量。

3.6 分析结果计算

$$\rho_{\mathrm{Gan}} = \frac{(m_3 - m_1)\rho_1}{m_2 + m_3 - m_1 - m_4}$$

式中:ρ_{Gan}——试样密度,g/cm³;

ρ_1——煤油在 32℃时的密度,g/cm³;

m_1——密度瓶的质量,g;

m_2——密度瓶盛满煤油后的质量,g;

m_3——密度瓶加入试样的质量,g;

m_4——密度瓶加入试样加入煤油后的质量,g。

3.7 允许差

g/cm³

密　　　度	允　许　差
4.20	0.04

附加说明：

本标准由中华人民共和国国家进出口商品检验局提出。

本标准由中华人民共和国广西进出口商品检验局起草。

本标准主要起草人赵文勤。

中华人民共和国进出口商品检验行业标准

出口重晶石分析方法 二氧化硅的测定

SN/T 0480.7—95

代替 WM 3020～3021—88

Method of analysis of baryte for export
Determination of silicon dioxide

1 主要内容与适用范围

本标准规定了出口重晶石块(粉)中二氧化硅的测定方法。

本标准适用于出口重晶石块(粉)中二氧化硅量的测定。测定范围：二氧化硅含量在5%以下。

2 硅钼蓝分光光度法

2.1 方法提要

试样用碳酸钠-氢氧化钾熔融，用蒸馏水浸取制备成盐酸溶液，分离硫酸钡沉淀，分取溶液加钼酸铵和抗坏血酸生成硅钼蓝进行比色测定。

2.2 试剂

2.2.1 无水碳酸钠(固体粉末)；

2.2.2 氢氧化钾(固体)；

2.2.3 盐酸溶液(1+9)；

2.2.4 盐酸溶液(1+1)；

2.2.5 高锰酸钾溶液(0.5%)；

2.2.6 钼酸铵溶液(5%)；

2.2.7 抗坏血酸溶液(0.5%)：用时配制；

2.2.8 硫酸钠溶液(10%)；

2.2.9 乙醇(95%)；

2.2.10 二氧化硅标准溶液(0.1 mg/mL)：称取 0.100 0 g 经 1 000℃灼烧的二氧化硅高纯试剂，置于加有 2 g 无水碳酸钠的铂坩埚中，再用 3 g 无水碳酸钠覆盖，加盖于 1 000℃熔融 30 min，冷却后，用热蒸馏水将熔块浸出，置于盛有 500 mL 蒸馏水的塑料烧杯中，待全部溶解后，移入 1 L 容量瓶中，冷却后用蒸馏水稀释至刻度，摇匀。贮于塑料瓶中。

2.3 仪器

2.3.1 银坩埚：30 mL；

2.3.2 铂坩埚：30 mL；

2.3.3 分光光度计。

2.4 试样

通过 200 目筛，并在 105±2℃烘干 2 h。

2.5 分析步骤

中华人民共和国国家进出口商品检验局1995-09-06批准　　1996-01-01实施

称取 0.2 g 试样(准确至 0.000 2 g),置于银坩埚中,加 2 g 无水碳酸钠搅匀,加 4 g 氢氧化钾覆盖,置于高温炉中,逐渐升温至 750℃,保持 10 min,取出冷却,置于 300 mL 塑料杯中,加热蒸馏水浸取熔块,用热蒸馏水及少量盐酸溶液(1+9)洗净银坩埚,在搅拌下将溶液移入预先盛有 30 mL 盐酸溶液(1+1)的 250 mL 烧杯中。然后移入 250 mL 容量瓶中,加入 10 mL 硫酸钠溶液,冷却后稀释至刻度,摇匀。静止 2 h 后,用慢速滤纸干过滤,弃去最初 10 mL 滤液,滤液收集于 200 mL 烧杯中,同时做空白试验。

准确吸取 10 mL 滤液(或根据样品中二氧化硅含量而定),置于 100 mL 容量瓶中,加 8 mL 乙醇,20 mL蒸馏水,滴加高锰酸钾溶液至淡红色,加 5 mL 钼酸铵溶液,于 15℃以上放置 30 min。加 35 mL 盐酸溶液(1+1)放置 1～5 min,加入 15 mL 抗坏血酸溶液,用蒸馏水稀释至刻度,摇匀。放置 30 min。以试剂空白液做参比液。将显色液和参比液分别加入 1 cm 比色皿中,于波长 660 nm,测定吸光度。

标准曲线的绘制:吸取 0,0.50,1.00,2.00,3.00,4.00,5.00 mL 二氧化硅标准溶液(0.1 mg/mL),分别置于 100 mL 容量瓶中,加 8 mL 乙醇,20 mL 蒸馏水,1.5 mL 盐酸溶液(1+1),滴加高锰酸钾溶液至淡红色。以下按测定试样方法进行,并测定吸光度。

以二氧化硅含量为横坐标,吸光度为纵坐标绘制标准曲线。

2.6 分析结果计算

$$\text{二氧化硅}(\%) = \frac{c}{m \times 1\,000} \times 100$$

式中:c——从标准曲线上查得二氧化硅含量,mg;

m——吸取试液相当于试样质量,g;

1 000——将克换算为毫克。

2.7 允许差

%

二 氧 化 硅	允 许 差
0.1～3	0.15
3～5	0.20

3 氢氟酸直接处理法测定二氧化硅

3.1 方法提要

试样加入硫酸使其他盐类生成稳定的硫酸盐,加氢氟酸使二氧化硅生成四氟化硅挥发,失去的质量即为二氧化硅含量。

3.2 试剂

3.2.1 硫酸溶液(1+1);

3.2.2 氢氟酸(ρ1.13)。

3.3 仪器

3.3.1 铂坩埚:30 mL;

3.3.2 高温炉:温度误差小于±20℃。

3.4 试样

同 2.4 条。

3.5 分析步骤

称取 1 g 试样(准确至 0.000 2 g)置于铂坩埚中,加 1 mL 硫酸溶液,低温蒸干后升高温度,驱除硫酸。再于 850℃高温炉中灼烧 1 h,取出后置于干燥器中,冷却后称量,并灼烧至恒重。于坩埚中加 4～5 滴硫酸溶液,加 5 mL 氢氟酸,低温蒸干,再加 5 mL 氢氟酸蒸干,升高温度,驱除硫酸后于 850℃高温炉中灼烧 1 h,取出后置于干燥器中,冷却后称量,并灼烧至恒重。

3.6 分析结果计算

$$二氧化硅(\%) = \frac{m_1 - m_2}{m} \times 100$$

式中：m_1——氢氟酸处理前坩埚及残渣质量,g；

m_2——氢氟酸处理后坩埚及残渣质量,g；

m——试样质量,g。

3.7 允许差

%

二氧化硅	允许差
0.1～3	0.2
3～5	0.3

附加说明：

本标准由中华人民共和国国家进出口商品检验局提出。

本标准由中华人民共和国广西、贵州进出口商品检验局起草。

本标准主要起草人桂达才、赵文勤、杨青华。

中华人民共和国进出口商品检验行业标准

出口重晶石分析方法
磺基水杨酸分光光度法测定
三氧化二铁

SN/T 0480.8—95

代替 WM 3022—88

Method of analysis of baryte for export Determination of ferric oxide by sulfosalicylic acid spectrophotometric method

1 主要内容与适用范围

本标准规定了出口重晶石块(粉)中三氧化二铁的测定方法。

本标准适用于出口重晶石块(粉)中三氧化二铁量的测定。适用范围:0.1%～1.5%。

2 方法提要

试样碱熔后,用硫酸钠分离钡、锶等干扰元素。在pH8～11的氨性介质中,磺基水杨酸和三价铁离子生成稳定的黄色化合物,进行比色测定。

3 试剂

3.1 无水碳酸钠(固体粉末);

3.2 氢氧化钾(固体);

3.3 盐酸溶液(1+9);

3.4 盐酸溶液(1+1);

3.5 硫酸钠溶液(10%);

3.6 氨水溶液(1+1);

3.7 磺基水杨酸溶液(20%);

3.8 三氧化二铁标准溶液(0.1 mg/mL):称取纯铁丝0.069 9 g,温热溶解于10 mL 盐酸(ρ1.19)中,冷却后移入1 L 容量瓶中,用蒸馏水稀释至刻度,摇匀。用时稀释成0.01 mg/mL。

4 仪器

4.1 银坩埚:30 mL;

4.2 分光光度计。

5 试样

通过200目筛,并在105±2℃烘干2 h。

中华人民共和国国家进出口商品检验局1995-09-06批准　　1996-01-01实施

6 分析步骤

称取0.5 g试样(准确至0.000 2 g)置于银坩埚中,加2 g无水碳酸钠搅匀,加4 g氢氧化钾覆盖。置于高温炉中,逐渐升温至750℃,保持10 min,取出冷却。置于300 mL塑料杯中,加热蒸馏水浸取熔块,用热蒸馏水及少量盐酸溶液(1+9)洗净银坩埚,在搅拌下将溶液移入预先盛有30 mL盐酸溶液(1+1)的250 mL烧杯中。然后移入250 mL容量瓶中,加入10 mL硫酸钠溶液,冷却后稀释至刻度,摇匀。静止2 h后,用慢速滤纸干过滤,弃去最初10 mL滤液,滤液收集于200 mL烧杯中。同时做空白试验。

准确吸取25 mL滤液(或根据样品中三氧化二铁含量而定),置于50 mL容量瓶中,加10 mL磺基水杨酸溶液,用氨水中和至呈黄色后,再过量2 mL。用蒸馏水稀释至标线,混匀。以空白液做参比液,将显色液和参比液分别加入1 cm比色皿中,于波长420 mm测定吸光度。

标准曲线的绘制:吸取0,2.00,4.00,6.00,8.00,10.00,12.00 mL三氧化二铁标准溶液(0.01 mg/mL),分别置于50 mL容量瓶中,以下按测定试样方法进行,并测定吸光度。

以三氧化二铁含量为横坐标,吸光度为纵坐标绘制标准曲线。

7 分析结果计算

$$\text{三氧化二铁}(\%) = \frac{c}{m \times 1\,000} \times 100$$

式中:c——从标准曲线上查得三氧化二铁含量,mg;

m——吸取试液相当于试样质量,g;

1 000——将克换算成毫克。

8 允许差

%

三氧化二铁	允　许　差
0.1～0.4	0.03
0.4～1.5	0.05

附加说明:

本标准由中华人民共和国国家进出口商品检验局提出。

本标准由中华人民共和国陕西进出口商品检验局起草。

本标准主要起草人徐秀云、何学文。

中华人民共和国进出口商品检验行业标准

出口重晶石分析方法 水溶性碱土金属(以钙计)的测定

SN/T 0480.9—95

Method of analysis of baryte for export Determination of water-soluble alkaline earth metals as calcium

代替 WM 3023—88

1 主要内容与适用范围

本标准规定了出口钻井用重晶石粉中水溶性碱土金属(以钙计)含量的测定方法。

本标准适用于出口钻井用重晶石粉中水溶性碱土金属(以钙计)含量的测定。

2 方法提要

100 g 试样溶解于 100 mL 蒸馏水中,用 EDTA 络合滴定法测定碱土金属含量(以钙计算)。

3 试剂

3.1 氯化铵(固体)

3.2 氨水(ρ0.9);

3.3 氨性缓冲液:称取氯化铵 7.5 g,加入 970 mL 氨水,用蒸馏水稀释至 1 L。

3.4 铬黑 T 指示剂(0.1%):称取 0.10 g 铬黑 T 和 1 g 盐酸羟胺,溶于 100 mL 无水乙醇中。

3.5 EDTA 标准溶液(0.01 M):称取 3.72 g 分析纯 EDTA 溶于蒸馏水中,稀释至 1 L,摇匀。

3.5.1 EDTA 标准溶液的标定:称取 0.2 g(称准至 0.000 2 g)于 300℃灼烧至恒重的基准氧化锌。用少许水润湿,滴加 6 N 盐酸至样品溶解,移入 250 mL 容量瓶中,稀释至刻度,摇匀。吸取 30.00 mL 锌溶液,加 70 mL 蒸馏水,用氨水(1+9)中和至 pH7~8,加 10 mL 氨性缓冲溶液,加 5 滴铬黑 T 指示剂,用 EDTA 标准溶液滴定至溶液由紫色变为纯蓝色。同时做空白试验。

计算:

$$M = \frac{W}{(V - V_0) \times 0.081\,38} \quad \cdots\cdots (1)$$

式中:M——EDTA 标准溶液的浓度,mol/L;

W——吸取氧化锌溶液相当于所称氧化锌的质量,g;

V——EDTA 溶液的用量,mL;

V_0——空白试验 EDTA 溶液的用量,mL;

0.081 38——每毫克分子氧化锌之克数。

中华人民共和国国家进出口商品检验局1995-09-06批准　　1996-01-01实施

4 试样

通过 200 目筛，并在 105±2℃烘干 2 h。

5 分析步骤

称取 100 g 试样(准确至 0.05 g)，置于 250 mL 具塞锥形瓶中，准确加入 100 mL 蒸馏水，塞好瓶塞，在 1 h 内间歇地摇动锥形瓶不少于 5 min；或置于振荡器上振荡 20～30 min。

用慢速滤纸干过滤，弃去最初 10 mL 滤液。吸取 10.00 mL 滤液于 100 mL 锥形瓶中，加入 50 mL 蒸馏水，2 mL 氨性缓冲液，加入 3～5 滴铬黑 T 指示剂。用 EDTA 标准溶液滴定至溶液由紫红色变为纯蓝色为终点。

6 分析结果计算

$$钙(mg/L) = \frac{V \times M \times 40}{m} \times 1\ 000 \quad \cdots\cdots(2)$$

式中：V——滴定试液消耗 EDTA 标准溶液的体积，mL；

M——EDTA 标准溶液的浓度，mol/L；

m——吸取试液相当于试样质量，g。

7 允许差

mg/L

钙	允　许　差
250	24

附加说明：

本标准由中华人民共和国国家进出口商品检验局提出。

本标准由中华人民共和国天津、广西进出口商品检验局起草。

本标准主要起草人纪俊荣、赵文勤。

中华人民共和国进出口商品检验行业标准

出口重晶石分析方法 水溶物的测定

SN/T 0480.10—95

代替 WM 3024—88

Method of analysis of baryte for export
Determination of water-soluble solid

1 主要内容与适用范围

本标准规定了出口重晶石块(粉)中水溶物含量的测定方法。

本标准适用于出口重晶石块(粉)中水溶物量的测定。适用范围:0.01%~1.0%。

2 方法提要

水溶物用重量法测定。

3 仪器

3.1 天平:感量 0.001 g;

3.2 蒸发皿:100~150 mL;

3.3 恒温干燥箱:温度误差小于±2℃。

4 试样

通过 200 目筛,并在 105±2℃烘干 2 h。

5 分析步骤

称取 20 g 试样(准确至 0.001 g),置于 250 mL 烧杯中,加入 100 mL 蒸馏水,在搅拌下煮沸 5 min。迅速冷却至室温,移入 200 mL 容量瓶中,用水稀释至刻度,摇匀,静止 20 min。用慢速滤纸干过滤。弃去最初 10 mL 滤液,如滤液混浊应重滤。准确吸取 100 mL 滤液,置于已恒重的蒸发皿中,在水浴上蒸发至干,然后置于恒温干燥箱内,于 105±2℃烘干至恒重(准确至 0.000 1 g)。

6 分析结果计算

$$水溶物(\%) = \frac{m_2 - m_1}{m} \times 100$$

式中:m_1——蒸发皿质量,g;

m_2——蒸发皿和水溶物的质量,g;

m——吸取试液相当于试样质量,g。

中华人民共和国国家进出口商品检验局 1995-09-06 批准　　1996-01-01 实施

7 允许差

%

水溶物	允许差
0.01～0.5	0.05
0.5～1.0	0.08

附加说明：

本标准由中华人民共和国国家进出口商品检验局提出。
本标准由中华人民共和国广西、贵州进出口商品检验局起草。
本标准主要起草人赵文勤、吕红。

中华人民共和国进出口商品检验行业标准

出口重晶石分析方法
粘度效应的测定

SN/T 0480.11—95

代替 WM 3025—88

Method of analysis of baryte for export
Determination of viscosity effect

1 主要内容与适用范围

本标准规定了出口钻井用重晶石粉粘度效应的测定方法。

本标准适用于出口钻井用重晶石粉粘度效应的测定。

2 方法提要

配制密度为 2.50 g/cm^3 的重晶石粉蒸馏水悬浮液，经搅拌并密闭养护 18 h 后，测定悬浮液在加入硫酸钙前后的视粘度。

3 试剂

3.1 硫酸钙($CaSO_4 \cdot 2H_2O$)：通过 80 目筛。

4 仪器

4.1 搅拌器：1 400～2 000 r/min；

4.2 泥浆密度计：测量范围 1.0～3.0 g/cm^3；

4.3 直读式粘度计：FANN35A 型。

5 试样

通过 200 目筛，并在 105±2℃烘干 2 h。

6 分析步骤

按下表称取试样(准确至 0.1 g)二份，分别放入二个 1 L 的搪瓷杯中，每份加入 250 mL 蒸馏水，用搅拌器搅拌 15 min，搅拌期间最少要停止二次，以刮下粘附在容器壁上和搅拌器上的重晶石粉。

在室温密闭静止 18 h 后，取其中一份用搅拌器搅拌 5 min，立即用泥浆密度计测量悬浮液的密度，此时密度应为 2.50±0.02，否则重配。将悬浮液转入直读式粘度计容器中，用玻棒搅匀以 600 r/min 的转速测定视粘度。以最大值为测定值。

于另一份悬浮液中加入 2.50 g 硫酸钙，搅拌 5 min，密闭静止 30 min，再搅拌 15 min，搅拌期间最少要停止二次，以刮下粘附在容器壁上和搅拌器上的重晶石粉，用同样方法测定其视粘度。

7 试样配制

用 250 mL 蒸馏水配制密度为 2.50 g/cm^3 重晶石粉悬浮液，其不同密度的重晶石粉用量如表 1：

中华人民共和国国家进出口商品检验局 1995-09-06 批准　　1996-01-01 实施

表 1

重晶石粉密度 g/cm³	重晶石粉用量 g	重晶石粉密度 g/cm³	重晶石粉用量 g
4.10	961	4.26	908
4.11	957	4.27	905
4.12	954	4.28	902
4.13	950	4.29	899
4.14	947	4.30	896
4.15	943	4.31	893
4.16	940	4.32	890
4.17	936	4.33	887
4.18	933	4.34	885
4.19	930	4.35	882
4.20	927	4.36	879
4.21	923	4.37	876
4.22	920	4.38	874
4.23	917	4.39	871
4.24	914	4.40	868
4.25	911		

8 允许差

表 2

视　　粘　　度	允许差，Pa・s
125（加硫酸钙前）	10
125（加硫酸钙后）	10

附加说明：

本标准由中华人民共和国国家进出口商品检验局提出。
本标准由中华人民共和国广西进出口商品检验局起草。
本标准主要起草人赵文勤。

中华人民共和国进出口商品检验行业标准

出口重晶石分析方法 白度的测定

SN/T 0480.12—95

代替 WM 3026—88

Method of analysis of baryte for export
Determination of whiteness

1 主要内容与适用范围

本标准规定了出口重晶石块(粉)白度的测定方法。

本标准适用于出口重晶石块(粉)白度的测定。

2 方法提要

通过200目筛的干燥试样,用光电白度计进行测定。

3 仪器

光电白度计。

4 试样

通过200目筛,并在105±2℃烘干2 h。

5 光电白度计的校正

按仪器使用说明,开启光电白度计,并以仪器所附标准白的白度值进行校正,符合要求后再进行测定。

标准白应按时送有关部门进行校正。

6 分析步骤

将试样置于测定皿中,用光滑玻璃板压紧,刮平。以经校正过的光电白度计测定试样白度值。

7 允许差

%

白度	允许差
90	0.50

中华人民共和国国家进出口商品检验局1995-09-06批准　　1996-01-01实施

附加说明：

本标准由中华人民共和国国家进出口商品检验局提出。

本标准由中华人民共和国广西、湖南进出口商品检验局起草。

本标准主要起草人赵文勤等。

中华人民共和国进出口商品检验行业标准

出口重晶石分析方法 碱溶性碳酸盐的测定

SN/T 0480.13—95

代替 WM 3027—88

Method of analysis of baryte for export
Determination of alkali-soluble carbonate

1 主要内容与适用范围

本标准规定了出口重晶石块(粉)中碱溶性碳酸盐含量的测定方法。

本标准适用于出口重晶石块(粉)中碱溶性碳酸盐量的测定。

2 方法提要

将重晶石试样放入盛有2%氢氧化钠溶液的不锈钢陈化钢筒中,在177℃加热转动16 h,取部分滤液在Garret气列仪中分离气体并用Dräger二氧化碳检测管进行测定。

3 试剂

3.1 氢氧化钠(固体);

3.2 硫酸溶液(1+6);

3.3 辛醇去泡剂:盛于滴瓶中。

4 仪器

4.1 不锈钢高温陈化钢筒:260 mL;

4.2 不锈钢刮勺;

4.3 滚动烘箱;

4.4 漏斗:直径75 mm,茎长75 mm(或更大);

4.5 有盖玻璃瓶:25～30 mL;

4.6 Garret气列仪:包括一透明塑料气列,一带有调节阀的氮气钢瓶,Dräger二氧化碳检测管,Dräger气袋和Dräger手泵。

4.6.1 气列体

槽1:深90 mm,
直径38 mm;

槽2和槽3:深90 mm,
直径30 mm;

槽间通道:直径20 mm;

材料:卢塞特有机玻璃(Lucite)或同样对酸、碳酸盐和二氧化碳气体为惰性的透明材料或玻璃。

4.6.2 分散管

中华人民共和国国家进出口商品检验局1995-09-06批准　　1996-01-01实施

管茎：直径 8 mm，

长 150 mm；

多孔玻璃：直径 30 mm；

材料：高硼硬质玻璃。

4.6.3 软管：须对二氯化碳和载气为惰性，以乳胶或聚乙烯塑料为好。

4.6.4 接头和硬管：须采用对二氧化碳和酸为惰性的材料。

4.6.5 Dräger 二氧化碳检测管：标明 CO_2、0.01%(NO CH-308-01)。

4.6.6 Dräger 1 L Alcotest 气袋(NO 6726425)。

4.6.7 Dräger 多种气体检测器的手动真空泵：31 型。

4.6.8 活塞：2 通道、8 mm 玻璃、特氟隆塞。

4.6.9 皮下注射器：10 mL 1 支(取酸用)，10、2.5、1 mL 各 1 支(取试液用)，21 号计量针头(38 mL)。

4.6.10 氮气瓶：装有低压调压阀。

载气：对二氧化碳、酸和 Dräger 管的试剂为惰性。

5 分析步骤

5.1 溶解 2.0 g 氢氧化钠于盛有 100 mL 新煮沸过的蒸馏水的陈化不锈钢钢筒中，缓慢加入已称好的 200 g 重晶石样品，用不锈钢刮勺混合，盖紧钢筒，在 177℃加热转动 16 h。

5.2 冷却至室温，若无泄漏，将它打开立即将陈化的重晶石悬浮物的易流动部分倾泻于有滤纸的漏斗中(Whatman No52，直径 12.5 cm)。用表玻璃盖住滤纸以尽量减少大气接触。弃去最初的 10～15 mL，继续收集于有盖玻璃瓶中，作 Garret 气列分析用。

5.3 将 Garret 气列仪放在水平的表面上，这时气列仪应保证是洁净干燥的。移去顶盖，加 20 mL 水和 5 滴辛醇去泡剂于槽 1 中，装上顶盖并用手均匀地压紧以密封全部 0 环。调节分散管至离底部大约 5 mm。

5.4 当调压阀关断时，用软管将载气源和槽 1 的玻璃分散管连接。将氮气通过气列 1 min 以清洗系统中的空气，检查气列单元是否漏气。为此目的，将一气袋完全压扁，连接气袋、活塞和手泵(用一废弃的 Dräger 管作连接，开始时气袋基本上是空的)。完全压下并放松手泵。当气袋全部放空而不漏气时，泵将保持在压下的位置几分钟。若发觉漏气，则检查泵的全部接头。单独检查泵时将一封闭的 Dräger 管插入泵的开口处并按下风箱。若泵不漏气，它将保持在按下的位置。

5.5 当气袋全扁时，于活塞、气袋和槽 3 的出口处装置软管。将一定量无固体的滤液用皮下注射器和针头通过隔膜注入槽 1 内，见表 1。

表 1 Dräger 管的鉴定、计算因子和对不同碳酸盐范围所用样品的容积

碳酸盐范围，mg/L	样品容积 mL	Dräger 管的鉴定	管的因子
25～750	10.0	$CO_2$0.01%	25 000
50～1 500	5.0		
250～7 500	1.0		

用一洁净的注射器通过橡皮隔膜缓慢地注射 10 mL 硫酸溶液于槽 1 内。轻轻摇动气列以混合槽 1 内的酸和样品。

打开气袋的活塞，再打开气流并让气袋稳定充气 10 min。当气袋手感坚挺时(不要胀破)关闭气流和活塞，立即进行下段操作。

5.6 折断一根 Dräger 管的两端，从槽 3 的出口处脱开软管并将它装在 Dräger 管的上流末端(观察管上箭头指示的气流方向)。然后将 Dräger 手泵与 Dräger 管下流末端连接。

打开气袋上的活塞，以平稳的手压将手泵完全压下，放松泵。于是气体流出气袋并通过 Dräger 管。操作泵并记下次数至气袋全被抽空(压 10 次使袋抽空，超过 10 次则表示漏气，试验结果将不正确)若气袋中存在 CO_2，则观察 Dräger 管上变的紫色并以 Dräger 管上标记的单位记录变色的长度(读取变紫长度应包括微弱变蓝部分)。

5.7 为了清洗气列，脱开软管并移去顶盖，以温水和温和洗涤剂用刷清洗气列槽。用管道清洗器清洗各槽之间的通道。洗涤、冲淋，然后用干燥气体吹干分散管。用蒸馏水冲洗该单元并让水流干。一定要定期更换那些可处理掉的气袋以避免漏气和袋内的污染，建议气袋使用 10 次分析后更换。

6 分析结果计算

$$CO_2(mg/L) = \frac{SL \times 25\,000}{V}$$

式中：SL——Dräger 管的变色长度；

V——试样溶液的容积，mL；

25 000——Dräger 管的计算因子。

附加说明：

本标准由中华人民共和国国家进出口商品检验局提出。

本标准由中华人民共和国湖北进出口商品检验局起草。

本标准主要起草人范崇阳。

本标准等同采用美国 SPE10099 分析方法。

中华人民共和国进出口商品检验行业标准

出口蛭石检验方法 线膨胀倍数的检验方法 （直接测量法）

SN/T 0486.1—95

代替 ZB Q25 003.1—88

Methods for inspection of vermiculite for export—Method for inspection of multiple linear expansion —Direct measurement method

1 主题内容与适用范围

本标准规定了出口蛭石线膨胀倍数检验方法。

本标准适用于经采选加工分级的出口 1、2、3、4 号蛭石片线膨胀倍数的测定。

2 方法提要

蛭石是片状结构的矿物，晶格中含有结晶水，高温灼烧，层间水分气化逸出而使蛭石定向膨胀．直接量取膨胀前后的厚度即可求得线膨胀倍数。

3 测量工具及仪器

3.1 小刀片；

3.2 尖嘴镊子；

3.3 秒表；

3.4 直尺：长 50 cm，分度值 0.1 cm；

3.5 耐高温金属镍盘：18 cm×9 cm×1.5 cm，厚度 0.5～1 mm 或耐高温灼烧瓷板；

3.6 高温炉：可升至 950℃以上；

3.7 槽尺见下图。

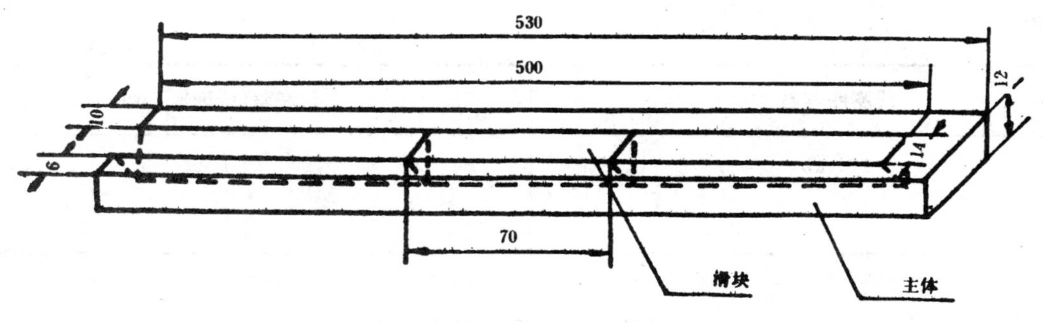

槽尺示意图

注：槽口是高为 7 mm 等腰直角三角形，材料为不锈钢或塑料。

中华人民共和国国家进出口商品检验局1995-09-06批准　　　　1996-01-01实施

4 操作步骤

4.1 把蛭石样品中的厚片用小刀片剖成 0.5～1 mm 的薄片，混匀。

4.2 随即取三份各为 25 片的蛭石。

4.3 用镊子把一份蛭石放入槽尺内，挤紧滑块，以直尺量出或从标准刻度的槽尺上直接读出长度 l_{a_1}。

4.4 把蛭石置于镍盘或瓷板中，于 950℃高温炉中灼烧 45 s，取出，冷却。

4.5 用镊子把膨胀后的蛭石依次连接排列于槽尺内，弯曲的从转节点处折断后放入，量出长度 l_{b_1}。

按 4.3～4.5 条步骤测定第二、第三份样品，其灼烧前后的长度分别记为 l_{a_2}、l_{a_3}和 l_{b_2}、l_{b_3}，三份样品共同组成一个单试验。同时做平行试验。

5 计算

蛭石线膨胀倍数按式(1)、(2)、(3)计算：

$$L_a = \frac{l_{a_1} + l_{a_2} + l_{a_3}}{3} \qquad \cdots\cdots(1)$$

式中：L_a——灼烧前蛭石长度平均值；
l_{a_1}、l_{a_2}、l_{a_3}——灼烧前蛭石长度测量值。

$$L_b = \frac{l_{b_1} + l_{b_2} + l_{b_3}}{3} \qquad \cdots\cdots(2)$$

式中：L_b——灼烧后蛭石长度平均值；
l_{b_1}、l_{b_2}、l_{b_3}——灼烧后蛭石长度测量值。

$$\rho = \frac{L_b}{L_a} \qquad \cdots\cdots(3)$$

式中：ρ——蛭石线膨胀倍数；
L_a、L_b——灼烧前、后蛭石长度平均值。

6 允许差

线膨胀倍数	允许差(线膨胀倍数)
12～15	1.4
15 以上	1.8

附加说明：

本标准由中华人民共和国国家进出口商品检验局提出。
本标准由中华人民共和国河北、上海进出口商品检验局负责起草。
本标准主要起草人周志文、辜宜兴、程书建。

中华人民共和国进出口商品检验行业标准

出口蛭石检验方法 线膨胀倍数快速检验方法 （回归分析法）

SN/T 0486.2—95

代替 ZB Q25 003.2—88

Methods for inspection of vermiculite for export—Method for fast inspection of multiple linear expansion —Regression method

1 主题内容与适用范围

本标准规定了出口蛭石线膨胀倍数快速测定方法。

本标准适用于经采选加工分类、分级的出口2、3、4、5号蛭石片的线膨胀倍数13倍以上快速测定方法。

2 方法提要

通过对检测蛭石的线膨胀倍数和体积密度的膨胀倍数的实验数据，采用回归分析法，找出两者相关关系。将测得体积密度膨胀倍数，代入回归方程式，计算出蛭石的线膨胀倍数。

3 测量工具及仪器

3.1 量筒：50、500 mL，分别准确至0.5、1.0 mL；

3.2 瓷蒸发皿：300 mL，或镍盘；

3.3 烧杯：500 mL；

3.4 天平：感量0.001 g；

3.5 高温炉：950℃以上，精度±20℃；

3.6 秒表。

4 操作步骤

称取混合均匀已缩分的样品40 g（准确至0.002 g），缓慢倒入倾斜旋转50 mL量筒内，量筒垂直，试样表面平整，记下其毫升数，放入瓷蒸发皿或镍盘中，于950℃灼烧1.5 min后，取出冷却至室温，用上法倒入500 mL量筒中，读出体积数及称量，同时进行平行试验。

5 计算

$$S_1 = \frac{m_1}{V_1} \qquad \cdots\cdots(1)$$

$$S_2 = \frac{m_2}{V_2} \qquad \cdots\cdots(2)$$

中华人民共和国国家进出口商品检验局1995-09-06批准　　1996-01-01实施

$$X = \frac{S_1}{S_2} \quad \cdots\cdots(3)$$

式中：S_1——灼烧前蛭石体积密度，g/mL；

S_2——灼烧后蛭石体积密度，g/mL；

m_1——灼烧前蛭石样品质量，g；

m_2——灼烧后蛭石样品质量，g；

V_1——灼烧前蛭石样品体积，mL；

V_2——灼烧后蛭石样品体积，mL；

X——体积密度膨胀倍数。

由体积密度膨胀倍数求得线膨胀倍数回归方程如下：

3 号片：

$$y = 10.808 + 1.112x \quad \cdots\cdots(4)$$

4 号、5 号片：

$$y = 10.171 + 1.105x \quad \cdots\cdots(5)$$

式中：y——蛭石线膨胀倍数；

x——蛭石体积密度膨胀倍数。

6 精密度

规　　格	线膨胀倍数	重复性(r)	再现性(R)
3 号蛭石	14～21	$-0.66+0.093m$	$-2.06+0.22m$
4、5 号蛭石	14～21	$0.000\,40m^{2.71}$	$-1.97+0.204m$

注：m——测试特性的总平均值。

附加说明：

本标准由中华人民共和国国家进出口商品检验局提出。

本标准由中华人民共和国河北进出口商品检验局负责起草。

本标准主要起草人周志文、程书建、郭秀一、秦艳坤。

中华人民共和国进出口商品检验行业标准

SN/T 0486.3—95

代替 ZB Q25 003.3—88

出口蛭石检验方法 筛分试验方法

Methods for inspection of vermiculite for export—Sieve test method

1 主题内容与适用范围

本标准规定了出口蛭石筛分试验方法。

本标准适用于经采选加工分级的2、3、4和5号蛭石片的筛分试验方法。

2 方法提要

样品在所需规格的标准筛中，用振筛机振筛后称取本级品质量，求出蛭石筛分。

3 仪器

3.1 天平：感量0.001 g；

3.2 振筛机：振动频率60次/min以上；

3.3 标准筛：其网目与孔径应符合下列要求。

目数/英寸	孔径，mm
3	5.6
4	4.0
5	3.35
6	2.80
7	2.36
8	2.00
10	1.70
12	1.40
14	1.18
16	1.00
18	0.85
22	0.71

4 操作步骤

称取混匀的样品50 g(准确至0.001 g)，倒入所要求的规格套筛中，在振动频率为60次/min的振筛机上筛分2 min，弃去级外品，再于振筛机上筛分1 min，直至级外品质量小于0.5 g即达到筛分终点，称出本级品质量。

中华人民共和国国家进出口商品检验局1995-09-06批准　　1996-01-01实施

5 计算

$$r = \frac{m_1}{m} \times 100$$

式中：r——本级品率，%；

m_1——本级品的质量，g；

m——样品的质量，g。

附加说明：

本标准由中华人民共和国国家进出口商品检验局提出。

本标准由中华人民共和国河南进出口商品检验局负责起草。

本标准主要起草人李爱民、苗真。

中华人民共和国进出口商品检验行业标准

SN/T 0486.4—95

代替 ZB Q25 003.4—88

出口蛭石检验方法 含砂量的检验方法

Methods for inspection of vermiculite for export—Method for inspection of sand content

1 主题内容与适用范围

本标准规定了出口蛭石含砂量的检验方法。

本标准适用于经采选加工分类、分级的出口1、2、3、4号蛭石片的含砂量的测定。

2 方法提要

蛭石中含砂量，采用手挑法将其中砂子挑出。

3 测量工具

3.1 镊子；

3.2 天平：感量0.001 g。

4 操作步骤

称取充分混合均匀的样品30 g（精确至0.005 g），放入平坦的白纸上，用金属小镊子将砂子挑出后，将砂子称量，同时做三个单试验的平均值为测定结果。

5 计算

$$含砂量(\%) = \frac{m_1}{m} \times 100$$

式中：m_1——蛭石样品中砂子质量，g；

m——蛭石样品质量，g。

6 允许差

%

含砂量	允许差
2	0.3
≥2	0.5

中华人民共和国国家进出口商品检验局1995-09-06批准 1996-01-01实施

附加说明：

本标准由中华人民共和国国家进出口商品检验局提出。

本标准由中华人民共和国河北进出口商品检验局负责起草。

本标准主要起草人程书建、周志文、秦艳坤。

前　　言

本标准是按照GB/T 1.1—1993《标准化工作导则　第1单元:标准的起草与表述规则　第1部分:标准编写的基本规定》的要求编写的。

本标准编写过程中,参阅了JC 294～299—1982《滑石产品标准》,对国家标准和国际标准的品质波动实验方法进行了对比实验。

其中品质波动实验采用ISO 8542:1986《锰矿石和铬矿石——评定品质波动和校核取样精密度的实验方法》。

本标准附录A为标准的附录。

本标准由中华人民共和国国家出入境检验检疫局提出并归口。

本标准由中华人民共和国辽宁出入境检验检疫局负责起草。

本标准主要起草人:蒋维旗、孙吉慧、任玉伟。

本标准系首次发布的行业标准。

中华人民共和国出入境检验检疫行业标准

出口袋装滑石粉取样、制样方法

SN/T 0830—1999

Methods for sampling and sample preparation of talc powder in bags for export

1 范围

本标准规定了袋装滑石粉试样的采取和制备方法及有关精确度要求。

本标准适用于袋装各类滑石粉的化学成分、水分、粒度、白度样品的扦取和制备。

本标准适用于袋装滑石粉产品的复验和仲裁。

2 引用标准

下列标准所包含的条文，通过在本标准中引用而构成为本标准的条文。本标准出版时，所示版本均为有效。所有标准都会被修订，使用本标准的各方应探讨使用下列标准最新版本的可能性。

GB 2007.1—1987 散装矿产品取样、制样通则 手工取样方法

GB 2007.3—1987 散装矿产品取样、制样通则 评定品质波动实验方法

3 一般规定

3.1 本标准规定取样、制样及测定总精确度为±0.6%。取样精确度 βs 为±0.3%(概率为95%)，以氧化镁量计。

3.2 必须严格按照本标准规定的方法取样、制样。

3.3 取样、制样所用设备、工具和盛样容器必须保持清洁，坚固耐用。

3.4 成分样品须妥善保管6个月，以备检查。

4 取样

4.1 取样工具

a) 取样扦(见附录A中图A1)

取样扦的有效长度应大于包装对角线的80%。

b) 盛样袋。

4.2 份样数

由一批滑石粉中应取份样的最少个数，按附录A中表A1规定执行。

品质波动大小不明时，应尽快进行评定实验，也可结合日常取样工作进行，以不确定品质波动大小，对品质波动类型未知的滑石粉，份样数按品质波动大的取。

4.3 份样量

每个份样的重量约为30 g，所取每份样的重量应大致相等，其相对误差不超过20%。

4.4 取样方法

4.4.1 流动间隔取样法

中华人民共和国国家出入境检验检疫局1999-12-30批准　　2000-05-01实施

在一批滑石粉装包、装卸或衡重的移动过程中，按一定的重量或袋数间隔取样包，样包间的间隔可根据规定的该批滑石粉的份样数和批量按式(1)算出。

$$\text{取样间隔(吨或袋)} \leqslant \frac{\text{批量(吨或袋)}}{\text{规定的样数}} \qquad \cdots\cdots(1)$$

取第一个样包时，可在第一间隔内任意确定，但不可在第一间隔的起点开始，以后继续取的样包按一定的间隔取，取样间隔不得大于计算所得的间隔，以保证拣取的样包数不低于附录A所规定的最少份样数。

4.4.1.1 取样时，将槽口向下，斜插入袋底部的取样口中，插入深度应大于包装件对角线的80%，将扦子旋转180°取出样品，每袋抽取两次。

4.4.1.2 取样时，对货堆应采取从里向外，从底到高的位置取样。

4.4.1.3 水分样品应在衡重前后立即取出，置于密闭容器中，注意测定前勿使水分含量发生变化。当批量很大时，须将整批滑石粉分成几个部分，将每一部分的份样制备成副样测定水分。

4.4.2 随机取样法

按附录A中表A1规定的份样数于包堆中随机抽取样包，取出的样包以相同于流动间隔法的操作进行。

4.5 防止取样过程中的外来污染。

5 制样

5.1 制样工具

a）份样铲及挡板见附录A中图A2；

b）不锈金属十字分样板；

c）分析筛[850 μm(20目)、150 μm(100目)、75 μm(200目)、45 μm(325目)]；

d）毛刷；

e）不锈钢混样板或玻璃面混样板。

5.2 制样要求

5.2.1 制样过程中，应防止样品有任何变化和污染。

5.2.2 必须严格按照本标准规定的制样程序进行。

5.3 制样程序

5.3.1 圆锥四分法

将样品置于洁净、平整的钢板上，堆成圆锥形，每铲沿圆锥顶尖落下，使均匀地沿锥尖散落，注意勿使圆锥中心错位，如此反复堆转三次，使之混匀，然后将圆锥顶尖压平，用十字板自上压下，分成四位等份，任取二个对角的等分。重复操作数次，缩小至不少于300 g。

5.4 样品容器和标签

5.4.1 送化验室的水分样品应装入密封的容器中，并附以标签。

5.4.2 送化验室的成分样品应装入样品袋中，并附以标签。

5.4.3 标签说明

a）编号；

b）滑石粉等级、产地；

c）批量；

d）取样、制样人员；

e）取样、制样地点、日期及天气。

附 录 A
（标准的附录）
不同批量滑石粉最小取样份样数

表 A1

份样数 / 品质波动，% / 批量，t	小	中	大
	S_w <0.6	S_w 0.6～1.0	S_w >1.0
1 000～1 200	90	180	270
800～1 000	85	165	245
500～800	75	150	220
300～500	60	110	175
150～300	45	90	135
60～150	35	65	95
60 以下	20	40	60

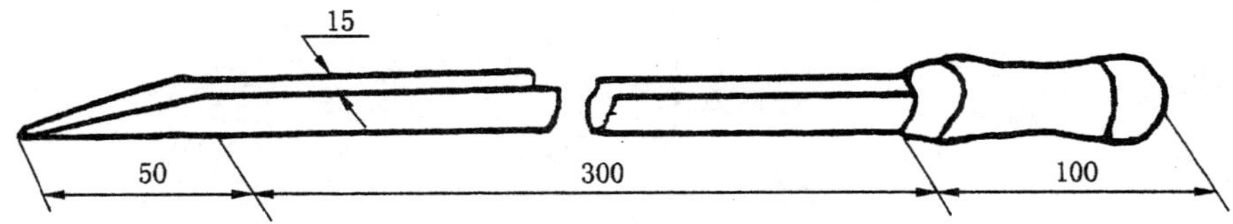

图 A1 取样扦

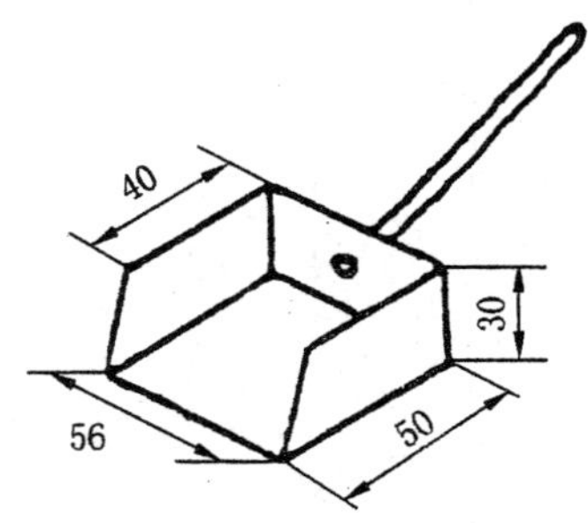

图 A2 份样铲

前　　言

本标准按照GB/T 1.1—1993《标准化工作导则　第1单元:标准的起草与表述规则　第1部分:标准编写的基本规定》的要求编写。

近年来,外商对我国出口氟石粉品质检验的要求逐年提高,国家标准GB/T 5195.1～5195.9—1985《氟石化学分析方法》所列指标已不能满足进口国的需要。本标准在参考国内外有关文献的基础上,采用原子吸收光谱法在同一体系中连续测定氟石粉中钾、钠、镁,以标准加入法定量,提高了方法的准确度和精密度。

本标准的附录A是提示的附录。

本标准由中华人民共和国国家出入境检验检疫局提出并归口。

本标准由中华人民共和国浙江出入境检验检疫局负责起草。

本标准主要起草人:马高法、孙长林、王军法。

中华人民共和国出入境检验检疫行业标准

进出口氟石粉中钾、钠、镁的测定方法

SN/T 0945—2000

Method for the determination of potassium、sodium and magenesium in fluorspar powder for import and export

1 范围

本标准规定了进出口氟石粉中钾、钠、镁含量的原子吸收分光光度测定方法。

本标准适用于进出口氟石粉中钾、钠、镁含量的测定。

2 引用标准

下列标准所包含的条文，通过在本标准中引用而构成为本标准的条文。本标准出版时，所示版本均为有效。所有标准都会被修订，使用本标准的各方应探讨使用下列标准最新版本的可能性。

GB/T 6682—1992 分析实验室用水规格和试验方法

YB/T 5143—1993 氟石精矿

3 取制样方法

取样和制样按 YB/T 5143 中规定进行。

注

1 试样应通过 0.071 mm 的筛孔。

2 试样应在 105℃±5℃烘 1 h 后置于干燥器中，冷却至室温。

4 测定方法

4.1 方法提要

在氢氟酸-硼酸-高氯酸体系中溶解试样，在氯化锶存在下，用空气-乙炔火焰原子吸收分光光度法于波长 766.5 nm、599.0 nm、285.2 nm 连续测定试样中的钾、钠、镁，以标准加入法定量。

4.2 试剂

所用试剂除特殊注明者外，均为分析纯。所用水应符合 GB/T 6682 规定。

4.2.1 氢氟酸（优级纯，ρ=1.14 g/mL）。

4.2.2 高氯酸（优级纯，20%）。

4.2.3 硝酸（ρ=1.42 g/mL）。

4.2.4 硝酸（1+1）。

4.2.5 盐酸（1+1）。

4.2.6 硼酸。

4.2.7 氯化锶溶液（30 mg/mL）。

4.2.8 钾、钠、镁混合标准贮备溶液（0.5 mg 钾/mL、0.4 mg 钠/mL、0.1 mg 镁/mL）

准确称取于 110℃烘干的氯化钾（KCl，优级纯）0.953 5 g，溶于水；称取于 140℃烘干的氯化钠（NaCl，优级纯）1.016 8 g，溶于水；称取经稀盐酸（5%）和乙醇处理后的镁条（99.99%）0.100 0 g 于

中华人民共和国国家出入境检验检疫局 2000-09-15 批准　　2000-12-31 实施

150 mL烧杯中，加入 10 mL 盐酸(4.2.5)溶解。

混合上述三种溶液于 1 000 mL 容量瓶中，用水稀释至刻度，混匀贮于塑料瓶中。

4.2.9 钾、钠、镁混合标准溶液(50 μg/mL、40 μg/mL、10 μg/mL)

由钾、钠、镁混合标准贮备溶液(4.2.8)稀释 10 倍配制。

4.3 仪器

4.3.1 原子吸收分光光度计。

4.3.2 钾、钠、镁空心阴极灯。

4.3.3 聚四氟乙烯烧杯(50 mL)或铂金皿。

4.4 分析步骤

4.4.1 试样分解

称取试样 0.3 g～0.6 g(精确到 0.000 1 g)，置于 50 mL 聚四氟乙烯烧杯中，加入 5 mL 氢氟酸(4.2.1)，待试样完全溶解后，置于电热板上加热，缓缓蒸发至近干，取下冷却。随同试样做空白试验。

加数滴硝酸(4.2.3)湿润残液，再加入 0.5 g 硼酸(4.2.6)和 5 mL 高氯酸(4.2.2)，加热冒浓白烟至近干，取下，补加 3 mL 高氯酸(4.2.2)重复蒸干，取下稍冷。

加 2 mL 盐酸(4.2.5)及 20 mL～30 mL 热水溶解盐类，稍冷后移入 100 mL 容量瓶中，加入 4 mL 硝酸(4.2.4)及 8 mL 氯化锶溶液(4.2.7)，冷却至室温并以水稀释至刻度，摇匀待测。

4.4.2 测定

分别移取 15.0 mL 试样溶液(4.4.1)于一组 25 mL 容量瓶中，依次加入 0，0.50，1.00，2.00，3.00 mL钾、钠、镁混合标准溶液(4.2.9)，以水稀释至刻度，摇匀。

以空白试剂调零，用空气-乙炔火焰原子吸收光谱法测定，仪器参数见附录 A(提示的附录)。

以吸光度(A)为纵坐标，相应的钾、钠、镁量(μg)为横坐标，分别绘制出钾、钠、镁的工作曲线。

5 分析结果的表述

按式(1)计算钾、钠、镁的百分含量：

$$X(\%) = \frac{m_0}{m \times V_0/V \times 1\,000} \times 100 \qquad \cdots\cdots(1)$$

式中：X——样品中待测元素的百分含量，%；

V_0——试样溶液分取体积，mL；

V——试样溶液的体积，mL；

m_0——自工作曲线上查得的待测元素质量，μg；

m——试样质量，mg。

6 精密度

本方法中的试验重复性 r、再现性 R 和水平值 X 见表 1。

表 1 精密度

测试元素	水平值 X	重复性 r	再现性 R
钾	0.01	0.003	0.004
钠	0.02	0.004	0.04
镁	0.004	0.002	0.003

附 录 A

（提示的附录）

选用日立 Z-8000 原子吸收分光光度计的仪器参数

表 A1 仪器参数

元素	波长 nm	灯电流 mA	燃烧器高度 mm	光谱通带 nm	助燃比	
					空气，kg/cm^2	乙炔，kg/cm^2
钾	766.5	5	8	0.4	1.6	0.35
钠	599.0	5	6	0.4	1.6	0.30
镁	285.2	5	6	0.4	1.6	0.30

前　　言

颗粒膨润土是自1990年以来根据国际市场的需要生产的一种新产品，随着国际市场需求量的增加出口量也随之逐年增加，但目前该产品缺乏检验依据特制定本标准。

本标准由中华人民共和国国家认证认可监督管理委员会提出并归口。

本标准由中华人民共和国天津出入境检验检疫局负责起草。

本标准主要起草人：杜庆英，王金荣。

本标准首次发布。

中华人民共和国出入境检验检疫行业标准

出口颗粒膨润土中白度、酸度及膨胀容的检验方法

SN/T 0990—2001

Method for the determination of whiteness, acidity and swelling capacity of granular bentonite for export

1 范围

本标准规定了颗粒膨润土中白度、酸度及膨胀容的检验方法,用以鉴定颗粒膨润土产品的质量。

本标准适用于出口颗粒膨润土中白度、酸度(pH 值)及膨胀容的测定。

2 引用标准

下列标准所包含的条文,通过在本标准中引用而构成为本标准的条文。本标准出版时,所示版本均为有效。所有标准都会被修订,使用本标准的各方应探讨使用下列标准最新版本的可能性。

JB/T 9327—1999 白度计

3 取样和制样

3.1 取样工具:探子(30 mm×500 mm)。

3.2 取样:颗粒膨润土多为 1 t 袋包装。取样时按袋数的 10%开袋(以垛位的上、中、下部位抽取袋数),最低不少于 10 袋,10 袋以下逐袋取,每袋取样量约为 0.5 kg。如取样量过大时可在现场将样品混匀,缩分出约 5 kg 样品,密封好带回实验室待制样。

3.3 制样:将带回实验室之待制样品,经破碎至 1 mm 左右混匀后缩分出约 250 g,经玛瑙或瓷研钵研细直至通过 75 μm 筛(200 目)作为试样以备测定各项指标。在制样过程中严禁污染样品以免影响白度的测定。

3.4 试样:将通过 75 μm 筛(200 目)的试样在 105℃±2℃的干燥箱内烘干 2 h 后取出,放在干燥器内,待冷后测定其白度、酸度及膨胀容。

4 测定方法

4.1 白度的测定

4.1.1 方法提要:将通过 75 μm 筛(200 目)的干燥试料用白度计进行测定。

4.1.2 仪器:符合 JB/T 9327 标准的所有型号的仪器。

4.1.3 白度计的校正:打开白度计电源以仪器所附标准白的白度值进行校正,符合要求后再进行测定。

4.1.4 测定步骤:将试料置于测定皿中,压制成平滑、洁净的表面,以校正过的白度计测定试料的白度值。

4.1.5 结果的表示:取 y 值,以度表示白度(即亮度)。两次平行测定的平均值做为最后结果,保留小数点后一位。

4.2 酸度(pH 值)的测定

中华人民共和国国家质量监督检验检疫总局 2001-12-30 批准　　2002-06-01 实施

4.2.1 方法提要：将干燥试料，混于一定量的水中，测其水溶液的pH值。

4.2.2 仪器及器具

a) 酸度计：精确至pH0.1。

b) 天平：称量100 g，感量0.1 g。

c) 烧杯：100 mL～150 mL。

d) 蒸馏水：经煮沸冷却的新鲜蒸馏水。

4.2.3 测定步骤：称取试料4.0 g，放入烧杯中，加水100 mL，用玻璃棒搅拌约5 min后即可用酸度计测定其酸度值。

4.2.4 结果的表示：酸度以pH值来表示。两次平行测定的平均值做为最后结果，保留小数点后一位。

4.3 膨胀容的测定

4.3.1 方法提要：将干燥试料加入一定酸度的溶液中，放置一定的时间后测定其膨胀容。

4.3.2 主要仪器与试剂

a) 振荡器：每分钟150～200次。

b) 天平：称量100 g，感量0.1 g。

c) 具塞量筒：容量为100 mL，刻度为1 mL，直径为25 mm。

d) 盐酸：1 mol/L。

e) 蒸馏水。

4.3.3 测定步骤：称取试料2.0 g，分数次加入于已加水约60 mL的具塞量筒中，边加边摇勿使试料结块，待全部试料加入后再加入4.3.2 d)的盐酸25 mL，再振荡约1 min以水稀释至100 mL，静置24 h后读出沉淀物界面处的刻度值。如沉淀物界面呈斜坡状时，可取其最高及最低刻度值的平均值。

4.3.4 结果的表示：膨胀容以膨胀体积/样重(mL/g)来表示。取两次平行测定的平均值做为最后结果，保留小数点后一位。计算公式如下：

$$A = \frac{B}{m}$$

式中：A——膨胀容，mL/g；

B——膨胀体积，mL；

m——试料的质量，g。

5 精密度

精密度要求见表1。

表1 精密度

单位：%

项目	r(重现性)	R(再现性)
白度	1.5	3.0
酸度	0.3	0.6
膨胀容	2.0	3.0

前　　言

经检索，国内外均未有测定石灰氮高含量的标准。根据国际贸易需求的实际情况，对出口石灰氮的测定方法进行了研究，该方法在出口检验中试行后证明是可行的。

本标准由国家认证认可监督管理委员会提出并归口。

本标准由中华人民共和国宁夏出入境检验检疫局负责起草。

本标准主要起草人：黄光泽、刘文丽、刘建宇、张佩香。

本标准是首次发布。

中华人民共和国出入境检验检疫行业标准

SN/T 1037—2002

进出口石灰氮检验方法

Method for the determination of lime nitrogen for import and export

1 范围

本标准规定了出口石灰氮检验方法。

本标准适用于出口石灰氮及其含量的测定。

2 引用标准

下列标准所包含的条文，通过在本标准中引用而构成为本标准的条文。本标准出版时，所示版本均为有效。所有标准都会被修订，使用本标准的各方应探讨使用下列标准最新版本的可能性。

GB/T 601—1988　化学试剂　滴定分析(容量分析)用标准溶液的制备

3 试样制备

将样品堆划成等分的网格，缩分大样时网格将不少于20格，缩分副样时不少于12格，缩分份样时不少于4格，缩分至1 kg，留存样品250 g，分析样品250 g，装于干燥密封瓶中，并注明批号、生产日期、生产厂名、取样人及日期。

4 总氮含量的测定

4.1　方法提要

在催化剂的作用下，试样中的氮在浓硫酸中完全氧化、分解并变成铵盐，以硫酸标准溶液吸收，经碱标准溶液返滴定，测定总氮量。

4.2　试剂和材料

除另有规定外，所用试剂均为分析纯，水为蒸馏水。

4.2.1　硫酸(ρ=1.84 g/mL)；

4.2.2　氢氧化钠溶液：40%(V/V)；

4.2.3　硫酸标准溶液：0.1 mol/L；

4.2.4　氢氧化钠标准溶液：0.1 mol/L；配制见GB/T 601；

4.2.5　催化剂：称取100 g K_2SO_4，10 g $CuSO_4 \cdot 5H_2O$，1 g 硒粉，在研钵中磨细至80目(0.175 mm)，盛于干燥磨口瓶中。

4.2.6　指示剂：0.1%甲基红乙醇溶液+0.5%溴甲酚绿乙醇溶液(1+1)。

4.3　仪器和设备

4.3.1　半自动蛋白质测定仪(或与之等效的设备)；

4.3.2　电加热消化器；

4.3.3　磁力搅拌器和电磁搅拌子；

4.3.4　精确至0.02 mL的酸式滴定管。

中华人民共和国国家质量监督检验检疫总局2002-01-16批准　　　　2002-06-01实施

4.4 测定步骤

4.4.1 消化

称取 0.1 g 试样(精确至 0.000 1 g),无损地放入已洗净烘干的消化管中,加入数粒 ϕ3 mm～4 mm 玻璃珠,6 g 催化剂和 10 mL 硫酸,加热消化 30 min(可延长 5 min～10 min)。然后冷却至室温,向消化管中加入 50 mL 水混匀。

4.4.2 蒸馏

在 250 mL 三角烧瓶中准确加入 25 mL 硫酸标准溶液和 2～3 滴指示剂,将该瓶套在蒸馏仪的接收管上,并让管口浸沉在溶液中。向消化管中加入 50 mL 氢氧化钠溶液,蒸馏 7 min 后,关闭蒸汽阀取下接收瓶。

4.4.3 测定

用氢氧化钠标准溶液滴定接受瓶内的溶液,滴至溶液由紫红色转为亮绿色即为终点。

4.4.4 空白试验

除不加试样外,均按上述测定步骤进行。

4.5 结果计算与表述

按式(1)计算试样中的总氮量:

$$X_1 = \frac{(V - V_0)c \times 0.014\,01}{m} \times 100 \quad \cdots\cdots(1)$$

式中:X_1——试样中总氮的质量分数,%;

V_0——空白试验用去氢氧化钠标准溶液体积,mL;

V——滴定试样用去氢氧化钠标准溶液体积,mL;

c——氢氧化钠标准溶液的浓度,mol/L;

m——称取的试样量,g;

0.014 01——氮的摩尔质量,g/moL。

4.6 精密度

水平(m)	重现性(r)	再现性(R)
24.360	0.050 1	0.302 0

5 游离电石的测定

5.1 方法提要

试样在密闭容器中完全分解,根据反应前后的体积变化求得游离电石的含量。

5.2 材料和试剂

5.2.1 测试装置:见图 1。

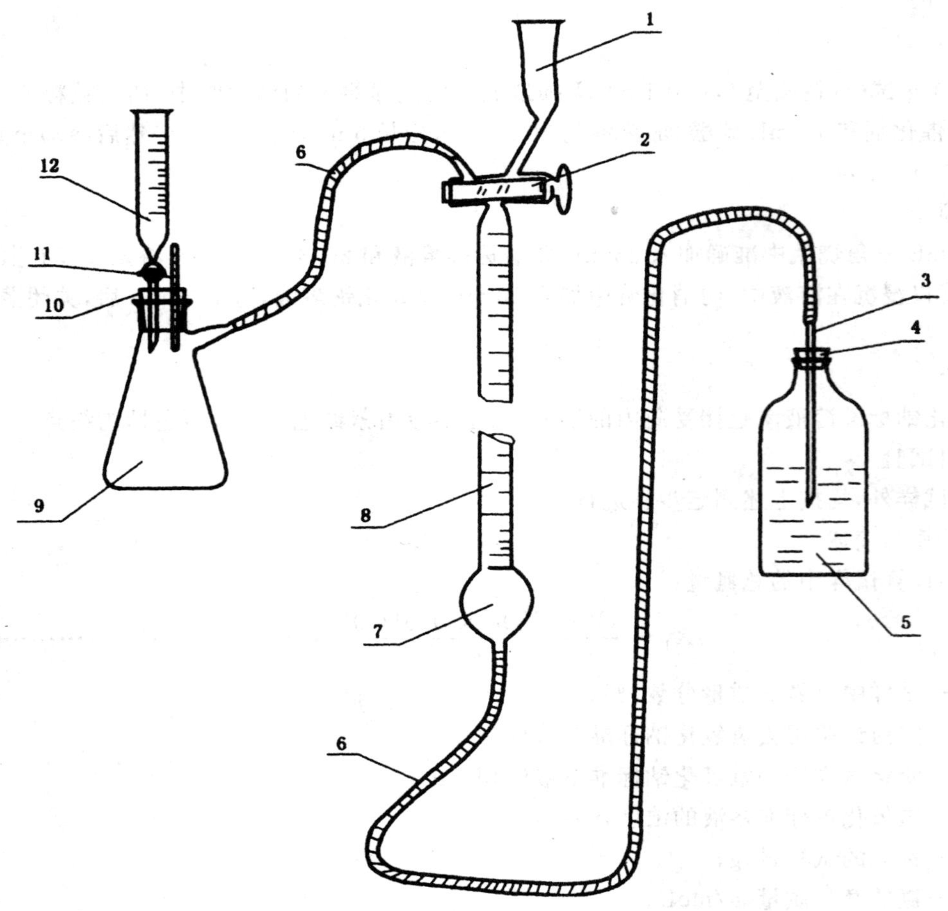

1—大气管柱；2—二通旋塞阀；3—玻璃管；4—胶木塞；5—水准瓶；6—胶管；7—空心玻璃球；
8—量气管；9—反应瓶；10—胶木塞；11—温度计；12—筒形刻度漏斗

图 1 游离碳化钙测试装置图

5.2.2 饱和食盐水：用乙炔饱和的饱和食盐水。

5.2.3 刻度筒形漏斗：60 mL。

5.2.4 反应瓶：100 mL。

5.2.5 水准瓶：250 mL。

5.2.6 温度计。

5.3 测定步骤

称取 2.000 g 试样（精确至 0.001 g）于干燥的 100 mL 反应瓶中，立即用装有温度计和刻度分液漏斗的塞子塞紧瓶口，旋转旋塞阀，与量气管相通，待排尽反应瓶内空气后，再旋转旋塞阀与大气相通，调节量气管零点，关闭活塞，由刻度筒形漏斗向反应瓶中准确加入 25 mL 用乙炔饱和过的饱和食盐水，不断摇动反应瓶，使碳化钙（游离电石）全部分解，待反应生成的乙炔在量气管内稳定后，移动水准瓶，使内外压力平衡，读取气体体积及大气压力和测定时反应瓶内的温度。

5.4 计算结果与表述

按式(2)计算试样中游离电石的含量：

$$X_2 = \frac{(V - V_1) \times (P_0 - P) \times 273 \times 0.002\,885}{m \times 101.325(273 + t)} \times 100 \qquad \cdots\cdots(2)$$

式中：X_2——试样中游离电石的质量分数，%；

V——量气管中气体体积，mL；

V_1——加入乙炔饱和食盐水的体积，mL；

P_0——按 GB 10665—1997 中表 3 经校正到 0℃的大气压，kPa；

P——从 GB 10665—1997 中表 3 查出在 t℃时饱和食盐水蒸气压力，kPa；

t——试验时反应瓶内温度，℃；

m——试样质量，g；

0.002 885——标准状态下 1 mL 乙炔气体相当碳化钙的质量。

5.5 精密度

水平(m)	重现性(r)	再现性(R)
0.166	0.013 0	0.020 6

6 筛上剩余物的测定

6.1 方法提要

试样经标准筛筛分，根据称量筛上筛下物的质量，测定出筛上剩余物。

6.2 仪器和设备

6.2.1 标准筛：30 目(0.595 mm)。

6.2.2 天平：感量 0.01 g。

6.2.3 刷子。

6.2.4 振荡器：60 r/min。

6.3 测定步骤

称取 20.00 g 试样(准确至 0.01 g)，放入 30 目(0.595 mm)标准筛中，盖上筛盖，置于振荡器上(或用人工振摇)，振荡 3 min～5 min，然后称量筛上剩余物。

6.4 结果计算与表述

按式(3)计算标准筛上剩余物的含量：

$$X_3 = \frac{m_1}{m} \times 100 \qquad \cdots\cdots(3)$$

式中：X_3——试样中筛上剩余物的质量分数，%；

m_1——筛上剩余物的质量，g；

m——试样质量，g。

前　　言

本标准规定了X-射线荧光光谱法测定磷矿石中的五氧化二磷、氧化钙、三氧化二铁、氧化铝、氧化镁、二氧化硅和氧化钾的方法。

本标准由中华人民共和国国家认证认可监督管理委员会提出并归口。

本标准起草单位:中华人民共和国连云港出入境检验检疫局。

本标准主要起草人:程雪刚、吴扬、庄学甫、何学忠、许涛。

本标准系首次发布。

中华人民共和国出入境检验检疫行业标准

出口磷矿石中五氧化二磷、氧化钙、三氧化二铁、氧化铝、氧化镁、二氧化硅和氧化钾的X-射线荧光光谱测定方法

SN/T 1097—2002

Determination of phosphorus pentoxide, calcium oxide, ferric oxide, aluminum oxide, magnesium oxide, silicon dioxide and potassium oxide content for export phosphate rock by X-ray fluorescence spectrometry

1 范围

本标准规定了X-射线荧光光谱法测定磷矿石中的五氧化二磷、氧化钙、三氧化二铁、氧化铝、氧化镁、二氧化硅和氧化钾的方法，适用于出口磷矿石的测定，测定范围见表1。

表1 各化合物测定范围 %

化合物	五氧化二磷	氧化钙	二氧化硅	三氧化二铁	氧化铝	氧化镁	氧化钾
最低值	30.0	40.0	2.0	0.20	0.20	0.20	0.10
最高值	38.0	52.0	10.0	1.0	1.0	2.0	1.0

2 引用标准

下列标准所包含的条文，通过在本标准中引用而构成为本标准的条文。本标准出版时，所示版本均为有效。所有标准都会被修订，使用本标准的各方应探讨使用下列标准最新版本的可能性。

GB/T 1868—1995 磷矿石和磷精矿采样和样品制备方法

3 方法提要

采用无水四硼酸锂熔样，溴化锂作为脱模剂制备玻璃熔片，测出待测元素的X-射线荧光强度。根据待测元素的X-射线荧光强度与待测元素含量之间的定量关系，选用适当的数学校正模式，计算出待测元素的含量。

4 试剂和材料

本标准所用的试剂和水，在没有注明其他要求时，均指分析纯试剂和蒸馏水或同等纯度的水。

4.1 无水四硼酸锂($Li_2B_4O_7$)：高纯，600℃灼烧1 h；

4.2 溴化锂(LiBr)溶液：30 mg/mL；

4.3 硝酸铵(NH_4NO_3)溶液：220 mg/mL；

4.4 P10气体(10%甲烷，90%氩气)。

中华人民共和国国家质量监督检验检疫总局2002-03-15批准 2002-09-01实施

5 仪器、设备

5.1 波长色散型X-射线荧光光谱仪，配铑靶X-射线端窗管；

5.2 马弗炉：最高温度1 300℃；

5.3 铂/黄坩埚：40 mL；

5.4 铂/黄模具：ϕ40 mm，与仪器样品杯尺寸相匹配。

6 试样

按GB/T 1868标准取样，将磨细并通过120目(0.125 mm)筛的样品，经105℃～110℃烘干2 h，保存于干燥器中，冷至室温。

7 分析步骤

7.1 分析条件

样品面罩ϕ34 mm，P10气体(4.4)0.5 Pa，真空光路，其他条件见表2。

表2 各元素仪器测定条件

元素	线系	滤光片	准直器	晶体	检测器	窗宽(低高)		电压/kV	电流/mA	2θ/(°)
磷	$K\alpha$	No	0.15	Ge	F.C.	0.662	2.598	30	100	140.996
钙	$K\alpha$	No	0.15	LiF200	F.C.	0.784	2.475	40	75	113.138
铁	$K\alpha$	No	0.15	LiF200	F.C./S.C.	0.515	2.402	50	60	57.52
铝	$K\alpha$	No	0.15	PET	F.C.	0.735	2.696	30	100	145.074
镁	$K\alpha$	No	0.15	OV055	F.C.	0.784	3.039	30	100	21.262
硅	$K\alpha$	No	0.15	PET	F.C.	0.858	2.647	30	100	109.118
钾	$K\alpha$	No	0.15	LiF200	F.C.	0.760	2.402	50	60	136.722

7.2 灼烧失量(LOI)的测定

标准样品(经105℃烘干2 h)和试样(6)在1 150℃灼烧8 min，置于干燥器中冷至室温，测定灼烧失量(LOI)。

按(1)式计算灼烧失量(LOI)：

$$LOI = \frac{W_1 - W_2}{W_1} \times 100 \qquad \cdots\cdots (1)$$

式中：LOI——样品的灼烧失量，%；

W_1——灼烧前试样质量，g；

W_2——灼烧后试样质量，g。

7.3 标准样品熔片的制备

于铂/黄坩埚(5.3)中称取8.000 0 g(精确到0.000 1 g)的无水四硼酸锂(4.1)，再称取1.000 0 g(精确至0.000 1 g)标准样品(经1 150℃灼烧)于坩埚中心，以铂丝搅拌均匀，再覆盖2.000 0 g(精确至0.000 1 g)无水四硼酸锂(4.1)，在其表面滴加2.5 mL LiBr溶液(4.2)及2.5 mL NH_4NO_3溶液(4.3)，小心蒸干。将该坩埚置于1 150℃的马弗炉(5.2)内，保持温度5 min后，以铂头坩埚钳夹住该坩埚摇匀，同时将铂/黄模具(5.4)放入马弗炉(5.2)内，保持温度3 min。摇匀坩埚内熔体，将其倾入铂/黄模具(5.4)内，将模具取出置于石棉板上，冷至室温，玻璃片自动剥离后即可进行测定。

7.4 试样熔片的制备

按7.3方法制取试样熔片。

7.5 测定

7.5.1 工作曲线的制作

取涵盖待测试各元素浓度范围的不少于三个标准样品，按仪器说明书的步骤进行测定，选用随机分析软件中的理论系数校正或经验影响系数校正以降低基体效应。取校正后的结果作工作曲线，存入计算机中。

7.5.2 测定

开机稳定后，用标准样品熔片(7.3)进行漂移校正，然后测定试料熔片(7.4)，试料熔片(7.4)与标准片(7.3)在测定时间间隔上应保持一致。

8 分析结果的计算

按(2)式计算试样中各元素的质量分数(%)：

$$W_i = W_i'\left(1 - \frac{LOI}{100}\right) \qquad \cdots\cdots(2)$$

式中：W_i——试样中各元素的质量分数，%；

W_i'——试样中各元素的仪器测定值，%。

所有结果应表示至二位小数。

9 允许差

分析结果的允许差值如表 3 所示：

表 3 各化合物的允许差

允许差	五氧化二磷	氧化钙	三氧化二铁	氧化铝	氧化镁	二氧化硅	氧化钾
m	30.0～40.0	＞40.0	0.2～1.0	0.2～1.0	0.2～2.0	2.0～10.0	0.1～1.0
r	0.245 1	0.322 2	0.051 6	0.047 7	0.086 8	0.128 9	0.021 7
R	0.288 5	0.322 2	0.051 6	0.061 0	0.098 0	0.202 2	0.021 7

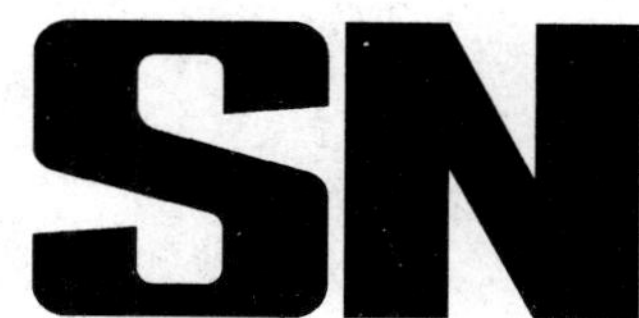

中华人民共和国出入境检验检疫行业标准

SN/T 1325.1—2003

进出口重晶石中汞含量的测定 冷原子吸收光谱法

Determination of mercury content of barites for import and export —Cold atomic absorption spectrometric method

2003-08-18 发布　　2004-02-01 实施

中华人民共和国国家质量监督检验检疫总局 发布

前　言

本部分的附录A为资料性附录。

本部分由国家认证认可监督管理委员会提出并归口。

本部分起草单位:中华人民共和国广西出入境检验检疫局。

本部分主要起草人:汪静玲、钟汉鹏。

本部分系首次发布的出入境检验检疫行业标准。

进出口重晶石中汞含量的测定
冷原子吸收光谱法

1 范围

本标准规定了进出口重晶石中汞含量的冷原子吸收光谱测定方法。

本标准适用于进出口重晶石中汞含量的测定。其范围为0.000 01%～0.000 16%。

2 规范性引用文件

下列文件中的条款通过本标准的引用而成为本标准的条款。凡是注日期的引用文件，其随后所有的修改单(不包括勘误的内容)或修订版均不适用于本标准，然而，鼓励根据本标准达成协议的各方研究是否可使用这些文件的最新版本。凡是不注日期的引用文件，其最新版本适用于本标准。

GB/T 6682 实验室用水规格和试验方法

JJG 694 原子吸收分光光度计检定规程

3 方法提要

试样用盐酸-硝酸浸取，在强酸性介质中，用硼氢化钠将离子态汞还原成原子态(汞蒸气)。由于汞蒸气对波长253.7 nm的共振线具有强烈的吸收作用，以氩气作载体将其导入石英管，进行冷原子吸收测定。在一定浓度范围内，该吸收值与汞含量成正比，将其与汞标准系列比较确定汞含量。

4 试剂和材料

除非另有说明，在分析中仅使用确认的优级纯试剂，试验用水符合GB/T 6682的规定。

4.1 氯化汞：质量分数为99.9%以上。

4.2 氢氧化钠。

4.3 质量分数为0.5%氢氧化钠溶液：称取0.50 g氢氧化钠(4.2)于100 mL容量瓶中，以水定容至刻度，摇匀。

4.4 硼氢化钠。

4.5 质量分数为0.5%硼氢化钠溶液：称取0.50 g硼氢化钠(4.4)置于(4.3)中，混匀。

4.6 盐酸(ρ=1.19 g/mL)。

4.7 盐酸(1+11)。

4.8 硝酸(ρ=1.42 g/mL)。

4.9 硝酸(1+9)。

4.10 高锰酸钾溶液(质量分数为5%)。

4.11 汞标准贮备溶液：准确称取1.354 0 g经硫酸干燥器中干燥24 h的氯化汞(4.1)于250 mL烧杯中，小心加入15 mL盐酸(4.6)和5 mL硝酸(4.8)，置于蒸汽浴上，完全溶解，冷却，移入预先加有二滴高锰酸钾溶液(4.10)的100 mL容量瓶中，用水稀释至刻度，混匀。此溶液1 mL含汞1.0 mg，置于冰箱内保存，有效期一年。

4.12 汞标准工作贮备溶液：准确移取1 mL汞标准贮存溶液(4.11)，于预先加有二滴高锰酸钾溶液(4.10)和5 mL硝酸(4.8)的100 mL容量瓶中，用水稀释至刻度，混匀。此溶液1 mL含汞0.010 mg，置于冰箱内保存。有效期一个月。

4.13 汞标准工作溶液：准确移取10 mL汞标准工作贮存溶液(4.12)于预先加有二滴高锰酸钾溶液(4.10)和5 mL硝酸(4.8)的100 mL容量瓶中，用水稀释至刻度，混匀。此溶液1 mL含汞0.001 mg，用时现配。

4.14 玻璃容器:均用硝酸(4.9)浸泡 24 h 以上,用去离子水冲洗、晾干,备用。

5 仪器

5.1 原子吸收分光光度计(附:连续流动注射氢化物发生装置、石英管、汞空心阴极灯)。仪器工作条件参见附录 A。

5.2 仪器应符合 JJG 694 规定,并达到下列指标:

a) 灵敏度:汞的特征浓度应不大于 0.005 μg/mL 1%;

b) 校准曲线线性:0.00 μg/mL~0.04 μg/mL,相关系数不小于 0.99。

6 试样

试样应通过 74 μm(200 目)筛网,并在 60℃±2℃下烘 2 h 后,置于干燥器中冷至室温。

7 分析步骤

7.1 试样处理

称取 5 g 试样(精确至 0.001 g)置于 200 mL 烧杯中,小心加入 9 mL 盐酸(4.6)和 3 mL 硝酸(4.8),用玻璃棒快速搅动约 5 min,盖上表面皿,于 50℃水浴中加热 15 min。将烧杯移下,在室温下放置 12 h 以上,转入预先加有二滴高锰酸钾溶液(4.10)的 100 mL 容量瓶中,用水稀释至刻度,摇匀,放置至溶液澄清后干过滤,当天内测定。

随同试样做试剂空白试验。

7.2 测定

7.2.1 移取 0.0 mL、0.5 mL、1.0 mL、2.0 mL、3.0 mL、4.0 mL 汞标准工作溶液(4.13),分别于一组预先加有二滴高锰酸钾溶液(4.10)和 5 mL 硝酸(4.8)的 100 mL 容量瓶中,用水稀释至刻度,混匀,用时现配。此溶液中每毫升汞含量分别为 0.00 μg、0.005 μg、0.01 μg、0.02 μg、0.03 μg、0.04 μg。

7.2.2 将空白溶液、汞标准溶液(7.2.1)和待测溶液分别导入氢化物发生系统,以盐酸(4.7)作为载流溶液,以硼氢化钠溶液(4.5)为还原剂进行连续流动冷原子吸收测定。在波长 253.7 nm 处分别测定吸光度,以汞标准溶液含量和对应吸光度比较计算,求得汞含量。

7.3 结果计算

汞的含量以质量分数表示,按式(1)计算:

$$w = \frac{(c - c_0) \times 100 \times 10^{-6}}{m} \times 100 \quad \cdots\cdots(1)$$

式中:

w——汞含量的质量分数(%);

c——待测溶液中汞的浓度,单位为微克每毫升(μg/mL);

c_0——空白溶液中汞的浓度,单位为微克每毫升(μg/mL);

m——试样的质量,单位为克(g)。

8 精密度

精密度见表 1:

表 1 精密度

水平范围/%	重复性 r	再现性 R
0.000 01~0.000 16	0.000 014	0.000 016

附　录　A
（资料性附录）
仪器工作条件

使用日本岛津 Z-8000 原子吸收分光光度计，附国产 LZ-1200 型流动注射氢化物发生器，测量汞的工作条件参见表 A.1：

表 A.1　仪器工作条件

项　　目	单　　位	参　　数
波长	nm	253.7
狭缝	nm	0.4
灯电流	mA	3.0
石英管汞池距燃烧头距离	mm	6.0
气体出入导管内径	mm	1.0
氩气流量	mL/min	150
试样溶液量	μL	400
采样时间	s	10
采样流速	mL/min	10
反应时间	s	25
硼氢化钠溶液流速	mL/min	2.0
去离子水流速	mL/min	1.0
载流流速	mL/min	10
废液流速	mL/min	24

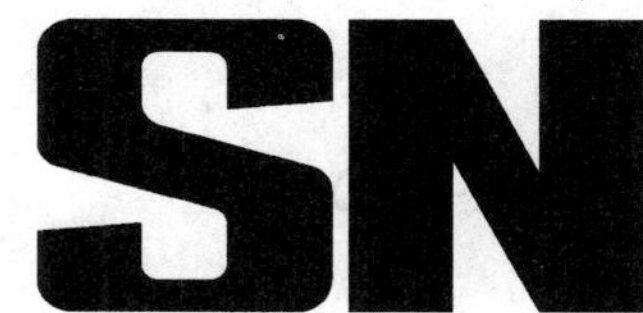

中华人民共和国出入境检验检疫行业标准

SN/T 1325.2—2003

进出口重晶石中镉含量的测定 原子吸收光谱法

Determination of cadmium content of barites for import and export —Atomic absorption spectrometric method

2003-08-18 发布　　　　2004-02-01 实施

中华人民共和国国家质量监督检验检疫总局 发布

前　　言

本部分的附录 A 为资料性附录。

本部分由国家认证认可监督管理委员会提出并归口。

本部分起草单位:中华人民共和国广西出入境检验检疫局。

本部分主要起草人:汪静玲、钟汉鹏。

本部分系首次发布的出入境检验检疫行业标准。

进出口重晶石中镉含量的测定
原子吸收光谱法

1 范围

本标准规定了进出口重晶石中镉含量的原子吸收光谱测定方法。

本标准适用于进出口重晶石中镉含量的测定。其范围为0.000 04%～0.001 8%。

2 规范性引用文件

下列文件中的条款通过本标准的引用而成为本标准的条款。凡是注日期的引用文件,其随后所有的修改单(不包括勘误的内容)或修订版均不适用于本标准,然而,鼓励根据本标准达成协议的各方研究是否可使用这些文件的最新版本。凡是不注日期的引用文件,其最新版本适用于本标准。

GB/T 6682 实验室用水规格和试验方法

JJG 694 原子吸收分光光度计检定规程

3 方法提要

试样经消化处理后,导入原子吸收分光光度计中原子化,吸收镉228.8 nm共振线,在一定浓度范围内,该吸收值与镉含量成正比,将其与镉标准系列比较确定镉含量。

4 试剂和材料

除非另有说明,在分析中仅使用确认的优级纯试剂,试验用水符合GB/T 6682的规定。

4.1 金属镉(镉的质量分数不低于99.99%)。

4.2 盐酸(ρ=1.19 g/mL)。

4.3 硝酸(ρ=1.42 g/mL)。

4.4 王水(3份盐酸+1份硝酸)。

4.5 硝酸(1+1)。

4.6 硝酸(1+9)。

4.7 镉标准贮备溶液:准确称取1.000 0 g金属镉,置入150 mL烧杯中,加入30 mL盐酸(4.2),盖上表面皿于电热板上加热至完全溶解,移下,用水洗涤表面皿及杯壁,冷至室温,移入盛有160 mL硝酸(4.5)的1 000 mL容量瓶中,用水稀释至刻度,混匀。此溶液1 mL含镉1.0 mg。

4.8 镉标准工作贮备溶液:准确移取10 mL镉标准贮备溶液(4.7)于盛有15 mL硝酸(4.5)的100 mL容量瓶中,用水稀释至刻度,混匀。此溶液1 mL含镉0.100 mg。

4.9 镉标准工作溶液:准确移取10 mL镉标准工作贮备溶液(4.8)于盛有8 mL硝酸(4.5)的100 mL容量瓶中,用水稀释至刻度,混匀。此溶液1 mL含镉0.010 mg,置冰箱保存。有效期半年。

4.10 玻璃容器:均用硝酸(4.6)浸泡24 h以上,用去离子水冲洗、晾干,备用。

5 仪器

5.1 原子吸收分光光度计,附镉空心阴极灯。仪器工作条件参见附录A。

5.2 电热板

5.3 仪器应符合 JJG 694 的规定并达到下列指标：

a) 灵敏度：镉的特征浓度应不大于 0.025 μg/mL 1%；

b) 校准曲线线性：0.00 μg/mL～0.20 μg/mL，相关系数不小于 0.99。

6 试样

试样应通过 74 μm(200 目)筛网，并在 60℃±2℃下烘 2 h 后，置于干燥器中冷至室温。

7 分析步骤

7.1 试样处理

称取 5 g 试样(精确至 0.001 g)置于 200 mL 烧杯中，以少量水润湿，加入 15 mL 王水(4.4)，用玻棒搅匀并盖上表面皿，在电热板上小心加热溶解，近干。将烧杯取下，冷至室温，转入盛有 2 mL 硝酸(4.5)的 100 mL 容量瓶中，用水稀释至刻度，摇匀，放置至溶液澄清后干过滤，待测。

随同试样做试剂空白试验。

7.2 测定

7.2.1 移取 0.0 mL、0.25 mL、0.5 mL、1.0 mL、2.0 mL 镉标准工作液(4.9)，分别置于一组盛有 5 mL 硝酸(4.5)的 100 mL 容量瓶中，以水稀释至刻度，摇匀。此溶液中每毫升含镉分别为 0.00 μg、0.025 μg、0.05 μg、0.10 μg、0.20 μg。

7.2.2 将空白溶液、镉标准溶液(7.2.1)、待测溶液分别导入原子吸收分光光度计进行测定。在波长 228.8 nm 处分别测定吸光度，以镉标准溶液含量和对应吸光度比较计算，求得镉的含量。

8 结果计算

镉的含量以质量分数表示，按式(1)计算：

$$w = \frac{(c - c_0) \times 100 \times 10^{-6}}{m} \times 100 \quad \cdots\cdots (1)$$

式中：

w——镉含量的质量分数(%)；

c——待测溶液中镉的浓度，单位为微克每毫升(μg/mL)；

c_0——空白溶液中镉的浓度，单位为微克每毫升(μg/mL)；

m——试料的质量，单位为克(g)。

9 精密度

精密度见表 1。

表 1 精密度

水平范围/%	重现性 r	再现性 R
0.000 04～0.001 8	0.000 046	0.000 052

附　录　A
（资料性附录）
仪器工作条件

使用日本岛津 Z-8000 原子吸收分光光度计测量镉的工作条件参见表 A.1。

表 A.1　仪器工作条件

项　　目	单　　位	参　　数
波长	nm	228.8
狭缝	nm	1.3
灯电流	mA	7.5
燃烧头高度	mm	7.5
燃气压力	kPa	25
助燃气压力	kPa	160
乙炔流量	L/h	2.2
空气流量	L/min	9.5

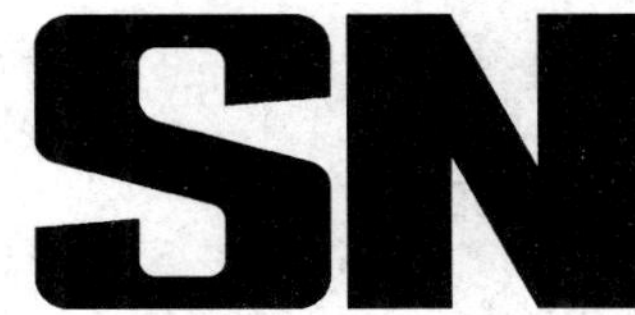

中华人民共和国出入境检验检疫行业标准

SN/T 1404—2004

出口氟石粉中锰含量测定方法 火焰原子吸收分光光度法

Determination of manganese content in fluorspar for export—Flame atomic absorption spectrometric method

2004-06-01 发布　　2004-12-01 实施

中华人民共和国国家质量监督检验检疫总局 发布

前　言

本标准的附录A为资料性附录。

本标准由国家认证认可监督管理委员会提出并归口。

本标准起草单位：中华人民共和国上海出入境检验检疫局。

本标准主要起草人：蒋海宁、陈宗宏、温伟江。

本标准系首次发布的出入境检验检疫行业标准。

出口氟石粉中锰含量测定方法 火焰原子吸收分光光度法

1 范围

本标准规定了出口氟石粉中锰含量的测定方法。

本标准适用于出口氟石粉中锰含量的测定。测定范围：0.001 0%～0.10%。

2 规范性引用文件

下列文件中的条款通过本标准的引用而成为本标准的条款。凡是注日期的引用文件，其随后所有的修改单(不包括勘误的内容)或修订版均不适用于本标准，然而，鼓励根据本标准达成协议的各方研究是否可使用这些文件的最新版本，凡是不注日期的引用文件，其最新版本适用于本标准。

GB 2008 散装氟石取样、制样方法

GB/T 6682—1992 分析实验室用水规格和试验方法

3 方法提要

试样用氢氟酸、高氯酸处理，经盐酸、硼酸溶解后，在盐酸介质中，用原子吸收分光光度计于 279.5 nm 处，以空气-乙炔火焰测定锰的吸光度。

4 试剂

4.1 除另有规定外，本标准所用试剂均为分析纯，试验用水应符合 GB/T 6682—1992 实验室二级水规定。

4.2 盐酸(1+1)。

4.3 氢氟酸(ρ1.15 g/mL)。

4.4 高氯酸(ρ1.67 g/mL)。

4.5 硼酸，基准试剂。

4.6 碳酸钙溶液：称取 8 g 基准碳酸钙，溶解于 40 mL 盐酸(4.2)中并用水稀释至 100 mL，混匀。

4.7 锰标准溶液

4.7.1 称取 0.500 0 g 金属锰(99.99%)，置于 250 mL 烧杯中，加入 10 mL 盐酸(4.2)，待其溶解后移入 500 mL 容量瓶中，用水稀释至刻度，摇匀。此溶液 1 mL 含 1 mg 锰。

4.7.2 移取 5 mL 锰标准溶液(4.7.1)于 500 mL 容量瓶中，用水稀释至刻度，摇匀。此溶液 1 mL 含 10 μg 锰。

5 仪器

5.1 原子吸收分光光度计

原子吸收分光光度计须配备锰空心阴极灯，工作条件参数参见附录 A。

在仪器最佳工作条件下，凡能达到下列指标者均可使用：

特征浓度：在与测量试料溶液的基体相一致的溶液中，锰的特征浓度应不大于 0.037 μg/mL；

精密度：用最高浓度标准溶液测量 10 次吸光度，其标准偏差应不超过平均吸光度的 1.0%，用最低浓度标准溶液(不是"零"标准溶液)测量 10 次吸光度，其标准偏差应不超过最高浓度标准溶液平均吸光度的 0.5%；

工作曲线线性：将工作曲线按浓度分成5段，最高段的吸光度差值与最低段吸光度差值之比不小于 0.85。

5.2 天平

精确度为 0.1 mg。

6 试样

试样的制备按 GB 2008 规定进行。

试样预先在 105℃～110℃烘 2 h，置于干燥器中冷至室温，备用。

7 分析步骤

7.1 空白试验

应随同试料做空白试验。

7.2 测定

7.2.1 称取 0.5 g(精确至 0.1mg)试样，置于铂金皿或聚四氟乙烯烧杯中，加入 5 mL 氢氟酸(4.3)，置于电热板上低温加热，缓缓蒸发至近干，取下冷却。

7.2.2 加入 2 mL 高氯酸(4.4)，加热冒浓白烟至近干，取下冷却。

7.2.3 加入 0.5 g 硼酸(4.5)、8 mL 盐酸(4.2)及 10 mL 热水，置于电热板上加热，至溶液澄清，取下，稍冷后移入 50 mL 容量瓶中，冷却至室温并用水稀释至刻度，摇匀。

7.2.4 当试料中锰的实际质量分数超过 0.020%时，需要进行再稀释：试液和空白试验溶液按表1移取，置于 50 mL 容量瓶中，补加 0.16×(50－y) mL 碳酸钙溶液(4.6)，用水稀释至刻度，摇匀。

表 1 试液和空白试验溶液的分取量

含量范围/%	≤0.020	>0.020～0.040	>0.040～0.060	>0.060～0.080	>0.080～0.10
移取量 y/mL	不分取	20	15	10	5

7.2.5 在原子吸收分光光度计上，用空气-乙炔火焰，氘灯扣除背景，分别测定空白试验溶液及试液或空白试验溶液再稀释液及试液再稀释液的吸光度，在工作曲线上查出相应的锰浓度。

7.3 工作曲线的绘制

移取 0、2.00、4.00、6.00、8.00、10.00 mL 锰标准溶液(4.7.2)，分别置于一组 50 mL 容量瓶中，加入 8 mL 盐酸(4.2)，8 mL 碳酸钙溶液(4.6)，用水稀释至刻度。以吸光度(减去零浓度的吸光度)为纵坐标，以锰浓度为横坐标绘制工作曲线。

8 分析结果的表示

8.1 按下式(1)计算锰的质量分数：

$$w(\mathrm{Mn})(\%)=\frac{(C_1-C_2)\times V}{m\times d}\times 10^{-4} \qquad \cdots\cdots(1)$$

式中：

C_1——从工作曲线上查得的试样溶液中锰的浓度，μg/mL；

C_2——从工作曲线上查得的试样空白溶液中锰的浓度，μg/mL；

V——试液的体积，mL；

m——试样质量，g；

d——试液分取比。

8.2 试验结果由两次测定平均得出，锰的含量以质量分数表示，保留两位有效数字。

9 精密度

本标准精密度为：

$$S_r = 0.02018\ X_{平均} + 2.26 \times 10^{-5} \quad \cdots\cdots(2)$$

$$S_R = 0.03618\ X_{平均} + 6.81 \times 10^{-5} \quad \cdots\cdots(3)$$

$$r = 2.8\ S_r \quad \cdots\cdots(4)$$

$$R = 2.8\ S_R \quad \cdots\cdots(5)$$

式中：

$X_{平均}$——测定结果质量分数的平均值；

S_r——重复性单次测量标准偏差；

S_R——再现性单次测量标准偏差；

r——重复性允许差；

R——再现性允许差。

附　录　A
（资料性附录）

TJA SCAN-4 型原子吸收分光光度计的工作条件参数

仪　器　参　数	工　作　条　件
波长/nm	279.5
灯电流/mA	4.0
燃烧器高度/mm	8
光谱通带/nm	0.14
空气流量/(L/min)	10
乙炔流量/(L/min)	2.5

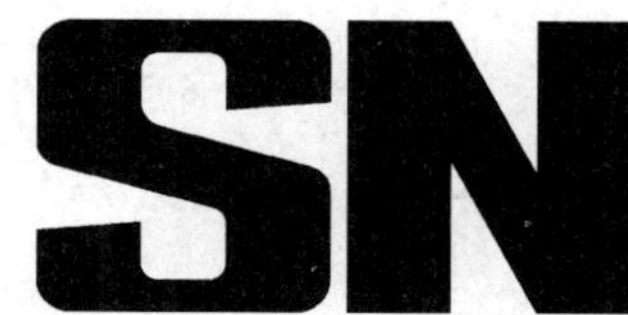

中华人民共和国出入境检验检疫行业标准

SN/T 1790—2006

散装磷矿取样、制样方法

Methods for sampling and preparing sample of phosphate ores in bulk

2006-04-25 发布　　　　2006-11-15 实施

中华人民共和国国家质量监督检验检疫总局 发布

前　言

本标准由国家认证认可监督管理委员会提出并归口。

本标准起草单位:中华人民共和国广东出入境检验检疫局。

本标准主要起草人:黄启斌、杨卫国。

本标准系首次发布的出入境检验检疫行业标准。

散装磷矿取样、制样方法

1 范围

本标准规定了散装磷矿的取样、制样和水分测定的程序及方法。

本标准适用于散装磷矿石的化学成分及水分测定用试样的采取和制备。

2 规定性引用文件

下列文件中的条款通过本标准的引用而成为本标准的条款。凡是注日期的引用文件，其随后所有的修改单(不包括勘误的内容)或修订版均不适用于本标准，然而，鼓励根据本标准达成协议的各方研究是否可使用这些文件的最新版本。凡是不注日期的引用文件，其最新版本适用于本标准。

GB/T 2007.3 散装矿产品取样、制样通则 评定品质波动试验方法

GB/T 2007.4 散装矿产品取样、制样通则 精密度校核试验方法

GB/T 2007.5 散装矿产品取样、制样通则 取样系统误差校核试验方法

3 一般规定

3.1 本标准规定不同批质量磷矿的取样、制样及测定的总精密度 β_{SDM} 和取样精密度 β_S 以 P_2O_5 百分含量计，见表1。

表1 不同批量磷矿应取最少份样数 n 和精密度 β

批量/t		品质波动/%									取样单元
		小 $S_V \leqslant 0.7$			中 $0.7 < S_V < 1.5$			大 $S_V \geqslant 1.5$			
>	≤	n	β_S	β_{SDM}	n	β_S	β_{SDM}	n	β_S	β_{SDM}	
	500	10	0.44	0.67	20	0.63	0.80	40	0.63	0.81	1
500	1 000	15	0.36	0.62	29	0.52	0.72	57	0.53	0.73	1
1 000	2 000	20	0.31	0.59	40	0.44	0.67	80	0.45	0.67	1
2 000	5 000	32	0.25	0.56	64	0.35	0.61	127	0.35	0.61	1
5 000	10 000	45	0.21	0.54	90	0.30	0.58	179	0.30	0.58	2
10 000	20 000	64	0.18	0.53	127	0.25	0.56	253	0.25	0.56	2
20 000	40 000	90	0.15	0.52	179	0.21	0.54	358	0.21	0.54	2
40 000	60 000	110	0.13	0.52	220	0.19	0.53	439	0.19	0.54	2
60 000	80 000	127	0.12	0.52	253	0.18	0.53	506	0.18	0.53	2

表1中，β_S 和 β_{SDM} 分别按式(1)、(2)计算：

$$\beta_S = 2\sqrt{\frac{S_w^2}{n'u}} \qquad \cdots\cdots (1)$$

$$\beta_{SDM} = 2\sqrt{\frac{\frac{S_w^2}{n'} + S_{DM}^2}{u}} \qquad \cdots\cdots (2)$$

式中：

n'——单元内份样数，即 $\frac{n}{u}$；

u——取样单元数；

S_W——品质波动标准偏差；

S_{DM}——缩分、测定标准偏差。本标准定为 0.25。

3.2 根据需要进行精密度校核试验。

3.3 成分分析试样应妥善保存半年，以备查核。

3.4 取样、制样所用设备、工具和盛样容器必须保持清洁、干燥、耐用。盛样容器应有较好的密封性，以防试样变质。

3.5 如遇磷矿的品质极不均匀或混入外来杂质，须重新加工后方能取样。

3.6 评定品质波动试验方法，精密度校核试验方法及取样系统误差校核试验方法分别按 GB/T 2007.3、GB/T 2007.4 和 GB/T 2007.5 标准的规定进行。

4 取样

4.1 取样工具

a) 取样钎，其规格尺寸见图 1；

b) 取样铲，其规格尺寸见图 2 及表 2；

c) 钢锤；

d) 钢铲。

单位为毫米

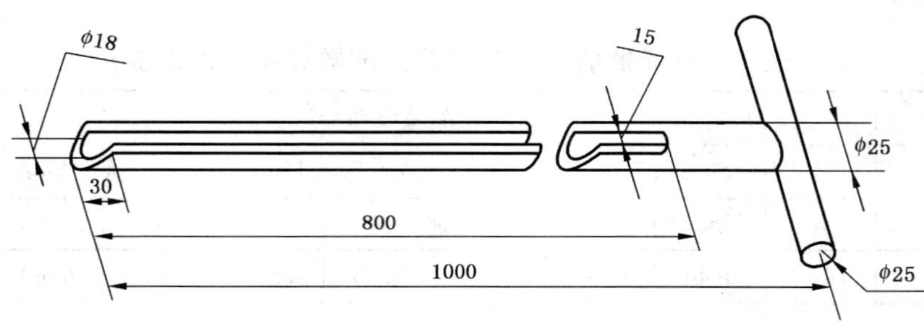

图 1 取样钎

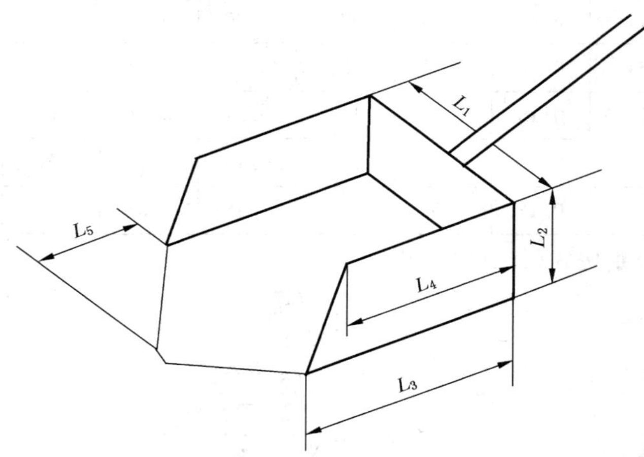

图 2 取样铲

表 2 份样量和取样铲的规格和尺寸

最大粒度/mm	份样量/kg	取样铲尺寸/mm				
		L_1	L_2	L_3	L_4	L_5
150	25					
100	15	300	110	300	220	100
50	10	150	75	150	130	65
22.4	5	80	45	80	70	35
10	2	60	35	60	50	25
注：当磷矿粒度大于 150 mm 时，在确定取样点位置后，以最大粒度直径的 1.5 倍为半径画圆，取出圆内半径等深的物质为份样。						

4.2 取样程序

4.2.1 验明检验批、副批或取样单元及其质量。

4.2.2 确定样品用途及其所需检验的品质特性项目。

4.2.3 确定取样方法、工具及份样量。

4.2.4 根据批量大小、品质波动类型及取样精密度的要求确定应取的最少份样数和取样间隔。

4.2.5 各取样单元份样组合方式按图 3 或图 4。

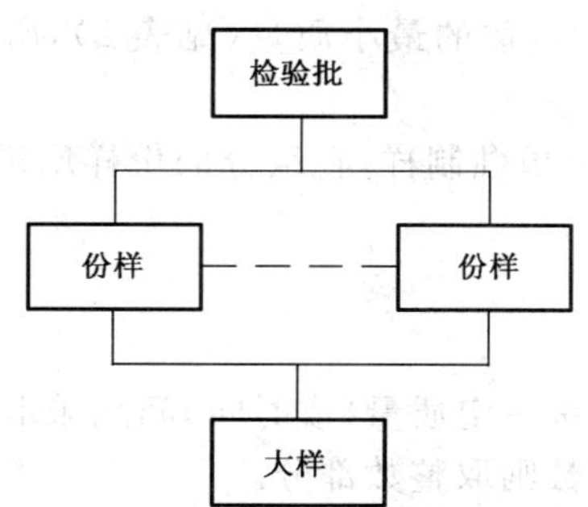

图 3 由一个检验批的全部份样组成大样

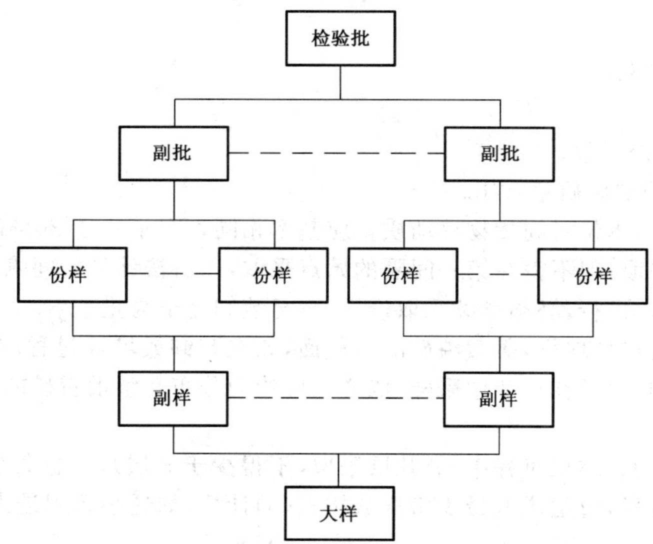

图 4 由各个副批的全部份样组成副样，全部副样按各副批质量比合并成大样

4.3 份样数

4.3.1 不同批量和不同品质波动类型应取最小份样数不得少于表1规定。

4.3.2 当品质波动类型不明时，应按品质波动“大”的类型来选取份样数，但应尽早进行品质波动试验以确定其类型。

4.3.3 如遇品质波动过大，达不到规定的精密度时，应按式(3)和式(4)分别计算基本批份样数和相应批量应取最少份样数。

$$n_0=\left(\frac{2S_W}{\beta_S}\right)^2 \text{ 或 } n_0=\left(\frac{S_W}{S_S}\right)^2 \quad \cdots\cdots(3)$$

$$n=n_0\sqrt{N/N_0} \quad \cdots\cdots(4)$$

式中：

N——以基本批量采取份样时应取的最少份样数；

S_W——份样间标准偏差；

β_S——取样精密度，$\beta_S=2S_S$；

S_S——取样标准偏差；

N——相应批量应取最少份样数；

N_0——基本批量，t；

N——货物批量，t。

4.4 份样量

4.4.1 根据最大粒度确定每个份样应取的最小质量(见表2)，所取的每个份样量应大致相等，其变异系数 CV 值不得超过20%。

4.4.2 当份样量的 $CV>20\%$ 时，应单独制样，在缩分的份样质量大致相等时，再按图3或图4的组合方式合并成大样或副样。

4.5 取样方法

4.5.1 系统取样法(仲裁取样法)

在一批磷矿装、卸移动过程中，按一定质量(或时间)间隔采取份样，取样间隔可根据磷矿批量和应取最少份样数按式(5)计算，如遇小数则取整数部分。

$$T\leqslant\frac{N}{n} \text{ 或 } T\leqslant\frac{60N}{G\cdot n} \quad \cdots\cdots(5)$$

式中：

T——取样质量间隔，t；

N——批量，t；

N——表1规定的份样数；

G——每小时装、卸磷矿质量，t/h。

采用时间间隔取样，单位时间货物移动质量应基本相同，CV 值小于20%时才能使用。第一个份样可在第一间隔内随机采取，但不得在第一间隔的始点采取，以后按计算的间隔采取份样。如取完规定的份样数后，装卸过程尚在进行，必须继续采取份样，直至装卸完毕为止。

如在输送带上或落口处取样，需截磷矿的全截面，如在装卸或堆垛过程取样，应在装卸或堆垛过程中新露矿面上采取份样，也可在抓斗中采样，取样点应均匀分布在整批磷矿的各个部位。

4.5.2 分层取样法

一批散装磷矿在装卸、堆垛过程中，分几层采取(不得少于3层)，根据每层的质量比例在各层的新露面上均匀布点采取份样，每层应取最少份样数按式(6)计算，如遇小数则进为整数。

$$n_1=n\frac{N_1}{N} \quad \cdots\cdots(6)$$

式中：

n_1——取样层应取的份样数；

n——表1中规定的份样数；

N_1——取样层磷矿的质量，t；

N——批量，t。

4.5.3 货车取样法

份样的采取原则上从货车装卸过程中新露出的面上随机定点取份样。

一交货批的车数少于表1规定的份样数时，每车应取的份样数 n_2 按公式(7)计算，如遇小数则一律进位为整数。

$$n_2 \geqslant \frac{n}{M} \quad \cdots\cdots(7)$$

式中：

n——据交货批质量及品质波动类型于表1中规定应取份样数；

M——交货批所装总车数。

当一交货批的车数多于表1规定的份样数时，每个货车最小取一个份样，如货车装载量不同时，份样数的分配与装载量成正比。

5 制样

5.1 制样设备及工具

a) 制样破碎机和制样粉碎机；

b) 研磨机；

c) 分样铲规格尺寸见图5及表3；

d) 分样筛。

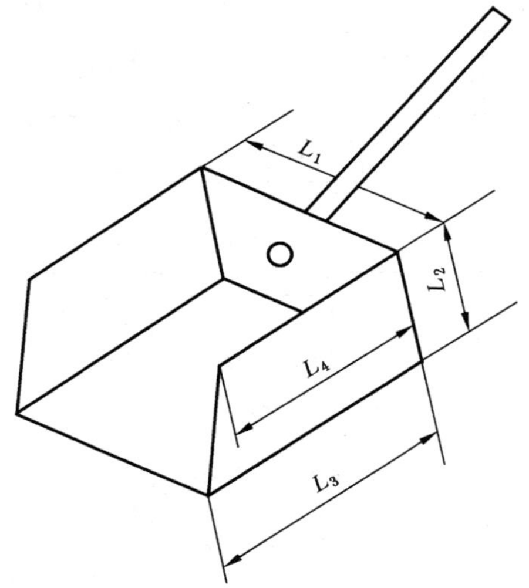

图5 分样铲示意图

表3 分样铲规格和尺寸

样品最大粒度/mm	分样铲尺寸/mm				样品层厚度/mm
	L_1	L_2	L_3	L_4	
22.4	80	45	80	70	35～45
10	60	35	60	50	25～35
5	50	30	50	40	20～30
1	30	15	30	25	10～15

5.2 制样的一般规定

5.2.1 在制样过程中，应防止样品的成分发生变化和污染。

5.2.2 制备水分试样时，应保证试样中的水分不发生任何变化。

5.2.3 样品过于潮湿影响破碎，缩分时，可在不高于105℃的温度进行干燥或风干，至制样不发生困难为止(如需测汞，须用风干样品制样)。

5.2.4 制样设备和工具应保持干净清洁，制样后，设备中不能残留试样。

5.2.5 样品缩分前应充分混匀，以减少缩分误差。

5.3 制样程序

制样程序按图6的流程进行。

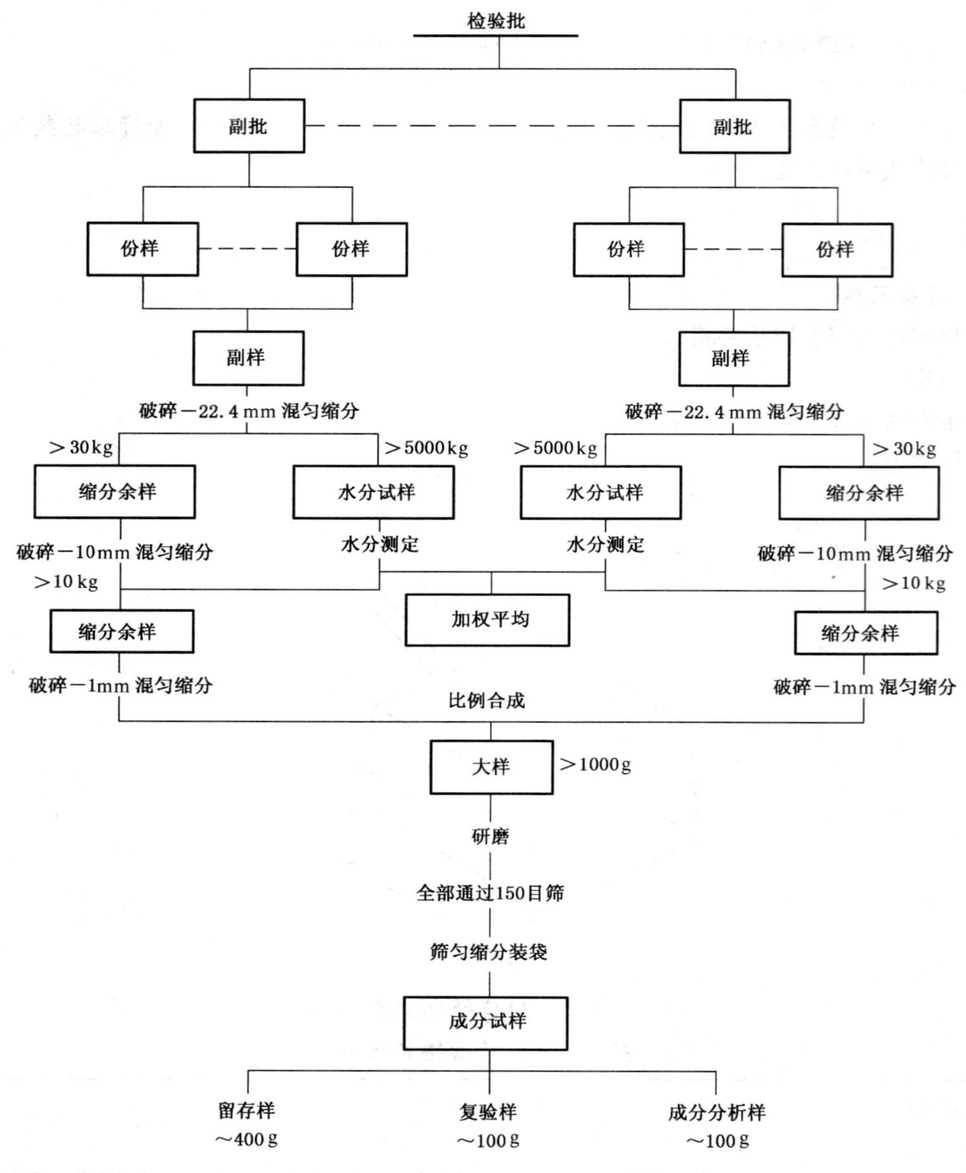

图6 制样流程示意图

5.4 样品的缩分

5.4.1 样品缩分的最小留样量见表4。

表 4 最小缩分留样量

最大粒度/mm	最小留样量/kg
22.4	60
10	10
5	3
1	1

5.4.2 份样缩分法

将试样充分混匀后，置于平整、洁净、无锈、不吸水的混样板上，铺成厚度均匀的长方形平堆，将平堆划成等分的网格，大样不得少于 20 格，副样不得少于 12 格(见图 7)，用表 3 规定的分样铲从每格的任意部位垂直插至样品平堆底部，然后将档板于约等于分样铲 L_3 处垂直插入，水平移动分样铲至分样铲开口处接触档板(见图 7)，铲取等量的一铲混合为缩分试样。

×	×	×	×	×
×	×	×	×	×
×	×	×	×	×
×	×	×	×	×

×	×	×	×
×	×	×	×
×	×	×	×

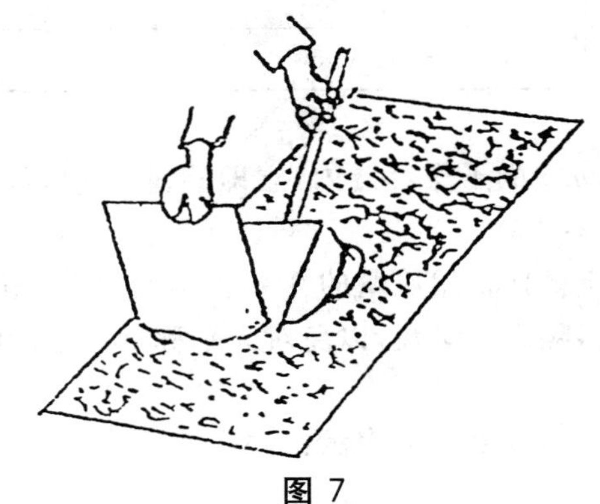

图 7

5.4.3 二分器缩分法

5.4.3.1 二分器规格要求：二分器格槽宽度至少为样品最大粒度的 2.5 倍，一半格槽数 8 个以上，二分器的接收器应与主体密合。

5.4.3.2 样品的混合：将样品先通过二分器 3 次混合，每次通过后将二部分样品再行合并。小粒度样品(＜1 mm)也可用手工 3 次转堆混合。

5.4.3.3 样品的缩分：将混合好的样品平铺于给料容器内，然后沿二分器全部格槽均匀慢慢撒落(如遇二分器格槽被堵，必须清理后再继续操作)。样品收集于二个接收器内，随机取一接收器样品为保留样。如需进一步缩分，可将保留样再次或多次通过二分器至所需用量为止。

5.4.4 圆锥四分法

将试样置于洁净、平整、无锈、不吸水的混样板上，堆成圆锥形，然后转堆。每铲沿圆锥顶均匀撒落，注意勿使圆锥中心错位。如此反复 3 次，待试样充分混匀后将锥顶压平，用十字分样板自上而下将试样分成 4 等分，任取对角 2 份，其余弃去。如需进一步缩分，测重复操作，缩分至所需的用量。

5.4.5 试样的保存和标签

成分试样混匀缩分后按试样用途分别装入试样袋中；水分试样装入不吸水的密封容器内，并附以标签注明：

a) 编号；

b) 品名、产地、合同号、批号、批量等；

c) 车号或船号；

d) 取样、制样人员；

e) 取样、制样时间、地点及天气；

f) 样品留存有效期。

6 水分测定

6.1 仪器设备

a) 天平，精度见表5；

b) 恒温干燥箱，温度精度±1℃。

6.2 称样量

测定水分时，所需称取的水分试样的最低质量如表5所示。

表5 每个水分试样的最低质量及要求天平精度

水分试样最大粒度/mm	应取最低质量/g	天平精度/g
22.4	2 000	0.01
10.0	1 000	0.01
1.0	200	0.001
0.15	5	0.000 1

6.3 测定步骤

将水分试样平铺于已知质量(m_1)的干燥容器内，立即称重(m_2)，放入(105±1)℃的恒温干燥箱内干燥2 h取出，趁热称重或在干燥器中冷至室温后称重。再放进干燥箱内干燥0.5 h，取出称重，如此重复至最后两次称重质量之差不大于试样初始质量的0.05%为止，记录最后一次质量(m_3)。

热称重时应用适当的隔热材料隔离称量盘，以免对天平称量产生影响。

6.4 结果计算

按式(9)计算试样水分含量(w_i)，以百分数表示：

$$w_i = \frac{m_2 - m_3}{m_2 - m_1} \times 100 \qquad \cdots\cdots(8)$$

式中：

m_1——干燥盘质量，g；

m_2——干燥盘加湿样质量，g；

m_3——干燥盘加干样的质量，g。

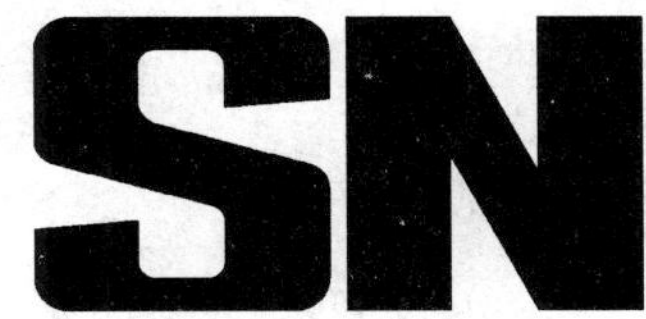

中华人民共和国出入境检验检疫行业标准

SN/T 2292—2009

化妆品级滑石中铅、镉的检测方法 石墨炉原子吸收光谱法

Determination of lead and cadmium in cosmetics grade talc—Graphite furnace atomic absorption spectrometry method

2009-02-20 发布　　　　2009-09-01 实施

中华人民共和国国家质量监督检验检疫总局 发布

前　言

本标准的附录A为资料性附录。

本标准由国家认证认可监督管理委员会提出并归口。

本标准起草单位：中华人民共和国辽宁出入境检验检疫局、中华人民共和国山西出入境检验检疫局。

本标准主要起草人：孙哲平、杨晓兵、黄大亮、陈信悦、任玉伟。

本标准系首次发布的出入境检验检疫行业标准。

化妆品级滑石中铅、镉的检测方法 石墨炉原子吸收光谱法

1 范围

本标准规定了化妆品级滑石中铅、镉的石墨炉原子吸收测定方法。

本标准适用于化妆品级滑石中铅、镉的石墨炉原子吸收测定。

2 规范性引用文件

下列文件中的条款通过本标准的引用而成为本标准的条款。凡是注日期的引用文件，其随后所有的修改单(不包括勘误的内容)或修订版均不适用于本标准，然而，鼓励根据本标准达成协议的各方研究是否可使用这些文件的最新版本。凡是不注日期的引用文件，其最新版本适用于本标准。

GB/T 2010 散装滑石取样、制样方法

GB/T 6682 分析实验室用水规格和试验方法(GB/T 6682—2008,ISO 3696:1987,MOD)

3 方法提要

以热稀硝酸溶液浸提滑石中的Pb和Cd元素，用石墨炉原子吸收分光光度计测定，峰面积积分，标准曲线法定量。

4 试剂

除另有说明外，所用试剂均为优级纯。水为GB/T 6682规定的二级水。

4.1 硝酸(ρ=1.42 g/mL)。

4.2 硝酸溶液(0.5 mol/L):量取31.3 mL硝酸(4.1),水稀释至1 000 mL。

4.3 铅标准储备液:直接使用有证标准溶液，其质量浓度为1 000 μg/mL。

4.4 镉标准储备液:直接使用有证标准溶液，其质量浓度为1 000 μg/mL。

4.5 铅标准工作液:将铅标准储备液(4.3)用0.5 mol/L硝酸(4.2)逐级稀释至1.0 μg/mL。

4.6 镉标准工作液:将镉标准储备液(4.4)用0.5 mol/L硝酸(4.2)逐级稀释至0.010 μg/mL。

5 仪器和设备

5.1 原子吸收分光光度计:配有石墨炉原子化装置。

5.2 水浴锅。

5.3 微波消解仪。

5.4 超声波装置。

5.5 比色管:25 mL。

5.6 分析天平:感量0.1 mg。

6 试样

样品按GB/T 2010进行制备，然后研磨使全部通过325目，保存在干燥器中备用。

7 分析步骤

7.1 试料

称取1 g～2 g(精确至0.000 1 g)试料3份，进行平行测定。每份试料进行至少两次测定，结果取其

平均值。

7.2 测试液的制备

7.2.1 水浴浸提

将试料(7.1)置于50 mL烧杯中,加入15 mL的硝酸溶液(4.2),轻轻摇动至试料全部被酸溶液浸润,置于100 ℃沸腾水浴中,并保持在此沸腾状态下浸提30 min(中间需搅拌)。趁热过滤转移到25 mL比色管中,用热的硝酸溶液(4.2)洗涤烧杯及沉淀,冷却后用硝酸(4.2)定容至刻度,摇匀,待测。

7.2.2 超声波浸提

按7.2.1操作,轻轻摇动至试料全部被酸溶液浸润。置于50 ℃超声波水浴中,以超声波辅助浸提30 min,以下操作同7.2.1。

7.2.3 微波浸提

将试料(7.1)置于微波消解罐中。按7.2.1操作,轻轻摇动至试料全部被酸溶液浸润。将罐密封置于微波消解仪中,按表1条件以微波辅助浸提20 min。待冷却至45 ℃以下,开罐,以下操作同7.2.1。

表1 微波浸提条件

功　率	温　度	时　间	功　率	温　度	时　间
250 W	180 ℃	5 min	400 W	200 ℃	5 min
600 W	210 ℃	5 min	200 W	200 ℃	5 min

7.3 空白试验

除不加试料外,按上述步骤进行。

7.4 标准工作曲线绘制

分别移取0.00、0.05、0.10、0.20、0.40、0.80、1.60 mL铅标准工作液(4.5)和0.00、0.075、0.15、0.30、0.60、1.20、2.40 mL镉标准工作液(4.6)于25 mL容量瓶中,以硝酸溶液(4.2)定容,配制混合标准溶液,按仪器工作条件进行测定,绘制标准工作曲线。混合标准溶液浓度见表2。

表2 混合标准溶液浓度　　单位为纳克每毫升(ng/mL)

元　素	浓度1	浓度2	浓度3	浓度4	浓度5	浓度6	浓度7
Pb	0.00	2.00	4.00	8.00	16.00	32.00	64.00
Cd	0.00	0.03	0.06	0.12	0.24	0.48	0.96

7.5 仪器工作条件

仪器工作条件参见附录A表A.1。

7.6 测定

按仪器工作条件,将混合标准系列溶液和试料的浸提液依次进行测定。

7.7 结果计算

被测元素含量按式(1)计算:

$$X = \frac{(c - c_0) \times V \times 1\,000}{m} \qquad \cdots\cdots(1)$$

式中:

X——被测元素含量,单位为毫克每千克(mg/kg);

c——从标准曲线查得的试料浸提液中被测元素浓度,单位为纳克每毫升(ng/mL);

c_0——从标准曲线查得的空白溶液中被测元素浓度,单位为纳克每毫升(ng/mL);

m——试料的质量,单位为克(g);

V——试料定容体积,单位为毫升(mL)。

8 方法的精密度

测定结果的重复性限及再现性限见表3。

表3　铅、镉含量测定的精密度　　单位为毫克每千克(mg/kg)

元　　素	测定范围	重复性限 r	再现性限 R
Pb	0.10～1.05	r=0.011+0.035 m	R=0.004 5+0.073 m
Cd	0.000 9～0.009 8	r=0.001 4	R=0.001 6

附　录　A
（资料性附录）
仪器工作条件[1)]

表 A.1　仪器工作条件

元素	波长/nm	狭缝/nm	灯电流/mA	进样量/μL	干燥温度和时间	灰化温度和时间	原子化温度和时间	清洗温度和时间
Pb	283.3	0.7	10	20	110 ℃,30 s 130 ℃,45 s	110 ℃,30 s	1 600 ℃,5 s	2 250 ℃,3 s
Cd	228.8	0.7	6	20	110 ℃,30 s 130 ℃,45 s	110 ℃,30 s	1 500 ℃,5 s	2 250 ℃,3 s

1)　非商业性声明:附录 A 所列参数是在 AA-800 原子吸收光谱仪完成的。此处列出试验用仪器型号仅是为了提供参考,并不涉及商业目的。鼓励标准使用者尝试不同厂家和型号的仪器。

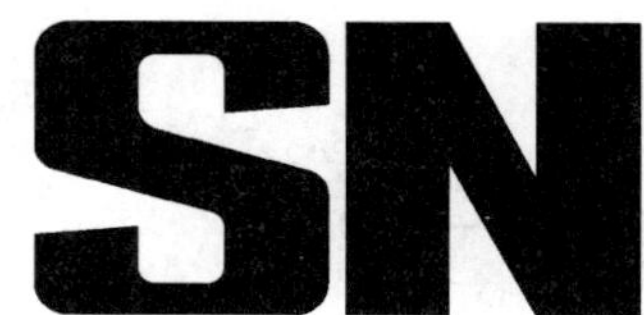

中华人民共和国出入境检验检疫行业标准

SN/T 2297.1—2009

进出口石膏及石膏制品化学分析方法 第1部分:锶含量的测定

Chemical analysis methods of gypsum and gypsum products for import and export—Part 1:Determination of strontium content

2009-07-07 发布

2010-01-16 实施

中华人民共和国国家质量监督检验检疫总局 发布

前　言

SN/T 2297《进出口石膏及石膏制品化学分析方法》系列标准共分为 4 部分：

——第 1 部分：锶含量的测定；

——第 2 部分：有机物的测定；

——第 3 部分：硫化物含量的测定；

——第 4 部分：可挥发含硫化合物的测定。

本部分为 SN/T 2297《进出口石膏及石膏制品化学分析方法》系列标准的第 1 部分。

本部分由国家认证认可监督管理委员会提出并归口。

本部分负责起草单位：中华人民共和国天津出入境检验检疫局、中华人民共和国福建出入境检验检疫局、中国检验检疫科学研究院、中国出入境检验检疫协会、中华人民共和国江苏出入境检验检疫局。

本部分主要起草人：刘绍从、贾晓川、赵琢、周新、张姝、阳焰、魏红兵、梁鸣、卢志刚、孙书军、丁宇、韩伟。

本部分系首次发布的出入境检验检疫行业标准。

进出口石膏及石膏制品化学分析方法 第1部分:锶含量的测定

1 范围

SN/T 2297的本部分规定了电感耦合等离子原子发射光谱(ICP-AES)、电感耦合等离子体质谱法(ICP-MS)和火焰原子吸收光谱法(FAAS)测定石膏及石膏制品中锶含量的方法。

本部分适用于石膏及石膏制品中锶含量的检测。

2 规范性引用文件

下列文件对于本文件的应用是必不可少的。凡是注日期的引用文件,仅注日期的版本适用于本文件。凡是不注日期的引用文件,其最新版本(包括所有的修改单)适用于本文件。

GB/T 620 氢氟酸

GB/T 6682 分析实验室用水规格和试验方法

GB/T 9776 建筑石膏

3 术语与定义

GB/T 9776界定的以及下列术语和定义适用于本文件。

3.1

建筑石膏 calcined gypsum

天然石膏或工业副产石膏经脱水处理制得的,以β半水硫酸钙(β-$CaSO_4 \cdot 1/2H_2O$)为主要成分,不预加任何外加剂或添加物的粉状胶凝材料。

方法一 电感耦合等离子原子发射光谱法

4 方法提要

试样用适当的酸溶解,稀释至一定的体积,将试液喷入等离子体炬焰中,并以此做光源。在等离子体光谱仪相应的元素波长处,测量其光强度,从校准曲线上确定其含量。

5 试剂和材料

除非另有说明,所用试剂均为优级纯,水为GB/T 6682规定的二级水。

5.1 硝酸(ρ1.42 g/mL)。

5.2 盐酸(1+1)。

5.3 氢氟酸(ρ1.14 g/mL)。

5.4 高氯酸(ρ1.76 g/mL)。

5.5 硫酸钙(分析纯)。

5.6 锶标准溶液

5.6.1 单元素标准储备溶液:锶单元素标准溶液质量浓度为 500 mg/L。

5.6.2 系列标准溶液:分别称取 0.500 0 g 硫酸钙(5.5)作为基体,置于烧杯中,加入盐酸(5.2)20 mL,加热至沸腾,保持 10 min,冷却,转移至 100 mL 容量瓶中。将锶标准溶液移入上述容量瓶中,以水稀释至刻度,使锶元素浓度分别为 0,0.5 mg/L,1.0 mg/L,2.0 mg/L,5.0 mg/L,混匀备用。

6 试样

试样通过 0.2 mm 试验筛,于 100 ℃～105 ℃干燥 2 h,置于干燥器中冷却至室温。

7 仪器和设备

电感耦合等离子体发射光谱仪可以是顺序式、多道式、全谱式。氩气纯度＞99.9%,以提供稳定清澈的等离子炬焰,ICP-AES 仪器参数和工作条件参见附录 A。

8 校准曲线的绘制

设置仪器的最佳分析条件,调节仪器至最佳工作状态,测定校准系列溶液(5.6.2)中锶元素在分析线处的光谱强度。以锶的光谱强度为纵坐标,以锶的浓度为(mg/L)为横坐标绘制校准曲线。

9 分析步骤

9.1 试样处理

称取约 0.5 g 试样,精确至 0.000 1 g。将试样置于 250 mL 聚四氟烧杯中,加入硝酸(5.1)10 mL,氢氟酸(5.3)10 mL,加热至样品完全溶解,加入高氯酸(5.4)5 mL,加热至高氯酸烟冒出,冷却,稀释,过滤,转移至 100 mL 容量瓶中,以水定容,混匀。

9.2 测定次数

独立的进行两次测定,取其平均值。

9.3 空白溶液

称取约 0.5 g(精确至 0.000 1 g)硫酸钙代替试样,按试样处理步骤处理,配制空白溶液。

9.4 试样的测定

按照试验要求和仪器情况,设置仪器的最佳分析条件,调节仪器至最佳工作状态,点燃等离子炬 30 min 后,测定空白溶液和试样溶液中锶元素的光谱强度,从校准曲线上计算出锶元素的浓度。

10 结果计算

按式(1)计算锶的质量分数:

$$w(\%)=\frac{(c_x-c_0)\times 10^{-6}\times V}{m}\times 100 \qquad \cdots\cdots(1)$$

式中：

w ——锶的质量分数，%；

c_x ——从校准曲线上查得的试样溶液中锶的浓度，单位为毫克每升(mg/L)；

c_0 ——从校准曲线上查得的空白溶液中锶的浓度，单位为毫克每升(mg/L)；

V ——试样溶液的体积，单位为毫升(mL)；

m ——试样的质量，单位为克(g)。

计算结果保留两位有效数字。

在重复性条件下获得的两次独立结果的绝对差值不得超过算术平均值的15%。

在再现性条件下获得的两次独立结果的绝对差值不得超过算术平均值的20%。

方法二　电感耦合等离子体质谱法

11　方法提要

精确称量试样后加入硝酸，在高温高压微波密闭消解，稀释定容后进ICP-MS测定，对照标准曲线得出锶元素含量。

12　试剂和材料

除非另有说明，所用试剂均为优级纯，水为GB/T 6682规定的二级水。

12.1　硝酸(ρ=1.42 g/mL,65%)。

12.2　盐酸(ρ=1.19 g/mL,37%)。

12.3　过氧化氢(ρ=1.10 g/mL,39%)。

12.4　氢氟酸(40%)：符合GB/T 620。

12.5　锶标准溶液

12.5.1　单元素标准储备溶液：锶单元素标准溶液质量浓度为500 mg/L。

12.5.2　系列标准溶液：将锶标准溶液分别移入100 mL容量瓶中，用水稀释，使锶元素浓度分别为0，0.5 mg/L，1.0 mg/L，2.0 mg/L，5.0 mg/L，混匀备用。

13　试样

试样通过0.2 mm试验筛，于100 ℃～105 ℃干燥2 h，置于干燥器中冷却至室温。

14　仪器和设备

14.1　电感耦合等离子体质谱仪(仪器参数及使用条件参见附录B)。

14.2　高温高压微波消解仪(仪器参数及使用条件参见附录C)。

15　校准曲线的绘制

在上述仪器条件下，ICP-MS测定上述系列标准溶液(12.5.2)。选择线性模式，以浓度(mg/L)为横坐标，以信号强度为纵坐标，绘制标准曲线。

16 分析步骤

16.1 试样处理

称取约0.5 g样品，精确至0.000 1 g，加入10 mL硝酸(12.1)（对于含难溶成分的石膏制品可先用3 mL氢氟酸(12.4)或3 mL盐酸(12.2)和3 mL过氧化氢(12.3)进行预处理），进微波消解仪消解。消解后的澄清溶液加水定容至50 mL（对于加过氢氟酸的样品应补加3 mL硝酸）。

16.2 测定次数

独立的进行两次测定，取算术平均值。

16.3 空白试验

取0.5 mL水作为空白，平行试验。

16.4 试样的测定

按照试验要求和仪器情况，设置仪器的最佳分析条件，调节仪器至最佳工作状态。以试验用水做为空白，测定试样溶液中锶的质谱信号强度。从校准曲线上计算出锶的浓度。若测定结果超出标准曲线浓度范围可将样品适当稀释。

17 数据处理

按式(2)计算锶的质量分数：

$$w(\%)=\frac{(c_x-c_0)\times 10^{-6}\times V}{m}\times 100 \qquad \cdots\cdots(2)$$

式中：

w ——锶的质量分数，%；

c_x ——从校准曲线上查得的试样溶液中锶的浓度，单位为毫克每升(mg/L)；

c_0 ——从校准曲线上查得的空白溶液锶的浓度，单位为毫克每升(mg/L)；

V ——试样溶液的体积，单位为毫升(mL)；

m ——试样的质量，单位为克(g)。

计算结果保留两位有效数字。

在重复性条件下获得的两次独立结果的绝对差值不得超过算术平均值的15%。

在再现性条件下获得的两次独立结果的绝对差值不得超过算术平均值的20%。

方法三　火焰原子吸收光谱法

18 方法提要

试样以氢氧化钠、碳酸钠熔融分解，水浸取过滤后，将碳酸锶沉淀制备成盐酸溶液。稀释后加入镧盐消除共存离子的干扰，使用乙炔空气火焰于火焰原子吸收光谱仪，测量吸光度，以标准曲线法求出锶含量。

19 试剂和材料

除非另有说明，所用试剂均为优级纯，水为 GB/T 6682 规定的二级水。

19.1 氢氧化钠（颗粒状固体）。

19.2 无水碳酸钠（粉状固体）。

19.3 碳酸钠溶液（20 g/L）。

19.4 盐酸（1＋1）。

19.5 盐酸（26％）。

19.6 盐酸（2.5％）。

19.7 镧溶液

称取 13.4 g 氯化镧（$LaCl_4 \cdot 7H_2O$）溶于 100 mL 盐酸（19.5）中，此溶液 1 mL 约含 50 mg 镧。

19.8 标准溶液：锶单元素标准溶质量浓度：500 mg/L。

20 仪器

火焰原子吸收光谱仪。

21 试样

试样通过 0.2 mm 试验筛，于 100 ℃～105 ℃干燥 2 h，置于干燥器中冷却至室温。

22 标准曲线的绘制

分别移取适量锶标准溶液（19.8）于一系列 50 mL 容量瓶中，加入 5 mL 盐酸（19.4）和 2 mL 镧溶液（19.7），以水稀释至刻度，使锶元素浓度分别为 0 mg/L，0.5 mg/L，1.0 mg/L，2.0 mg/L，5.0 mg/L。进火焰原子吸收光谱仪，在与试样溶液测定相同条件下测量吸光度，减去试剂空白吸光度，以锶浓度（mg/L）为横坐标，相应的吸光度为纵坐标绘制标准曲线。

23 分析步骤

23.1 试样处理

称取约 0.4 g 试样（精确至 0.000 1 g）置于银坩埚（或镍坩埚）中，加 1 g 碳酸钠（19.2）和 3 g 氢氧化钠（19.1），放入马弗炉于 650 ℃～700 ℃熔融 20 min～30 min。取出稍冷，将坩埚置于 200 mL 烧杯中，加 50 mL 水，加热浸取，用中速滤纸过滤，用碳酸钠溶液（19.3）洗沉淀及烧杯（5～6）次，再用水洗（2～3）次。将带有沉淀的滤纸贴于原烧杯壁上，用热盐酸（19.5）冲洗滤纸（3～4）次，再用水洗（2～3）次，并用盐酸（19.5）溶解全部沉淀。将酸化后的溶液置于电热板上蒸发至干，取下烧杯，准确加入 10 mL 盐酸（19.5），温热溶解盐类后，移入 100 mL 容量瓶，用水稀释至刻度，摇匀。

23.2 试样的测定

23.2.1 准确移取 25.00 mL 试样溶液（23.1）于 50 mL 容量瓶中，加 2 mL 镧溶液（19.7），用盐酸（19.6）稀释至刻度，摇匀。

23.2.2 将火焰原子吸收光谱仪工作参数调节至最佳，使用乙炔空气火焰，锶空心阴极灯于波长

460.7 nm处，以水调零，测量试样溶液吸光度，将所测得的吸光度减去空白试验溶液的吸光度，即可在标准曲线上查出相应的锶浓度。

24 结果计算

按式(3)计算锶的质量分数：

$$w(\%)=\frac{(c_x-c_0)\times10^{-6}\times V}{m\times V_1}\times100 \qquad \cdots\cdots(3)$$

式中：

w ——锶的质量分数，%；

c_x ——从校准曲线上查得的试样溶液中被测元素的浓度，单位为毫克每升(mg/L)；

c_0 ——从校准曲线上查得的空白溶液中被测元素的浓度，单位为毫克每升(mg/L)；

V ——试样溶液的总体积，单位为毫升(mL)；

m ——试样的质量，单位为克(g)；

V_1——分取试样溶液的体积，单位为毫升(mL)。

计算结果保留两位有效数字。

在重复性条件下获得的两次独立结果的绝对差值不得超过算术平均值的15%。

在再现性条件下获得的两次独立结果的绝对差值不得超过算术平均值的20%。

附 录 A
（资料性附录）
ICP-AES 仪器参数和工作条件

ICP-AES 仪器参数和工作条件见表 A.1。分析过程中推荐使用的锶分析线为 216.596 nm、407.771 nm。（注：本方法不指定特殊的分析线，使用时，应仔细检查谱线的干扰情况）

表 A.1

仪器参数	工作条件
高频发生器频率：40.68 MHz 辅助气流量：0.4 L/min 观测高度：15 mm	工作功率：1.1 kW 载气流量：0.6 L/min 冷却气流量：15 L/min

附　录　B
（资料性附录）
ICP-MS 仪器参数和工作条件

B.1　ICP-MS 仪器工作条件(测定前优化),见表 B.1。

表 B.1

仪器型号	—	生产厂家	—	四杆区真空度/Pa	6.1×10^{-2}
功率	(1 250～1 350)W	进样速度	(0.7～1.2)mL/min	检测器区真空度/Pa	$5.8/10^{-4}$
冷却气流量	Ar 13.6 L/min	火炬焰位置 (X/Y/Z)/cm	370/164/163	单峰测定时间/s	3.0
辅助气流量	Ar (0.70～0.9)L/min	采样锥孔径	1.0 mm	检测器	PC(脉冲)
雾化气流量	Ar (0.75～0.9)L/min	截取锥孔径	0.7 mm	质谱锋检测方式	跳峰,3/mass

B.2　ICP-MS 仪器参数条件的优化见表 B.2。

表 B.2

以 ^{9}Be、^{59}Co、^{115}In、^{140}Ce、^{238}U、^{209}Bi 混合标液(均为 10 μg/L)进行仪器校正操作。优化后,使 ^{115}In 每秒计数(CPS)＞30×10^{6} cps/μg/L,具体参数为:					
测定元素	^{9}Be	^{59}Co	^{115}In	^{209}Bi	^{238}U
短期稳定性/%(2 h)	2.0	2.0	2.0	2.0	2.0
长期稳定性/%(4 h)	5.0	5.0	5.0	5.0	5.0
背景计数(CPS)	＜30 CPS				

附 录 C
（资料性附录）
微波消解仪使用条件及参数

微波消解仪使用条件及参数见表 C.1。

表 C.1

步 骤	时 间	功 率
升温	5 min	到达 400 kW
恒温	5 min	保持 400 kW
升温	10 min	到达 800 kW
恒温	25 min	保持 800 kW
降温	15 min	到达 0 kW

最高温度：250 ℃。

升压速度：500 kPa/min。

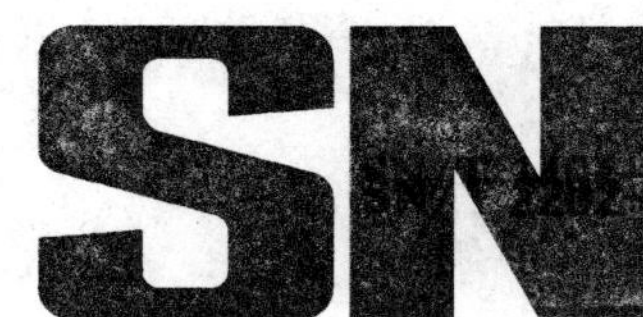

中华人民共和国出入境检验检疫行业标准

SN/T 2297.2—2009

进出口石膏及石膏制品化学分析方法 第2部分：有机物的测定 灼烧减量法

Chemical analysis method for the imported and exported gypsum and gypsum products—Part 2：Determination of organic content by the loss on ignition

2009-07-07 发布　　2010-01-16 实施

中华人民共和国
国家质量监督检验检疫总局　发布

前　　言

SN/T 2297《进出口石膏及石膏制品化学分析方法》共分为4个部分：

——第1部分：锶含量的测定；

——第2部分：有机物的测定　灼烧减量法；

——第3部分：硫化物含量的测定　碘量法；

——第4部分：可挥发含硫化合物的测定　顶空-气相色谱法。

本部分为SN/T 2297的第2部分。

本部分由国家认证认可监督管理委员会提出并归口。

本部分负责起草单位：中华人民共和国天津出入境检验检疫局。

本部分参加起草单位：中国检验检疫科学研究院、中国出入境检验检疫协会、中华人民共和国福建出入境检验检疫局。

本部分主要起草人：魏红兵、陈广志、侯英涛、贾晓川、阳焰、张姝、周新、王素梅、梁鸣、刘绍从。

本部分系首次发布的出入境检验检疫行业标准。

进出口石膏及石膏制品化学分析方法 第2部分:有机物的测定 灼烧减量法

1 范围

SN/T 2297 的本部分规定了建筑用石膏及石膏制品中有机物的测定方法。

本部分适用于建筑用石膏及石膏制品中有机物含量的测定,含量范围为2%～10%(质量分数)。

2 规范性引用文件

下列文件对于本文件的应用是必不可少的。凡是注日期的引用文件,仅注日期的版本适用于本文件。凡是不注日期的引用文件,其最新版本(包括所有的修改单)适用于本文件。

GB/T 6379.2 测量方法与结果的准确度(正确度与精密度) 第2部分:确定标准测量方法重复性与再现性的基本方法

3 方法提要

称取一定量的分析试样放入马弗炉中,缓慢升温至800 ℃±10 ℃,灼烧到质量恒定,其质量的损失是由于水分和有机物挥发造成的。以减少的质量占试样质量的质量分数,减去该试样的水分含量作为试样的有机物含量。

4 仪器

4.1 超离心研磨仪:配置0.25 mm筛网。

4.2 鼓风干燥箱:带有自动控温装置,能保持温度在215 ℃～230 ℃范围内。

4.3 玻璃称量瓶:直径40 mm,高25 mm,并带有严密的磨口盖。

4.4 马弗炉:炉膛具有足够的恒温区,能保持温度为800 ℃±10 ℃。

4.5 灰皿:瓷质,长方形,底长45 mm,底宽22 mm,高14 mm。

4.6 电子天平:感量0.000 1 g。

5 试样的制备

将石膏及石膏制品破碎至3 mm以下,采用四分法缩分至约400 g,经超离心研磨仪(4.1)研磨至粒度小于0.15 mm,转速选择14 000 r/min,将研磨后的样品充分混匀,缩分出20 g,装入带有磨口塞的称量瓶中并密封。

注:纸面石膏制品应先使纸面和膏体分离,弃去纸面后再将样品破碎。

6 分析步骤

6.1 水分的测定

6.1.1 称取1 g样品,精确至0.000 1 g,置于已称量并干燥至恒重的称量瓶(4.3)中,均匀平摊。

6.1.2 打开称量瓶(4.3)盖,放入 215 ℃～230 ℃的鼓风干燥箱(4.2)中,干燥 2 h。

6.1.3 从干燥箱(4.2)中取出称量瓶(4.3),立刻盖上盖,迅速放入干燥器中,冷却至室温后称量,精确到 0.000 1 g。

6.1.4 进行检查性干燥,每次 30 min,直至连续两次干燥样品的质量减少或增加不超过 0.000 5 g 为止。在质量增加时,采用质量增加前一次的质量为最后质量进行计算。

注:干燥后的样品有强烈的吸水性,冷却时间应严格控制一致,上述步骤应尽可能减少已干燥样品在干燥器外的停留时间。

6.1.5 同时进行平行试验,取两次结果平均值报告结果。

6.1.6 结果计算。按式(1)计算样品的水分 A,单位为质量分数(%):

$$A=\frac{m_1}{m}\times 100 \qquad (1)$$

式中:

A ——样品的水分,质量分数(%);

m_1——样品干燥后失去的质量,单位为克(g);

m ——称取样品的质量,单位为克(g)。

6.2 有机物含量测定

6.2.1 称取 1.0 g 样品,精确至 0.000 1 g,置于已称量并灼烧至恒重的灰皿(4.5)中,均匀摊平。

6.2.2 将灰皿(4.5)送入马弗炉(4.4)恒温区中,炉温缓慢从室温升至 800 ℃±10 ℃,并在此温度下保持 2 h。

6.2.3 从马弗炉(4.4)中取出灰皿,在空气中冷却 3 min 后,移入干燥器中冷却至室温后称量,精确至 0.000 1 g。

6.2.4 进行检查性灼烧,每次 30 min,直到连续两次灼烧样品的质量减少不超过 0.001 0 g 或质量增加时为止。在后一种情况下,采用质量增加前一次的质量为最后质量。

注:灼烧后的样品有强烈的吸水性,冷却时间应严格控制一致,上述步骤应尽可能减少样品在干燥器外的停留时间。

6.2.5 同时进行平行试验,取两次结果平均值报告结果。

6.2.6 结果计算。按式(2)计算样品的有机物含量 w,单位为质量分数(%):

$$w=\left(\frac{m_3}{m_2}\times 100-A\right)\times\frac{100}{100-A} \qquad (2)$$

式中:

w ——样品的有机物含量,质量分数(%);

m_3——样品灼烧后失去的质量,单位为克(g);

m_2——称取样品的质量,单位为克(g);

A ——样品的水分,单位为质量分数(%)。

7 方法的精密度

在重复性条件下获得的两次独立测试结果的绝对差值不大于重复性限(r),以大于重复性限(r)的情况不超过 5%为前提。

在再现性条件下获得的两次独立测试结果的绝对差值不大于再现性限(R),以大于再现性限(R)的情况不超过 5%为前提。

由 8 个实验室对 4 个水平的试样进行方法精密度试验,按照 GB/T 6379.2 进行统计,结果见表 1。

表1 方法精密度

单位为质量分数(%)

水平范围	重复性 s_r	再现性 s_R	重复性限 r	再现性限 R
2.00～10.00	0.09	0.17	0.25	0.48

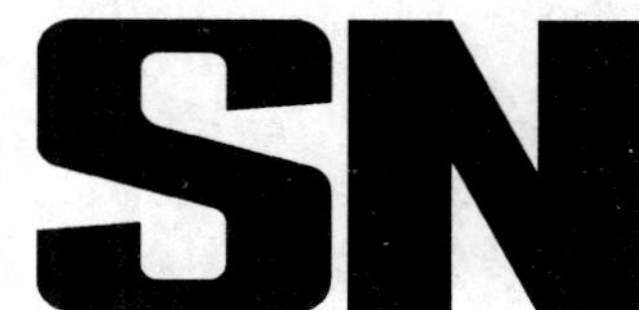

中华人民共和国出入境检验检疫行业标准

SN/T 2381—2009

出口袋装酸级氟石粉取制样方法

Methods for sampling and sample preparation of acid-grade fluorspar powder in bags for export

2009-09-02 发布　　　　2010-03-16 实施

中华人民共和国国家质量监督检验检疫总局　发布

前　言

本标准由国家认证认可监督管理委员会提出并归口。

本标准负责起草单位：中华人民共和国宁波出入境检验检疫局检验检疫技术中心。

本标准参加起草单位：中华人民共和国江苏出入境检验检疫局、中华人民共和国上海出入境检验检疫局。

本标准主要起草人：林振兴、侯晋、杨文潮、邬蓓蕾、李晨、林力、周惠康。

本标准系首次发布的出入境检验检疫行业标准。

出口袋装酸级氟石粉取制样方法

1 范围

本标准规定了出口袋装酸级氟石粉的取样和制样方法。

本标准适用于袋装酸级氟石粉的水分、粒度、化学成分测定用试样的采取及制备，每袋湿态质量约为1.0 t～1.5 t。

2 规范性引用文件

下列文件中的条款通过本标准的引用而成为本标准的条款。凡是注日期的引用文件，其随后所有的修改单(不包括勘误的内容)或修订版均不适用于本标准，然而，鼓励根据本标准达成协议的各方研究是否可使用这些文件的最新版本。凡是不注日期的引用文件，其最新版本适用于本标准。

GB/T 2007.3 散装矿产品取样、制样通则 评定品质波动试验方法

GB/T 2007.4 散装矿产品取样、制样通则 精密度校核试验方法

GB/T 2007.5 散装矿产品取样、制样通则 取样系统误差校核试验方法

3 一般规定

3.1 本标准规定的品质特性项目为二氧化硅。

3.2 根据需要进行精密度校核试验。

3.3 取样、制样所用设备、工具和盛样容器必须保持清洁、干燥、耐用、密封。

3.4 成分分析样品须妥善保管至少6个月，以备核查。

3.5 评定品质波动试验方法，精密度校核试验方法及取样系统误差校核试验方法按GB/T 2007.3、GB/T 2007.4及GB/T 2007.5规定执行。

4 取样

4.1 取样的一般程序

4.1.1 验明取样交货批或取样单元及袋数。

4.1.2 确定样品用途及所需检验的品质特性项目。

4.1.3 确定交货批的品质波动类型及达到规定取样精密度所需份样个数。

4.1.4 确定取样间隔，以固定袋数或时间间隔取份样。

4.1.5 确定份样的组合方法，然后按需要组成副样或大样。

4.2 取样工具

4.2.1 取样钎，其规格尺寸见图1。

单位为毫米

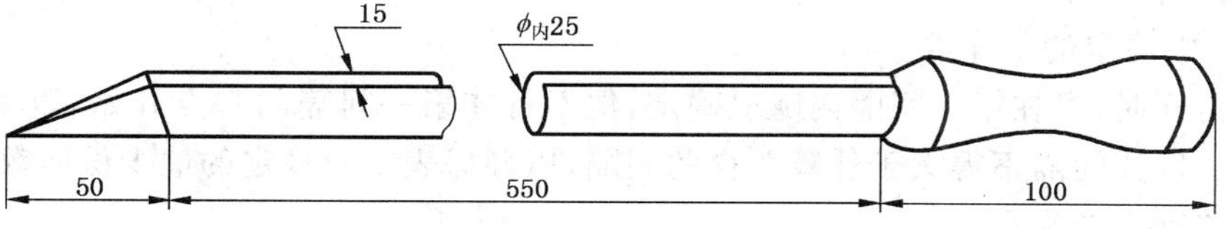

图1 取样钎

4.2.2 盛样袋：干燥、耐用并易封口。

4.3 份样数

4.3.1 不同批量和不同品质波动类型应取份样的最少个数，按表1规定执行。

表1 不同批量袋装酸级氟石粉最少取样份样数

袋数		品质波动/%			取样单元数
>	≤	小	中	大	
		$s_W \leqslant 0.6$	$0.6 < s_W < 1.0$	$s_W \geqslant 1.0$	
6 000	10 000	90	180	360	2
4 000	6 000	70	140	280	1～2
2 000	4 000	60	120	240	1
1 000	2 000	40	80	160	1
500	1 000	30	60	120	1
	500	20	40	80	1
注：s_W 表示取样批、单元的份样间标准偏差，s_W 按 GB/T 2007.3 求出。					

4.3.2 品质波动大小不明时，应尽快进行评定试验，也可结合日常取样工作进行，以确定品质波动大小。对品质波动大小未知的批或单元，份样数按品质波动“大”的类型取。

4.3.3 批量增大时，份样数按式(1)计算：

$$n_1 = n\sqrt{\frac{Q}{Q_1}} \qquad \cdots\cdots(1)$$

式中：

n_1——批量增大时应取份样数；

n——取样标准规定的基本批量应取份样数；

Q——实际批量，单位为袋；

Q_1——基本批量，单位为袋。

4.4 份样量

每个份样的质量约为200 g，所取每个份样的质量应大致相等，其变异系数 CV 不得超过20%。

4.5 取样方法

4.5.1 系统取样法

在一批氟石粉装包、装卸或衡重的移动过程中，按一定的袋数取份样，份样间的间隔可根据表1规定的份样数和实际批量按式(2)计算：

$$T \leqslant \frac{Q}{n} \qquad \cdots\cdots(2)$$

式中：

T——取样袋数间隔，单位为袋；

Q——批量，单位为袋；

n——表1中规定的份样数。

取第一个份样时，可在第一间隔内随机确定，但不可在第一间隔的起点开始，以后继续取的份样按计算的间隔取。取样间隔不得大于计算所得的间隔，以确保表1所规定的最少份样数，取样工作应持续至整批氟石粉移动完毕为止。

4.5.2 分层取样法

按表1规定的份样数于包堆中随机抽取份样，取样时应考虑分几层取样，并根据每层的袋数，按比例抽取份样。

4.6 取样步骤

取样时，将取样钎(4.2.1)槽口向下，斜插入袋顶部的取样口中，插入深度应大于袋对角线的60%。将钎子旋转180°取出样品，快速转移至盛样袋(4.2.2)中，扎紧盛样袋口。每袋在不同方向抽取两次，两钎共取份样量约200 g。

4.7 取样的注意事项

样品应置于密闭容器中，勿使水分含量发生变化。当批量很大时，应将整批氟石粉分成几个单元，并将每个取样单元的份样制备成副样测定水分和粒度。防止取样过程中的外来污染。

5 制样

5.1 制样设备工具

5.1.1 干燥箱：能控温至(105±2)℃。

5.1.2 分样铲(见图2)及挡板。

单位为毫米

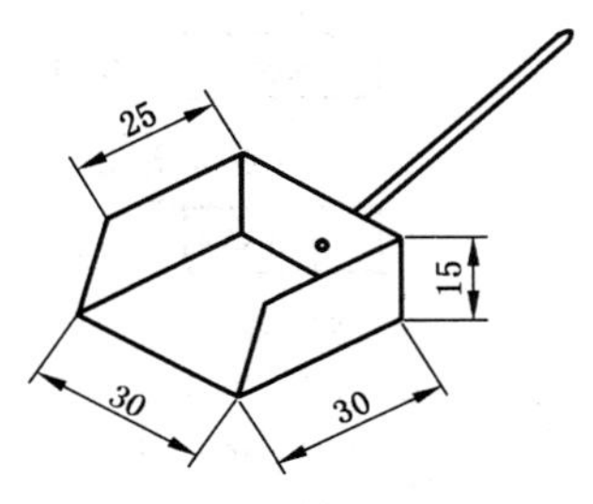

图2 分样铲

5.1.3 不锈金属十字分样板。

5.1.4 分析筛：80目(筛孔180 μm)。

5.1.5 毛刷：样品过筛时用。

5.1.6 不锈钢混样板或玻璃面混样板。

5.1.7 搪瓷或玻璃皿等其他适用于水分测定的容器：高约40 mm，长方形的约300 mm×200 mm或圆形的直径约250 mm。

5.1.8 玛瑙研钵。

5.2 制样要求

5.2.1 制样过程中，应防止样品有任何变化和污染。用于测定水分的样品要防止水分发生变化。

5.2.2 样品缩分前应充分混匀，以减少缩分误差。

5.2.3 必须严格按照本标准规定的制样程序进行。

5.3 制样程序

制样程序按图3的流程进行。

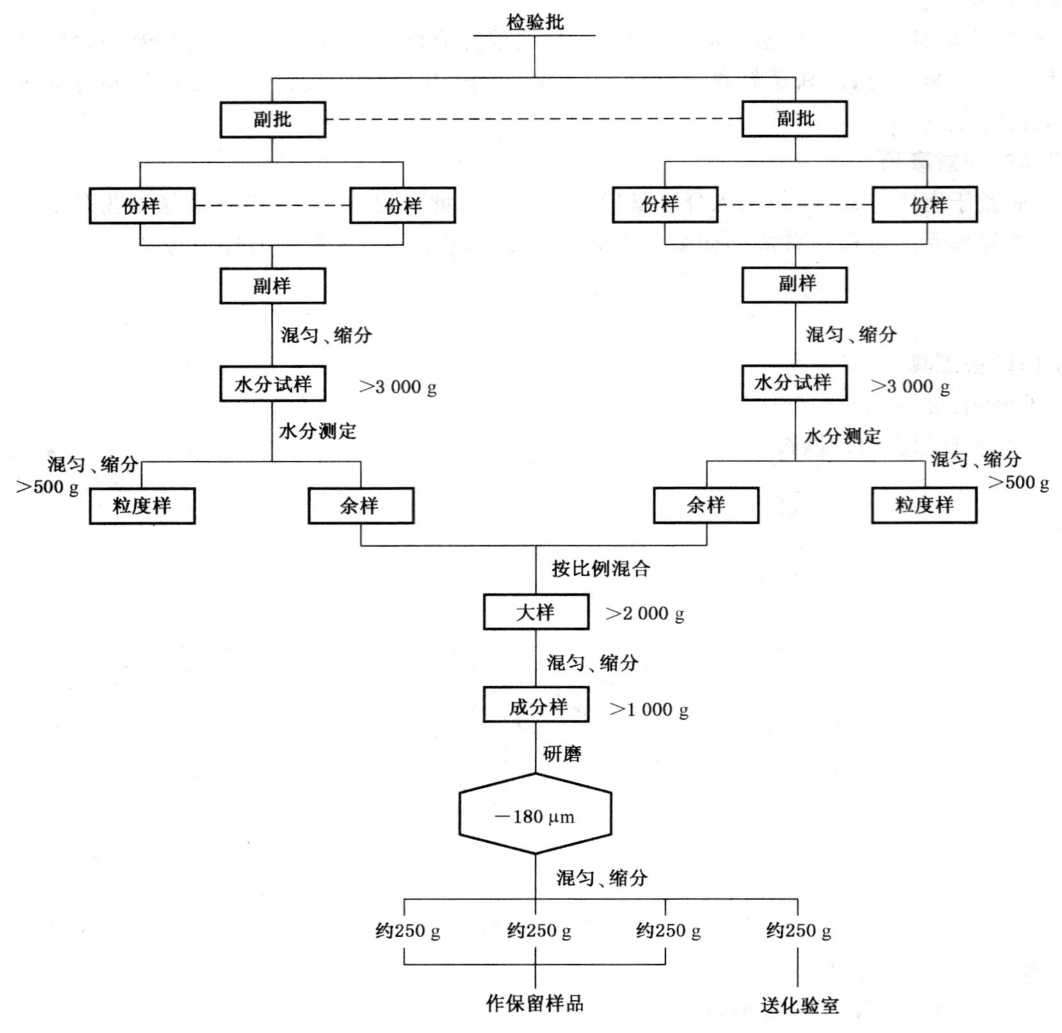

图 3　制样流程示意图

5.4　样品的缩分

5.4.1　网格缩分法

将待缩分样品充分混匀后，置于平整、洁净、不吸水的混样板(5.1.6)上，铺成厚度约为 10 mm 的长方形平堆。将平堆划成等分的网格，大样不得少于 20 格(见图 4 的 a)，副样不得少于 12 格(见图 4 的 b)。用挡板(5.1.2)垂直插至平堆底部，然后于距挡板约 30 mm 处将分样铲(5.1.2)垂直插至平堆底部，水平移动分样铲至分样铲开口处接触挡板(见图 4 的 c)，每格铲取等量的一铲(或几铲)混合为所需的样品量。

×	×	×	×	×
×	×	×	×	×
×	×	×	×	×
×	×	×	×	×

a)

×	×	×	×
×	×	×	×
×	×	×	×

b)

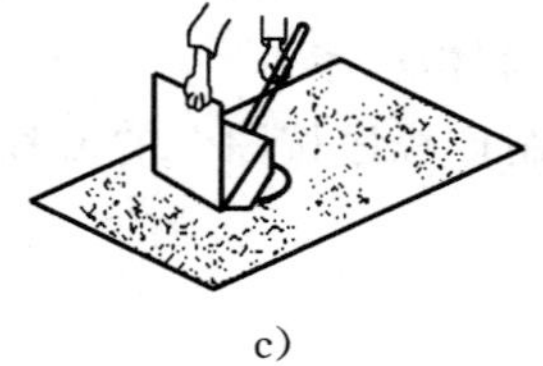

c)

图 4　份样缩分法示意图

5.4.2 圆锥四分法

将待缩分样品充分混匀后，置于平整、洁净、不吸水的混样板上，堆成圆锥形，每铲沿圆锥顶尖落下，使其均匀地沿锥尖散落，注意勿使圆锥中心错位，如此反复堆转3次，使之混匀，然后将圆锥顶尖压平，用十字板(5.1.3)自上压下，分成4个等份，任取2个对角的等分。重复操作数次，缩分至所需的样品量。

5.5 样品容器和标签

5.5.1 送化验室的水分样品应装入密封的容器中，并附以标签。

5.5.2 送化验室的成分样品应装入样品袋中，并附以标签。

5.5.3 标签上注明以下各项：

a) 编号；

b) 品名、等级、产地；

c) 批量或取样单元；

d) 取样、制样人员；

e) 取样、制样地点、日期及天气。

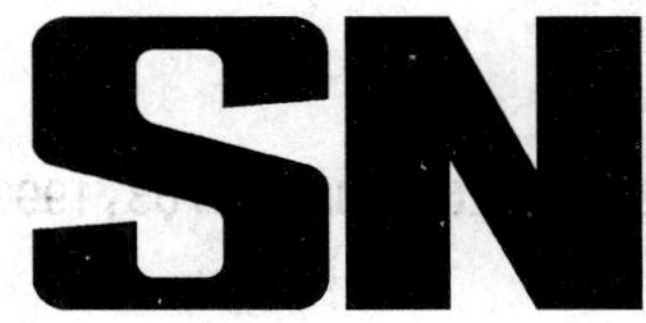

中华人民共和国出入境检验检疫行业标准

SN/T 2621—2010/ISO 3703:1993

酸级和陶瓷级氟石
浮选剂含量的测定

Acid-grade and ceramic-grade fluorspar—
Determination of flotation agents

(ISO 3703:1993,IDT)

2010-05-27 发布　　　　　　　　　　　　　　　　2010-12-01 实施

中华人民共和国
国家质量监督检验检疫总局　发布

前　言

本标准等同采用ISO 3703:1993(E)《酸级和陶瓷级氟石　浮选剂含量的测定》。

为便于使用,本标准做了下列编辑性修改:

——用“本标准”代替“本国际标准”;

——删除国际标准的前言;

——第6章中增加“每批应制备2份试样”;

——7.2中增加“重复上述操作,直到相邻两次测定值之差等于或小于0.005 g为止”;

——第8章中增加“两次平行测定结果之差的相对值不得超过13.0%,取其算术平均值作为最终结果”。

本标准由国家认证认可监督管理委员会提出并归口。

本标准起草单位:中华人民共和国厦门出入境检验检疫局。

本标准主要起草人:蔡鹭欣、王鸿辉、潘忠厚、董清木。

酸级和陶瓷级氟石
浮选剂含量的测定

警告——使用本标准的人员应有正规实验室工作的实践经验。本标准并未指出所有可能的安全问题。使用者有责任采取适当的安全和健康措施,并保证符合国家有关法规规定的条件。

1 范围

本标准规定了用重量法测定酸级和陶瓷级氟石中浮选剂含量的方法。

本标准适用于浮选法生产的浮选剂含量大于或等于0.002%(质量分数)的氟石(干态)。

2 规范性引用文件

下列文件对于本文件的应用是必不可少的。凡是注日期的引用文件,仅注日期的版本适用于本文件。凡是不注日期的引用文件,其最新版本(包括所有的修改单)适用于本文件。

GB/T 22563—2008 萤石的水分测定(ISO 8875:1992,IDT)

GB/T 22564—2008 萤石 取样和制样(ISO 8868:1989,IDT)

3 方法提要

试料中加入稀盐酸和有机溶剂的混合液,充分搅拌后,用真空抽滤方法除去不可溶的氟石。经过上述处理,浮选剂被萃取到滤液中的有机相,挥发尽有机溶剂后,称量残渣得到浮选剂含量的结果。

4 试剂

除非另有说明,分析过程中仅使用确认为分析纯试剂及蒸馏水或相当纯度的水。

4.1 盐酸:ρ=1.19 g/mL。

4.2 1,1,2-三氟三氯乙烷:重蒸馏。

5 仪器

5.1 真空过滤设备:包括一个直径为120 mm,内衬双层快速定性滤纸的布氏漏斗和一个1 000 mL的布氏烧杯。

5.2 分液漏斗:1 000 mL。

5.3 机械搅拌器:带有直径(或ϕ)40 mm桨叶的电动马达。

6 试样

按GB/T 22564—2008中9.1制备分析试样。每批应制备2份试样。

7 分析步骤

7.1 试料

称取 500 g 试样(第 6 章)于 1 000 mL 烧杯中,精确至 0.1 g。如果要求按 GB/T 22563—2008 方法测定水分(见 8.2),则需在一密闭容器中保存一部分样品用于水分的测定。

7.2 测定

依次加入 300 mL 水,20 mL 盐酸(4.1)和 200 mL 1,1,2-三氟三氯乙烷(4.2)于盛有试料(7.1)的烧杯中。用搅拌器(5.3)剧烈搅拌溶液 30 min。用真空抽滤装置(5.1)抽滤后,用总体积为 100 mL 的溶剂(4.2)少量多次洗涤残渣。将布氏烧杯中的滤液转移进分液漏斗中(5.2)。静置分层后,将下层有机相通过快速定性滤纸以除去有机相中的水,并收集于一瓷蒸发血中。在通风橱中,用水浴加热蒸发皿至溶液剩余数毫升。事先准备好一已准确称量至 0.001 g,在 100 ℃恒重,并在干燥器中冷却的 50 mL 烧杯。将剩余溶液全部转移至烧杯中,用溶剂(4.2)仔细洗涤蒸发皿,洗涤液与剩余溶液合并。将烧杯置于蒸气浴上加热至完全蒸干,烧杯在干燥器中冷却后,称重,准确至 0.001 g。重复上述操作,直到相邻两次测定值之差小于或等于 0.005 g 为止。

8 结果计算

8.1 对于不是用干态质量表示的浮选剂质量分数(以%表示),按式(1)计算:

$$浮选剂含量=\frac{m_1}{m_0}\times 100\% \qquad \cdots\cdots(1)$$

式中:

m_1——萃取出的浮选剂质量,单位为克(g);

m_0——试样质量,单位为克(g)。

8.2 对于用干态质量表示的浮选剂质量分数(以%表示),按式(2)计算:

$$浮选剂含量=\frac{m_1\times f}{m_0}\times 100\% \qquad \cdots\cdots(2)$$

式中:

m_1——萃取出的浮选剂质量,单位为克(g);

m_0——试样质量,单位为克(g);

f ——基于干态的试样校正因子,$f=\frac{100}{100-L}$。

式中 L 为 GB/T 22563—2008 中测定的水分质量分数。

8.3 两次平行测定结果之差的相对值不得超过 13.0%,取其算术平均值作为最终结果。

9 试验报告

试验报告应包括下述内容:

a) 样品的标记;

b) 使用方法的依据;

c) 结果及所用表示方法;

d) 测定过程中观察到的任何反常现象;

e) 本标准中或引用的标准中未包括的任何操作,或可供选用的操作。

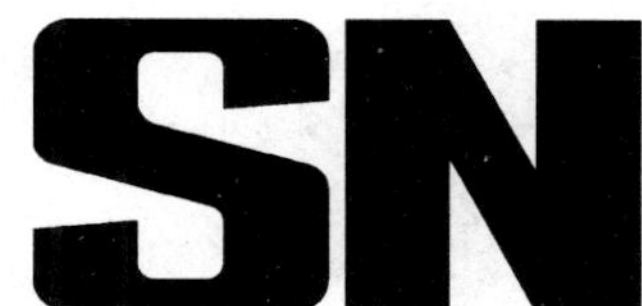

中华人民共和国出入境检验检疫行业标准

SN/T 2731—2010

非金属矿中石棉的定性方法 X射线衍射-显微镜观察法

**Identification of asbestos in nonmetal minerals—
X-radial diffraction instrument-microscope observation method**

2010-11-01 发布 2011-05-01 实施

中华人民共和国国家质量监督检验检疫总局 发布

前　言

本标准按照 GB/T 1.1—2009 给出的规则起草。

本标准由国家认证认可监督管理委员会提出并归口。

本标准起草单位:中华人民共和国辽宁出入境检验检疫局、中华人民共和国广东出入境检验检疫局。

本标准主要起草人:胡晓静、赵景红、任玉伟、陈新、蒋晓光、盛向军、郑红衣、仇薪越、王琦、曾泽、卢琪、谢琰、聂东锐、钟志光。

本标准为首次发布的出入境检验检疫行业标准。

非金属矿中石棉的定性方法 X射线衍射-显微镜观察法

1 范围

本标准规定了鉴别非金属矿中石棉矿物和石棉的X射线衍射-偏光显微镜(或电子显微镜)观察方法。

本标准适用于天然非金属矿(粉状滑石、天然水镁石、菱镁矿、白云石、膨润土、海藻石、方解石、高岭土、橄榄石、绿泥石等)中石棉(闪石石棉、蛇纹石石棉)的鉴定。

2 规范性引用文件

下列文件对于本文件的应用是必不可少的。凡是注日期的引用文件,仅注日期的版本适用于本文件。凡是不注日期的引用文件,其最新版本(包括所有的修改单)适用于本文件。

GB/T 2007.1 散装矿产品取样、制样通则 手工取样方法

JJG 629 多晶X射线衍射仪操作规程

3 术语和定义

下列术语和定义适用于本文件。

3.1

石棉 asbestos

石棉是一类发育成纤维状的硅酸盐矿物集合体的通称。

3.2

蛇纹石石棉 serpentine,chrysotile

蛇纹石石棉是镁的含水硅酸盐类矿物,主要成分有二氧化硅、氧化镁和结晶水。

3.3

角闪石类石棉 amphibole

角闪石类石棉为含镁铁钠钙的硅酸盐类矿物,包括青石棉(Crocidolite)(亦称蓝石棉或紫石棉)、铁石棉(Amosite)、直闪石石棉(Anthophyllite)、透闪石石棉(Tremolite)和阳起石石棉(Actinolite)。

4 方法提要

非金属矿(包括粉状滑石、海藻石、天然水镁石、菱镁石、白云石、膨润土、方解石、高岭土、橄榄石、绿泥石等)中石棉的鉴别采用X射线衍射测定与偏光显微镜(或电子显微镜)观察相结合的方法进行。首先,用X射线衍射仪进行测定,通过晶面间距 d 值、衍射角和衍射峰强度,鉴别是否含有某种石棉矿物。然后,对被拟定为"含有某种石棉矿物"的样品,进行偏光显微镜(或电子显微镜)镜下观察,确认其是否含有石棉。

5 仪器与设备

5.1 X射线粉末衍射仪。

5.2 偏光显微镜或电子显微镜。

5.3 玛瑙研钵。

5.4 筛子(45 μm)。

6 试样制备

按 GB/T 2007.1 制备试样,试样需研磨全部通过 45 μm 筛子,样品分布要均匀,保存在干燥器中备用。

7 分析步骤

7.1 分析试料片制备

将试样置于玻璃板样品槽中,用玻璃片压实,压力适度,样品表面光滑平坦,压制成平滑的试料片用于测定。

7.2 仪器测定条件

本标准采用分段扫描:

第一段扫描范围(2θ):5°～60°,主要用于非金属矿的鉴别,判断该非金属矿的矿物组成和结构。

采样间隔 0.02 s,积分时间 0.1 s,测角仪扫描速度为 4°/min,其他测定条件和技术参数应满足附录 A 的技术要求。

第二段扫描范围(2θ):10.2°～10.9°,主要用于闪石石棉矿物的鉴别。

采样间隔 0.02 s,积分时间 0.1s,测角仪扫描速度为 0.24°/min,其他测定条件和技术参数应满足附录 A 的技术要求。

第三段扫描范围(2θ):10°～13°和 23°～26°,主要用于蛇纹石石棉矿物的鉴别,同时也可用于闪石石棉矿物的进一步确定。

采样间隔 0.02 s,积分时间 0.1 s,测角仪扫描速度为 0.1°/min,其他测定条件和技术参数应满足附录 A 的技术要求。

7.3 X-射线衍射测定方法

7.3.1 定性测定

将制好的试料片放入 X 射线衍射仪中,按仪器测定条件,分三段分别对试料片进行扫描,得到分析试样的衍射数据和谱图。将分析试样谱图与相应标准图谱对照,判断矿物种类,同时观察是否在闪石石棉矿物和蛇纹石石棉矿物的特征 2θ 角处出现谱峰,将待测样品的 X 射线衍射数据(2θ 角,d 值等)与石棉矿物的标准 X 射线衍射数据(2θ 角,d 值等)(参见附录 B)对比,鉴别试样中是否含有石棉矿物,同时鉴别试样中石棉矿物的种类。

7.3.2 测定次数

每个试样应该用同样方法制作 5 个试料片,观察 5 次测定数据和谱图的吻合情况,如果存在较大差异,应再增加 5 个试样。

7.3.3 初筛结果判断

如果 X 射线衍射仪图谱在闪石石棉矿或蛇纹石石棉矿特征 2θ 角处出现谱峰,其对应 d 值与石棉

矿物标准 d 值相符，可初步判断存在石棉矿物，同时鉴别石棉矿物的种类。是否含有石棉，需要在偏光显微镜或电子显微镜下进一步观察。

7.4 偏光显微镜鉴定方法

7.4.1 水浸薄片的制备

将少量的试样分散于载玻片上，盖上盖玻片后，用滴管在盖玻片周围滴入少量水，轻轻晃动，使粉体颗粒在盖玻片下分布均匀，厚度适中。重复制备5个水浸薄片，待测定。

7.4.2 测定方法

将制好的5个水浸薄片测试样品分别放在偏光显微镜载物台上，在正交偏光系统下，从低倍物镜至高倍物镜的顺序观察，只要在一个试样中发现有长纤维状的物体，同一切面干涉色有所不同，且可以看到解理，可确定该样品中存在石棉。

注：若没有偏光显微镜，也可以用电子显微镜通过调整观测倍数观察。如果在测试样品中发现有纤维状物体，且能保证纤维状物体不是人为加工过程混入的棉絮等，也可以初步判定可能含有石棉。

8 结果判定

8.1 如果在X射线衍射测定结果中，未出现石棉矿物特征衍射峰和衍射数据，则判定该试样中不含石棉矿物。

8.2 如果在X射线衍射测定结果中，出现了某种石棉矿物特征衍射峰和衍射数据(与附录B中数据比较)，则可判定存在石棉矿物，鉴别石棉矿物的种类。该石棉矿物是否为石棉，需要进一步在偏光显微镜或电子显微镜下观察，如果发现有结晶成纤维状的矿物，则判定该矿物试样含有石棉，如果未发现有纤维状矿物存在，则判定该试样不含有石棉。

附 录 A
（规范性附录）
X 射线衍射仪技术要求和测定条件

A.1 X 射线衍射仪技术要求

A.1.1 检定方法按 JJG 629 进行。

A.1.2 测角仪测角准确度优于 0.02°(2θ)。

A.1.3 仪器分辨率优于 60%。

A.1.4 综合稳定率优于±1%。

注：建议使用带有半定量软件的 X 射线衍射仪。本标准半定量测定结果均来自 BRUKER D8 中 evo 半定量分析软件。

A.2 X 射线衍射仪测定石棉矿物的技术条件

见表 A.1。

表 A.1 X 射线衍射仪测定石棉矿物的技术条件 （铜靶，固体探测器）

工作电压/kV	30～45	接受狭缝/mm	0.1
工作电流/mA	30～60	扫描速度(2θ)/[(°)/min]	0.1～4
发散狭缝/mm	1	采样间隔(2θ)/s	0.02
散射狭缝/mm	1	扫描范围(2θ)/(°)	5～64

附 录 B
（资料性附录）
石棉矿物的标准 X 射线衍射数据

表 B.1 石棉矿物的标准 X 射线衍射特征数据

温石棉(蛇纹石石棉)			铁石棉		
2θ/(°)	d/nm	I/cps	2θ/(°)	d/nm	I/cps
12.02	0.736 0	100	10.45	0.845 0	60
19.44	0.456 0	25	29.06	0.307 0	100
24.30	0.366 0	50	32.66	0.274 0	100
36.64	0.245 1	30	34.32	0.261 0	80
60.40	0.153 1	30	36.18	0.248 0	80
分子式	$Mg_{12}Si_8O_{20}(OH)_{18}$		分子式	$Fe_7Si_8O_{22}(OH)_2$	
青石棉			直闪石石棉		
2θ/(°)	d/nm	I/cps	2θ/(°)	d/nm	I/cps
10.62	0.833 0	10	9.72	0.910 0	8
19.88	0.446 0	6	10.70	0.826 0	9
28.96	0.308 0	10	27.60	0.323 0	7
33.18	0.269 8	8	29.36	0.304 0	10
65.74	0.141 9	6	56.82	0.161 9	6
分子式	$Na_2Fe_5Si_8O_{22}(OH)_2$		分子式	$(Mg \cdot Fe^{2+})_7Si_8O_{22}(OH)_2$	
透闪石石棉			阳起石石棉		
2θ/(°)	d/nm	I/cps	2θ/(°)	d/nm	I/cps
10.52	0.840 0	10	10.52	0.840 0	8
28.68	0.311 0	9	28.48	0.313 0	10
33.12	0.270 3	8	33.28	0.269 0	9
64.72	0.143 9	7	37.76	0.238 0	7
94.48	0.104 9	6	64.86	0.143 8	8
分子式	$Ca_2Mg_5Si_8O_{22}(OH)_2$		分子式	$Ca_2Mg_5Si_8O_{22}(OH)_2$	

注：2θ 为衍射角，d 为晶面间距，I 为衍射峰相对强度。

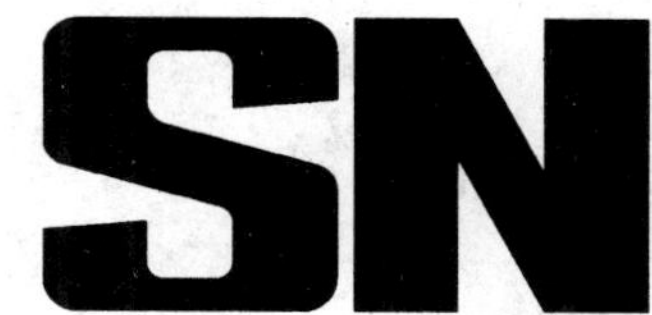

中华人民共和国出入境检验检疫行业标准

SN/T 2764—2011

萤石中多种成分的测定 X射线荧光光谱法

Determination of multi-components in fluorspar—X-ray fluorescence spectrometric method

2011-02-25 发布　　　　2011-07-01 实施

中华人民共和国国家质量监督检验检疫总局 发布

前　言

本标准按照GB/T 1.1—2009给出的规则起草。

本标准由国家认证认可监督管理委员会提出并归口。

本标准起草单位:中华人民共和国宁波出入境检验检疫局。

本标准主要起草人:张建波、林振兴、林力、陈建国、侯建国、王谦、应晓浒。

本标准系首次发布的出入境检验检疫行业标准。

萤石中多种成分的测定 X射线荧光光谱法

1 范围

本标准规定了萤石中多种成分的波长色散X射线荧光光谱测定方法。

本标准适用于萤石中多种成分的测定,测定范围(质量分数)见表1。

表 1 萤石中各成分的测量范围

成　分	质量分数范围/%
Al_2O_3	0.04～3.69
BaO	0.02～8.20
T. CaF_2	60.1～98.8
Fe_2O_3	0.06～2.35
K_2O	0.02～1.44
MnO	0.01～0.23
P	0.01～0.06
S	0.01～1.75
SiO_2	0.64～36.10
注:T. CaF_2——总 Ca 以 CaF_2 计。	

2 规范性引用文件

下列文件对于本文件的应用是必不可少的。凡是注日期的引用文件,仅所注日期的版本适用于本文件。凡是不注日期的引用文件,其最新版本(包括所有的修改单)适用于本文件。

GB/T 16597　冶金产品分析方法　X射线荧光光谱法通则

3 方法提要

粉末样品用合适的熔剂按一定比例熔铸成适合于X射线荧光光谱仪测量的试料熔片。在选定的仪器测量条件下测量试料熔片中待测元素特征谱线的荧光X射线强度,根据校准曲线或方程式来计算,且进行元素间干扰效应校正,获得样品中待测成分的含量。

4 试剂和材料

除非另有说明,在分析中仅使用确认为分析纯的试剂和蒸馏水或去离子水或相当纯度的水。

4.1　四硼酸锂和偏硼酸锂的混合熔剂 12-22:优级纯,使用前在 650 ℃下灼烧 4 h。

4.2 硝酸锂:使用前在105 ℃下干燥2 h。

4.3 碘化铵。

4.4 硝酸锂-碘化铵溶液:称取适量的硝酸锂(4.2)和碘化铵(4.3)配制成硝酸锂浓度为220 mg/mL,碘化铵浓度为40 mg/mL的混合溶液。

4.5 氩气甲烷混合气体:含体积分数为90%的氩气和体积分数为10%的甲烷。

5 仪器

5.1 波长色散X射线荧光光谱仪:符合GB/T 16597规定。

5.2 熔样皿:用铂合金(95%Pt+5%Au)制成,容积>30 mL。

5.3 铸型模:用铂合金(95%Pt+5%Au)制成,要求底部内表面平整光滑。

注:熔样皿和铸型模可合二为一。

5.4 熔样炉:能加热到1 050 ℃,控温精度为±5 ℃。

5.5 分析天平:感量0.1 mg。

6 试样制备

试样粒度应小于100 μm,并在105 ℃烘干后置于干燥器中。

7 分析步骤

7.1 测量次数

对于同一试样,进行两次平行测定。

7.2 试料熔融

称取5.000 0 g四硼酸锂和偏硼酸锂的混合熔剂12-22(4.1)和1.000 0 g试样(第6章)于熔样皿中,均精确至0.2 mg,混匀后加入1 mL硝酸锂-碘化铵溶液(4.4),在电炉上烘干(约6 min)。

试料和熔剂在1 000 ℃一起熔融,不时旋转和/或摇动,直至完全熔解且熔体均匀。如果熔样皿壁上挂有小熔珠,需摇动熔样皿把其熔下。熔融10 min后,把熔融物倒入已预热3 min以上的铸型模中,取出,冷却。

也可用自动熔样炉进行试料熔融,熔融过程中摇动和转动熔样皿,制成的玻璃片在熔样皿中或倒入铸型模中成型。

试料熔片应是均匀的玻璃体,表面平整光滑,无气泡和未熔小颗粒等夹杂,否则应重新制备。

7.3 校准曲线的制作

7.3.1 校准样品

选择有一定浓度和梯度范围的系列有证标准物质作为校准样品,并确保每个测量元素的给出浓度的标准物质数量应大于或等于该元素校准曲线参数个数的三倍。校准曲线参数是指校准曲线的截距、斜率、经验α影响系数和谱线重叠系数等。

7.3.2 测量条件

各元素特征谱线的测量条件通过优化获得,通常应测试(3～4)个不同浓度的样品。测量条件参见附录 A，不同仪器可根据实际情况选择合适的测量条件，包括背景校正方法和测量时间。

7.3.3 校准方程

可根据实际情况选择合适的校准方程，如理论 α 影响系数法、基本参数法、经验 α 影响系数法等。但应注意校准方程参数的个数，每增加一个参数，应增加三个校准样品以确保该参数的可靠性。理论 α 影响系数法的校准方程参见附录 B。校准方程中各测量元素除 Ca 以 CaF_2 形式表示外，其他元素以氧化物形式表示。

7.4 测量

7.4.1 漂移校正

选择合适的校准样品熔片或试料熔片作为漂移校正熔片进行仪器的漂移校正。可采用单点校正或两点校正，校正的间隔时间可根据仪器的稳定性决定。

7.4.2 试料熔片测量

预热仪器直至仪器稳定后，按选定的测量条件测定试料熔片。若进行仪器漂移校正，仪器稳定后，先进行漂移校正，再进行试料熔片测定。

7.5 结果计算

根据测出的试料熔片中各元素特征谱线的 X 射线荧光强度，按校准方程计算出各元素的含量。对于含量在 1%以上的成分，计算结果表示到小数点后两位；含量在 1%以下的成分，计算结果表示到两位有效数字。

8 精密度

在同一实验室，由同一操作者使用相同设备，按相同的测试方法，并在短时间内对同一被测对象相互独立进行的测试获得的两次测试结果的绝对差值，对于含量在 1%以下的成分，不大于这两个测定值的算术平均值的 10%；对于含量在 1%以上、10%以下的成分，不大于这两个测定值的算术平均值的 5%；对于含量在 10%以上、50%以下的成分，不大于这两个测定值的算术平均值的 2%；对于含量在 50%以上的成分，不大于这两个测定值的算术平均值的 1%。

附 录 A
（资料性附录）
仪器参考工作条件

仪器参考工作条件

表 A.1 仪器参考工作条件

成分	分析谱线	晶体	准直器/(°)	峰位/(°)	背景/(°)	电压/kV	电流/mA	峰位测量时间/s
Al_2O_3	Al Kα	PET	0.46	145.009	147.157	30	106	10
BaO	Ba Kα	LiF200	0.15	87.200	88.727	50	64	10
T. CaF_2	Ca Kα	LiF200	0.46	113.150	—	50	64	40
Fe_2O_3	Fe Kα	LiF200	0.15	57.509	56.595	60	40	10
K_2O	K Kα	LiF200	0.46	136.748	138.564	50	64	10
MnO	Mn Kα	LiF200	0.15	62.982	63.734	50	20	10
P	P Kα	Ge	0.46	141.072	142.691	30	106	30
SiO_2	Si Kα	InSb	0.46	144.607	146.586	30	106	20
S	S Kα	Ge	0.46	110.651	113.247	30	106	30

附 录 B
（资料性附录）
校 准 方 程

理论 α 影响系数法的校准方程见式(B.1)。

$$C_i = s \times (1 + \sum \alpha_{ij} \times C_j) \times I_i + b \quad \cdots\cdots (B.1)$$

式中：

C_i、C_j ——测量元素和影响元素的浓度，单位为%；

s、b ——校准曲线的斜率和截距；

α_{ij} ——影响元素对测量元素的理论 α 影响系数；

I_i ——测量元素的荧光 X 射线强度。

建材产品标准

中华人民共和国进出口商品检验行业标准

出口人造石检验方法

SN/T 0308—93

Method for the inspection of man-made stone for export

1 主题内容与适用范围

本标准规定了出口人造石的检验方法。

本标准适用于以石料，不饱和聚酯树脂或水泥为主要原料，经搅拌混合，真空加压，振荡成形、固化、锯磨、切割等工序加工而成的人造石板材的检验。

2 引用标准

GB 9056 钢直尺

GB 10633 钢卷尺

JJG 116 平尺检定规程

GB 6092 90°角尺

GB 8060 水泥强度试验用标准砂

GB 191 包装储运图示标志

3 取样

样品是在完成出口包装后按每批随机抽取，抽取数量为该批板材块数的 1%～3%，最多不超过 50 块，最少不少于 10 块。

4 检验

4.1 量具及仪器

4.1.1 钢直尺、钢卷尺：其精度应符合 GB 9056 和 GB 10633 的规定。

4.1.2 钢平尺：其精度应符合 JJG 116 中的规定。

4.1.3 钢角尺：其精度应符合 GB 6092 的规定。

4.1.4 塞尺：精度应符合 GB 8060 的规定。

4.1.5 光电光泽计：SS-75 型、SS-92 型或其他性能相同的光电光泽计。

4.2 规格尺寸检验

用钢尺或钢卷尺对板长和厚度进行测量。

4.3 平度检验

将钢板平尺紧贴在被检面的对角线和两对边，用塞尺测量尺面与板间的空隙，以最大空隙的塞尺读数为平面平度偏差，读数准确至 0.1 mm。

4.4 角度检验

当板材的宽度＜400 mm 时，将钢制平角尺的长边紧贴板面长边，使其短边接触板的短边。两短边的空隙用塞尺测量，塞尺片的读数为板材角度偏差，读数准确至 0.1 mm。当板材的宽度≥400 mm 时，将钢制平角尺的短边紧贴板面的短边，使其长边接触板的长边，两长边的空隙用塞尺测量，塞尺片的读

中华人民共和国国家进出口商品检验局 1993-12-28 批准 1994-05-01 实施

数为板材角度偏差，读数准确至 0.1 mm。

4.5 外观检验

4.5.1 棱角缺陷、裂纹检验：用钢尺或钢卷尺测量。

4.5.2 砂眼、划痕检验：检验人员距板材 1.5 m 处目测。

4.6 色调与花纹检验

4.6.1 将该品种的样板与一批量的板材并列设在地面上，检验人员距 1.5 m 处目测。

4.6.2 配套产品按部位进行试配，检验人员距产品 1.5 m 处目测。

4.7 光泽度检验

用 SS-75 型或 SS-82 型光电光泽计所测定的光泽度为标准，或选定样板标准进行对比测试，不论板材大小，至少测定五个规定部位，即板材中心及四个角，如图 1 所示。测头应距板边 10 mm，测头底面尺寸为 144 mm×60 mm。计算所测板材测定部位上光泽度的算术平均值(取小数点后一位有效数)作为该板材的光泽度。计算全部抽验板材光泽度的平均值，作为该批板材的光泽度。

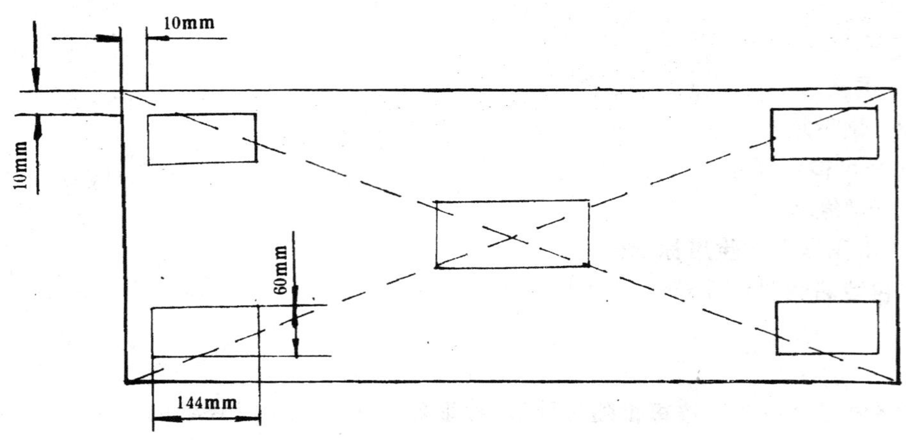

图 1

4.8 物理-力学性能检验

4.8.1 试件制备

试件制备可按图 2 所示，在离板边 50 mm 之内用锯切割或其他磨研方法制成试件，但不得用锤击凿切。试样表面应清洁、平整、无裂纹。

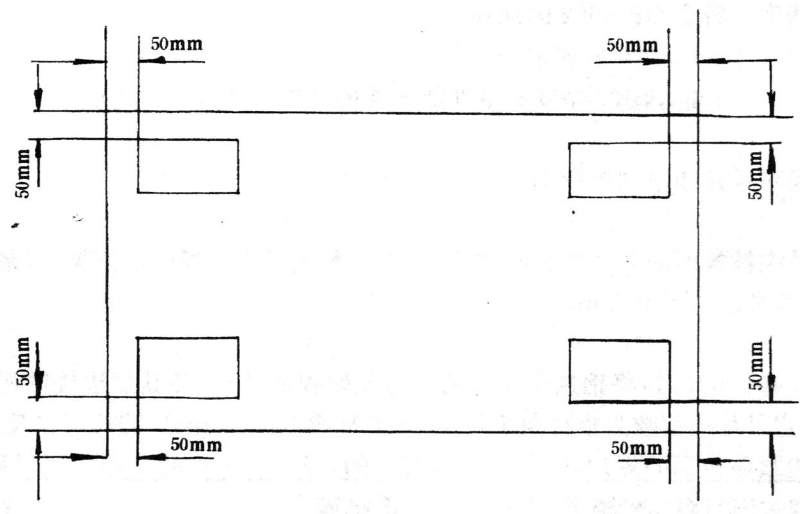

图 2

4.8.2 试验环境：温度 20±5℃，相对湿度为 70%。

4.8.3 抗折强度

4.8.3.1 试件

试件尺寸：160 mm×80 mm× H（板材厚度，mm）。

试件数量：每组 5 个。

4.8.3.2 试验步骤

4.8.3.2.1 在做干态抗折试验强度前，试样经 105±2℃干燥 24 h 作干燥预处理。

4.8.3.2.2 在做湿态抗折强度试验前，试样置于 20±5℃的水中浸水 48 h 作浸水预处理。

4.8.3.2.3 试验在任何一种可做抗折强度试验的试验机上进行，试验机的加荷速度应是恒速、可调，负荷值应从每级表盘满量程的 20%～80%之间读取，示值的允许误差在±1%之内。

4.8.3.2.4 用游标卡尺测量试件宽（B）与厚（H）的尺寸，准确至 0.1 mm。

4.8.3.2.5 将试件磨光面向上简支于试验机的两个支点上，支点跨距（L）为 140 mm。

4.8.3.2.6 开动机器使加荷力点通过跨距中心线。以 50±5 N/s 的速度均匀加荷，直至试件破坏，记下破坏时的荷重 P（N），精确至整数。

4.8.3.3 试验结果

抗折强度 $R_{折}$ 按式（1）计算：

$$R_{折}=\frac{3PL}{2BH^2}\times10^{-6} \qquad \cdots\cdots(1)$$

式中：P —— 试件的破坏荷重，N；

L —— 支点跨距（0.14 m）；

B —— 试件断面宽，m；

H —— 试件断面厚，m。

计算一组试样的算术平均值为试验结果。

4.8.4 抗压强度

4.8.4.1 试件

a. 试件尺寸：50 mm×50 mm×50 mm（厚度不够 50 mm 时，可用多块试件叠加到 50 mm）。

b. 试件数量：每组 5 个。

c. 试件上下两个受力面必须研磨成平面，并保持互相平行。

4.8.4.2 试验步骤

4.8.4.2.1 在做干态抗压强度试验前，试样经 105±2℃干燥 24 h 作干燥预处理。

4.8.4.2.2 在做湿态抗压强度试验前，试样置于 20±5℃的水中浸水 48 h 作浸水预处理。

4.8.4.2.3 试验在任何一种可做抗压强度试验的试验机上进行，试验机的速度应是恒速、可调，压缩负荷值应在试验机每级表盘满量程的 20%～80%之间读取，示值的允许误差在±2%之内。

4.8.4.2.4 用游标卡尺测量试件横断面上下相邻的两条边长，准确至 0.5 mm，计算横断面积（A），精确到 0.5 mm^2。

4.8.4.2.5 将试件放入试验机压板之间的中心位置上，开动试验机，以每秒 1.0～1.6 MPa 的速度均匀加荷，直至试件破坏，记下破坏时的负荷重 P。

4.8.4.3 试验结果

抗压强度 $R_{压}$ 按式（2）计算：

$$R_{压}=\frac{P}{A} \qquad \cdots\cdots(2)$$

式中：P —— 试件破坏时的荷重，N；

A —— 试件的横断面积，mm^2。

计算一组试样的算术平均值为试验结果。

4.8.5 吸水率

4.8.5.1 试件及测试设备

a. 试件尺寸:70 mm×70 mm×H(板材厚度,mm),表面光滑。

试件数量:每组3件。

b. 用200 g—0.4 mg,5级天平。

4.8.5.2 试验步骤

将试件放在105±2℃的恒温箱中烘干24 h后,在室温冷却30 min。称量(m_2),准确至0.02 g。

将试件浸入温度为20±5℃的过滤水或蒸馏水中,浸泡48 h,将试件取出,用稍湿润而能吸水的布抹干表面,称量(m_1),准确至0.02 g。

4.8.5.3 试验结果

吸水率A(%)按式(3)计算:

$$A = \frac{m_1 - m_2}{m_2} \times 100 \qquad (3)$$

式中:m_1——试件浸泡后抹去表面水分的重量,g;

m_2——试件经烘干后的重量,g。

计算吸水率取二位有效数。

以一组试件吸水率的算术平均值为试验结果。

4.8.6 密度

4.8.6.1 试件及设备

a. 试件尺寸:70 mm×70 mm×10 mm,如在同一试件中进行吸水率和密度试验,则在吸水率试验完后进行。

试件数量:每组3件。

b. 200 g—0.4 mg,5级天平。

4.8.6.2 试验步骤

将试件放在105±2℃的烘箱干燥24 h后,在室温冷却30 min后,称量(A),准确至0.02 g。然后将试件放入温度为20±5℃的过滤水或蒸馏水中,至少浸泡1 h,以试件表面不再产生气泡为止,取出抹干表面水分,称量(B),准确至0.02 g,然后再放入预先称重的水容器中,浸水5 min,连同容器,称出试件在水中的重量(C)。

4.8.6.3 试验结果

密度按式(4)计算:

$$密度 = \frac{A}{B - C} \qquad (4)$$

式中:A——干试件重量,g;

B——浸水后表面抹干的试件在空气中重量,g;

C——浸水后试件在水中的重量,g。

计算结果取小数点后二位,以一组试样的算术平均值为试验结果。

4.8.7 线性热膨胀系数

4.8.7.1 试件及测量设备

a. 试件尺寸:250 mm×20 mm×H,H为板材厚度(10～30 mm),测量精确至0.01 mm。

试件数量:每组5个。

b. 符合JC 313标准的比长仪和铜质测量钉头,测量精确度为0.01 mm。

c. 恒温箱:可加热到205℃,温度波动不大于±1.5℃。

4.8.7.2 试验步骤

放置试件于恒温箱中，恒温105±2℃，恒温时间至少16 h，直至试件长度不再变化。

取出试件，冷却至室温，用环氧树脂粘固二个铜销在试件两端制成试棒。

将试棒放置20±3℃的恒温室中恒温2 h，在20±3℃的环境中用比长仪测量每个试棒的长度。

把测量后的试棒放入恒温箱中，加热到100℃，取出立即测量，测量在4 s内完成。

4.8.7.3 试验结果

计算公式如式(5)：

$$G=\frac{Z-Y-W}{T(W-X)} \qquad (5)$$

式中：G ——线性热膨胀系数；

Z ——高温下试棒长度，mm；

Y ——铜销膨胀长度，mm，$Y=X\cdot T\cdot K$；

K ——铜销每度(℃)线性热膨胀系数；

W ——试棒在低温下的长度，mm；

T ——温差，(100℃－室温)；

X ——二个铜销在低温下的长度，mm。

计算一组试样的算术平均值为试验结果。

4.8.8 磨损度

4.8.8.1 试件及测试设备

a. 试件尺寸：100 mm×100 mm×10 mm。

试件数量：编号相同的产品为一组。每组试件的数量为3块。

b. 试验设备及工具：PEI耐磨仪或其他同等性能的耐磨仪。110±5℃的恒温箱，感量为0.001 g天平。

c. 磨料：直径5 mm钢珠70 g，直径3 mm钢珠52.5 g，直径2 mm钢珠48.75 g，直径1 mm钢珠8.75 g，白色熔融氧化粉3 g，蒸馏水20 mL。

4.8.8.2 试验步骤

清洗干净试件，然后在温度为110±5℃的恒温箱内干燥至恒温(干燥时间约为2 h以上)，称量(m_1)。

将试件光滑的工作面朝上，用带有橡胶密封圈的夹具夹紧在PEI仪器上，通过夹具上部的孔加入磨料，封孔。

开动仪器，使试样连续转动3 000转。

取出试样，用水冲净，检查表面有无裂纹等缺陷，然后在恒温箱内干燥至恒重(110±5℃)，取出后称量(m_2)，准确至0.01 g。

4.8.8.3 试验结果

每个试件的磨损度按式(6)计算：

$$W=\frac{m_1-m_2}{S} \qquad (6)$$

式中：W ——试件的磨损度，g/cm²；

m_1 ——试件磨损前的重量，g；

m_2 ——试件磨损后的重量，g；

S ——试件磨损面积，cm²。

以一组试件磨损度的平均值为试验结果。

4.8.9 耐冲击力

4.8.9.1 试件及工具

a. 试件尺寸:250 mm×250 mm×(≥10)mm。

试件数量:每组3件。

b. 装有水泥强度试验用标准砂(GB 178)的砂箱,砂层厚10 cm以上,并轻工压实砂面。

c. 1 kg实心钢球一个。

4.8.9.2 试验步骤

将试件磨光面向上,平放于砂箱的砂面上,从试件中央上面,用一个1 kg实心钢球,按表1的高度让钢球自由落下,然后检查有无裂开等不正常现象。

表 1

人造石板材种类	钢球落下高度,cm
树脂型	40
水泥型	30

4.8.10 莫氏硬度

4.8.10.1 试件尺寸:50 cm×50 cm×(≥10)cm。

试件数量:每组3件。

4.8.10.2 设备:测试石材的精密硬度计,求出莫氏硬度或肖氏硬度。

4.8.10.3 试验步骤

校正仪器,使印痕中心固定在零点上的螺旋目镜测微器的十字丝相吻合。

用塑泥使试件面平行于载物台工作面,调焦点,使试件在十字丝的中心。

放下拉杆,使金钢锤接触到试件表面,在10~15 s内转动手柄,使之近于180°,在规定负荷下停留15 s后,手柄推回。

用目测器测定印痕的对角线。

4.8.10.4 试验结果

维克显微抗硬度按式(7)计算:

$$HV = \frac{1.854F}{d^2} \qquad (7)$$

式中:HV ——维克显微抗硬度,kgf/mm^2;

F ——试验力,石材维氏试验规定为100 kgf;

d ——对角线长度,mm。

计算一组试样的算术平均值为试验结果,再按公式换算成莫氏等级硬度。

5 检验结果的判定

5.1 板材尺寸及外观质量检验,如初检发现不合格率超过10%,则应加倍复验,复验后仍超过10%,则该批判为不合格。

5.2 板材物理-力学性能应符合标准规定,接收数与拒收数按ISO 2859表Ⅱ—A(AQL值选2.5)查取。如初检不合格,应加倍抽取复验,复验不合格,则该批判为不合格批。

附 录 A
出口人造石技术要求
（参考件）

A1 产品分类、规格

A1.1 板材按粘合剂材料分：

以树脂为粘合剂材料的人造石板材，称为树脂型板材。方料法树脂型板材简称 R 型，压板法树脂型板材简称 Y 型。

以水泥为粘合剂材料的人造石板材，称水泥型石板材，简称 C 型。

A1.2 板材按石料粒径大小分：

石料粒径小于等于 8 mm 的人造石板材，称细骨料石板材。

石料粒径大于 8 mm 的人造石板材，称粗骨料石板材。

A1.3 人造石板材标准规格按表 A1 规定。

表 A1 mm

Y 型 （长×宽×厚）	R 型 （长×宽×厚）	C 型 （长×宽×厚）
300×300×10	300×300×15	300×300×15
300×400×10	300×400×15	300×400×15
	300×600×15	300×600×15
300×300×15	300×300×20	300×300×20
300×400×15	300×400×20	300×400×20
300×600×15	300×600×20	300×600×20
300×300×20	300×300×30	300×300×30
300×400×20	300×400×30	300×400×30
	300×600×30	300×600×30
400×400×10	400×400×15	400×400×15
400×600×10	400×600×15	400×600×15
400×400×15	400×400×20	400×400×20
400×600×15	400×600×20	400×600×20
400×400×20	400×400×30	400×400×30
400×600×20	400×600×30	400×600×30
600×600×10	600×600×15	600×600×15
600×600×15	600×600×20	600×600×20
600×600×20	600×600×30	600×600×30

A1.4 非标准规格的板材由使用单位与生产厂共同议定。

A2 技术要求

A2.1 规格公差

规格尺寸允许公差按表 A2 规定。

表 A2　　mm

产品名称	公差		
	长	宽	厚
Y 型、R 型 单面磨光板材	0 −1	0 −1	±1.5
C 型 单面磨光板材	0 −1.2	0 −1.2	±1.5

A2.2　平度偏差

平度允许偏差按表 A3 规定：

表 A3　　mm

板材长度范围	最大偏差值
<400	0.5
≥400	0.8
≥800	1.0
≥1 000	1.2

A2.3　角度偏差

角度允许偏差按表 A4 规定：

表 A4　　mm

正方形和矩形板材长度范围	最大偏差值
<400	0.4
≥400	0.6

A2.4　磨光板材的光泽度

A2.4.1　树脂型制品≥60。

A2.4.2　水泥型制品≥35。

A2.5　外观质量

A2.5.1　棱角缺陷

A2.5.1.1　一块板材中不允许的棱角缺陷范围按表 A5 规定。

A2.5.1.2　板材安装后被遮盖部位的棱角缺陷，不得超过被遮盖部位的 1/2。

表 A5　　mm

缺陷部位	不允许的缺陷范围(长×宽之积)	
	Y、R 型	C 型
正面棱	3×6 之积	5×6 之积
正面角	4×4 之积	5×6 之积
底面棱角	20×15 之积	30×20 之积
正面棱角深度	>板材厚度的 1/4	>板材厚度的 1/4

A2.5.2　砂眼

板材磨光面不得带有直径超过 2 mm 的明显砂眼。

A2.5.3　划痕

板材磨光面在自然光下，距 1.5 m 目测不允许有明显划痕。

A2.5.4　裂纹

板材磨光面不允许有裂纹，不包括石粒自身裂纹。底面裂纹不允许超过其顺延方向长度的1/4。

A2.5.5 粘接与修补

人造石板材允许粘接修补。粘接或修补后正面不得有明显痕迹，颜色应与正面花色近似，不影响装饰质量和物理性能。

A2.6 色调与花纹

A2.6.1 以出口报验批为一批（如一批中数量大于500 m^2，以500 m^2 为一段，分段验收），应达到色调基本调和，不得与标准样板的颜色和特征有明显差异。

A2.6.2 非标规格配套工程产品每一部位色调深浅应逐步过度，花纹特征基本调和，不得有突然变化。

A2.7 物理-力学性能按表A6规定：

由于目前我国各生产厂的检验仪器设备不足，所以表A6中带#号的项目为参做项目，其余项目为必做项目。

表 A6

指标名称		试验状态	指标			
			Y型、R型		C型	
			Y型、R型细骨料	R型粗骨料	细骨料	粗骨料
密度，g/cm^3	≥		2.5	2.5	2.5	2.5
吸水率，%	≤		0.2	0.3	4.0	3.5
抗冲击强度（1 kg实心钢球落下无开裂高度），cm	≥		40	40	30	30
抗折强度，MPa	≥	干态	16	10	7.5	7.5
		湿态	18	12	7.5	7.5
抗压强度，MPa	≥	干态	90	80	70	70
		湿态	95	85	75	75
#磨损度，g/cm^2	<		7×10^{-3}		20×10^{-3}	
#莫氏硬度	≥		3			
线性热膨胀，1/℃	≤		$1.9\pm0.1\times10^{-5}$			

A3 包装、标志、贮存、运输

A3.1 包装

包装质量应符合产品在正常条件下装卸、运输的要求。每件的数量及重量应视产品规格和起重运输条件而定。

A3.1.1 木箱包装

将板材光面相对，顺序立放于内衬防潮纸的箱内，箱内空隙必须用富有弹性的柔软填料塞紧。木箱不得用等外材，箱板厚度不得小于20 mm。每箱应在两端加设铁腰箍，横档上加设铁包角。

A3.1.2 草绳包装

将光面相对的板材用直径不小于10 mm的草绳按“#”字形捆扎，每捆扎扎点不应小于3道。条状产品沿宽度方向捆扎，根据产品长度捆扎2～4点，每点草绳不少于5道。

A3.1.3 其他包装

凡能达到包装质量要求的其他包装方法也可以采用，对包装有特殊要求时，可按特殊要求执行。

A3.2 标志

A3.2.1 板材包装后，应有板材的编号或名称规格和数量的标志。配套工程应在每块板材上按图纸编号。

A3.2.2 包装箱及包装绳外必须有“向上”、“防潮”、“小心轻放”的标示标志，其他符号及其使用方法应符合 GB 191 的规定。

A3.3 贮存

A3.3.1 板材应在室内贮存，室外贮存必须遮盖。

A3.3.2 板材直立堆放时，应光面相对，其倾斜度不应大于 15 度，垛高以 1.6 m 为宜，底层及层间必须用无污染的弹性材料支垫。

A3.3.3 不能直立码放的板材，平放时将光面相对，地面必须平整，层间支垫点应在一个垂直线上，垛高以 1 m 为宜。

A3.3.4 包装后的产品，码放高度以 2 m 为宜。

A3.4 运输

搬运与装卸必须遵守以下规定：

A3.4.1 搬运时应轻装轻放，严禁摔滚、直立，立放时必须背面边棱先着地。

A3.4.2 板材单块面积超过 0.25 m^2 时，一律直立搬运，大型产品用起重工具搬运时，其受力边棱必须衬垫。

A3.4.3 木箱包装的产品，用起重设备装卸时，每次吊装以一箱为宜。草绳包装的产品搬运时，不得提拉草绳。

A3.4.4 装车码放可参照本标准的有关规定，运输中要求平稳严禁碰撞。

附加说明：

本标准由中华人民共和国国家进出口商品检验局提出。

本标准由中华人民共和国广东(肇庆)进出口商品检验局负责起草。

本标准主要起草人梁星传。

中华人民共和国进出口商品检验行业标准

进出口石英石(砂)化学分析方法

SN/T 0483—95

Methods of chemical analysis of quartz and siliceous sand for import and export

代替 ZB D62 001—85

1 主题内容与适用范围

本标准规定了进出口石英石(砂)的化学分析方法。

本标准适用于进出口石英石(砂)的化学分析。

2 总则

2.1 总则及一般规定除按 GB 1467—78《冶金产品化学分析方法标准的总则及一般规定》执行外,根据石英石(砂)的特点补充如下规定。

2.2 二氧化硅量的测定以Ⅰ法为仲裁法。三氧化二铝量的测定按其测定范围执行。

2.3 所用试样,均须通过 200 目筛(筛孔 0.074 mm),并在 105～110℃的烘箱中干燥 60 min,移入干燥器中冷却至室温备用。

2.4 分析试样应保存六个月。

3 测定方法

3.1 灼烧减量的测定(重量法)

3.1.1 方法提要

试样于 1 000～1 050℃灼烧至恒重时的减量。

3.1.2 分析步骤

称取 1 g 试样(准确至 0.000 2 g),置于同条件下恒重的铂坩埚内,移入高温炉中,由低温逐渐升温至 1 000～1 050℃灼烧 30 min,取出稍冷,移入干燥器中冷却至室温,称重。并重复灼烧至恒重(W_1)。

3.1.3 灼烧减量的百分含量按公式(1)计算:

$$灼烧减重(\%) = \frac{W - W_1}{W} \times 100 \qquad (1)$$

式中:W——称样重量,g;

W_1——灼烧后试样重量,g。

3.1.4 允许差:0.04%。

3.2 二氧化硅量的测定

3.2.1 盐酸脱水重量法(Ⅰ法)

3.2.1.1 方法提要

试样用无水碳酸钠熔融,盐酸浸取,蒸干后再浸取,过滤,保留沉淀。将滤液再蒸干并在 105℃烘箱

中华人民共和国国家进出口商品检验局1995-09-06批准　　　　1996-01-01实施

中烘干，浸取，过滤。将两次沉淀合并，灼烧至恒重，以氢氟酸挥发硅，再灼烧至恒重。借此测定二氧化硅量。

3.2.1.2 试剂

a. 无水碳酸钠（固体）。

b. 硫酸（1+1）。

c. 盐酸（ρ1.19）、（1+1）、（1+50）。

d. 氢氟酸（ρ1.15）。

3.2.1.3 分析步骤

称取 0.5 g 试样（准确至 0.000 2 g），置于铂皿（或 50 mL 铂坩埚）中，加 1 g 无水碳酸钠，混匀，再用 0.5 g 无水碳酸钠铺其表面，盖上铂盖，移入高温炉中，由低温升至 950～1 000℃熔融 3～4 min，取出冷却至室温，加 20 mL 盐酸（1+1），盖上铂盖，移置水浴上加热浸取，用盐酸（1+1）洗净铂盖，蒸发至干，加 5 mL 盐酸（ρ1.19），浸透干渣，再加 20 mL 热水，充分搅拌使盐类溶解，用中速定量滤纸过滤于 250 mL瓷蒸发皿中，将沉淀全部转移到滤纸上，用热盐酸（1+50）洗涤铂皿和沉淀 12 次，将沉淀和滤纸置于铂坩埚中保存。

将瓷蒸发皿移置水浴上加热蒸干，冷却后加 10 mL 盐酸（1+1），再蒸干，移入烘箱中于 105℃焙烘 60 min，取出冷却，加 5 mL 盐酸（ρ1.19），浸透干渣，加 20 mL 热水和少许纸浆，充分搅拌使盐类溶解，用慢速定量滤纸过滤（可用小片滤纸擦皿壁），用热盐酸（1+50）洗涤沉淀和滤纸 8 次。将沉淀和滤纸放入上述保存沉淀的铂坩埚中，小心烘干和灰化，然后移入高温炉中在 1 000～1 050℃灼烧 40 min，取出稍冷，移入干燥器中冷却至室温，并重复灼烧直至恒重（W_1）。

加几滴水润湿沉淀，加 5 mL 氢氟酸（ρ1.15）和 5 滴硫酸（1+1），在不沸腾的情况下蒸发至冒白烟，冷却，再加 5 mL 氢氟酸（ρ1.15）淋洗坩埚壁，重新蒸发至白烟冒尽，将坩埚移入高温炉中，于 1 000～1 050℃灼烧 20 min，取出稍冷，移入干燥器中冷却至室温，称重。并重复灼烧直至恒重（W_2）。

3.2.1.4 二氧化硅的百分含量按公式（2）计算：

$$SiO_2(\%) = \frac{W_1 - W_2}{W} \times 100 \qquad \cdots\cdots(2)$$

式中：W_1——灼烧后沉淀及坩埚的重量，g；

W_2——氢氟酸处理并灼烧后残渣及坩埚的重量，g；

W——称样重量，g。

3.2.1.5 允许差：0.4%。

3.2.2 聚环氧乙烷凝聚重量、硅钼蓝吸光光度并用法（Ⅱ法）

3.2.2.1 方法提要

试样用无水碳酸钠和硼酸熔融，盐酸浸取，浓缩，加聚环氧乙烷凝聚，所得沉淀经灼烧恒重再用氢氟酸处理灼烧恒重，所得失重为二氧化硅主量。残留于滤液中的二氧化硅，用硅钼蓝吸光光度法测定回收。两者之和为二氧化硅总量。

3.2.2.2 试剂

a. 无水碳酸钠（固体）。

b. 硼酸（固体）。

c. 硫酸（1+1）。

d. 盐酸（1+1）、（1+50）、（1+11）。

e. 聚环氧乙烷溶液（0.1%）：称取 0.1 g 聚环氧乙烷于烧杯中，加 100 mL 水，温热搅拌至溶解，冷却后贮于塑料瓶中。两星期后不宜使用。

f. 钼酸铵溶液(5%):贮于塑料瓶中。

g. 抗坏血酸硫酸混合溶液(0.2%):称取抗坏血酸 0.2 g 于烧杯中,加少量水溶解,加冷的 100 mL硫酸(1+1),搅匀。用时配制。

h. 二氧化硅标准溶液

甲液:称取 0.1 g(准确至 0.000 2 g)经 1 000℃灼烧 60 min 的二氧化硅(99.99%)于铂坩埚中,加无水碳酸钠 1.5 g,由低温逐渐升温至 950~1 000℃熔融 30 min,取出稍冷。置于烧杯中,加热水溶解熔块,洗净坩埚,冷却后移入 1 L 容量瓶中,用水稀释至刻度,摇匀。贮于塑料瓶中。此溶液每毫升含二氧化硅 0.1 mg。

乙液:准确移取 20 mL 甲液于 100 mL 容量瓶中,用水稀释至刻度,摇匀。此溶液每毫升含二氧化硅 20 μg。用时配制。

3.2.2.3 分析步骤

称取 0.5 g 试样(准确至 0.000 2 g)置于铂皿(或 50 mL 铂坩埚)中,加 1.5 g 无水碳酸钠和 0.2 g 硼酸,混匀。盖上铂盖。移入高温炉中,由低温逐渐升温至 1 000℃熔融 10 min,取出冷却,加 15 mL 盐酸(1+1),盖上铂盖。将铂皿移置水浴上加热,使熔块溶解,用 5 mL 盐酸(1+1)洗净铂盖,蒸发至 8~12 mL,加少许滤纸浆,搅匀,加 10 mL 0.1%聚环氧乙烷溶液,充分搅拌,放置 5 min,用中速定量滤纸过滤于 250 mL 容量瓶中,用热盐酸(1+50)洗涤铂皿和沉淀各 5 次(每次约 10 mL),再用热水充分洗涤至无氯离子(用硝酸银试之),冷却后用水稀释至刻度,摇匀备用。将沉淀置于铂坩埚中,小心干燥和灰化。移入高温炉中,在 1 000~1 050℃灼烧 40 min,取出稍冷,置于干燥器中,冷却至室温,称重。并重复灼烧直至恒重(W_1)。

加几滴水润湿沉淀后,加 5 mL 氢氟酸(比重 1.15)和 5 滴硫酸(1+1),在不沸腾的情况下蒸发至冒白烟,冷却,再加 5 mL 氢氟酸(比重 1.15)淋洗坩埚壁,重新蒸发至白烟冒尽,移入高温炉中,在 1 000~1 050℃灼烧 20 min,取出冷却,移入干燥器中,冷却至室温,称重。并重复灼烧直至恒重(W_2)。

准确移取上述滤液 10 mL 于 100 mL 容量瓶中(随同试样做试剂空白),分别加入 4 mL 盐酸(1+11),用水稀释至约 50 mL,加 5 mL 5%钼酸铵溶液,摇匀,静置适当时间(低于 20℃时 20~25 min;20~30℃时 5~10 min;30℃以上时 3~5 min),加 10 mL 0.2%抗坏血酸硫酸混合溶液,用水稀释至刻度,摇匀。放置 30 min,移入 3 cm 比色皿中,以试剂空白为参比,在分光光度计上,于波长 660 nm 处测其吸光度。从标准曲线上查出相应的二氧化硅量。

标准曲线绘制:移取 0.00,1.00,2.00,3.00,4.00,5.00 mL 二氧化硅标准乙液,分别置于一组 100 mL容量瓶中,各加入 7 mL 盐酸(1+11),用水稀释至约 50 mL,加 5 mL 5%钼酸铵溶液,摇匀。以下按分析步骤操作并绘制标准曲线。

3.2.2.4 二氧化硅的百分含量按公式(3)计算:

$$SiO_2(\%) = \frac{(W_1 - W_2) + B \times \frac{250}{10}}{W} \times 100 \qquad \cdots\cdots(3)$$

式中:W_1——沉淀及坩埚的重量,g;

W_2——氢氟酸处理并灼烧后残渣及坩埚的重量,g;

W——称样重量,g;

B——比色法测得二氧化硅量,g;

$\frac{250}{10}$——滤液稀释系数。

3.2.2.5 允许差:0.4%。

3.2.3 氢氟酸挥发法(Ⅲ法)

3.2.3.1 方法提要

经灼烧恒重的试样，用硫酸和氢氟酸处理，使硅以四氟化硅形式挥发，灼烧至恒重。其减量即为二氧化硅量。

测定范围：大于或等于 98%。

3.2.3.2 试剂

a. 硫酸(1+1)。

b. 氢氟酸(ρ1.15)。

3.2.3.3 分析步骤

称取 1 g 试样(准确至 0.000 2 g)，置于铂坩埚内，移入高温炉中，在 1 000～1 050℃灼烧至恒重(W_1)，或用测定灼烧减量后的试样，加几滴水润湿试样，加 5 滴硫酸(1+1)，10 mL 氢氟酸(ρ1.15)，盖上铂盖，温热使试样溶解后，移开铂盖，继续在低温不沸腾的情况下蒸发至冒白烟，冷却，再加 3 mL 氢氟酸(ρ1.15)淋洗坩埚壁，重新蒸发至白烟冒尽。移入高温炉中，在 1 000～1 050℃灼烧 20 min，取出稍冷，移入干燥器中冷却至室温，称重。并重复灼烧直至恒重(W_2)。

3.2.3.4 二氧化硅的百分含量按公式(4)计算：

$$SiO_2(\%) = \frac{W_1 - W_2}{W} \times 100 \quad \cdots\cdots(4)$$

式中：W_1——灼烧后的试样及坩埚重量，g；

W_2——氢氟酸处理并灼烧后残渣及坩埚重量，g；

W——称样重量，g。

3.2.3.5 允许差：0.2%。

3.3 三氧化二铝量的测定

3.3.1 氟盐取代 EDTA 容量法(甲法)

3.3.1.1 方法提要

试样以氢氟酸和硫酸挥发除硅，残渣用碳酸钠和硼酸熔融，用盐酸浸取熔块并定容。分取适量试液，在 pH4.4 条件下，以苦杏仁酸消除钛的干扰，加适量的 EDTA 溶液与铝、铁络合，控制溶液的 pH 为 5.5，以二甲酚橙为指示剂，用锌标准溶液滴定剩余的 EDTA，以氟化铵置换与铝络合的 EDTA，继续用锌标准溶液滴定，借此测定三氧化二铝量。

测定范围：0.1%～3%。

3.3.1.2 试剂

a. 硝酸(1+1)。

b. 氨水(1+1)。

c. 氟化铵(固体)。

d. 甲基橙溶液(0.1%)。

e. 苦杏仁酸溶液(10%)。

f. EDTA 溶液(0.01 M)：称取 2 g EDTA 二钠盐于烧杯中，加 100 mL 水温热溶解，用水稀释至 500 mL。

g. 乙酸-乙酸钠缓冲溶液(pH5.5)：称取 72 g 无水乙酸钠(或 119 g 三水乙酸钠)于烧杯中，加水溶解，再加 7 mL 冰乙酸(ρ1.05)，用水稀释至 1 L。

h. 二甲酚橙溶液(0.5%)：贮于有色瓶中。其水溶液可稳定两个星期。

i. 锌标准溶液：称取 0.33 g 纯金属锌 99.90%以上)于 100 mL 烧杯中，加 10 mL 水和 10 mL 硝酸(1+1)，盖上表面皿，在水浴上加热溶解并蒸发至约 2 mL，用水淋洗表面皿。加 20 mL 乙酸-乙酸钠缓冲溶液。移入 500 mL 容量瓶中，用水稀释至刻度，摇匀。

摩尔浓度按公式(5)计算：

$$M = \frac{W \times 2 \times P}{65.38} \quad \cdots\cdots(5)$$

式中：W——称取纯锌重量，g；

P——金属锌的纯度；

65.38——锌的原子量。

3.3.1.3 分析试液的配制(供测定三氧化二铝、三氧化二铁和二氧化钛用)。

称取 1 g 石英石试样，石英砂称取 0.5 g(准确至 0.000 2 g)，置于铂坩埚中，加几滴水润湿试样，加 10 mL 氢氟酸(ρ1.15)和 1 mL 硫酸(1+1)，盖上铂盖，温热使试样溶解后移开铂盖，继续在低温不沸腾的情况下蒸发至冒白烟，冷却，再加 3 mL 氢氟酸(比重 1.15)淋洗铂坩埚壁，重新蒸发至白烟冒尽。冷却，加 1.5 g 无水碳酸钠和 1 g 硼酸，混匀，移入高温炉中，从低温逐渐升温至 950～1 000℃熔融10 min，取出稍冷，置于 250 mL 烧杯中，加 10 mL 盐酸(1+1)和 10 mL 热水，盖上表面皿，加热溶解，冷却至室温后，洗净坩埚，移入 100 mL 容量瓶中，用水稀释至刻度，摇匀。此溶液下称分析试液。随同试样做试剂空白。

3.3.1.4 分析步骤

准确移取 2.3.1.3 适量的分析试液(见表 1)(随同试样做试剂空白)于 250 mL 锥形瓶中，用水稀释至约 100 mL，加 5 mL 10%苦杏仁酸溶液(如无苦杏仁酸，可用 5 mL 5%甘露醇溶液代替)、适量的 EDTA 溶液(见表)、1 滴甲基橙溶液，滴加氨水(1+1)中和至溶液刚呈黄色，加热煮沸 3 min。取下冷却。加 10 mL 缓冲溶液(pH=5.5)和 2 滴二甲酚橙溶液，用锌标准溶液滴定至溶液呈微红色(不记量)。加 0.5 g氟化铵，加热煮沸 3 min，取下冷却，补加 1 滴二甲酚橙溶液，用锌标准溶液滴定至溶液呈微红色为终点。

表 1 移取分析试液量和加入 0.01 M EDTA 溶液量

试样含三氧化二铝，%	分取分析试液相当于试样量，g	至少加入 EDTA 量，mL
$<$0.50	0.25	7
0.51～1.00	0.25	10
1.01～3.00	0.10	12

3.3.1.5 三氧化二铝的百分含量按公式(6)计算：

$$Al_2O_3(\%) = \frac{M \times (V - V_1) \times 0.050\,98}{W} \times 100 \quad \cdots\cdots(6)$$

式中：M——锌标准溶液的摩尔浓度，mol/L；

V——滴定试液消耗锌标准溶液的体积，mL；

V_1——滴定试剂空白消耗锌标准溶液的体积，mL；

W——移取分析试液相当于试样量，g；

0.050 98——三氧化二铝的毫克分子量。

3.3.1.6 允许差(见表 2)

表 2 %

三氧化二铝量	允许差
0.10～0.50	0.03
0.51～1.00	0.05
1.01～3.00	0.10

3.3.2 铬天青S-溴化十六烷基三甲基铵吸光光度法(乙法)

3.3.2.1 方法提要

试液中的钛用苦杏仁酸消除干扰,铁和铜用抗坏血酸与1.10-菲啰啉消除干扰。铝与铬天青S-溴化十六烷基三甲基铵生成稳定的蓝色三元络合物,借此进行比色测定。

测定范围:0.1%以下。

3.3.2.2 试剂

a. 1.10-菲啰啉溶液(0.1%)。

b. 抗坏血酸溶液(1%):用时配制。

c. 苦杏仁酸溶液(10%)。

d. 氨水(1+4)。

e. 盐酸(1+1)、(1+11)。

f. 甲基橙溶液(0.1%)。

g. 铬天青S与溴化十六烷基三甲基铵混合液(以下简称为混合显色剂):称取溴化十六烷基三甲基铵0.25 g和铬天青S0.1 g于烧杯中,加温水溶解,冷却至室温,用水稀释至250 mL。如有不溶物则需过滤。

h. 乙酸铵-乙酸缓冲溶液:称取150 g乙酸铵溶于水中,加3.5 mL冰乙酸(ρ1.05),用水稀释至500 mL。

i. 三氧化二铝标准溶液:

甲液:称取0.930 5 g硫酸铝钾〔$KAl(SO_4)_2 \cdot 12H_2O$〕于烧杯中,加50 mL水和10 mL盐酸(ρ1.19),溶解后移入1 L容量瓶中。用水稀释至刻度,摇匀。此溶液每毫升含三氧化二铝0.1 mg。

乙液:准确移取10 mL甲液于500 mL容量瓶中,用盐酸(1+100)稀释至刻度,摇匀。此溶液每毫升含三氧化二铝2 μg。用时配制。

3.3.2.3 分析步骤

准确移取2 mL(2.3.1.3)分析试液于50 mL容量瓶中(随同试样做试剂空白),分别加入1 mL 10%苦杏仁酸溶液、约15 mL水、1滴0.1%甲基橙溶液,摇匀,滴加氨水(1+4)至刚呈黄色,放置30 min,滴加盐酸(1+11)至溶液刚呈红色并过量14滴(约0.7 mL),加2 mL 1%抗坏血酸溶液和5 mL 0.1% 1,10-菲啰啉溶液,摇匀,放置10 min。准确加入5 mL混合显色剂(加溶液时,移液管尖紧贴瓶壁,以免生成泡沫),此时勿摇动,以同样方法加入5 mL缓冲溶液,用水稀释至刻度,摇匀,放置15 min。移入1 cm比色皿中,以试剂空白为参比,在分光光度计上,于波长620 nm处,测其吸光度。从标准曲线上查出相应的三氧化二铝量。

标准曲线的绘制:移取0.00,1.00,2.00,3.00,4.00,5.00 mL三氧化二铝标准乙液,分别置于一组50 mL容量瓶中,各加入1 mL 10%苦杏仁酸溶液,以下按分析步骤操作并绘制标准曲线。

3.3.2.4 三氧化二铝的百分含量按公式(7)计算:

$$Al_2O_3(\%) = \frac{A \times 10^{-6}}{W} \times 100 \qquad \cdots\cdots(7)$$

式中:A——自标准曲线上查得的三氧化二铝量,μg;

W——移取分析试液中相当于试样的量,g。

3.3.2.5 允许差(见表3)

表 3 %

三氧化二铝量	允许差
≤0.050	0.01
0.051～0.100	0.02

3.4 三氧化二铁量的测定(1,10-菲啰啉吸光光度法)

3.4.1 方法提要

用抗坏血酸将高价铁还原为亚铁,在 pH1.5～9.5 时,亚铁与 1,10-菲啰啉生成橙红色络合物,借此进行比色测定。

测定范围:0.01～0.1%。

3.4.2 试剂

a. 乙酸铵溶液(20%)。

b. 抗坏血酸溶液(1%):用时配制。

c. 1,10-菲啰啉溶液(0.1%):贮于有色瓶中,出现颜色须重新配制。

d. 三氧化二铁标准溶液。

甲液:称取 0.604 0 g 硫酸高铁铵〔$FeNH_4(SO_4)_2 \cdot 12H_2O$〕溶于水中,加 8 mL 硫酸(1+1),移入1 L 容量瓶中,用水稀释至刻度,摇匀。此溶液每毫升含三氧化二铁 0.1 mg。

乙液:准确移取 10 mL 甲液于 100 mL 容量瓶中。用水稀释至刻度,摇匀。此溶液每毫升含三氧化二铁 10 μg。用时配制。

3.4.3 分析步骤

准确移取适量[注]分析试液(2.3.1.3)于 50 mL 容量瓶中(随同试样做试剂空白),分别加入 2 mL 1% 抗坏血酸溶液,5 mL 20%乙酸铵溶液和 5 mL 0.1% 1,10-菲啰啉溶液,用水稀释至刻度,摇匀,放置 30 min。移入 3 cm 比色皿中,以试剂空白为参比,在分光光度计上,于波长 510 nm 处,测其吸光度。从标准曲线上查出相应的三氧化二铁量。

标准曲线的绘制:移取 0.00,1.00,2.00,3.00,4.00,5.00 mL 三氧化二铁标准乙液,分别置于一组 50 mL 容量瓶中,各加入 2 mL 1%抗坏血酸溶液,以下按分析步骤操作并绘制标准曲线。

注:对石英石,移取分析试液相当于试样 0.2 g。对石英砂移取分析试液相当于试样 0.05 g。如三氧化二铁含量太多或太少,可适当加、减移取分析试液量,以含三氧化二铁量 10～50 μg 为宜。

3.4.4 三氧化二铁的百分含量按公式(8)计算:

$$Fe_2O_3(\%) = \frac{A \times 10^{-6}}{W} \times 100 \qquad \cdots\cdots(8)$$

式中:A——自标准曲线上查得的三氧化二铁量,μg;

W——移取分析试液中相当于试样的量,g。

3.4.5 允许差(见表 4)

表 4 %

三氧化二铁	允许差
<0.05	0.01
≥0.05	0.02

3.5 二氧化钛量的测定(二安替比林甲烷吸光光度法)

3.5.1 方法提要

用抗坏血酸将高铁还原为亚铁以消除铁干扰，在 0.5～3 N 酸性介质中，加入二安替比林甲烷与钛形成稳定的黄色络合物，借此进行比色测定。

3.5.2 试剂

a. 抗坏血酸溶液（1%）：用时配制。

b. 盐酸（1+1）。

c. 二安替比林甲烷溶液（2%）：称取 2 g 二安替比林甲烷，溶于 30 mL 盐酸（1+5）中，用水稀释至 100 mL。若有不溶物则过滤。

d. 二氧化钛标准溶液：

甲液：称取 0.1 g（准确至 0.000 2 g）经 1 000℃灼烧 30 min 并冷却至室温的纯二氧化钛于烧杯中，加 7 g 硫酸铵，30 mL 硫酸，加热溶解，冷却后移入 1 L 容量瓶中，用硫酸（5+95）稀释至刻度，摇匀。此溶液每毫升含二氧化钛 0.1 mg。

乙液：准确移取 5 mL 甲液于 100 mL 容量瓶中，用硫酸（5+95）稀释至刻度，摇匀。此溶液每毫升含二氧化钛 5 μg。用时配制。

3.5.3 分析步骤

准确移取适量[1)]分析试液（2.3.1.3）于 50 mL 容量瓶中（随同试样做试剂空白），分别加入 10 mL 盐酸（1+1），用水稀释至约 35 mL，加 1 mL 1%抗坏血酸溶液，摇匀，放置 3 min。加 10 mL 2%二安替比林甲烷溶液，用水稀释至刻度，摇匀，放置 40 min。移入 3 cm 比色皿中，以试剂空白为参比，在分光光度计上，于波长 420 nm 处，测其吸光度。从标准曲线上查出相应的三氧化钛量。

标准曲线的绘制：移取 0.00，2.00，4.00，6.00，8.00，10.00 mL 二氧化钛标准乙液，分别置于一组 50 mL 容量瓶中，各加入 10 mL 盐酸（1+1），以下按分析步骤操作并绘制标准曲线。

注：1）对石英石，移取分析试液相当试样 0.25 g，对石英砂，移取分析试液相当试样 0.05 g。如二氧化钛含量太多或太少，可适当加、减移取分析试液量。

3.5.4 二氧化钛百分含量按公式（9）计算：

$$TiO_2(\%) = \frac{A \times 10^{-6}}{W} \times 100 \quad \cdots\cdots (9)$$

式中：A——自标准曲线上查得的二氧化钛量，μg；

W——移取分析试液中相当于试样的量，g。

3.5.5 允许差（见表 5）

表 5 %

二氧化钛	允许差
≤0.010	0.003
0.011～0.050	0.010
>0.050	0.020

附加说明：

本标准由中华人民共和国国家进出口商品检验局提出。

本标准由中华人民共和国广东进出口商品检验局起草。

本标准主要起草人司徒铭、周镜明、李锦兴。

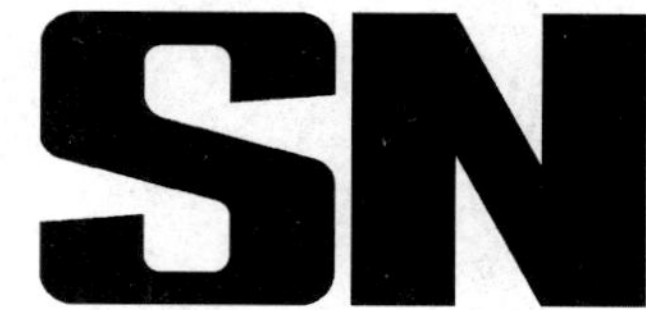

中华人民共和国出入境检验检疫行业标准

SN 1327—2003

进出口花岗石现场放射性剂量检测控制标准

Standard of limit on dose of radiation on-site detection for import and export granite

2003-08-18 发布　　　　2004-02-01 实施

中华人民共和国国家质量监督检验检疫总局 发布

前　言

本标准第 4 章、第 6 章、第 7 章为强制性条款，其余为推荐性条款。

本标准由国家认证认可监督管理委员会提出并归口。

本标准主要起草单位：中华人民共和国上海出入境检验检疫局。

本标准主要起草人：汪鹰、潘世伟、沈泽敏、方林。

本标准系首次发布的出入境检验检疫行业标准。

进出口花岗石现场放射性剂量检测控制标准

1 范围

本标准规定了进出口花岗石现场γ射线剂量的检测方法、检测结果的判定和当量剂量率超过检验管理值的花岗石的处置规定。

本标准适用于进出口花岗石荒料现场γ射线剂量的检测。其他石材的现场γ射线剂量检测可参照执行。

2 规范性引用文件

下列文件中的条款通过本标准的引用而成为本标准的条款。凡是注日期的引用文件，其随后所有的修改单(不包括勘误的内容)或修订版均不适用于本标准，然而，鼓励根据本标准达成协议的各方研究是否可使用这些文件的最新版本。凡是不注日期的引用文件，其最新版本适用于本标准。

GB 6566　建筑材料放射性核素限量

3 术语和定义

下列术语和定义适用于本标准。

3.1

检验批　inspection lot

交付检验的进出口花岗石检验批，应由同一合同、同一发票、同一产地和品名、同一收用货单位或部门及同一运输工具所装运的花岗石所组成。

3.2

放射性　radioactivity

某些核素具有自发地放出粒子或γ射线，或在发生轨道电子俘获之后放出X射线，或发生自发裂变的性质，称为放射性。

3.3

天然环境本底辐射　natural environment bottom radiation

由宇宙射线及自然分布(在地表、地面大气中、食物、水等人体外环境)的天然放射性物质的辐射构成的电离辐射。

3.4

现场环境本底辐射　on-site environment bottom radiation

在检测现场，使用同一仪器在相同的环境条件下测得的不受被测对象影响的天然环境本底辐射。

3.5

当量剂量　equivalent dose

某点的当量剂量是吸收剂量(D)与辐射权重因子(W_R)的乘积，记作 H。其国际单位为：希沃特(Sv)，1 Sv ＝1 J/kg。

3.6

当量剂量率　equivalent dose rate

单位时间内的当量剂量称为当量剂量率。其国际单位为：希沃特/秒(Sv/s)。实用单位为：微希沃特/小时(μSv/h)。

3.7

检验管理值 inspection management value

检验管理机构为决定采取某种行动而规定的限值。

4 检验指标和检验管理值

4.1 选用当量剂量率作为进出口花岗石现场放射性剂量控制指标。

4.2 现场环境本底辐射值小于 0.15 μSv/h 时,检验管理值为现场环境本底辐射值与 0.15 μSv/h 之和。

4.3 现场环境本底辐射值大于等于 0.15 μSv/h 时,检验管理值为 0.30 μSv/h。

5 检验

5.1 检验仪器

各种型号 γ 辐射仪。

5.2 检验方法

5.2.1 现场环境本底辐射的测量

选择距离花岗石堆放地及周围建筑物 10 m 以外,能够代表现场环境本底辐射的点,在距地 1 m 处测量当量剂量率,待仪器示值稳定后记录测量值,测量次数不少于 5 次,取其平均值作为该点的读数。测量点不少于 3 个,取 3 点的平均值作为现场环境本底辐射值。

5.2.2 花岗石放射性剂量的测量

5.2.2.1 选择测量点

对检验批中的每一块花岗石,选择面积最大的一面,当两块花岗石之间距离小于 2 m 时,避免所选检测面在两块花岗石之间。厚度大于 0.5 m 的花岗石,测量点应在检测面的中心并距表面 0.5 m 处。由同一荒料切开的花岗石切片应叠加到至少 0.5 m 再测量。

5.2.2.2 测量

应使用同一仪器测量花岗石与现场环境本底辐射。按照仪器使用说明书的要求操作,待仪器示值稳定后记录测量值,测量次数不少于 5 次,取其平均值作为该块花岗石放射性剂量的实测值,同时记录该块花岗石的唛头或编号。

5.3 测量值的修正

5.2 中所有测量值要根据仪器检定证书中的仪器校正因子对其进行修正,修正结果为最终检测结果。

6 检测结果的判定

6.1 所测当量剂量率不高于检验管理值的进出口花岗石判定为合格,直接通关放行。

6.2 所测当量剂量率高于检验管理值的进出口花岗石判定为可疑。

7 处置规定

可疑花岗石应按照 GB 6566 进行取样并测定天然放射性核素镭-226、钍-232 和钾-40 的比活度,确定类别。

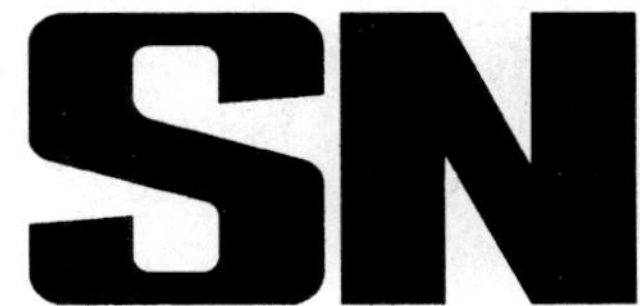

中华人民共和国出入境检验检疫行业标准

SN/T 2057—2008

进口石材放射性检验规程

Rules for inspection of radiativity for import stone

2008-04-29 发布　　2008-11-01 实施

中华人民共和国国家质量监督检验检疫总局　发布

前　言

本标准由国家认证认可监督管理委员会提出并归口。

本标准由中华人民共和国厦门出入境检验检疫局负责起草。

本标准主要起草人：蔡延平、李保家、林振基、洪节省、洪赞侨、杨浩。

本标准系首次发布的出入境检验检疫行业标准。

进口石材放射性检验规程

1 范围

本标准规定了进口石材的抽样、检验和结果判定的方法及处置。

本标准适用于进口石材的现场放射性检验。

2 规范性引用文件

下列文件中的条款通过本标准的引用而成为本标准的条款。凡是注日期的引用文件，其随后所有的修改单(不包括勘误的内容)或修订均不适用于本标准。然而，鼓励根据本标准达成协议的各方研究是否可使用这些文件的最新版本。凡是不注日期的引用文件，其最新版本适用于本标准。

GB/T 4835 辐射防护用携带式 X、γ 辐射剂量率仪和监测仪

GB 6566 建筑材料放射性核素限量

SN 1327 进出口花岗石现场放射性剂量检测控制标准

3 术语和定义

下列术语和定义适用于本标准。

3.1

检验管理值 inspection management value

采用便携式仪器进行现场放射性检测时，需要采取某种行动而规定的限值。低于该值的石材经核素分析不会超过 GB 6566 的 A 类装修材料要求，可免于做进一步的核素分析及对货物的监管。

3.2

检验批 inspection lot

由同一报检批、同一产地和花色品种组成的进口石材为同一检验批。

4 仪器

现场检验用的 γ 辐射剂量率仪应符合 GB/T 4835 要求并经计量合格且在有效期内。在仪器正常情况下，其主要技术参数及功能一般应满足：

能量范围：20 keV～2.5 MeV；

测量不确定度：－20%～＋20%(K＝3)；

剂量当量测量范围：10 μSv/h～1 μSv/h；

报警水平：可按检验管理值进行设置。

5 检验

5.1 检验前的准备

5.1.1 检验检疫机构可根据需要指定实施放射性现场检测的场(站)，以确保现场环境本底值的相对稳定。

5.1.2 检验人员进行现场检测之前应做好个人防护。

5.1.3 检测前应仔细核对货证，核实品名、规格、批次、标记、数量以及集装箱封识号码等是否与报检内容相符。

5.2 检验检疫机构应依据检验现场环境情况确定现场放射性检测的检验管理值

5.2.1 对现场条件满足测量要求、能准确测定现场环境本底的，检验管理值按 SN 1327 规定执行。

5.2.2 现场条件难以完全满足测量要求、准确测定现场环境本底确有困难的，检验管理值可以在 SN 1327 基础上，结合历史测试统计结果进行风险评估后确定。

5.3 进口石材依其材质可分花岗岩、大理石及其他材质石材三种类别进行管理

5.3.1 检验检疫机构可以依据一定时期的统计数据，在风险评估的基础上，按不同类别和来源，实行分类管理。

5.3.1.1 来源明确、放射性水平稳定且远低于检验管理值、经风险评估确定风险低的大理石，可降低检验批抽检比率至 5%。

5.3.1.2 来源不明确、放射性水平较稳定、经风险评估确定风险较低的花岗岩及其他材质石材，可降低检验批抽检比率至 20%。

5.3.1.3 来源不明确、放射性水平不稳定、经风险评估认为风险较高的石材，须批批检测。

5.3.2 对确定进行抽查检验的检验批，批量少于 3 箱(块)以下的，应逐箱(块)检验；批量大于 3 箱(块)的，按 5%批量的比率抽取样品进行放射性检测，最少不得低于 3 箱(块)。

5.3.3 现场检测发现有超过检验管理值的，应扩大检测抽样量直至全数检测。

5.4 测量

5.4.1 现场本底的确定

测量现场环境本底，应远离石材堆场 10 m 以上，四周空旷，能够代表现场环境本底辐射的点，仪器探头距地面 1 m，待示值稳定后记录测量值。测量点不少于 3 个，每个点测量 5 次，以 5 次测量的平均值为该点读数，以所有测量点读数的平均值作为现场环境本底值。

5.4.2 集装箱装运石材

5.4.2.1 集装箱箱体外测量

使用通道式探测仪的，集装箱应按规定速度匀速通过，由探测仪自动记录测量数据。

5.4.2.2 集装箱开箱测量

打开集装箱门散气，约 30 min 后实施放射性检测。将探测仪的探头置于距离石材表面 10 cm 处寻找 γ 射线剂量当量率最高的点，在最高点处重复测量 5 次，取五次测量的平均值作为该块石材的 γ 射线剂量当量率水平值，记录该 γ 射线剂量当量率，同时记录该石材的标识、唛头或编号。

5.4.3 散装石材

将探测仪的探头置于距离石材表面 10 cm 处寻找 γ 射线剂量当量率最高的点，在最高点处重复测量 5 次，取 5 次测量的平均值作为该块石材的 γ 射线剂量当量率水平值，记录该 γ 射线剂量当量率，同时记录该石材的标识、唛头或编号。

5.5 现场检测结果及处理

5.5.1 现场检测结果低于检验管理值的，可免于核素分析和对货物的监管。

5.5.2 现场检测结果高于检验管理值的，应由检验检疫部门监督贸易关系人采样送至有资质的实验室进行核素分析，并得出的核素分析报告。核素分析样品应当从现场检测值最高的那块石材中抽取。

5.5.3 在提供核素分析报告之前，贸易关系人申请将货物调离港区或检测场站的，应要求其出具单位保函，保证不加工或销售使用，并经部门负责人批准同意。

6 检验结果判定及处置

6.1 现场检测结果低于检验管理值的，根据需要出具《入境货物检验检疫证明》，但不注明相应放射性分类等级，仅评定：“该批货物业经检验检疫，准予销售使用”；或评定为：“该批货物被认为符合我国进口检验检疫要求，准予进口”。

6.2 现场放射性检测结果超过检验管理值的，根据放射性核素分析报告和 GB 6566，属于建筑主体或

A 类装修材料的，根据需要出具《入境货物检验检疫证明》，注明相应放射性分类等级和适用范围；属于B类、C类装修材料的，出具《检验证书》，注明相应放射性分类等级和限制使用范围。

6.3 进口石材经核素分析放射性等级分类超过 GB 6566 中规定的 C 类装修材料限量要求的，检验检疫机构应出具《检验证书》和退货处理通知单，并对整批货物采取封存、移至安全场所等有效的监管措施。

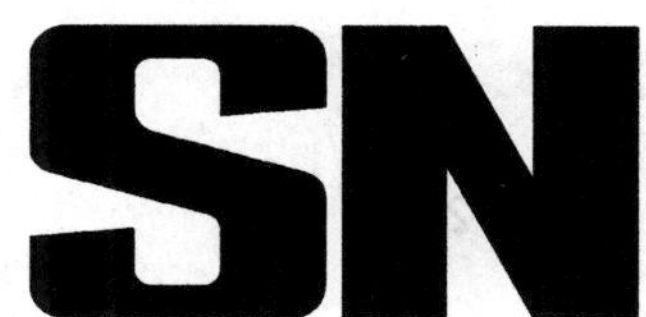

中华人民共和国出入境检验检疫行业标准

SN/T 2716—2010

进出口建筑材料天然放射性核素检测方法

Determination of natural radionuclides in building materials for import and export

2010-11-01 发布　　　　2011-05-01 实施

中华人民共和国国家质量监督检验检疫总局 发布

前　　言

本标准按照 GB/T 1.1—2009 给出的规则起草。

本标准由国家认证认可监督管理委员会提出并归口。

本标准起草单位：中华人民共和国山东出入境检验检疫局、中华人民共和国深圳出入境检验检疫局、中华人民共和国新疆出入境检验检疫局。

本标准主要起草人：陆地、曲志勇、邵建强、耿金培、任义广、高建民、雒书鸿、张珠福、万永亮。

本标准系首次发布的出入境检验检疫行业标准。

进出口建筑材料天然放射性核素检测方法

1 范围

本标准规定了进出口建筑材料中天然放射性核素镭-226、钍-232、钾-40比活度的检测方法。

本标准适用于无机非金属建筑材料，如天然石材、砂、石灰、石膏、粘土、水泥、水泥制品、砖、瓦、混凝土、建筑陶瓷、含天然原料的涂料、含天然原料的墙体材料、用于建筑的工业废渣、含工业废渣的建筑材料等。

2 规范性引用文件

下列文件对于本文件的应用是必不可少的。凡是注日期的引用文件，仅注日期的版本适用于本文件。凡是不注日期的引用文件，其最新版本(包括所有的修改单)适用于本文件。

GB 6566—2001 建筑材料放射性核素限量

JJG 417—2006 γ谱仪

3 术语和定义

下列术语和定义适用于本文件。

3.1

建筑材料 building materials

土木工程和建筑工程中使用的材料。本标准所涉及的建筑材料仅限无机非金属类建筑材料。

3.2

天然放射性核素 natural radionuclides

天然存在的放射性核素。通常时间范围内认为其活度是恒定不变的。

3.3

放射性比活度 specific activity

样品中某种核素的放射性活度与该样品质量的比值。用于衡量样品单位质量放射性水平。

3.4

本底 background

非起因于待测物理量的测量事件。本标准中所指本底指除样品外其他来源的放射性和宇宙射线引起的γ射线全能峰谱数据。

3.5

无源效率刻度 sourceless efficiency calibration

用γ谱仪测量放射性核素比活度时，不使用放射性标准物质，采用计算机仿真模拟计算的方法对探测器的绝对探测效率进行刻度的方法。

3.6

半高宽(FWHM) full width at half maximum

在仅有单峰构成的分布曲线上，峰值一半处两点的横坐标之间的距离。通常使用该参数衡量探测器分辨入射粒子能量的能力。

4 制样

4.1 样品预处理

将干燥的样品破碎至0.5 cm粒径以下，如样品量较多应采用四分法使剩余样品约为样品盒装样量的三倍。将缩分后的样品进行研磨，使之可以通过80目筛。研磨后的样品应当在105 ℃温度下充分烘干。

4.2 样品封装

装样时，应将样品压实，压平上表面，使样品成规则的圆柱体。如采用相对比较法效率刻度，样品盒应与标准物质容器完全相同，样品高度应与标准物质高度相同，密度和基质成分尽可能与其接近；如采用无源效率刻度，可根据实际情况进行不同体积、不同形状的装样。装样后，应当对样品盒进行可靠的密封。

密封后的样品应存放20天以上，待样品中天然放射性核素的母体与各代子体之间达到放射性平衡后再进行测量。未达到放射性平衡即进行测量，应对得到的测量数据进行合理的校正。

5 仪器

5.1 高纯锗(HPGe)γ谱仪

5.1.1 高纯锗(HPGe)探测器

对^{60}Co点源1 332 keV γ射线能量分辨率优于2.5 keV(峰半高宽)，相对效率30%以上。

5.1.2 多道脉冲幅度分析器

应选用4 096道以上的多道脉冲幅度分析器。

5.1.3 屏蔽室

应选用至少100 mm铅当量屏蔽室，铅屏蔽室内壁应有消除韧致辐射的措施。屏蔽室应使谱仪在测量能区内的积分本底小于2.5计数/秒。

5.2 仪器工作条件

仪器工作条件应满足JJG 417—2006中7.2.1.1的要求。

5.3 仪器性能要求

5.3.1 能量分辨率

对钴-60点源的1 332 keV γ射线全能峰，其半高宽(FWHM)应小于2.5 keV。

5.3.2 峰康比

根据公式(1)计算峰康比：

$$\eta = \frac{N_P}{N_C} \qquad \cdots\cdots(1)$$

式中：

η ——峰康比；

N_P ——1 332 keV 峰最高点所在道的计数；

N_C ——1 040 keV 至 1 096 keV 能区内每道的平均计数。

谱仪的峰康比应大于 40。

5.3.3 仪器稳定性

仪器稳定性应满足 JJG 417—2006 中 5.2.2 的要求。

6 测量

6.1 能量刻度

使用铕-152 或其他多 γ 射线核素或者混合源进行能量刻度。能谱刻度时，选取的全能峰应达到足够多的计数（大于 10 000）。

6.2 效率刻度

6.2.1 相对比较法效率刻度

使用相对比较法效率刻度时，标准物质应具备以下条件：

a） 标准物质应与检测样品使用相同几何形状、材质的样品盒，并永久密封；

b） 标准物质应与检测样品的基质密度、化学组成尽可能接近，稳定性好，不易潮解、结晶、霉变、沉淀；

c） 镭-226、钍-232、钾-40 核素在标准物质内分布的均匀性小于±2%，其比活度值应可溯源，并给出不确定度和置信度。

6.2.2 无源效率刻度

使用无源效率刻度方法应当符合以下要求：

a） 探测器在使用前应当经过效率响应表征，表征数据应可溯源；

b） 使用无源效率刻度方法的谱仪应依照规定定期进行检定，检定合格方可使用；

c） 对样品及样品盒几何量、样品与探测器的空间关系量、样品密度、样品容器密度的测量相对偏差应控制在±5%以内。确定样品基质和样品盒中主要元素百分比含量的相对偏差应控制在±10%以内。

6.3 能谱获取

6.3.1 样品能谱获取

谱仪应处于稳定状态，工作条件应符合 5.1.2 要求，获取时间推荐设置为 12 h，如观察到计数率较高，可减少获取时间。

能谱获取完成后存盘。

6.3.2 本底获取

定期进行本底测量。本底能谱获取时间推荐设置为 48 h，其他条件与样品能谱获取时相同。

6.4 结果计算

6.4.1 可作为目标分析峰的特征峰见表1。

表1 各核素可供选择的特征峰

核素	特征能量峰/keV	发射几率/%
镭-226	295.21	19.2
	351.92	37.2
	609.32	46.3
	1 120.28	15.1
	1 764.52	15.8
钍-232	238.63	44.6
	338.40	11.4
	583.19	30.8
	911.07	27.7
	968.90	16.6
	2 614.53	36.0
钾-40	1 460.75	10.7

6.4.2 使用相对比较法效率刻度方式进行计算时，应在相同的谱仪电子学参数和工作环境下对放射性标准物质进行能谱获取。依据公式(2)计算样品中天然放射性核素 N 的比活度：

$$a_{样N}=\frac{\left(\frac{N_{样E}}{t_{样}}-\frac{N_{本E}}{t_{本}}\right)}{\left(\frac{N_{标E}}{t_{标}}-\frac{N_{本E}}{t_{本}}\right)}\times\frac{A_{标N}}{m_{样}} \quad \cdots\cdots(2)$$

式中：

$a_{样N}$ ——样品中天然放射性核素 N 的比活度；

$N_{样E}$ ——样品能谱中被选定用于分析核素 N 的特征峰 E 的峰总计数(峰面积)；

$t_{样}$ ——样品的计数活时间；

$N_{标E}$ ——放射性标准物质能谱中同一特征峰 E 的峰总计数(峰面积)；

$t_{标}$ ——放射性标准物质的计数活时间；

$N_{本E}$ ——本底能谱中同一特征峰 E 的峰总计数(峰面积)；

$t_{本}$ ——本底的计数活时间；

$A_{标N}$ ——放射性标准物质中放射性核素 N 的活度；

$m_{样}$ ——样品的净质量。

如果样品质量与标准物质质量相差过大(5%以上)，应进行样品自吸收校正。

6.4.3 使用无源效率刻度方式进行计算时，应按照6.2.2 c)中的要求输入参数。依据公式(3)计算特征峰能量为 E 的核素比活度。

$$a_{样N}=\frac{\left(\frac{N_{样E}}{t_{样}}-\frac{N_{本E}}{t_{本}}\right)}{\varepsilon_{E}P_{E}m_{样}} \quad \cdots\cdots(3)$$

式中：

ε_{E} ——被选定用于分析放射性核素 N 的特征峰 E 的探测效率。

P_{E}——被选定用于分析放射性核素 N 的特征峰 E 对应的 γ 射线的发射几率。

其余字母代表的意义与公式(2)相同。

6.4.4 可选取镭-226或钍-232子体特征能量峰中的多个进行比活度计算,然后求加权平均值。应当注意,钍-232子体锕-228对钾-40的1 460.75 keV峰产生干扰,镭-226子体铅-214对钍-232的238.63 keV峰产生干扰。当干扰严重时,应进行修正。

6.4.5 测量不确定度的评定可按附录A进行。

7 检测限计算

可使用公式(4)由能量为E的γ射线全能峰计算得出检测限。

$$LLD_{\mathrm{E}}=\frac{2.83K}{\varepsilon_{\mathrm{E}}P_{\mathrm{E}}m_{样}}\sqrt{\frac{N_{本\mathrm{E}}}{t_{本}^{2}}} \qquad (4)$$

式中:

LLD_{E}——由能量为E的γ射线全能峰计算出的检测限;

K——与预先选定的对样品中是否存在超过本底的放射性做出错误判断的概率α相对应的值(K与α的对应关系见表2)。

其余字母代表的意义与公式(2)、公式(3)同。

表2 常用α相对应的K值

α	0.01	0.02	0.025	0.05	0.10	0.20	0.50
K	2.327	2.054	1.960	1.645	1.282	0.842	0

8 分类判定

样品的分类判定可依据GB 6566—2001执行。

附 录 A
(规范性附录)
测量不确定度评定

A.1 测量结果的总不确定度由以统计方法得到的A类不确定度分量和以非统计方法得到的B类不确定度合成得到。该方法的主要不确定度分量见表A.1。

表A.1 使用高纯锗(HPGe)γ谱仪测量低比活度样品时主要不确定度分量 u_i 的典型值

不确定度分量 u_i	典型值/%($k=1$)	量 值 来 源
峰面积统计涨落	1.0~5.0	谱分析软件给出
γ谱仪系统稳定性	0.1~1.0	由谱仪检定证书给出或多次重复测量数据估算
γ射线发射几率	0.1~2.0	查阅核数据库
放射性标准物质活度	1.0~3.0	放射性标准物质证书给出
无源效率刻度不确定度	2.0~6.0	无源效率刻度软件给出
本底扣除	0.5~1.0	谱分析软件给出
称重	0.3	由称重器具检定证书给出或多次重复测量数据估算

A.2 根据不确定度传递公式(A.1)进行总不确定度评定。

$$u=\sqrt{\sum_{i}^{n}u_i^2} \qquad \text{(A.1)}$$

式中:

u ——总不确定度;

u_i——不确定度分量;

n ——不确定度分量的个数。

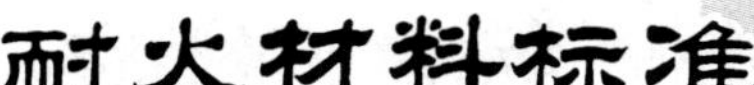

耐火材料标准

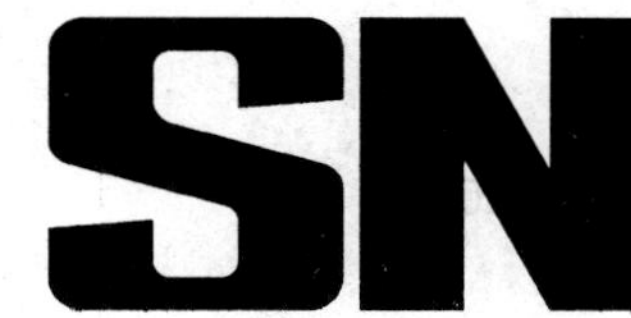

中华人民共和国出入境检验检疫行业标准

SN/T 0254—2011
代替 SN/T 0254—1993

轻烧镁中酸溶氯化物的测定 电位滴定法

Determination of acid soluble chloride content in caustic calcined magnesite—Potentiometric titration method

2011-02-25 发布　　2011-07-01 实施

中华人民共和国国家质量监督检验检疫总局 发布

前　言

本标准代替 SN/T 0254—1993《出口轻烧镁中氯化物测定方法》。

本标准与 SN/T 0254—1993 相比主要变化如下：

——增加前言部分的说明；

——增加规范性引用文件；

——修改原标准名称为《轻烧镁中酸溶氯化物的测定—电位滴定法》；

——扩大了本标准的适用范围，从适用于轻烧镁、重烧镁、电熔镁中氯离子的测定，扩大为可适用于水镁石、菱镁石中氯离子的测定；

——测定范围从“10 μg/g 以上”修改为“0.006%～0.02%”；

——称样量从“5 g～10 g”修改为“2 g～5 g”；

——将“氯化物测定”改为“酸溶氯化物的测定”；

——删除原标准中“加入曲拉通 X-100 溶液”条款；

——硝酸银标准溶液浓度由“0.025 mol/L”修改为“0.01 mol/L”；

——用 $w(\mathrm{Cl})$ 表示氯化物(以 Cl 计)的含量，测定结果以质量分数(%)表示；

——增加了精密度的规范性表述；

——增加了资料性附录“二级微商法计算方法”。

本标准由国家认证认可监督管理委员会提出并归口。

本标准由中华人民共和国辽宁出入境检验检疫局、中华人民共和国广东出入境检验检疫局起草。

本标准主要起草人：胡晓静、钟志光、卢琪、谢琰、曾泽、蒋晓光、郑红文、周川、李淑岩。

本标准所代替标准的历次版本发布情况为：

——SN/T 0254—1993。

轻烧镁中酸溶氯化物的测定
电位滴定法

1 范围

本标准规定了轻烧镁中酸溶氯化物的测定方法—硝酸银电位滴定法。

本标准适用于轻烧镁、电熔镁、重烧镁、水镁石、菱镁石中酸溶氯化物(以 Cl 计)的测定，测定范围(质量分数):0.006 0%～0.02%。

2 规范性引用文件

下列文件对于本文件的应用是必不可少的。凡是注日期的引用文件，仅注日期的版本适用于本文件。凡是不注日期的引用文件，其最新版本(包括所有的修改单)适用于本文件。

GB/T 1467 冶金产品化学分析方法标准的总则及一般规定

GB/T 6379.2 测量方法与结果的准确度(正确度与精密度) 第 2 部分:确定标准测量方法重复性与再现性的基本方法

GB/T 6682 分析实验室用水规格和试验方法

GB/T 12805 实验室玻璃仪器 滴定管

GB/T 12806 实验室玻璃仪器 单标线容量瓶

GB/T 12808 实验室玻璃仪器 单标线吸量管

3 方法提要

试样用硝酸分解，在 pH 值为 2～4 条件下，以氯离子选择电极或银电极为测量电极，双盐桥甘汞电极为参比电极，用硝酸银标准溶液滴定，根据电位突跃，采用二级微商法计算滴定终点。

4 试剂

除另有规定，仅使用优级纯试剂。

4.1 水，GB/T 6682，二级水。

4.2 硝酸(ρ1.42 g/mL)。

4.3 硝酸溶液(1+3):用硝酸(见 4.2)配制。

4.4 氢氧化钠溶液(200 g/L):称取 50 g 氢氧化钠溶于 250 mL 水中，转入塑料瓶中备用。

4.5 硝酸钾溶液(20 g/L):称取 10 g 硝酸钾溶于水中，稀释至 500 mL 容量瓶。

4.6 氯化钠基准溶液:c(NaCl)=0.010 00 mol/L。称取预先在 500 ℃～600 ℃灼烧至恒重的氯化钠基准试剂 0.584 5 g 置于 150 mL 烧杯中，加水溶解后，转移至 1 000 mL 容量瓶中，用水稀释至刻度，摇匀。

4.7 硝酸银标准滴定溶液:$c(AgNO_3)$=0.01 mol/L。称取预先在 105 ℃烘干 2 h 后的硝酸银 1.699 g 置于 150 mL 小烧杯中，加水溶解后，移入 1 000 mL 棕色容量瓶中，用水稀释至刻度，摇匀。此溶液应避光保存。

4.8 百里酚兰指示剂(1 g/L):称取 0.1 g 百里酚蓝溶于 100 mL(200 mL/L)的乙醇溶液中。

5 仪器

5.1 棕色滴定管,最小刻度为 0.02 mL 或 0.05 mL,容量 10 mL,GB/T 12805 A 类。

5.2 单标线容量瓶,容量 500 mL 和 1 000 mL,GB/T 12806 A 类。

5.3 单标线吸量管,容量 5 mL,GB/T 12808 A 类。

5.4 分析天平:感量 0.1 mg。

5.5 离子计(或自动电位滴定计):灵敏度 0.1 mV。

5.6 测量电极:氯离子选择电极(或复合银环电极)。

5.7 参比电极:双盐桥式甘汞电极。

5.8 磁力搅拌器和电磁搅拌子。

6 试样制备

按照 GB/T 1467 制备样品,试样应通过 75 μm 标准筛。在 105 ℃±5 ℃烘干 2 h,至恒重,置于干燥器中保存。

7 分析步骤

7.1 试料

称取 2 g～5 g 试样,精确到 0.001 g。做两份试料的平行测定。

注:若试样中氯离子含量低于 0.01%,称取 5 g 样品;若试样中氯离子含量高于 0.01%,称取 2 g 试样。

7.2 空白试验

随同试料做空白试验。

7.3 分析步骤

7.3.1 硝酸银标准滴定溶液的标定

移取 5.00 mL 氯化钠基准溶液(见 4.6)于 100 mL 小烧杯中,加入 2 mL 硝酸钾溶液(见 4.5),90 mL 水,放入电磁搅拌子,将烧杯置于磁力搅拌器上,轻微搅拌,加入 2 滴～3 滴百里酚兰指示剂(见 4.8),滴加硝酸溶液(见 4.3)至溶液呈红色,再用氢氧化钠溶液(见 4.4)调至黄色,插入测量电极和参比电极,记录起始电位值,用硝酸银标准滴定溶液(见 4.7)滴定。先加入 4 mL,再逐次加入 0.05 mL 或 0.10 mL,记录每次加入硝酸银标准滴定溶液后的累计体积及相应的电位值,待产生电位突跃后再继续滴加2 次～3 次为止。按式(1)计算硝酸银标准滴定溶液的浓度。

$$c(AgNO_3)(mol/L)=\frac{c(NaCl)\times V(NaCl)}{V_{ep}} \qquad \cdots\cdots(1)$$

式中:

$c(AgNO_3)$——硝酸银标准滴定溶液浓度的准确数值,单位为摩尔每升(mol/L);

V_{ep}——滴定终点时消耗硝酸银标准滴定溶液体积的数值,单位为毫升(mL);

$c(NaCl)$——氯化钠基准溶液浓度的准确数值,单位为摩尔每升(mol/L);

$V(NaCl)$——氯化钠基准溶液体积的数值,单位为毫升(mL)。

用离子计测定时，滴定终点时消耗硝酸银标准滴定溶液的体积（V_{ep}）按二级微商法计算，计算方法见附录A。

7.3.2 样品前处理

将试料（见7.1）置于150 mL烧杯中，加水5 mL，盖表面皿，在不断搅拌下，缓慢滴加硝酸（见4.2）10 mL～25 mL，注意防止溶液剧烈反应暴沸。将烧杯放在温度低于100 ℃的电热板上微热5 min，使试样溶解，冷却到室温后，加入50 mL水。

7.3.3 测定

将烧杯置于电磁搅拌器上，放入电磁搅拌子，加入2滴～3滴百里酚兰（见4.8）指示剂，滴加氢氧化钠溶液（见4.4），使溶液刚呈浅黄色。

插入测量电极（见5.6）和参比电极（见5.7），用离子计测定起始电位值。然后用硝酸银标准滴定溶液（见4.7）滴定，每次加入0.05 mL或0.10 mL，记录消耗的硝酸银标准滴定溶液的体积数和相应的电位值，用二级微商法计算滴定终点时消耗硝酸银溶液的体积V_{ep}。计算公式及方法见附录A。

注1：称样量与硝酸加入量比例为：硝酸加入量（mL）是称样量（g）的4.0倍～5.0倍。

注2：如果试样不完全溶解，也不影响测定。

注3：如果试样分解后，溶液带黄棕色，指示剂显色不明显，可用pH试纸调至pH2～pH4，也可以用快速滤纸过滤后，再用百里酚兰指示剂调节pH值并测定。

8 结果计算

轻烧镁中酸溶氯化物（以Cl计）的含量w(Cl)，以质量分数（%）表示，按式（2）计算：

$$w(\mathrm{Cl})=\frac{(V_{ep}-V_0)\times c\times 0.035\,45}{m}\times 100\% \qquad \cdots\cdots(2)$$

式中：

V_{ep} ——滴定试料终点时消耗的硝酸银标准滴定溶液体积的数值，单位为毫升（mL）；

V_0 ——滴定空白终点是消耗的硝酸银标准滴定溶液体积的数值，单位为毫升（mL）；

c ——硝酸银标准滴定溶液浓度的准确数值，单位为摩尔每升（mol/L）；

m ——试料的质量的数值，单位为克（g）；

0.035 45——氯原子量的准确数值，单位为克每毫摩尔（g/mmol）。

当分析结果大于0.010 0%时，保留2位有效数字，当分析结果小于0.010%时，保留1位有效数字。

9 精密度

由9个实验室对5个水平的试样进行方法精密度试验，根据GB/T 6379.2计算精密度，结果见表1。

表1 方法精密度

水平范围（质量分数）/%	重复性限 r/%	再现性限 R/%
0.006 7～0.017 5	0.002 1	0.002 4

附 录 A
（资料性附录）
二级微商法计算方法

A.1 用二级微商法计算电位滴定终点时消耗硝酸银溶液的体积，见式（A.1）

$$V_{ep}=\frac{\left|\left(\frac{\Delta^2 E}{\Delta V^2}\right)_1\right|V_2+\left|\left(\frac{\Delta^2 E}{\Delta V^2}\right)_2\right|V_1}{\left|\left(\frac{\Delta^2 E}{\Delta V^2}\right)_1\right|+\left|\left(\frac{\Delta^2 E}{\Delta V^2}\right)_2\right|}=\frac{|a|V_2+|b|V_1}{|a|+|b|} \quad\cdots\cdots\cdots\cdots\cdots\cdots(\text{A.1})$$

其中：
$$|a|=\left|\left(\frac{\Delta^2 E}{\Delta V^2}\right)_1\right|,|b|=\left|\left(\frac{\Delta^2 E}{\Delta V^2}\right)_2\right|$$

式中：

a ——二级微商$\left(\frac{\Delta^2 E}{\Delta V^2}\right)_1$为零前的二级微商值；

b ——二级微商$\left(\frac{\Delta^2 E}{\Delta V^2}\right)_2$为零后的二级微商值；

V_1——二级微商$\left(\frac{\Delta^2 E}{\Delta V^2}\right)_1$为零前的硝酸银标准滴定溶液的体积，单位为毫升（mL）；

V_2——二级微商$\left(\frac{\Delta^2 E}{\Delta V^2}\right)_2$为零后的硝酸银标准滴定溶液的体积，单位为毫升（mL）。

A.2 硝酸银标准滴定溶液浓度的标定

用5.00 mL氯化钠基准溶液（0.010 0 mol/L）标定0.01 mol/L的硝酸银溶液，离子计测定数据见表A.1。

表A.1 硝酸银溶液滴定氯化钠溶液试验数据

V_{AgNO_3} mL	E mV	$\Delta E/\Delta V$ mV/mL	$\Delta^2 E/\Delta V^2$
4.90	205		
		340	
4.95	222(E_0)		
		460	
5.00(V_1)	245(E_1)		7 200(a)
		820	
5.05(V_2)	286(E_2)		−8 800(b)
		380	
5.10	305(E_3)		
		260	
5.15	318(E_4)		

从表A.1数值可知，滴定突跃发生在5.00 mL～5.05 mL之间，由式（A.1）计算滴定终点时消耗硝酸银溶液的体积见式（A.2）：

$$V_{ep} = \frac{|7\,200| \times 5.05 + |-8\,800| \times 5.00}{|7\,200| + |-8\,800|} = 5.01(\mathrm{mL}) \qquad \cdots\cdots\cdots(\mathrm{A}.2)$$

硝酸银标准滴定溶液浓度，见式(A.3)：

$$c(\mathrm{AgNO_3}) = \frac{5.0 \times 0.010\,0}{5.01} = 0.009\,98(\mathrm{mol/L}) \qquad \cdots\cdots\cdots(\mathrm{A}.3)$$

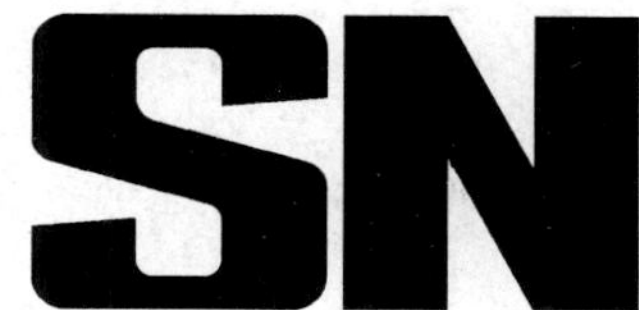

中华人民共和国出入境检验检疫行业标准

SN/T 0546—2004
代替 SN/T 0546—1996

出口硫镁矾中氧化钙、氧化镁及硫含量测定方法

Test method of calcium oxide, magnesium oxide and sulfur content in kieserite for export

2004-06-01 发布　　　　2004-12-01 实施

中华人民共和国国家质量监督检验检疫总局 发布

前　言

本标准代替SN/T 0546—1996《出口硫镁矾中氧化钙、氧化镁及硫含量测定方法》。

本标准与SN/T 0546—1996相比主要差异如下：

——增加了制样条款；

——指示剂由固体改为液体；

——络合滴定剂用环己二胺四乙酸(CyDTA)标准滴定溶液代替乙二胺四乙酸二钠(EDTA)标准滴定溶液。

本标准的附录A为规范性附录。

本标准由国家认证认可监督管理委员会提出并归口。

本标准由中华人民共和国天津出入境检验检疫局负责起草。

本标准主要起草人：孙书军、刘绍从、张莱、刘军、马军。

原SN/T 0546—1996于1996年首次发布。

出口硫镁矾中氧化钙、氧化镁及硫含量测定方法

1 范围

本标准规定了出口硫镁矾中氧化钙、氧化镁及硫含量的测定。

本标准适用于轻烧镁与硫酸反应而制得的硫镁矾。

2 规范性引用文件

下列文件中的条款通过本标准的引用而成为本标准的条款。凡是注日期的引用文件，其随后所有的修改单(不包括勘误的内容)或修订版均不适用于本标准，然而，鼓励根据本标准达成协议的各方研究是否可使用这些文件的最新版本。凡是不注日期的引用文件，其最新版本适用于本标准。

GB/T 603　化学试剂　试验方法中所用制剂及制品的制备

GB/T 6679　固体化工品采样通则(neq ISO/DIS 8213)

3 取样与制样

3.1　取样

按 GB/T 6679 规定的方法。

3.2　制样

将所取样品经充分混匀，用圆锥四分法或二分器法缩分，取出约 1 000 g，均分成二份，一份供检验用，一份为保留样。

颗粒型样品及混合型样品需快速研磨至通过 40 目(筛孔 0.42 mm)。应注意在研磨过程中防止失水或吸水。研磨后充分混匀，装入磨口玻璃瓶中。

4 试验方法

4.1 一般规定

除非另有说明，在分析中仅使用确认为分析纯的试剂和蒸馏水或去离子水或相当纯度的水。试验中所需制剂及制品，在没有其他规定时均按 GB/T 603 的规定制备。

4.2 试剂

4.2.1　盐酸：ρ=1.19 g/mL。

4.2.2　盐酸溶液：1+9。

4.2.3　氢氧化钾溶液：200 g/L。

4.2.4　酒石酸钾钠溶液：50 g/L。

4.2.5　三乙醇胺溶液：1+1。

4.2.6　三乙醇胺溶液：1+4。

4.2.7　乙二醇二乙醚二胺四乙酸(EGTA)溶液：2.5 g/L。

称取 2.5 g EGTA，置于 400 mL 烧杯中，加水 100 mL，滴加氢氧化钾(4.2.3)至溶液澄清透明，冷却至室温后，用水稀释至 1 L。

4.2.8　氨-氯化铵缓冲溶液甲：pH≈10。

4.2.9　环己二胺四乙酸(CyDTA)标准滴定溶液：0.025 mol/L，配置和标定见附录 A。

4.2.10　酸性铬蓝K指示液：溶解0.5 g酸性铬蓝K于100 mL三乙醇胺溶液（4.2.5）中。

4.2.11　萘酚绿B指示液：溶解0.5 g萘酚绿B于100 mL三乙醇胺溶液（4.2.5）中。

4.3　试验溶液的制备

4.3.1　试验溶液A的制备

称取约5 g试样，精确到0.2 mg，置于400 mL烧杯中，加200 mL水。置烧杯于电磁搅拌器上，放入搅拌子搅拌40 min后，转移到500 mL容量瓶中，用水稀释至刻度，摇匀，干过滤（弃去前15 mL～20 mL溶液）后所得溶液为溶液A。

4.3.2　试验溶液B的制备

称取约5 g试样，精确到0.2 mg，置于400 mL烧杯中，加200 mL水、5 mL盐酸（4.2.1），加热近沸搅拌溶解，冷却至室温后，转移到500 mL容量瓶中，用水稀释至刻度，摇匀，干过滤（弃去前15 mL～20 mL溶液）后所得溶液为溶液B。

4.4　氧化镁的测定

4.4.1　方法提要

用酒石酸钾钠、三乙醇胺、EGTA掩蔽铁和钙离子，CyDTA络合滴定剂测定氧化镁。

4.4.2　分析步骤

4.4.2.1　掩蔽剂EGTA加入量确定

准确移取10 mL试验溶液A（4.3.1）或B（4.3.2），置于250 mL锥形瓶中，加入70 mL水、加10 mL氢氧化钾（4.2.3），加2滴酸性铬蓝K指示液（4.2.10）与6滴萘酚绿B指示液（4.2.11），用EGTA溶液（4.2.7）滴定至溶液由紫红色变为纯蓝色，并过量1 mL，记下毫升数，此体积数为EGTA溶液（4.2.7）掩蔽该试液中钙的加入量。

4.4.2.2　水溶性氧化镁含量的测定

准确移取10 mL试验溶液A（4.2.1），置于250 mL锥形瓶中，加入70 mL水、再依次加入5 mL酒石酸钾钠溶液（4.2.4）和5 mL三乙醇胺溶液（4.2.6）、准确加入按4.4.2.1所确定的EGTA溶液（4.2.7）的加入量、再加15 mL氨-氯化铵缓冲溶液甲（4.2.8），加2滴酸性铬蓝K指示剂（4.2.10）与6滴 萘酚绿B指示剂（4.2.11），用CyDTA标准滴定溶液（4.2.9）滴定至溶液由紫红色变为纯蓝色，在30 s内不褪色，即为终点。同时作空白试验。

4.4.2.3　酸溶性氧化镁含量的测定

准确移取10 mL试验溶液B（4.2.2），置于250 mL锥形瓶中，同4.4.2.2。

4.4.2.4　结果计算

水（酸）溶性氧化镁含量以氧化镁（MgO）的质量分数$w(\mathrm{MgO})$（%）表示，按式（1）计算：

$$w(\mathrm{MgO})=\frac{c(V_1-V_2)\times 0.04030}{m\times\frac{10}{500}}\times 100 \qquad (1)$$

式中：

$w(\mathrm{MgO})$——氧化镁的质量分数；

V_1——滴定试验溶液A或B消耗CyDTA标准滴定溶液的体积的数值，单位为毫升（mL）；

V_2——空白试验消耗CyDTA标准滴定溶液的体积的数值，单位为毫升（mL）；

c——CyDTA标准滴定溶液的浓度的准确数值，单位为摩尔每升（mol/L）；

m——试样质量的数值，单位为克（g）；

0.040 30——与1.00 mL CyDTA标准滴定溶液［c(CyDTA)＝1.000 mol/L］相当的、以克表示的氧化镁的质量。

计算结果保留两位有效数字。

4.4.2.5　精密度

项　　目	水　平/%	重复性(r)	再现性(R)
水溶性氧化镁含量	20.75	0.3	0.5
酸溶性氧化镁含量	26.06	0.3	0.5

4.5　氧化钙、氧化镁总含量的测定

4.5.1　方法提要

用酒石酸钾钠、三乙醇胺、掩蔽铁离子，用 CyDTA 络合滴定剂测定氧化钙、氧化镁总量。

4.5.2　操作步骤

4.5.2.1　水溶性氧化钙、氧化镁总含量的测定

准确移取 10 mL 试验溶液 A(4.2.1)，置于 250 mL 锥形瓶中，加入 70 mL 水、再依次加入 5 mL 酒石酸钾钠溶液(4.2.4)和 5 mL 三乙醇胺溶液(4.2.6)，再加 15 mL 氨-氯化铵缓冲溶液甲(4.2.8)，加 2 滴 酸性铬蓝 K 指示剂(4.2.10)与 6 滴萘酚绿 B 指示剂(4.2.11)，用 CyDTA 标准滴定溶液(4.2.9)滴定至溶液由紫红色变为纯蓝色，在 30 s 内不褪色，即为终点。同时作空白试验。

4.5.2.2　酸溶性氧化钙、氧化镁总含量的测定

准确移取 10 mL 试验溶液 B(4.2.2)，置于 250 mL 锥形瓶中，同 4.5.2.1。

4.5.2.3　结果计算

水(酸)溶性氧化钙、氧化镁含量以氧化镁(MgO)的质量分数 $w(\mathrm{MgO})$(%)表示，按式(2)计算：

$$w(\mathrm{MgO}) = \frac{c(V_1 - V_2) \times 0.04030}{m \times \frac{10}{500}} \times 100 \quad \cdots\cdots(2)$$

式中：

$w(\mathrm{MgO})$——氧化镁的质量分数；

V_1——滴定试验溶液 A 或 B 消耗 CyDTA 标准滴定溶液的体积的数值，单位为毫升(mL)；

V_2——空白试验消耗 CyDTA 标准滴定溶液的体积的数值，单位为毫升(mL)；

c——CyDTA 标准滴定溶液的浓度的准确数值，单位为摩尔每升(mol/L)；

m——试样质量的数值，单位为克(g)；

0.040 30——与 1.00 mL CyDTA 标准滴定溶液[c(CyDTA)＝1.000 mol/L]相当的、以克表示的氧化镁的质量。

计算结果保留两位有效数字。

4.5.2.4　精密度

项　　目	水　平/%	重复性(r)	再现性(R)
水溶性氧化钙、氧化镁总含量	21.29	0.3	0.6
酸溶性氧化钙、氧化镁总含量	26.66	0.3	0.6

4.6　氧化钙含量的测定

4.6.1　方法提要

用测定氧化钙、氧化镁总含量所消耗 CyDTA 标准滴定溶液的体积减去相应测定氧化镁含量所消耗 CyDTA 标准滴定溶液的体积，换算成氧化钙含量。

4.6.2　氧化钙结果的表述

水(酸)溶性氧化钙含量以氧化钙(CaO)的质量分数 $w(\mathrm{CaO})$(%)表示，按式(3)计算：

$$w(\mathrm{CaO}) = \frac{c(V_1 - V_2) \times 0.05608}{m \times \frac{10}{500}} \times 100 \quad \cdots\cdots(3)$$

式中：

$w(CaO)$——氧化钙的质量分数；

V_1——测定水(酸)溶性氧化钙、氧化镁总含量消耗 CyDTA 标准滴定溶液(4.2.9)的体积的数值，单位为毫升(mL)；

V_2——测定水(酸)溶性氧化镁含量消耗 CyDTA 标准滴定溶液(4.2.9)的体积的数值，单位为毫升(mL)；

c——CyDTA 标准滴定溶液的浓度的准确数值，单位为摩尔每升(mol/L)；

m——试样质量的数值，单位为克(g)；

0.050 68——与 1.00 mL CyDTA 标准滴定溶液[c(CyDTA)=1.000 mol/L]相当的、以克表示的氧化钙的质量。

计算结果保留两位有效数字。

4.7 硫含量的测定

4.7.1 方法提要

用测定水溶性氧化钙、氧化镁总含量所消耗的 CyDTA 标准溶液的体积，计算硫的含量。

4.7.2 计算结果

硫含量以硫(S)的质量分数 $w(S)$(%)表示，按式(4)计算：

$$w(S)=\frac{c(V-V_0)\times 0.032\,07}{m\times\frac{10}{500}}\times 100 \qquad (4)$$

式中：

$w(S)$——硫的质量分数；

V——测定水溶性氧化钙、氧化镁总含量消耗 CyDTA 标准滴定溶液(4.2.9)的体积的数值，单位为毫升(mL)；

V_0——空白试验消耗 CyDTA 标准滴定溶液(4.2.9)的体积的数值，单位为毫升(mL)；

c——CyDTA 标准滴定溶液的浓度的准确数值，单位为摩尔每升(mol/L)；

m——试样质量的数值，单位为克(g)；

0.032 07——与 1.00 mL CyDTA 标准滴定溶液[c(CyDTA)=1.000 mol/L]相当的、以克表示的硫的质量。

计算结果保留两位有效数字。

附 录 A
（规范性附录）
0.025 mol/L 环己二胺四乙酸(CyDTA)标准滴定溶液的配制和标定

A.1 试剂

A.1.1 氢氧化钾溶液:200 g/L。

A.1.2 氢氧化钾溶液:300 g/L。

A.1.3 盐酸溶液:1+1。

A.1.4 三乙醇胺溶液:1+1。

A.1.5 三乙醇胺溶液:1+4。

A.1.6 氨-氯化铵缓冲溶液甲:pH≈10。

A.1.7 金属镁:纯度>99.99%。

A.1.8 酸性铬蓝K指示剂溶液:溶解0.5 g酸性铬蓝K于100 mL三乙醇胺溶液(A.1.4)中。

A.1.9 萘酚绿B指示剂溶液:溶解0.5 g萘素酚绿B于100 mL三乙醇胺溶液(A.1.4)中。

A.2 0.025 mol/L 环己二胺四乙酸(CyDTA)标准滴定溶液的配制

称取9.1 g环己二胺四乙酸,置于250 mL烧杯中,加适量氢氧化钾溶液(A.1.2),加热至溶解,冷却至室温,移入1 000 mL容量瓶中,用水稀释至刻度,摇匀。

A.3 0.025 mol/L 环己二胺四乙酸(CyDTA)标准滴定溶液的标定

称取约0.60 g金属镁(A.1.7),精确到0.1 mg,置于250 mL烧杯中,分次加适量盐酸(A.1.3),加热至溶解,冷却至室温,移入1 000 mL容量瓶中,用水稀释至刻度,摇匀。移取(30.00~35.00) mL该溶液于250 mL锥形瓶中,加10 mL氨-氯化铵缓冲溶液甲(A.1.6),加2滴酸性铬蓝K指示液(A.1.8)与6滴萘酚绿B指示液(A.1.9),用CyDTA标准滴定溶液滴定至溶液由紫红色变为纯蓝色,在30 s内不褪色,即为终点。同时作空白试验。

环己二胺四乙酸标准滴定溶液的浓度按式(A.1)计算:

$$c(\mathrm{CyDTA}) = \frac{\frac{mV}{1\,000}}{(V_1 - V_2) \times 0.024\,30} \qquad \cdots\cdots(\mathrm{A.1})$$

式中:

c——CyDTA标准滴定溶液的浓度的准确数值,单位为摩尔每升(mol/L);

V——镁溶液的体积的数值,单位为毫升(mL);

V_1——滴定时消耗CyDTA标准滴定溶液的体积的数值,单位为毫升(mL);

V_2——空白试验消耗CyDTA标准滴定溶液的体积的数值,单位为毫升(mL);

m——镁的质量的数值,单位为克(g);

0.024 30——与1.00 mL CyDTA标准滴定溶液[c(CyDTA)=1.000 mol/L]相当的、以克表示的镁的质量。

计算结果保留四位有效数字。

前　　言

本标准是按照GB/T 1.1—1993《标准化工作导则　第1单元：标准的起草与表述规则　第1部分：标准编写的基本规定》的要求编写的，是采用X射线荧光光谱分析出口镁砂的标准方法。

本标准采用无水四硼酸锂熔样，制得重现性良好的玻璃熔片。使用数学方法校正由于元素之间的干扰效应。较国标化学法测定速度快且重复性好。

本标准附录A为标准的附录，附录B为提示的附录。

本标准由中华人民共和国国家出入境检验检疫局提出并归口。

本标准起草单位：中华人民共和国辽宁出入境检验检疫局。

本标准主要起草人：盛向军、陈　新。

本标准系首次发布的行业标准。

中华人民共和国出入境检验检疫行业标准

出口镁砂中的氧化镁、氧化硅、氧化钙、氧化铁、氧化铝、氧化锰、氧化钛的测定 X射线荧光光谱法

SN/T 0829—1999

Method for the determination of MgO、SiO_2、CaO、Fe_2O_3、Al_2O_3、MnO、TiO_2 contents in magnesite for export —X-ray fluorescence spectrometric method

1 范围

本标准规定了出口镁砂中 SiO_2、CaO、Fe_2O_3、Al_2O_3、MnO、TiO_2 含量的同时测定方法，主成分 MgO 的含量采用差减法计算。

本标准适用于 MgO 含量 85.00%～98.50%，而除测定杂质外，其余微量杂质的和小于 0.1%的出口镁砂。对轻烧镁的分析可参照执行。

测定范围见附录 A 中表 A1。

2 引用标准

下列标准所包含的条文，通过在本标准中引用而构成为本标准的条文。本标准出版时，所示版本均为有效。所有标准都会被修订，使用本标准的各方应探讨使用下列标准最新版本的可能性。

GB/T 5069.1—1985 镁质耐火材料化学分析方法 重量法测定灼烧失量

GB/T 16597—1996 冶金产品分析方法 X射线荧光光谱法通则

GB/T 6379—1986 测试方法的精密度 通过实验室间试验确定标准测试方法的重复性和再现性

3 符号

LOI(%)——灼烧失量(GB/T 5069.1—1985)

4 试验方法

4.1 原理

采用无水四硼酸锂熔样、KI 脱模剂脱膜制片方法制成玻璃熔片。测量出待测元素的分析线 X 射线荧光强度，根据待测元素的 X 射线荧光强度与待测元素含量之间的定量关系，选用回归方法及经验系数校正方式数学校正模型，计算出待测元素的含量。

4.2 试剂

4.2.1 无水四硼酸锂荧光专用试剂。

4.2.2 碘化钾溶液(100 mg/mL)。

4.2.3 氩甲烷气体(10%甲烷+90%氩气)。

4.3 装置

4.3.1 波长色散 X 射线荧光光谱仪(GB/T 16597—1996)，X 射线管功率 2.5 kW，配套计算机。

中华人民共和国国家出入境检验检疫局 1999-12-30 批准 2000-05-01 实施

4.3.2 铂黄金坩埚(Pt95%+Au5%)

4.3.3 高频电感熔样机(温度可达1 150℃),如用其他方法熔样,温度不能低于1 150℃。

4.4 试样

已磨细通过筛孔径75 μm(相当200目)实验室样品,在105~110℃下烘2 h,存于干燥器,冷却至室温。

4.5 分析步骤

4.5.1 试料

试样先用GB/T 5069.1—1985方法测定得到LOI,然后将测完LOI的样品保存于干燥器中待测。

4.5.2 测定数量

同一试料,在同一实验室,应由同一操作者在不同时间内进行2~3次测定。

4.5.3 试料片的制备

称取试料0.400 0 g(精确至0.000 1 g),加无水四硼酸锂4.000 g(精确至0.001 g),于铂黄金坩埚中,用牛角勺末端轻轻混匀,滴加3滴碘化钾(约20 mg)溶液于熔样机上熔融4 min,摇动数次,赶走气泡。水平放置坩埚,冷却后自然剥落。样片应避免沾污,保存于干燥器中待测。

4.5.4 标准试料片,标准化试料片的制备

标准试料由市售12个标准样品及一个光谱纯氧化镁试剂(含量99.9%以上),按(4.5.1)方法,灼烧后保存于干燥器中。为了扩大测量范围,采用互配方式,然后按(4.5.3)方法制取标准试料片及标准化试料片。标准化试料片用于校正仪器漂移。选择各元素含量适中的标准试料片作标准化试料片。

标准试料中各元素氧化物含量范围列入附录A中表A2。

4.5.5 分析条件

X光管激发电压45 kV,电流45 mA,光栏30 mm,粗狭缝,无滤光膜,衰减设1/1,峰位测量时间为40 s,背景测量时间为20 s,氩甲烷气体50 mL/min,真空光路。仪器其他测量条件见附录B中表B1。

4.5.6 背景校正

采用2点法扣除背景。

$$I_n = I_p - \frac{I_{B1} \cdot B_2 - I_{B2} \cdot B_1}{B_2 - B_1} \qquad \cdots\cdots(1)$$

式中:I_n——扣除背景后的净强度;

I_p——峰位置总强度;

I_{B1}、I_{B2}——分别为背景1、2的X射线荧光强度;

B_1、B_2——分别为背景1、2的2θ角与峰位置2θ角差。

4.5.7 回归分析

将测得的标准试料片中各元素分析线的净强度对相应标准试料各元素含量按式(2)进行回归,求出工作曲线常数b、c,存入计算机。

$$X_i = bI_i + c \qquad \cdots\cdots(2)$$

式中:X_i——分析元素i未校正含量;

I_i——分析元素i荧光净强度;

b、c——工作曲线常数。

然后根据Lachance/Traill模式(3),回归求出相应的吸收增强影响系数(A_{ij}),存入计算机。

$$W_i = X_i(1 + \Sigma A_{ij}F_j) \qquad \cdots\cdots(3)$$

式中:W_i——分析元素i的校正定量值;

F_j——共存元素j含量或X射线荧光强度;

A_{ij}——共存元素j对分析元素i的吸收增强影响系数。

4.5.8 测定

每次开机稳定 1 h，使用仪器标准化试料片做仪器漂移校正，然后测量试料片。用式(2)、式(3)计算出未知元素的含量。

4.5.9 分析结果的计算与表述

所有元素含量都用相应氧化物的百分含量表示，并经 LOI 校正系数求得试样中各元素含量：

$$K=(100-\mathrm{LOI})/100 \quad \cdots\cdots(4)$$

$$W'_{\mathrm{i}}=W_{\mathrm{i}}\cdot K \quad \cdots\cdots(5)$$

式中：K——LOI 校正系数；

W'_{i}——待测试样中 SiO_2、CaO、Fe_2O_3、Al_2O_3、MnO、TiO_2 最终定量分析值。

MgO 定量值由式(6)计算：

$$W'(\mathrm{MgO})=100-[W'(\mathrm{SiO_2})+W'(\mathrm{CaO})+W'(\mathrm{Fe_2O_3})+W'(\mathrm{Al_2O_3})+W'(\mathrm{MnO})+W'(\mathrm{TiO_2})+\mathrm{LOI}] \quad \cdots\cdots(6)$$

所有结果保留至小数第二位。

5 精密度

本标准的精密度数据由 8 家实验室，选定 6 个水平按 GB/T 6379—1986 标准共同实验确定。精密度数据见附录 A 表 A3。

如果两个独立测试结果之间的差值超过了附录 A 中表 A3 中所列的重复性或再现性数值，则认为这两个结果是可疑的，应重新实验。

附　录　A
（标准的附录）
测定方法的工作参数

表 A1　测定范围

组　分	测定范围，%
MgO	85.00～98.50
SiO_2	0.50～5.00
CaO	0.50～6.00
Fe_2O_3	0.40～7.00
Al_2O_3	0.30～2.00
MnO	0.03～0.10
TiO_2	0.03～0.10

表 A2　工作曲线范围

组分	含量范围，%	组分	含量范围，%
SiO_2	0.41～5.00	Al_2O_3	0.089～7.73
CaO	0.26～6.81	MnO	0.018～0.14
Fe_2O_3	0.36～7.30	TiO_2	0.007～0.38

表 A3　精密度

组分	水平范围，%	重复性，%	再现性，%
SiO_2	0.50～5.00	$r=0.121+0.0136\ m$	$R=0.149+0.0472\ m$
CaO	0.50～6.00	$r=0.00316+0.0156\ m$	$R=0.0515+0.0112\ m$
Fe_2O_3	0.40～7.00	$r=0.0192+0.00496\ m$	$R=0.0376+0.0116\ m$
Al_2O_3	0.30～2.00	$r=0.0345+0.0203\ m$	$R=0.0788+0.0701m$
MnO	0.03～0.10	$r\leqslant0.004$	$R\leqslant0.007$
TiO_2	0.03～0.10	$r\leqslant0.006$	$R\leqslant0.010$
MgO	85.00～98.50	$r=1.091-0.00945\ m$	$R=3.465-0.0326\ m$

附 录 B
（提示的附录）
测量条件

表 B1

元素	分析线	分光晶体	2θ 角(度)			探测器	PHA
			峰值	背景 1	背景 2		
Mg	k_α	TAP	45.20	43.37	47.00	F-PC	100～350
Si	k_α	PET	109.02	107.10	111.00	F-PC	150～370
Ca	k_α	GE	61.97	60.30	63.32	F-PC	150～330
Fe	k_α	LiF(200)	57.57	56.25	58.73	SC	100～350
Al	k_α	PET	144.73	142.87	146.50	F-PC	150～350
Mn	k_α	LiF(200)	62.99	61.60	64.10	SC	100～340
Ti	k_α	LiF(200)	86.13	85.00	87.00	SC	115～330

炭素材料标准

前　　言

本标准是根据我国实施的标准化工作导则 GB/T 1.1—1993 的要求起草的。本标准采用原子吸收光谱法是对 GB 3521—83《石墨化学分析方法》测定酸溶铁量标准的补充，达到快速、准确的目的，适应了外贸发展的需要。

本标准由中华人民共和国国家进出口商品检验局提出。

本标准由中华人民共和国河北进出口商品检验局负责起草。

本标准主要起草人：范素珍、郭秀一、李宝杰、程书建。

中华人民共和国进出口商品检验行业标准

出口天然鳞片石墨中酸溶铁含量原子吸收测定方法

SN/T 0561—1996

Determination of acid-soluble iron content in natural graphite for export—Flame atomic absorption spectrometric method

1 范围

本标准规定了天然鳞片石墨中酸溶铁含量的测定方法。

本标准适用于天然鳞片石墨中酸溶铁含量的测定。测定范围:0.01%~1.25%。

2 引用标准

GB 3521—83 石墨化学分析方法

3 方法原理

试料中的酸溶铁用盐酸(1+1)溶解,在盐酸介质中,于原子吸收分光光度计波长 248.3 nm 处,用空气-乙炔火焰测量铁的吸光度。

4 试剂

4.1 盐酸(1+1)。

4.2 硝酸(ρ1.42 g/mL),优级纯。

4.3 硝酸(1+1)。

4.4 盐酸(1+99)。

4.5 铁标准贮存溶液:称取 1.000 0 g 高纯铁(99.99%)于烧杯中,加 50 mL 水,50 mL 硝酸(4.2),盖上表面皿,加热至完全溶解;然后,加水 20 mL,煮沸,驱除氮的氧化物,冷却,移入 1 000 mL 容量瓶中,用水稀释至刻度,混匀。此溶液 1 mL 含 1 mg 铁。

4.6 铁标准溶液:移取 10.00 mL 铁标准贮存溶液(4.5)于 100 mL 容量瓶中,用水稀释至刻度,混匀。此溶液 1 mL 含 100 μg 铁。

5 仪器

原子吸收分光光度计,附铁空心阴极灯。

在仪器最佳工作条件下,凡能达到下列指标者均可使用:

灵敏度:在与测量试料溶液的基体相一致的溶液中,铁的特征浓度应不大于 0.1 μg/mL。

精密度:用最高浓度的标准溶液测量 10 次吸光度,其标准偏差应不超过平均吸光度的 1.0%;用最低浓度的标准溶液(不是零标准溶液)测量 10 次吸光度,其标准偏差应不超过最高浓度标准溶液平均吸光度的 0.5%。

中华人民共和国国家进出口商品检验局1996-09-25批准　　1997-01-01实施

工作曲线线性：将工作曲线按浓度等分成五段，最高段的吸光度差值与最低段的吸光度差值之比，应不小于 0.7。

6 分析步骤

6.1 试样

称取 0.500 0 g 试料（试料应在 105～110℃烘干）。

6.2 空白试验

随同试料做空白试验。

6.3 测定

6.3.1 将试料（6.1）置于 150 mL 烧杯中，用少量水湿润，加 30 mL 盐酸（4.1），用玻璃棒搅拌试料，使之完全浸入酸中，盖上表皿，放在电热板上保持近沸 1.5 h。取下，冷却后，用定性滤纸过滤于 250 mL 容量瓶中，用盐酸（4.4）洗净烧杯，并洗涤沉淀至无铁离子为止，用水稀释至刻度，混匀。

6.3.2 含铁低于 0.25％的试料，用空气-乙炔火焰，于原子吸收分光光度计 248.3 nm 处，以水调零，测量试液（6.3.1）的吸光度。

6.3.3 含铁高于 0.25％的试料，应移取上述试液（6.3.1）10.00 mL 于 50 mL 容量瓶中，加水稀释至刻度，混匀。用空气-乙炔火焰，于原子吸收分光光度计 248.3 nm 处，以水调零，测量其吸光度。

6.4 工作曲线的绘制

6.4.1 准确移取铁标准溶液（4.6）1.00，2.00，3.00，4.00，5.00 mL 于 100 mL 容量瓶中，分别加入硝酸溶液（4.3）2 mL，用水稀释至刻度，混匀。

6.4.2 在与试料溶液（6.3.1）测定相同条件下测量标准溶液的吸光度，以铁浓度为横坐标，吸光度为纵坐标绘制工作曲线。

7 分析结果的计算与表述

按下式计算铁的百分含量：

$$Fe(\%) = \frac{(C - C_0) \cdot V \cdot V_2 \times 10^{-6}}{m \cdot V_1} \times 100$$

式中：C——从工作曲线上查得的被测试液的铁浓度，μg/mL；

C_0——从工作曲线上查得的试料空白溶液的铁浓度，μg/mL；

V——试液的总体积，mL；

V_1——移取试液的体积，mL；

V_2——被测试液的体积，mL；

m——试料的质量，g。

8 精密度（Fe％）

水平范围	重现性 r	再现性 R
0.5％以下	0.005	0.01
0.5％以上	0.007	0.02

前　　言

本标准采用硅钼蓝分光光度法测定二氧化硅，与ASTMC 560：88应用属同一范畴，但技术内容与应用对象不同。前者应用于中碳产品，称样量小，测定波长650 nm，硫酸亚铁铵还原。后者应用纯度较高产品，样品称样量大，使用波长765 nm，$SnCl_2$还原。前者比后者简便快速。

本标准由中华人民共和国国家出入境检验检疫局提出。

本标准由中华人民共和国河南进出口商品检验局负责起草。

本标准主要起草人：王作录、王新辉。

中华人民共和国出入境检验检疫行业标准

出口中碳鳞片石墨中二氧化硅的测定 硅钼蓝分光光度法

SN/T 0770—1999

Determination of silicon oxide in middle carbon flake graphite —Molybdenum blue photometric method

1 范围

本标准适用于中碳鳞片石墨(含碳量:80%～94%)中二氧化硅测定。

2 引用标准

下列标准所包含的条文,通过在本标准中引用而构成为本标准的条文。本标准出版时,所示版本均为有效。所有标准都会被修订。使用本标准的各方应探讨使用下列标准最新版本的可能性。

GB/T 3518—1995 鳞片石墨

GB/T 3521—1995 石墨化学分析方法

3 取制样

3.1 试样

本标准规定取制样按 GB/T 3518—1995《鳞片石墨》中 7.2 的规定进行。

3.2 试料

称取适量(C＜87%:0.25 g;C＞87%:0.50 g)试样(精确至 0.000 1 g)。

4 分析步骤

4.1 方法提要

试料经 1 000℃灼烧排除主成分碳后,用无水硼砂-无水碳酸钾(钠)混合熔剂高温熔融,以硝硫混酸溶液浸取融块,硅钼蓝光度法,在波长 650 nm 处测定吸光度,根据工作曲线求二氧化硅含量。

4.2 试剂和材料

4.2.1 氢氧化钠:100 mL 水溶解 NaOH15 克

4.2.2 硫酸(1.83 g/mL)

4.2.3 硫酸(1＋1)

4.2.4 硫酸(1＋3)

4.2.5 硫酸(1＋4)

4.2.6 硝酸(1.41 g/mL)

4.2.7 硝硫混酸(HNO_3 : H_2SO_4 : H_2O＝10 : 1.2 : 988.8)

4.2.7.1 量取 12 mL 硫酸(4.2.2)加到 188 mL 水中,冷至室温后,加 100 mL 硝酸(4.2.6),得到硝硫混酸(HNO_3 : H_2SO_4 : H_2O＝100 : 12 : 188)。

4.2.7.2 量取硝硫混酸(4.2.7.1)30 mL 稀释至 1 000 mL,得所需浓度硝硫混酸。

中华人民共和国国家出入境检验检疫局 1999-05-05 批准　　1999-08-01 实施

4.2.8 二氧化硅标准溶液

4.2.8.1 准确称取 0.250 0 g 预先在 950℃灼烧至恒重的高纯二氧化硅(99.999%)于塑料烧杯中，加 10 mL氢氧化钠(4.2.1)，沸水加热使其完全溶解，加2 mL硝酸(4.2.6)，冷却至室温，转移到500 mL容量瓶中，定容、混匀，立即转移到塑瓶中。此溶液每毫升含0.5 mg二氧化硅。

4.2.8.2 移取 50 mL 二氧化硅标液(4.2.8.1)于 500 mL 容量瓶中，用硝硫混酸(4.2.7.2)稀释至刻度，摇匀，立即转移到塑料瓶中。此溶液每毫升含0.05 mg二氧化硅。

4.2.9 钼酸铵：100 mL 水溶解钼酸铵 5 克。

4.2.10 硫酸亚铁铵(6%)：称取 6 g 硫酸亚铁铵先加入 10 滴硫酸(4.2.3)，再加水100 mL(使用时配制)。

4.2.11 草硫混酸

4.2.11.1 草酸：100 mL 水溶解草酸 5 克。

4.2.11.2 量取 1 份草酸(4.2.11.1)与 1 份硫酸(4.2.4)混合，搅匀。

4.2.12 混合熔剂

1 份无水硼砂与 1 份无水碳酸钾(钠)研细混匀。

4.3 仪器设备

4.3.1 高温炉

4.3.2 分光光度计

4.4 测定次数与空白试验

分析时称取两份试料进行平行试验，取其平均值。随同试料做空白试验。

4.5 分析测定

4.5.1 工作曲线

吸取 0.00，2.00，4.00，6.00，8.00 mL 二氧化硅标准溶液(4.2.8.2)于100 mL容量瓶中，加10 mL 硝硫混酸(4.2.7.2)，5 mL钼酸铵(4.2.9)，摇匀，放置20 min，加18 mL草硫混酸(4.2.11.2)，立即加入 5 mL硫酸亚铁铵(4.2.10)摇匀，稀释至刻度，20 min后，以未加二氧化硅标液显色体系为参比，于 650 nm 处测定吸光度，以二氧化硅标液体积为横坐标，吸光度为纵坐标，绘制工作曲线。

4.5.2 测定

4.5.2.1 将试料(3.2)置于铂坩埚中，在 1 000℃灼烧 80 min，取出稍冷，称取2 g混合熔剂(4.2.12)覆盖于灰份之上，1 000℃熔融8～10 min取出，稍冷。

4.5.2.2 加 150 mL 水，10 mL 硝酸(4.2.6)，6 mL 硫酸(4.2.5)于400 mL烧杯中，加热至微沸。

4.5.2.3 把坩埚(4.5.2.1)置于盛有浸出液的烧杯中(4.5.2.2)，于电热板上煮沸浸取融块，浸取完毕转移到500 mL容量瓶中，冷至室温，定容，待用。

4.5.2.4 吸取溶液(4.5.2.3)10.00 mL 于 100 mL 容量瓶中，以后按(4.5.1)“5 mL钼酸铵”以下步骤进行，由工作曲线求得相当二氧化硅标准溶液体积。

4.6 分析结果的计算

按下式计算二氧化硅百分含量

$$SiO_2(\%) = \frac{c \times V_0 \times V_1}{G \times 1\,000 \times V_2} \times 100$$

式中：c——二氧化硅标准溶液浓度，mg/mL；

V_0——从工作曲线上查得相当于二氧化硅标液体积，mL；

V_1——浸取融块定容总体积，mL；

V_2——吸取试液体积，mL；

G——称样量，g。

4.7 精密度

本方法的精密度(以 SiO_2 质量百分数表示)

水平	3～5	5～7
重复性(r)	0.06	0.10
再现性(R)	0.13	0.18

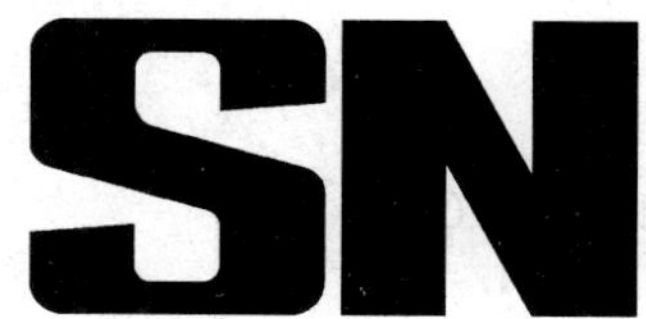

中华人民共和国出入境检验检疫行业标准

SN/T 1266—2003

出口集装袋装鳞片石墨取制样方法

Methods for sampling and sample preparation of flake graphite in container bags for export

2003-05-28 发布　　　　2003-12-01 实施

中华人民共和国国家质量监督检验检疫总局 发布

前　言

本标准的附录 A 是规范性附录。

本标准由国家认证认可监督管理委员会提出并归口。

本标准由中华人民共和国山东出入境检验检疫局负责起草。

本标准主要起草人：陈世山、陈增凯、丁丽、张淑惠、刘国华。

本标准系首次发布的检验检疫行业标准。

出口集装袋装鳞片石墨取制样方法

1 范围

本标准规定了出口集装袋装鳞片石墨的取样、制样方法。

本标准适用于出口集装袋装鳞片石墨的粒度、水分和化学成分测定用样品的采取和制备。

2 规范性引用文件

下列文件中的条款通过本标准的引用而成为本标准的条款。凡是注日期的引用文件，其随后所有的修改单(不包括勘误的内容)或修订版均不适用于本标准，然而，鼓励根据本标准达成协议的各方研究是否可使用这些文件的最新版本。凡是不注日期的引用文件，其最新版本适用于本标准。

GB/T 2007—1987 矿产品取样、制样通则

GB/T 3518—1995 鳞片石墨

GB 5491 粮食、油料检验 扦样、分样法

3 术语和定义

下列术语和定义适用于本标准。

3.1

检验批和批量

以一次交货同一规格鳞片石墨为一检验批，构成一检验批的量称为批量。

3.2

基本批量

一批鳞片石墨的最小数量。

3.3

份样和份样量

由一检验批鳞片石墨的一袋中取出的样品称为份样，每个份样的质量称为份样量。

3.4

取样单元

本标准规定可合并份样，制备试样的鳞片石墨的数量。

3.5

副样

由一检验批鳞片石墨的一个取样单元的全部份样组成的样品。

3.6

大样

由一批鳞片石墨的全部份样或副样组成的样品。

3.7

试样

从大样或副样所制备的供测定粒度、水分和化学成分的样品。

3.8

品质波动

批内份样间品质特性波动的标准偏差，用 S_W 表示。

4 精密度

4.1 总精密度 $\beta_{SDM}=\pm0.6\%$。

4.2 取样精密度 $\beta_S=\pm0.3\%$。

4.3 制样精密度 $\beta_D=\pm0.2\%$。

注：上述精密度均以固定碳计，概率为95%。

5 取样

5.1 取样工具

不锈钢套管取样器，按GB 5491中规定执行。

5.2 份样数（取样袋数）

每检验批应取最小份样数见表1，不同检验批量的最小份样数 n_1 按式(1)计算：

$$n_1 = n\sqrt{\frac{\text{检验批量}}{\text{基本批量}}} \qquad (1)$$

式中：

n——基本批量应取的最少份样数。

注：计算结果如有小数，进为整数。

表1 不同检验批应抽取的最小份样数

批量/袋	品质波动 S_W		
	小($S_W<0.3$)	中($0.3\leqslant S_W<0.5$)	大($0.5\leqslant S_W<0.7$)
20	4	11	20
30	5	14	25
40	6	16	29
50	7	18	32
60	7	20	35
70	8	21	38
80	8	22	40
90	9	24	43
100	9	25	45

注1：基本批量为20袋。

注2：批量超过100袋时按取样单元取样；不足20袋的按20袋取样。

注3：品质波动分为大、中、小三个类型。

注4：品质波动大小不明确的批次份样数按品质波动大的取样或采取逐袋取样法。品质波动试验可参照附录A进行。

注5：$S_W>0.7$ 或混有外来杂质的，应加工整理后再行取样。

5.3 份样量

不同规格鳞片石墨应抽取的份样量见表2。

表 2 常见规格鳞片石墨应抽取的份样量

单位为克

粒度	－325 目	－200 目	－100 目	＋100 目	80 目	50 目	35 目
份样量	100	100	120	120	140	140	160
注：特殊规格参照相近粒度执行。							

5.4 取样方法

随机选取所需数量的集装袋，自袋口将处于关闭状态的取样器探入袋内，取样器顶端应探至袋底，转动取样器手柄开启取样器，待样品充满取样器，转动取样器手柄关闭取样器，取出取样器将样品倒入干净的样品容器中。

每个取样单元的份样合并为一个副样，所有副样或份样合并为一个大样。

5.5 仲裁法

以逐袋取样法为仲裁法。

6 制样

6.1 制样工具

——不锈钢分样铲和挡板，按 GB/T 2007 规定执行；

——防潮样品容器；

——硬面混样台；

——牛皮纸。

6.2 缩分方法

将副样或大样在样品容器中充分混合，倒在置于硬面混样台的牛皮纸上，按 GB/T 3518 规定采用翻滚法混合。混合均匀后，将样品铺成堆面厚度为 20 mm～30 mm 的长方形平堆，按 GB/T 2007 规定采用网格法缩分。缩分样品一式两份，每份约 200 g。一份为测试样品，另一份为留样。

注：在制样的全过程中应防止样品有任何污染或粒度偏析。

6.3 样品及标签

测试样品和留样应装入样品容器中并密封，样品容器上应附以标签。标签应注明以下内容：

——编号；

——品名、规格、生产厂；

——批量；

——取制样日期、人员；

——样品量。

附　录　A
（规范性附录）
评定品质波动试验示例

A.1　品名：鳞片石墨。

A.2　批量：各批均为20袋。

A.3　试验批数：10批。

A.4　试验方法：从每批鳞片石墨中随机抽出10个样袋，各抽取一个份样，缩分为10个试样，分别测定固定碳含量。

A.5　计算公式：

$$S_W=\sqrt{\frac{n\sum X_i^2-(\sum X_i)^2}{n(n-1)}} \qquad \text{(A.1)}$$

式中：

S_W——批内份样间的标准偏差；

n——份样数；

X_i——每个份样的固定碳含量测定值。

多批的份样间 S_W 的平均值 S_W 按式(A.2)计算：

$$S_W=\sqrt{\frac{1}{K}\sum S_W^2} \qquad \text{(A.2)}$$

式中：

S_W——S_W 的平均值；

K——批数。

A.6　数据解析：

试验数据列于表A.1，根据式(A.1)求得各批 S_W 值。将各批 S_W 值代入式(A.2)求得 S_W 值：

$$S_W=\sqrt{\frac{0.103^2+0.130^2+0.216^2+0.166^2+0.148^2+0.218^2+0.122^2+0.136^2+0.234^2+0.339^2}{10}}$$

$=\pm0.193$

结果表明，10批份样间标准偏差 S_W 值的平均值 S_W 小于±0.3%，属于品质波动“小”的类型。

注1：试验批数至少要用五批以上鳞片石墨进行试验，以取得较为可靠的结论。

注2：自式(A.1)所得的份样间标准偏差 S_W 实为取样、制样和测定的总标准偏差。在确定品质波动大小的类型时，一般可按式(A.1)求得的份样间标准偏差 S_W 值划分。

注3：份样间标准偏差 S_W 值随鳞片石墨的生产加工、混料、装袋等条件的变化而变化，为此应定期进行校核，以便掌握和及时发现品质波动的变化情况，进行合理的取样。

表 A.1　品质波动试验统计数据

份样号	批号									
	1	2	3	4	5	6	7	8	9	10
1	99.29	98.67	96.95	94.22	94.66	92.42	98.34	95.34	90.25	86.30
2	99.13	98.42	96.20	94.30	94.28	93.08	98.25	95.28	90.83	85.75
3	99.09	98.25	96.68	94.50	94.31	92.72	98.44	95.42	90.60	85.90
4	99.37	98.39	96.41	94.59	94.12	92.50	98.19	95.62	90.41	86.25

表 A.1（续）

份样号	批号									
	1	2	3	4	5	6	7	8	9	10
5	99.42	98.19	96.32	94.14	94.47	92.30	98.55	95.12	90.38	85.50
6	99.21	98.38	96.50	94.68	94.22	92.61	98.29	95.38	91.02	85.88
7	99.19	98.43	96.42	94.44	94.39	92.53	98.30	95.40	90.44	86.07
8	99.32	98.35	96.39	94.48	94.40	92.40	98.13	95.22	90.76	86.42
9	99.26	98.28	96.58	94.33	94.38	92.69	98.40	95.38	90.60	86.13
10	99.22	98.40	96.31	94.40	94.27	92.55	98.28	95.45	90.50	85.40
$\sum X_i$	992.50	983.76	964.76	944.08	943.50	925.80	983.17	953.61	905.79	859.60
$\sum X_i^2$	98505.72	96778.53	93076.61	89128.95	89019.42	85710.99	96662.46	90937.37	82046.05	73892.25
$\overline{X}$	99.250	98.376	96.476	94.408	94.350	92.580	98.317	95.361	90.579	85.960
S_W	0.103	0.130	0.216	0.166	0.148	0.218	0.122	0.136	0.234	0.339

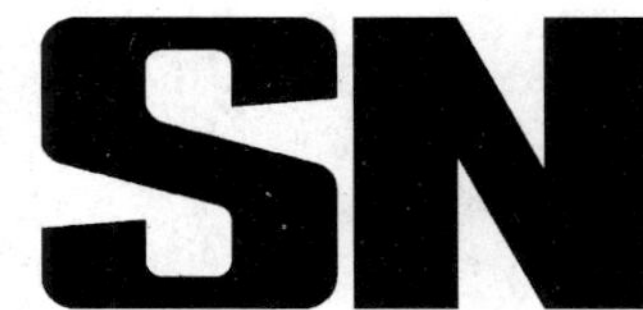

中华人民共和国出入境检验检疫行业标准

SN/T 2724—2010

进出口高纯石墨中硫的测定 X射线荧光光谱法

Determination of sulphur in high pure graphite powder for import and export by X-ray fluorescence spectrometric method

2010-11-01 发布　　　　2011-05-01 实施

中华人民共和国国家质量监督检验检疫总局 发布

前　言

本标准按照 GB/T 1.1—2009 给出的规则起草。

本标准由国家认证认可监督管理委员会提出并归口。

本标准起草单位:中华人民共和国辽宁出入境检验检疫局。

本标准主要起草人:盛向军、曹冬梅、陈新、王琦、蒋维旗、胡晓静、任玉伟。

进出口高纯石墨中硫的测定 X射线荧光光谱法

1 范围

本标准规定了进出口高纯石墨中硫的X射线荧光光谱法测定方法。

本标准适用于进出口高纯石墨(固定碳含量大于98%)中的硫含量的测定,元素测定范围为0.01%~0.1%(质量分数)。

2 规范性引用文件

下列文件对于本文件的应用是必不可少的。凡是注日期的引用文件,仅注日期的版本适用于本文件。凡是不注日期的引用文件,其最新版本(包括所有的修改单)适用于本文件。

GB/T 1427—2000 炭素材料取样方法

GB/T 16597—1996 冶金产品分析方法 X射线荧光光谱法通则

JJG 810—1993 波长色散X射线荧光光谱仪

3 方法提要

将高纯石墨粉末与粘接剂研磨混匀后压片,标准校正样品采用国标焦炭样品和粘结剂按比例经研磨混匀后压片。测量待测元素的X射线荧光强度,根据待测元素的X射线荧光强度与待测元素含量之间的定量关系,选用回归方程及数学校正模式,计算出待测元素含量。

4 试剂和材料

4.1 粘结剂

微晶纤维素(经X光测定没有硫的峰出现)。

4.2 气体

流气计数器使用的气体比例一般是90%的氩气和10%的甲烷混合气体,根据所用仪器的要求也可使用其他配比的氩-甲烷气体。

5 仪器和设备

5.1 波长色散扫描型X射线荧光光谱仪

符合JJG 810—1993规定的荧光光谱仪和GB/T 16597—1996的要求。

5.2 研磨设施

玛瑙、刚玉或碳化钨研钵及研杵,也可使用自动研磨设备。

5.3 油压机

最大量程为 50 t 的油压机，软塑成型环或硼酸或微晶纤维素做衬托。压制成型的样品片的尺寸：内径 35 mm 以上，厚 2.5 mm 以上。

5.4 分析天平

感量为 0.002 g 的电子分析天平。

5.5 标准筛

75 μm 的标准筛。

6 样品的制备

6.1 试料片

取样按照 GB/T 1427—2000 炭素材料取样方法的要求，样品需研磨通过标准筛(5.5)。准确称取 3 g(准确至 0.002 g)已于 105 ℃干燥至恒重的石墨试料置于研钵(5.2)中，加入 3 g(准确至 0.002 g)粘结剂(4.1)，充分研磨混匀，用油压机(5.3)在 30 t 压力下保持 40 s，压制成试料片，用洗耳球吹去表面可能存在的颗粒物质。参见附录 A。

6.2 标样片

选用国家级的焦炭标样做校准样。由于焦炭中含硫量一般高于高纯石墨中硫的浓度约几十倍左右，故又选用粘结剂(4.1)做稀释剂。经放大称量(例：硫浓度 0.01％的标准配制，取含硫 0.58％的焦炭标样 0.103 4 g，加入微晶纤维素 5.896 6 g)，混合后于玛瑙研钵中研磨足够长的时间，随机压 3 个片子，测定硫的 X 荧光强度，换算成硫含量，如果相互间的差异足够小(小于精密度实验中的硫的测定精密度值)，则认为已经研磨足够。参见附录 B。

7 校准和测量

7.1 标准曲线的制备

7.1.1 背景校正

由于标样的基体与未知样的基体相差很大，所以反映在背景强度上也有较大差异。使用峰值与背景值(背景 1 与背景 2 的算数平均值)的差值作为定量的依据，得到可靠的定量结果。

7.1.2 标准曲线的绘制

对标准样品，测得硫的 2θ 角峰强。测得背景 1 和背景 2 的强度，取算数平均值。用 2θ 角峰强度减去背景 1 和背景 2 的强度的算数平均值，用该差值与对应的已知浓度线性回归绘制曲线。

7.2 采用标样片做校准试料片

校准试料片的元素含量范围应与待测石墨试料片中硫元素含量接近。每次分析时，至少使用 1 个含量与未知量相近的标样片做校准试料片验证分析结果。

7.3 测量

将制备好的标样片(6.2)和试料片(6.1)放于样品盒,按照仪器厂家推荐的条件设置X射线荧光光谱仪(5.1)测定条件进行测量(参见附录C)。同时制备两份试料片,进行平行测定。

8 结果计算

8.1 含量的计算

利用未知样品的峰强度值减去背景算数平均值,通过标准曲线计算出试料片(6.1)的硫含量,然后乘以2,得到石墨样品中真实的硫含量,设定2次实验次数。

8.2 结果报告

本标准中元素的结果报告均以干基形式给出。如果两次独立实验的硫含量差值超出表1允许的范围,重新试验,否则取平均值。结果保留小数点后第二位。

表1 硫的水平范围和重复性限、再现性限 %

元素	高纯石墨样,干基		
	水平范围	重复性限 r	再现性限 R
S	0.01～0.10	$r=0.16x-0.0001$	$R=0.016x+0.0098$
注:x 为硫的质量分数。			

9 精密度

本方法的高纯石墨中硫元素测定的室内和室间精密度见表1。

附 录 A
（资料性附录）
试料片的制备

A.1 范围

本附录给出了波长色散X射线荧光光谱法测定石墨中硫含量的试料片制备方法。

A.2 设备

50 t油压机，软塑成型环，尺寸：内径3.1 mm，厚0.5 mm，或使用微晶纤维素做外衬。

A.3 试剂与材料

粘结剂：采用优级纯的微晶纤维素做粘结剂。

A.4 试料片的制备

准确称取3 g（准确至0.002 g）干燥石墨样，加入3 g（准确至0.002 g）粘结剂于研钵中，充分混匀，用压片机在30 t压力下保持40 s压制试料片，用洗耳球吹去表面可能存在的颗粒物质。避免接触试料片表面，防止污染和损伤试料片。

石墨试料片制备过程中，应保证标准样品和待测样品的制备条件完全一致，包括称量石墨样和粘结剂等的质量、石墨样和粘结剂的配比、压片时间、压力大小等。

A.5 目测检查

制好试料片后，目测检查试料片是否光滑平整，如试料片存在裂纹、脱落等缺陷应该舍弃，重新制备合格的试料片。

A.6 试料片的贮存

为避免制备的试料片吸水或受到污染，将制备的试料片迅速放入干燥器中，不能用手触及分析表面，建议用洗耳球吹去表面可能存在的颗粒物质。

附 录 B
（资料性附录）
校准曲线用标准样品的制备

B.1 范围

本附录给出了建立校准曲线用标准样品的配制方法。

B.2 焦炭标准样品的选择

表 B.1 列出选用的目前市售焦炭国家标准样品，共 6 个。

表 B.1 标准样品的成分（质量分数） %

标准样品编号	S(原样，稀释前)	S(稀释后)
85—1	0.58	0.01
88—5	0.78	0.03
85—3	0.66	0.04
85—5	0.86	0.05
82—4	0.97	0.07
85—2	0.64	0.10

B.3 校准曲线用标准样品的配制

为了获得更好的待测元素梯度范围，以市售焦炭标准样品及粘结剂配制成 6 个标准样品，共形成 6 个标准样品系列。配制的标准样品硫元素含量范围见表 B.1。

附 录 C
（资料性附录）
端窗铑靶扫描型 X 射线荧光光谱仪的测量条件

端窗铑靶扫描型 X 射线荧光光谱仪的测量条件见表 C.1，峰位与背景位的测量条件一致。

表 C.1 元素 S 的测量条件

分析线	分析晶体	探测器	PHA	衰减	狭缝	背景 1	2θ角	背景 2	电流×电压	衬膜(或不用)
Kα	Ge	PC	100～300	OUT	Coarse	109.50°	110.74°	111.80°	45 mA×45 kV	Mylar 膜

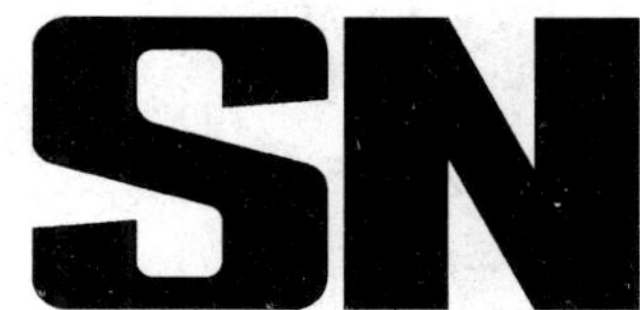

中华人民共和国出入境检验检疫行业标准

SN/T 2762—2011

进出口石墨中氟含量的测定 离子色谱法

Determination of fluoride in graphite for import and export— Ion chromatography

2011-02-25 发布 2011-07-01 实施

中华人民共和国国家质量监督检验检疫总局 发布

前　言

本标准按 GB/T 1.1—2009 给出的规则起草。

本标准由国家认证认可监督管理委员会提出并归口。

本标准起草单位:中华人民共和国山东出入境检验检疫局。

本标准主要起草人:戚佳琳、崔鹤、李鹏、张晓文、王兆锟、赵亮、王崇霖、薛君华、徐小茗、高建国、王妍婷。

本标准系首次发布的出入境检验检疫行业标准。

进出口石墨中氟含量的测定 离子色谱法

1 范围

本标准规定了石墨中氟含量的离子色谱测定方法。

本标准适用于进出口石墨中氟含量的测定。

2 规范性引用文件

下列文件对于本文件的应用是必不可少的。凡是注日期的引用文件，仅注日期的版本适用于本文件。凡是不注日期的引用文件，其最新版本(包括所有的修改单)适用于本文件。

GB/T 6682 分析实验室用水规格和实验方法(GB/T 6682—2008，ISO 3696:1987，MOD)

3 方法提要

试样以氢氧化钠高温熔融提取，洗出、过滤后定容，定容溶液用离子色谱检测。保留时间定性，外标法定量。

4 试剂和材料

除另有规定，本标准所用试剂均为分析纯，试验用水为 GB/T 6682 规定的一级水。

4.1 氢氧化钠。

4.2 氟标准溶液：GBW(E)080549，标准值为 1 000 μg/mL，或相当者。

4.3 氟标准工作溶液：准确移取氟标准溶液(见 4.2)1.0 mL，置于 100 mL 塑料容量瓶中，用水稀释至刻度，混匀备用。此溶液相当于 10 μg/mL。

4.4 滤膜，0.22 μm，尼龙。

5 仪器和设备

5.1 离子色谱仪，配备电导检测器。

5.2 电子天平，感量 0.001 g。

5.3 马弗炉，使用温度 500 ℃±10 ℃。

5.4 镍坩埚，ϕ30 mm×30 mm，或相当者。

6 分析步骤

6.1 试样制备

在镍坩埚(见 5.4)中称取试样 0.5 g，精确至 0.001 g，加入 2 g 氢氧化钠(见 4.1)，盖上坩埚盖，置于马弗炉(见 5.3)中 500 ℃±10 ℃高温熔融提取。为保证样品与氢氧化钠充分混合,可达到要求温度 10 min后取出摇匀一次。提取 20 min 后将坩埚取出,自然冷却至室温。

注:因坩埚大小不同,受热程度也有很大差别,因此应根据实际坩埚规格,适当调整熔融温度。

将坩埚及试样置于 250 mL 塑料烧杯中,加入适量热水至坩埚完全浸入液面之下,浸泡后以热水洗出熔块,用快速滤纸将溶液过滤至 1 000 mL 容量瓶中,用热水洗涤烧杯及滤纸数次,定容后待测。同时称取 2 份试样,进行平行测定。

6.2 测定

6.2.1 离子色谱条件

由于测试结果与所使用的仪器和条件有关,因此不可能给出离子色谱分析的通用参数。设定的参数应保证色谱测定时被测组分与其他组分能够得到有效的分离。下列给出的参数已被证明是可行的(参见附录 A)。

a) 色谱柱:AS11-HC 或 AS15[1)]分析柱,4.6 mm×250 mm。
b) 淋洗液:20 mmol/L 氢氧化钠溶液。
c) 流速:1.0 mL/min。
d) 电导检测:电化学自再生抑制,抑制电流 100 mA。
e) 进样量:25 μL。

6.2.2 工作曲线

准确移取 0.05 mL、0.5 mL、5 mL 氟标准工作溶液(见 4.3),置于 50 mL 容量瓶中,用水稀释至刻度。此溶液浓度分别为 0.01 μg/mL、0.1 μg/mL、1 μg/mL,与 10 μg/mL 氟标准溶液(见 4.3)共同制作工作曲线。从低浓度到高浓度依次进样,以氟离子浓度(μg/mL)为横坐标,以色谱峰面积(μS·min)为纵坐标,绘制工作曲线,并计算线性回归方程。

6.2.3 样品检测

移取至少 1 mL 试样溶液,经滤膜(见 4.4)过滤后移入进样小瓶,用离子色谱(见 5.1)进行检测,根据色谱图记录保留时间及色谱峰面积,计算氟含量。

6.3 空白试验

除不加试样外,按上述步骤进行空白试验。

7 结果计算

试样中氟含量按下式计算:

$$w=\frac{(C_x-C_o)\times V}{W}$$

式中:

w ——试样中氟含量,单位为毫克每千克(mg/kg);
C_x——从工作曲线求得的试样溶液中氟含量,单位为微克每毫升(μg/mL);
C_o——从工作曲线求得的空白溶液中氟含量,单位为微克每毫升(μg/mL);

1) AS15、AS11-HC 色谱柱是由 Dinoex 公司提供的产品的商品名。给出这一信息是为了方便本标准的使用者,并不表示对该产品的认可。如果其他等效产品具有相同的效果,则可使用这些等效产品。

V ——试样定容体积,单位为毫升(mL);
W ——试样质量,单位为克(g)。

8 测定低限

本标准工作溶液的测定低限为 0.01 μg/mL。

9 精密度

在重复条件下获得的两次独立测定结果的绝对差值不得超过算术平均值的 10%。

附　录　A
（资料性附录）
氟标准溶液的离子色谱图

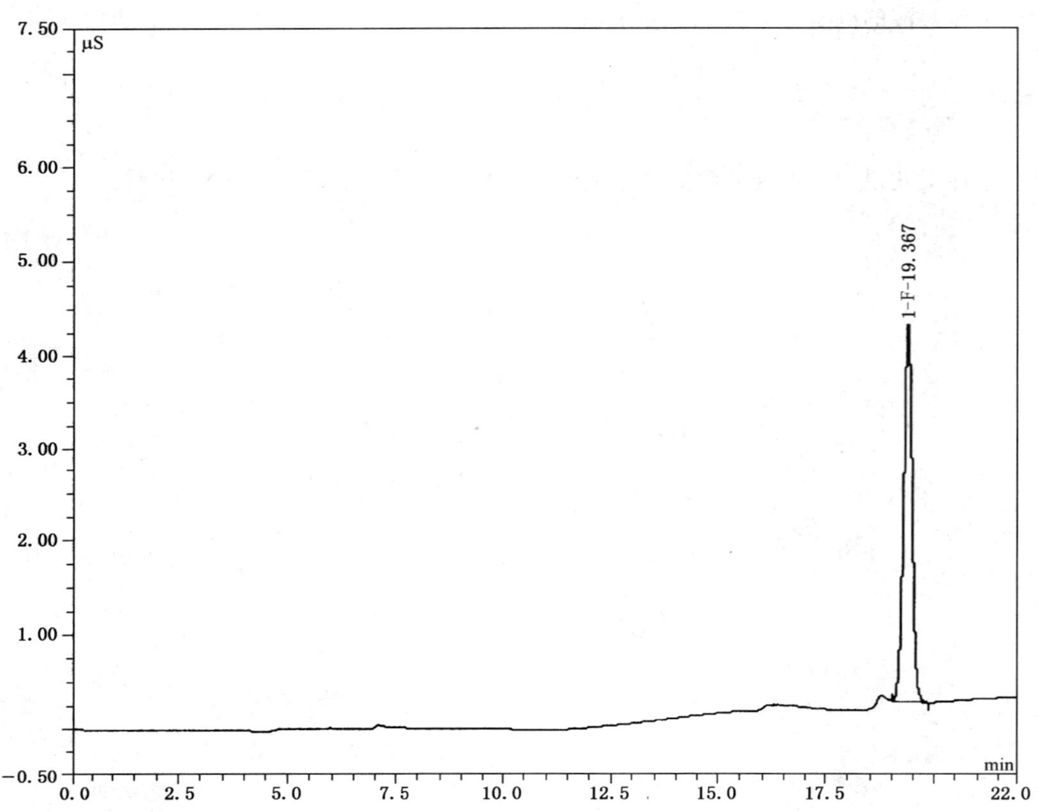

图 A.1　氟标准溶液的离子色谱图

磨料标准

中华人民共和国进出口商品检验行业标准

出口二级棕刚玉砂检验规程

SN/T 0038—92

Rule for inspection of second grade brown fused alumina abrasive for export

1 主题内容与适用范围

本标准规定了出口二级棕刚玉砂的技术要求、试验方法及检验规则。

本标准适用于出口二级棕刚玉砂的检验。

2 引用标准

GB 2477 磨料粒度及其组成

GB 2481 磨料粒度组成测定方法

GB 2482 磨料磁性物含量测定方法

GB 2483 磨料标志和包装规定

GB 2828 逐批检查计数抽样程序及抽样表(适用于连续批的检查)

GB 3043 棕刚玉化学分析方法

GB 3604 普通磨料颗粒密度测定方法

GB 4676 普通磨料取样方法

3 技术要求

3.1 化学成分应符合下表规定:

化学成分 重量,% 粒度范围	Al_2O_3	TiO_2
30#以粗	91.50~94.50	1.20~3.80
30#~90#	不少于90.50	
100#以细	不少于89	

3.2 颗粒密度:46#粒度(代表号)不小于3.80 g/cm²。

3.3 粒度组成:应符合GB 2477的有关规定。

3.4 铁合金粒的允许含量:30#及以粗各号以不通过45#筛的铁合金粒为零;36#至90#各号以不通过粒度检查时最底层筛号的铁合金粒为零;100#及以细各号以不通过粒度检查时混合粒下层筛的铁合金粒为零。

3.5 磁性物的允许含量:不大于0.20%。

中华人民共和国国家进出口商品检验局1992-11-05批准 1993-01-01实施

4 试验方法

4.1 抽样方案

4.1.1 样品的抽取

从包装入库的提交批内，用随机抽样中的分层比例抽样方法抽取代表性样品。

4.1.2 抽样数量

根据提交检验产品的数量，按 GB 2828 中的特殊检查水平 S-4 确定。

4.1.3 抽样过程

依据 GB 4676 进行。

4.2 化学成分按 GB 3043 规定进行检验。

4.3 粒度组成按 GB 2481 进行检验。

4.4 铁合金粒按 GB 2482 中铁合金粒测定方法进行检验。

4.5 磁性物允许含量按 GB 2482 进行检验。

4.6 颗粒密度按 GB 3604 进行检验。

5 检验规则

5.1 每批产品均按第 3 章进行验收。

5.2 被检查样品中五个项目如有一项不合格，视为产品不合格。

5.3 当某一批产品被判定为不合格后，工厂应将该批产品全部返工整理，才能再次提交检验。

6 标志和包装

每批产品的标志和包装应符合 GB 2483 的要求。

7 查验放行

7.1 在正常仓储条件下，产品检验合格后的储存期为六个月。超过六个月要重新检验。

7.2 对检验合格的产品在储存有效期内一般不再查验，遇特殊情况也可再查验。

附加说明：

本标准由中华人民共和国国家进出口商品检验局提出。

本标准由中华人民共和国河南进出口商品检验局负责起草。

本标准主要起草人魏平原、贾殿徐。

中华人民共和国进出口商品检验行业标准

出口碳化硅分析方法 碳化硅含量的测定

SN/T 0256—93

Method for the analysis of silicon carbide for export—Determination of silicon carbide

1 主题内容与适用范围

本标准规定了用于冶金脱氧剂和耐火材料的出口碳化硅中碳化硅含量的分析方法。

本标准适用于出口中、低品位碳化硅的测定,磨料级碳化硅也可参照使用。

2 引用标准

GB 1.4 标准化工作导则 化学分析方法标准编写规定

GB 1467 冶金产品化学分析方法标准的总则及一般规定

3 试样的制备

3.1 块状试样

先用锤子于钢板上将大块打碎至所有样品都通过 2.5 mm 筛,充分混合后,分取 1 kg 样品;利用对辊粉碎机使样品全部过 1 mm 筛,分取约 100 g 试样,吸铁;用钢乳钵将样品粉碎至全部过 100 目筛,分取约 25 g 样品,用磁铁吸出粉碎时带入的铁屑,放入称量瓶中,在 105±5℃的烘箱中干燥 1 h,取出置于干燥器中冷却备用。

3.2 粒状试样

将样品混合均匀,分取约 100 g 试样,按 3.1 相同步骤,使样品全部过 100 目筛,分取约 25 g,吸铁,烘干,置于干燥器中冷却备用。

4 碳化硅含量的测定

4.1 燃烧-重量法(方法一)

4.1.1 方法提要

试样置于高温炉内在一定温度下灼烧,除去游离碳后,称取灼烧后残渣,加助熔剂在氧气流中高温加热,分解,使碳化硅中的碳完全燃烧生成二氧化碳,二氧化碳用装有碱石棉及高氯酸镁的吸收瓶吸收,根据吸收瓶的增重来计算含碳量,换算为碳化硅的含量。

4.1.2 试剂及仪器装置

a. 氧气,99.5%以上。

b. 助熔剂,称取 45 g 分析纯四氧化三铅及 7 g 三氧化二硼于素瓷皿中,在 950℃加热熔化约 5 min。取出,将熔液立即倒在铝质皿内或板上,冷却后用瓷研钵将其研成细颗粒备用。

c. 碱石棉,化学纯,粒度为 20～30 目。

d. 无水高氯酸镁,粒度为 24～50 目。

中华人民共和国国家进出口商品检验局1993-11-05批准 1994-05-01实施

e. 偏钒酸银或活性二氧化锰(颗粒状)。

f. 箱式高温炉。

g. 管式高温炉。

测定碳的装置及二氧化碳吸收瓶详解图如图1、图2所示。

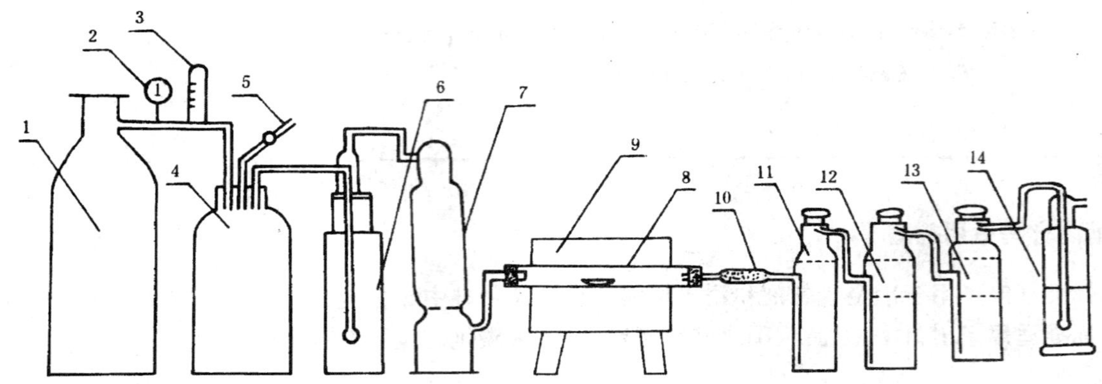

图1 燃烧-重量法测定碳装置

1—氧气钢瓶；2—气压表；3—流量计；4—缓冲瓶；5—通气阀；6—洗气瓶；
7—干燥塔；内装1/2碱石棉及1/2高氯酸镁； 8—燃烧管； 9—管式炉；
10—脱硫管：内装活性二氧化锰或偏钒酸银；11—干燥塔：内装高氯酸镁；
12、13—二氧化碳吸收瓶、内装2/3碱石棉及1/3高氯酸镁；
14—浓硫酸干燥瓶

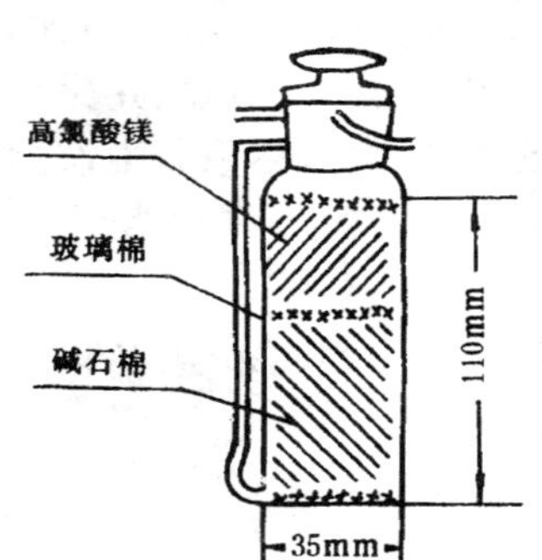

图2 二氧化碳吸收瓶详解图

4.1.3 测定步骤

4.1.3.1 灼烧减量的测定

称取干燥试样(3.1或3.2)1 g(精确至0.1 mg)于灼烧至恒重的方舟内，置于高温炉中在850±20℃灼烧2 h[1)]，取出，在空气中稍冷却后，置于干燥器中继续冷却至室温，称重。残渣用于结合碳的测定。

灼烧减量按式(1)计算：

$$M_v(\%) = \frac{m_1 - m_2}{m} \times 100 \quad \cdots\cdots(1)$$

式中：M_v ——灼烧减量，%；

m ——试样重，g；

m_1 ——灼烧前试样加方舟重，g；

m_2 ——灼烧后试样加方舟重，g。

残渣百分含量按式(2)计算：

$$R = 100 - M_v \quad \cdots\cdots(2)$$

式中：R ——残渣百分含量，%。

注：1) 当游离碳的含量太高时，可适当延长灼烧时间。

4.1.3.2 结合碳的测定

结合碳是指与硅化合形成碳化硅的那部分碳。用燃烧一重量法测定碳的装置如图1所示。具体测定步骤如下：

4.1.3.3 空白测定

将炉温升到1050±30℃，通氧气，调节氧气流速(氧气流速以硫酸干燥瓶(14)中不连续冒气泡为宜)，在开始测定前，先灼烧废样以清洗气路，同时检验装置气密性及气路是否畅通，然后分别称取两吸收瓶重量。

称取3 g助熔剂于预先空烧过的瓷舟中，拔开燃烧管入口塞子，用送样棒将瓷舟送至燃烧管中央高温处，迅速塞紧塞子，通氧气40 min，通气阀(5)通大气，拔开燃烧管入口塞子，取出瓷舟，待硫酸干燥瓶(14)内两液面平行时，迅速关闭吸收瓶，分别称取两吸收瓶重量。空白值直接以第一个吸收瓶的增重 m_0 (g)表示。

4.1.3.4 标样的测定

称取0.2 g标样(精确至0.1 mg)于预先空烧过的瓷舟内，盖上3 g助熔剂，以下按空白测定(4.1.3.3)相同步骤进行，利用第一个吸收瓶的增重，按公式(3)计算碳含量[1)]；当测定结果在允差范围内时，说明装置正常，可进行试样测定。

注：1) 第二个吸收瓶用来考察吸收瓶的稳定性，每次吸收前后重量变化在±0.5 mg范围内时，视为正常。

4.1.3.5 试样的测定

称取0.2 g(精确至0.1 mg)测定灼烧减量后的残渣于瓷舟内，盖上3 g助熔剂，以下按标样测定相同步骤(4.1.3.4)进行。测定完毕，关闭管式炉及氧气，将吸收瓶置于干燥器中保存备用。

4.1.3.6 碳含量的计算

碳的百分含量按公式(3)计算：

$$C_r(\%) = \frac{m_2 - m_1 - m_0}{m} \times 0.272\,9 \times 100 \quad \cdots\cdots(3)$$

式中：C_r ——结合碳的百分含量，%；

m ——试样称取量，g；

m_1 ——吸收前第一吸收瓶重量，g；

m_2 ——吸收后第一吸收瓶重量，g；

m_0 ——空白测定值，g；

0.272 9 ——二氧化碳换算为碳的系数。

4.1.4 分析结果的计算

碳化硅的百分含量按公式(4)计算：

$$SiC(\%) = C_r \times 3.338\,4 \times R/100 \quad \cdots\cdots(4)$$

式中：SiC——碳化硅的百分含量，%；

R ——残渣百分含量，%；

C_r ——结合碳的百分含量，%；

3.338 4——碳换算为碳化硅的系数。

4.1.5 允差及分析结果的取舍

表 1 允差范围

	C_r,%	SiC,%
室内	0.30	0.90
室间	0.40	1.40

验收试样分析值程序按附表 A(补充件)进行。

4.2 焦硫酸钾法(方法二)

4.2.1 方法提要

试样先经灼烧除尽游离碳,残渣经氢氟酸挥硅后,加焦硫酸钾加热融熔,盐酸溶解熔块,过滤洗涤,于 800±5℃灼烧至恒重。

4.2.2 试剂、仪器及装置

a. 氢氟酸:分析纯。

b. 硫酸溶液:(1+1)。

c. 焦硫酸钾(或硫酸氢钾):分析纯。

d. 盐酸溶液:(1+1,5+95)。

e. 高温炉;

f. 容积为 100 mL 的铂金皿。

4.2.3 测定步骤

4.2.3.1 称取试样 3.1 或 3.2 约 1 g,精确至 0.1 mg 于灼烧至恒重的 100 mL 的铂金皿内,在 800℃灼烧 2 h。

4.2.3.2 试样自然冷却后,加 15～20 mL 氢氟酸,5～6 滴(1+1)硫酸及 1 mL 浓硝酸,置于砂浴上加热,直至三氧化硫白烟冒尽。

4.2.3.3 加 10 g 焦硫酸钾,先在砂浴上加热 1 h,烘干表存水。在 420℃加热熔化,并保持 5 min,将炉温升至 800℃。取出稍冷,加入 80 mL(1+1)的盐酸加热溶解,用中速滤纸趁热过滤,先用(5+95)的热盐酸洗 3～4 次,再用热蒸馏水洗数次,然后用蒸馏水洗至无氯离子。滤纸及残渣置于灼烧至恒重的坩埚中,先低温灰化,然后将炉温升到 800±5℃,灼烧至恒重。

4.2.4 碳化硅含量的计算

碳化硅的百分含量按式(5)计算:

$$\mathrm{SiC}(\%) = \frac{m_1 - m_2}{m} \times 100 \qquad \cdots\cdots(5)$$

式中:SiC——碳化硅百分含量,%;

m ——试样重,g;

m_1 ——空坩埚重,g;

m_2 ——坩埚及残渣重,g。

4.2.5 允差

表 2 允差范围

	SiC,%
室内	0.50
室间	1.00

附 录 A
验收试样分析值程序
（补充件）

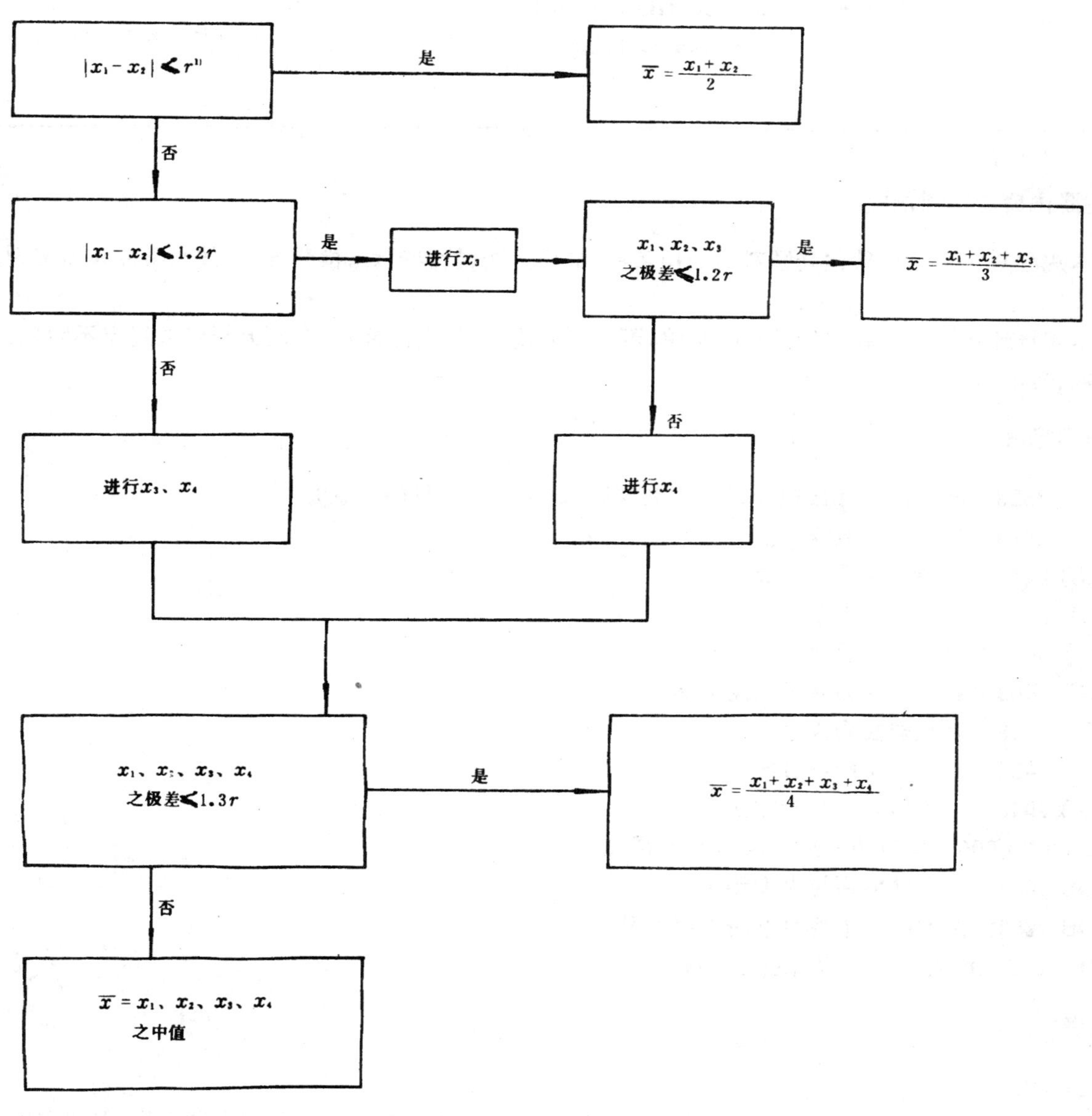

注：1）r 即室内允许差。

附加说明：

本标准由中华人民共和国国家进出口商品检验局提出。

本标准由中华人民共和国辽宁进出口商品检验局负责起草。

本标准主要起草人欧阳昌俊、万秉忠。

中华人民共和国进出口商品检验行业标准

出口碳化硅磨料检验规程

SN/T 0355—95

Rule for the inspection of silicon carbide abrasive materials for export

1 主题内容与适用范围

本规程规定了出口碳化硅磨料的抽样条件、抽样方法、检验项目、检验方法、技术条件和质量判定规则。

本规程适用于出口碳化硅磨料的检验，若合同有规定，按合同检验；合同无规定或规定不明确，按本规程检验。

2 引用标准

GB 2828 逐批检查计数抽样程序及抽样表(适用于连续批的检查)
GB 4676 普通磨料取样方法
GB 2477 磨料粒度及其组成
GB 2480 碳化硅技术条件
GB 2481 磨料粒度组成测定方法
GB 2482 磨料磁性物含量测定方法
GB 7145 磨料磁性物含量
GB 2483 磨料标志和包装规定
GB 3045 碳化硅化学分析方法
ZB Y28 006 出口塑料编织袋检验规程
GB 3604 普通磨料颗粒密度测定方法
GB 9258 涂附磨具用磨料微粉粒度及其组成
JB 3630 涂附磨具用磨料粒度组成

3 术语

3.1 提交批

是指为实施抽样检验而汇集成的一批碳化硅磨料产品，该批产品可以具有多种规格，但均属同一合同。

3.2 检验批

在一个提交批中，由若干个规格组成一个检验批。同一检验批中应是采用同一种原料，同一种生产工艺生产的具有相同检验项目的产品，且规格尽量相近，化学成分要求(按重量百分比)相同。

3.3 规格

是指粒度规格。一个粒度号就是一个规格。

3.4 代表性规格样品

中华人民共和国国家进出口商品检验局1995-04-17批准　　1995-10-01实施

是指为实施抽样检查而在一个检验批中所抽取的某个规格的样品。

3.5 单位产品

是指为实施抽样检查的需要而划分的基本单位。碳化硅磨料的基本单位为袋(桶)。

4 抽样

4.1 抽样条件

产品须经工厂检验合格,工厂质检部门应出具检验合格单;包装物料符合要求。

4.2 抽样方案及抽样方法

4.2.1 在一个检验批中,代表性规格的数量按照 GB 2828 中的一次抽样方案,采用检查水平Ⅰ确定。

4.2.2 在一个代表性规格产品中,包装、重量、规格的检验样品,其数量是按照 GB 2828 中的一次抽样方案,采用特殊检查水平 S-3 确定。

4.2.3 在一个代表性规格中,品质(包括化学成份、物理性能检验的样品数量一般只有一个;它是按照 GB 4676(不含 2.2、2.4.1)在包装样本的每个样品中各抽出一个试样,然后将该组试样合并、缩分而成。

5 检验

5.1 检验项目、检验方法及技术条件见表 1。

表 1

<table>
<tr><th colspan="3">项　　目</th><th>检验方法</th><th>技术条件</th></tr>
<tr><td rowspan="2">包装</td><td colspan="2">唛头标记</td><td>目测</td><td>GB 2483</td></tr>
<tr><td colspan="2">破损</td><td>目测</td><td>不允许有</td></tr>
<tr><td colspan="3">重量</td><td>用校准之衡器称量</td><td>净重±0.8%</td></tr>
<tr><td colspan="3">规格</td><td>目测</td><td>与抽查规格相符</td></tr>
<tr><td rowspan="4">品质</td><td rowspan="4">化学成分%(按重量百分比)</td><td rowspan="2">SiC</td><td rowspan="2">GB 3045</td><td>绿碳化硅　按 GB 2480</td></tr>
<tr><td>黑碳化硅
12#～240#　按 GB 2480
W_{63}～W_{20}　≥96
W_{14}～W_{10}　≥94
W_{7}～W_{5}　≥93</td></tr>
<tr><td rowspan="2">游离碳</td><td rowspan="2">GB 3045</td><td>绿碳化硅　按 GB 2480</td></tr>
<tr><td>黑碳化硅
12#～240#　按 GB 2480
W_{63}～W_{20}　≤0.35
W_{14}～W_{10}　≤0.40
W_{7}～W_{5}　≤0.50</td></tr>
</table>

续表 1

项目			检验方法	技术条件
品质	化学成分%(按重量百分比)	Fe_2O_3	GB 3045	绿碳化硅　按 GB 2480 黑碳化硅 12#～240#　按 GB 2480 W_{63}～W_{20}　≤1.30 W_{14}～W_{10}　≤1.40 W_7～W_5　≤1.50
	粒度组成		GB 2481	GB 2477、GB 9258、JB 3630
	磁性物		GB 2482	GB 7145
	铁合金粒		GB 2482	GB 7145
	颗粒密度		GB 3604	GB 2478

5.2　不合格分类和 AQL 值见表 2。

表 2

分　类	不合格项目	AQL
A 类不合格	规格	0.25
B 类不合格 Ⅰ组	1. SiC 2. 游离碳 3. Fe_2O_3	1.5
B 类不合格 Ⅱ组	1. 包装物唛头标记 2. 包装物破损 3. 重量	2.5
C 类不合格	颗粒密度	6.5

在实施抽样检查时，对于 A 类不合格和 B 类不合格Ⅰ组，抽样方案中的 A_c、R_e 按单位产品(不合格单位产品)计；对于 B 类不合格Ⅱ组和 C 类不合格按项(不合格项数)计。

5.3　检验结果的判定

5.3.1　代表性规格质量判定

5.3.1.1　若一个样品(或代表规格)同时存在几类不合格，则以合格质量水平(AQL 值)最严的一项统计。

5.3.1.2　代表性规格样品的 A 类不合格、B 类不合格Ⅰ、Ⅱ组和 C 类不合格按照 GB 2828 一次抽样方案分别判定。只有当上述四组检查结果均判为合格后，该代表规格才能判为合格。

5.3.2　批质量判定

5.3.2.1　一个检验批根据抽查的代表性规格数量，依据表Ⅰ给定的 AQL 值，按照 GB 2828 一次抽样方案。作出合格或不合格判定。

5.3.2.2　当一提交批中包括 2 个或 2 个以上的检验批时，只有每个检验批均合格后，该提交批才能判定为合格。当有任何一个检验批不合格时，该提交批即判定不合格。

5.3.2.3　对于合格的检验批应对检查中发现的不合格样品用合格品调换或进行修整。

5.4 检查的严格性调整

检查的严格性调整是逐批抽样检查方案不可分割的一个组成部分，按 GB 2828 标准 4.6 确定的规则进行。

6 不合格的处置

6.1 当一个检验批不合格，如果不合格原因是由于化学成分的不合格造成的，该检验批不允许再提交检查；如果不合格的原因是其它项目的不合格造成的，允许生产厂或出口单位进行百分之百的整理检查，对发现的不合格品进行剔除或修整后并提供返工整理记录，再提交检查；再提交检查的次数只限于 1 次。剔除不合格品后，应进行相应数量的合格品补充。补充的产品必须与该检验批的产品采用同一原料、同一工艺、同一制造方法生产。

6.2 生产厂或出口单位对不合格检验批百分之百的整理检查，允许仅对构成该检验批碳化硅磨料不合格的项目进行检查。

6.3 当一个提交批不合格，允许仅对构成该提交批不合格的检验批按上述要求进行处置后再提交检查，也可以剔除该检验批并补充另一检验批后再提交检查。

7 其它

7.1 查验放行

7.1.1 正常仓储条件下，检验有效期为 6 个月，超过 6 个月者，要重新检查。

7.1.2 对检验合格有效期内的产品，出口时主要查验包装，核对唛头及数量；一般情况下不再检验品质。

附加说明：

本规程由中华人民共和国国家进出口商品检验局提出。

本规程由中华人民共和国河南进出口商品检验局负责起草。

本规程主要起草人贾殿徐。

中华人民共和国进出口商品检验行业标准

出口普通固结磨具检验规程

SN/T 0356—95

Rules for the inspection of bonded abrasive products for export

1 主题内容与适用范围

本标准规定了出口普通固结磨具的抽样依据、抽样方法、检验项目、检验方法及检验结果的判定。

本标准适用于普通固结(陶瓷、树脂和橡胶结合剂)磨具的出口检验。

出口贸易合同和信用证有明确规定的按其规定执行。

凡涉及安全性能方面的检验,不管对外合同、信用证及其它技术文件是否要求,均按本标准执行。

2 引用标准

GB 2828 逐批检查计数抽样程序及抽样表(适用于连续批的检查)
GB 9202 磨具的检验方法
GB 2485 砂轮
GB 2486 小砂轮及磨头
GB 2487 油石
GB 2488 砂瓦
GB 2489 薄片砂轮
JB 4175 50≤V≤80 M/S 纤维增强树脂薄片砂轮
JB 3715 钹形砂轮
GB 2490 喷沙硬度机检验磨具硬度的方法
GB 2491 洛氏硬度机检验磨具硬度的方法
GB 2492 砂轮静平衡检验方法及不平衡数值
GB 2493 砂轮回转强度的检验方法
GB 2494 磨具安全规则
GB 2495 磨具的标志和包装
GB 3479 磨具组织号的划分方法
JB/GQZ31 磨具标准有关项目的说明

3 术语

3.1 提交批

是指实施抽样而汇集的一批磨具产品。每个提交批可具有多个品种或规格,但必须均属同一合同。

3.2 检验批

在同一提交批中可由一种或不多于四种规格的,且为同一结合剂、同一磨料粒度、硬度、外径、线速度以及形状相同的磨具组成一个检验批。

中华人民共和国国家进出口商品检验局1995-04-17批准　　1995-10-01实施

一个提交批中可由一个或多个检验批组成。

3.3 不合格

凡被检的产品不符合技术要求的项目均称为不合格。按各种不合格对产品影响使用的程度分为A类、B类、C类不合格。

4 抽样

4.1 抽样依据

GB 2828 逐批检查计数抽样程序及抽样表(适用于连续批的检查)

4.2 抽样方案

4.2.1 检验批代表样本的抽取

每一检验批中,可从中随机抽取其中一种规格的磨具为该检验批的代表样本。

4.2.2 抽取样本的包装箱数采用特殊检查水平S-3正常检查一次抽样方案随机抽取。

4.2.3 样本的抽取采用特殊检查水平S-4正常检查一次抽样方案从合格入库且已包装的成品中随机抽取。

4.2.4 不合格的分类、分组以及合格质量水平AQL值的确定(见表1)。

表1

<table>
<tr><th>磨具类别</th><th colspan="2">不合格分类</th><th>不合格项目</th><th>AQL值</th></tr>
<tr><td rowspan="4">普通砂轮</td><td colspan="2">A类</td><td>回转强度、裂纹、哑声</td><td>0.4</td></tr>
<tr><td rowspan="2">B类</td><td>Ⅰ</td><td>孔径、静不平衡、黑心、标志错误</td><td rowspan="2">4.0</td></tr>
<tr><td>Ⅱ</td><td>硬度、磨曲轴砂轮厚度</td></tr>
<tr><td colspan="2">C类</td><td>外形尺寸、形位公差、铁斑、边棱缺损、标志不全或不清</td><td>40</td></tr>
<tr><td rowspan="3">普通油石</td><td rowspan="2">B类</td><td>Ⅰ</td><td>黑心、裂纹、标志错误</td><td rowspan="2">4.0</td></tr>
<tr><td>Ⅱ</td><td>铁斑、硬度、边棱缺损</td></tr>
<tr><td colspan="2">C类</td><td>外形尺寸、平行度、平面度、标志不全或不清</td><td>40</td></tr>
<tr><td rowspan="3">珩磨油石及超精磨油石</td><td rowspan="2">B类</td><td>Ⅰ</td><td>黑心、裂纹、硬度、标志错误</td><td rowspan="2">4.0</td></tr>
<tr><td>Ⅱ</td><td>铁斑、高度、宽度、边棱缺损</td></tr>
<tr><td colspan="2">C类</td><td>长度、平行度、平面度、标志不全或不清</td><td>40</td></tr>
</table>

5 检验

5.1 检验项目

外观

外形尺寸

形位公差

硬度

静不平衡

回转强度

5.2　检验方法

依据 GB 2828 和 GB 9202 的标准规定，逐项检验。

5.3　包装

出口磨具的包装应按 GB 2495 标准执行。

5.4　检验结果的判定

5.4.1　检验批依据所抽取　样本的检验结果进行判定。

5.4.2　当提交批由两个或两个以上检验批组成时，则须全部检验批均判为合格，方可判该提交批合格。

5.4.3　A 类或 B 类不合格按样本的片(或块)数进行判定，在一片(或块)上出现两个或两个以上不合格项目时，均按一片(或块)不合格进行判定，不做累计计算；C 类不合格按不合格个数累计计算判定。

5.5　检验严格度的调整

检验严格度调整按 GB 2828 标准中 4.6 条的规定进行。

6　不合格的处置

当样本出现 A 类不合格、黑心及硬度不符被判为不合格批时，该批不允许重新申报复验；出现其它不合格判该批不合格时，允许工厂复检后重新申报，提交第二次检验，并须加严检查抽样，如仍不合格，不得再次提交检验。

7　其它

7.1　陶瓷结合剂的磨具产品检验有效期为 12 个月。

7.2　树脂和橡胶结合剂的磨具产品检验有效期为 6 个月。

7.3　超过检验有效期的陶瓷磨具需进行回转强度、外观、包装等方面的检验，合格后可顺延展证 3 个月，但不得进行第二次展证。

超过检验有效期的树脂和橡胶磨具不予展证。

(计数抽样表见附录 A)

附 录 A
计数抽样表

批量范围	特殊检查水平	
	S-3	S-4
1～8	A	A
9～15	A	A
16～25	B	B
26～50	B	C
51～90	C	C
91～150	C	D
151～280	D	E
281～500	D	E
501～1 200	E	F
1 201～3 200	E	G
3 201～10 000	F	G
10 001～35 000	F	H
35 001～150 000	G	J
150 001～500 000	G	J
≥500 001	H	K

正常检查一次抽样方案

样本大小字码	样本大小	合格质量水平(AQL)					
		0.40		4.0		40	
		A_c	R_e	A_c	R_e	A_c	R_e
A	2	↓		↓		2	3
B	3			0	1	3	4
C	5			↑		5	6
D	8			↓		7	8
E	13			1	2	10	11
F	20			2	3	14	15
G	32	0	1	3	4	21	22
H	50	↑		5	6	↑	
J	80	↓		7	8		
K	125	1	2	10	11		
L	200	2	3	14	15		
M	315	3	4	21	22		
N	500	5	6	↑			
P	800	7	8				
Q	1 250	10	11				
R	2 000	14	15				

附加说明：

本标准由中华人民共和国国家进出口商品检验局提出。

本标准由中华人民共和国山东进出口商品检验局起草。

本标准起草人钱新国、王正壮。

中华人民共和国进出口商品检验行业标准

出口棕刚玉磨料检验规程

SN/T 0357—95

Rules for the inspection of brown fused alumina abrasive materials for export

1 主题内容与适用范围

本规程规定了出口棕刚玉磨料的抽样条件、抽样方法、检验项目、检验方法、技术条件和质量判定规则。

本规程适用于出口棕刚玉磨料的检验,若合同有规定,按合同检验;合同无规定或规定不明确,按本规程检验。

2 引用标准

GB 2828 逐批检查计数抽样程序及抽样表(适用于连续批的检查)

GB 4676 普通磨料取样方法

GB 2477 磨料粒度及其组成

GB 2478 棕刚玉技术条件

GB 2481 磨料粒度组成测定方法

GB 2482 磨料磁性物含量测定方法

GB 7145 磨料磁性物含量

GB 2483 磨料标志和包装规定

GB 3043 棕刚玉化学分析方法

ZB Y28 006 出口塑料编织袋检验规程

GB 3604 普通磨料颗粒密度测定方法

GB 9258 涂附磨具用磨料微粉粒度及其组成

JB 3630 涂附磨具用磨料粒度组成

3 术语

3.1 提交批

是指为实施抽样检验而汇集成的一批棕刚玉磨料产品,该批产品可以具有多种规格,但均属同一合同。

3.2 检验批

在一个提交批中,由若干个规格组成一个检验批。同一检验批中应是采用同一种原料,同一种生产工艺生产的具有相同检验项目的产品,且规格尽量相近,化学成分(按重量百分比)相同。

3.3 规格

是指粒度规格。一个粒度号就是一个规格。

3.4 代表性规格样品

中华人民共和国国家进出口商品检验局1995-04-17批准　　1995-10-01实施

是指为实施抽样检查而在一个检验批中所抽取的某个规格的样品。

3.5 单位产品

是指为实施抽样检查的需要而划分的基本单位。棕刚玉磨料的基本单位为袋(桶)。

4 抽样

4.1 抽样条件

产品须经工厂检验合格,工厂质检部门应出具检验合格单;包装物料符合要求。

4.2 抽样方案及抽样方法

4.2.1 在一个检验批中,代表性规格的数量按照 GB 2828 中的一次抽样方案,采用检查水平 Ⅱ 确定。

4.2.2 在一个代表性规格产品中包装、重量、规格的检验样品,其数量是按照 GB 2828 中的一次抽样方案,采用特殊检查水平 S-3 确定。

4.2.3 在一个代表性规格中,品质(包括化学成分、物理性能)检验的样品数量一般只有一个;它是按照 GB 4676(不含 2.2、2.4.1)在包装样本的每个样品中各抽出一个试样,然后将该组试样合并、缩分而成。

5 检验

5.1 检验项目、检验方法及技术条件见表 1。

表 1

项目			检验方法	技术条件
包装	唛头标记		目测	GB 2483
	破损		目测	不允许有
重量			用校准之衡器称量	净重±0.8%
规格			目测	与抽查规格相符
品质	化学成分%(按重量百分比)	Al_2O_3	GB 3043	$4^{\#}$~$240^{\#}$ 按 GB 2478 W_{63}~W_{20}≥92 W_{14}~W_{10}≥91 W_7~W_5≥90
		TiO_2	GB 3043	$4^{\#}$~$240^{\#}$ 按 GB 2478 W_{63}~W_{20} 1.5~4.5 W_{14}~W_5 1.5~5.0
	粒度组成		GB 2481	GB 2477、GB 9258、JB 3630
	磁性物		GB 2482	GB 7145
	铁合金粒		GB 2482	GB 7145
	颗粒密度		GB 3604	GB 2478

5.2 不合格分类和 AQL 值见表 2。

表 2

分　类	不合格项目	AQL
A 类不合格	规格	0.25
B 类不合格 Ⅰ组	1. Al_2O_3 2. TiO_2 3. 粒度组成 4. 磁性物 5. 铁合金粒	1.5
B 类不合格 Ⅱ组	1. 包装物唛头标记 2. 包装物破损 3. 重量	2.5
C 类不合格	颗粒密度	6.5

在实施抽样检查时，对于 A 类不合格和 B 类不合格Ⅰ组，抽样方案中的 A_c、R_e 按单位产品(不合格单位产品)计；对于 B 类不合格Ⅱ组和 C 类不合格按项(不合格项数)计。

5.3 检验结果的判定

5.3.1 代表性规格的判定

5.3.1.1 若一个样品(或代表规格)同时存在几类不合格，则以合格质量水平(AQL 值)最严的一项统计。

5.3.1.2 代表性规格样品的 A 类不合格、B 类不合格Ⅰ、Ⅱ组和 C 类不合格按照 GB 2828 一次抽样方案判定。只有当上述四组检查结果均判为合格后，该代表规格才能判为合格。

5.3.2 批质量判定

5.3.2.1 一个检验批根据抽查的代表性规格数量，依据表Ⅱ给定的 AQL 值，按照 GB 2828 一次抽样方案。作出合格或不合格判定。

5.3.2.2 当一提交批中包括 2 个或 2 个以上的检验批时，则须全部检验批均判为合格后，该提交批方可判为合格。

5.4 检查的严格性调整

检查的严格性调整是逐批抽样检查方案不可分割的一个组成部分，按 GB 2828 标准 4.6 条确定的规则进行。

6 不合格的处置

6.1 当一个检验批不合格，如果不合格原因是由于化学成分的不合格造成的，该检验批不允许再提交检查；如果不合格的原因是其它项目的不合格造成的，允许生产厂或出口单位进行百分之百的整理检查，对发现的不合格品进行剔除或修整后并提供返工整理记录，再提交检查；再提交检查的次数只限于 1 次。剔除不合格品后，应进行相应数量的合格品补充。补充的产品必须与该检验批的产品采用同一原料、同一工艺、同一制造方法生产。

6.2 生产厂或出口单位对不合格检验批百分之百的整理检查，允许仅对构成该检验批棕刚玉磨料不合格的项目进行检查。

6.3 当一个提交批不合格，允许仅对构成该提交批不合格的检验批按上述要求进行处置后再提交检查，也可以剔除该检验批并补充另一检验批后再提交检查。

7 其它

7.1 正常仓储条件下，检验有效期为6个月，超过6个月者，要重新检查。

7.2 对检验合格有效期内的产品，出口时主要查验包装，核对唛头及数量；一般情况下不再检验品质。

附加说明：

本规程由中华人民共和国国家进出口商品检验局提出。

本规程由中华人民共和国河南进出口商品检验局负责起草。

本规程主要起草人贾殿徐。

前　　言

本标准引用了 GB/T 2007.1～7—1987《散装矿产品取样、制样通则》标准要求，对出口吨包装碳化硅取样制样方法、粒度测定进行了研究和编写。

本标准附录 A、附录 B 都为提示的附录。

本标准由国家认证认可监督管理委员会提出并归口。

本标准由中华人民共和国宁夏出入境检验检疫局负责起草。

本标准主要起草人：黄光泽、刘文丽、张川、张大平、刘建宇。

本标准系首次发布。

中华人民共和国出入境检验检疫行业标准

进出口吨包装碳化硅取样制样方法

SN/T 1039—2002

Method for the sampling and sample preparation of silicon carbide packed in metricton bags for import and export

1 范围

本标准规定了进出口吨包装碳化硅的取样制样及粒度的测定方法。

本标准适用于吨包装碳化硅的化学成分、水分及粒度测定的取样制样。

2 引用标准

下列标准所包含的条文,通过在本标准中引用而构成为本标准的条文。本标准出版时,所示版本均为有效。所有标准都会被修订,使用本标准的各方应研究探讨使用下列标准最新版本的可能性。

GB/T 2007.1～2007.7—1987 散装矿产品取样、制样通则

GB/T 4891—1985 为估计批(或过程)平均质量选择样本大小的方法

GB/T 13732—1992 粒度均匀散料抽样检验通则

3 一般规定

3.1 本标准规定总精确度 β_{sdm} 为±0.6%,取样精确度 β_s 为±0.4%,以碳化硅含量计。

3.2 如品质明显不均匀,包差大于2%,最大粒度超过规定或混入外来杂质,必须经加工整理后重新取样。

3.3 取样、制样所用设备、工具和盛样容器必须保持洁净,牢固耐用。

3.4 成分样品妥善保管,一般不得少于6个月,以备检查。

4 取样

4.1 取样总则

定量包装的碳化硅一般60 t为一检验批。按表1规定的数目随机抽取样包。具体取样方法按取样方法(4.5)要求进行。每批可随机倒出5%,从中下部用取样铲随意抽取0.5 kg份样其余按规定进行,若不够一检验批,低于30 t(吨包装),用逐包取样法进行。若粒度不均匀时,用倒包三铲法进行;若粒度在10 mm以下时,用扦子对角线法进行。

4.2 取样工具

a) 取样铲:约125 cm^2 容积的洁净铁铲。具体尺寸参照GB/T 2007.1。

b) 样钎:ϕ15 mm×500 mm(ϕ30 mm×750 mm)的不锈钢材料制成。

c) 带盖盛样桶或干净塑料袋。

4.3 份样数(取样包数)

应取最少份样个数见表1。

中华人民共和国国家质量监督检验检疫总局2002-01-16批准 2002-06-01实施

表 1　批袋包装碳化硅中应取最少份样个数

袋　　数	品质波动/%		
	小	中	大
	$SW<0.4$	$0.4\leqslant SW<0.6$	$SW\geqslant 0.6$
152～181	17	19	26
126～151	16	18	24
102～125	15	17	22
82～101	14	16	20
65～81	13	15	18
50～64	12	14	17
31～49	11	12	15
包差	<0.5	<1.0	<1.5

注：吨装 30 袋以下逐包取样，50 kg 包装取样，可按 GB/T 6679 进行。不同批量的份数(N_1)按下式计算：

$$N_1 = N\sqrt{\frac{W}{W_1}}$$

N——取样标准规定的基本批量应取份样数；

W——实际批量(件)；

W_1——基本批量(件)；

按上式计算所得最小份数如有小数时进为整数。

4.4　份样量

按表 2 取份样量。

表 2　最少份样量

取样方法	份样量/kg
逐包取样法	0.5
倒包三铲法	0.5
扦子对角线法	0.25

4.5　取样方法

4.5.1　逐包取样法

用取样铲取样，在袋口下 30 cm～50 cm 处取约 0.5 kg 份样。用取样钎取样，由包口呈对角线完全插入，将扦子旋转 180°取约 0.5 kg 样品。

4.5.2　倒包三铲法

根据批量和品质波动类型，按表 1 规定的份样数随机抽取样包，逐包倒于平整洁净的铁板或水泥地上，使成圆锥形，将样铲分别从圆锥底部外圈 120°角的三条母线插至圆心，然后垂直向上提起共取 3 铲，每袋共取 0.5 kg。

4.5.3　扦子对角线法

按表 1 规定的份样数随机抽取样包，敞开袋口将扦样器呈对角线自顶部完全插入，将扦子旋转 180°取出样品约 125 g，二扦共取份样量约 250 g。

4.5.4　水分样品应置于洁净密封的容器内，勿使水分在测定前发生变化。

5　制样

5.1　制样工具：

a）铁铲（尺寸同 4.2）；

b）颚式破碎机：SP100 mm×60 mm；

c）密封式振荡研磨机；

d）二分器（规格见 GB/T 2007.2）；

e）样铲和挡板；

f）白铁面混样台或橡胶板面混样台；

g）磁铁：10 N～15 N 磁力；

h）盛样器：900 mm×450 mm×100 mm　0.8 mm 普通钢板；

i）毛刷；

j）磨砂塞广口玻璃瓶（容量约 100 mL）；

k）分样筛。

5.2　制样程序：可根据需要参照表 3 所示程序同时或单独制备水分和分析样品。

表 3　制样程序表

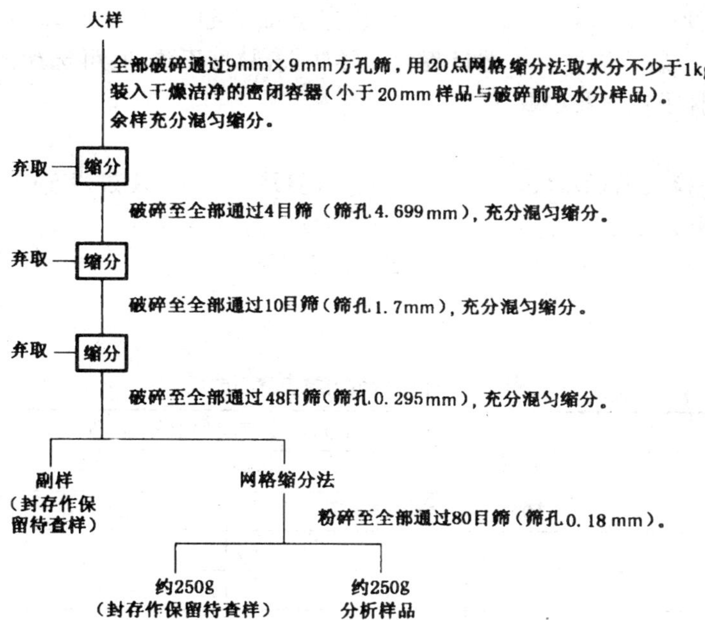

把通过 80 目筛（筛孔 0.18 mm）的 250 克样品充分混匀，缩分 20 g～50 g，用密封式研磨机研磨，至全部通过 100 目筛（筛孔 0.147 mm），用磁铁吸取铁屑，混匀作为分析样品。

5.3　缩分方法：可使用下列一个或几个方法并用。

5.3.1　二分器缩分法：按 GB/T 2007.2 执行。

5.3.2　网格缩分法：按 GB/T 2007.2 执行，样品厚度按表 4 进行。

表 4　样品粒度，样品层厚度及份样铲

样品粒度/mm	样品层厚度/mm	份样铲容积/mL	最小缩分留样量/kg	
			大样	副样
9 以下	25～35	约 125	15	7.5
5 以下	20～30	约 75	4	2
2 以下	15～25	约 40	2	1
1 以下	10～15	约 15	1	0.5

5.3.3　四分法：按 GB/T 2007.2 进行。

5.3.4 样品容器和标签

5.3.4.1 分析样品应装入磨砂塞广口瓶或密闭的容器中，并附以标签。

5.3.4.2 标签上注明以下各项：

a）编号；

b）品名、等级、类别、产地；

c）数(质)量：袋(t)；

d）取样、制样人员；

e）取样、制样地点、日期及天气。

6 粒度的测定

6.1 抽样总则

定量包装的碳化硅一般 60 t 为一检验批。按表 5 规定的取样数目随机抽取样包，用取样铲在离袋口下 30 cm～50 cm 处，取约 1 kg 份样，与此同时，从上述规定的抽样数目中抽取 10%袋，从每袋中下部位取约 1 kg 份样。若用取样扦取样，由袋口呈对角线完全插入袋中旋转 180°取约 0.5 kg 份样。若不够一检验批，低于 30 t(吨包装)，取样时可选择逐包取样法；若粒度不均匀，可选择倒包三铲法；若粒度在 10 mm 以下时，可选择扦子对角线法取样。

6.2 检验批

以不超过 60 t 为一检验批，如超过 60 t，按另一批计算取样数量。超过表 5 中规定的数量或以50 kg 包装则按 GB/T 6679 规定进行。

同一检验批的商品应具有相同的特征，如包装，标记，规格等。

6.3 抽样数量

按表 5 所示进行。

表 5 抽样数量表(按粒度)

批量/件	不同粒度范围的取样数/件		
	0～10 mm	0～20 mm	0～50 mm
1～10	10	10	10
11～49	11	12	15
50～64	12	14	17
65～81	13	15	18
82～101	14	16	20
102～125	15	17	22
126～151	16	18	24
152～181	17	19	26

注：未规定的粒度取样数应参照表中相应的粒度范围取样，如：0～5 mm 可参照 0～10 mm 取样进行。

6.4 抽样量

按表 6 抽取最少份样量。

表 6 抽样量表(按取样方法)

取样方法	份样量/kg
逐包取样法	1
倒包三铲法	5
扦子对角线法	0.25

6.5 粒度测定

按 GB/T 2007.7 进行。

附 录 A
（提示的附录）
评定品质波动试样示例

A1 品名：黑碳化硅。

A2 粒度：小于 8 mm。

A3 批量：各批均为 60 t(60 包)。

A4 试验方法：

从每批碳化硅中随机抽出 20 个样包，采用扦子对角线法用样扦从每包中取出约 0.25 kg 样品，分别破碎通过 9 目筛，将此 20 个份样制备成 20 个成分样品，用氢氟酸重量法测定碳化硅含量。

A5 试验根据和解析：见表 A1 和表 A2。

表 A1 品质波动试验数据 1

试样号	SiC(%)							
	94-2	94-3	94-7	94-8	94-10	94-13	94-20	94-28
1	97.92	97.25	97.37	97.35	98.02	97.13	96.78	96.10
2	98.13	97.41	97.48	98.32	98.27	97.85	96.07	96.43
3	98.33	97.92	97.09	97.62	98.91	97.13	96.51	96.20
4	97.53	97.79	97.12	98.11	98.00	98.10	96.54	96.57
5	97.77	97.34	97.07	97.82	98.09	97.71	95.57	96.63
6	97.83	98.32	97.42	97.63	98.10	98.31	95.72	96.13
7	98.46	97.35	97.59	97.25	97.98	98.18	96.28	96.61
8	98.44	97.54	97.49	97.13	98.02	97.07	96.32	96.02
9	98.25	97.44	97.08	97.53	98.31	97.84	96.04	96.05
10	98.01	97.68	97.39	98.10	98.86	98.17	96.14	96.18
11	97.38	97.39	97.27	97.49	97.99	97.15	96.19	96.13
12	97.71	97.68	97.00	97.14	97.37	97.63	96.78	96.18
13	97.69	97.35	97.25	97.42	98.28	97.67	96.51	96.43
14	97.65	97.72	97.07	97.01	97.99	97.71	96.54	96.43
15	97.64	97.53	97.02	97.15	98.31	97.39	96.57	96.61
16	97.38	94.82	97.31	97.30	97.96	97.72	96.12	96.43
17	97.49	97.02	97.98	97.18	98.01	97.64	96.28	96.57
18	97.78	97.15	97.27	97.28	98.64	97.77	96.14	96.61
19	97.80	97.30	97.62	97.54	98.31	97.43	96.19	96.18
20	97.43	97.54	97.98	97.58	97.86	97.54	96.78	96.20

表 A2 品质波动试验数据 2

$\overline{X}$	97.82	97.53	97.34	97.50	98.16	97.68	96.33	96.33
ΣX	1 956.32	1 950.54	1 946.87	1 949.95	1 963.28	1 953.64	1 926.67	1 926.69
ΣX^2	191 361.71	190 232.00	189 516.71	190 117.71	192 725.73	190 837.72	185 605.05	1 805 607.61
S_W	0.35	0.30	0.29	0.36	0.35	0.34	0.34	0.22

附 录 B
（提示的附录）
精确度校核试验方法

B1 试验目的

通过试验校核碳化硅取样、制样及测定精确度是否符合本规定要求。

B2 试验方法

按 GB/T 13732—1992 进行。

B3 制备两张控制图

记 X_{ij}为第 i 个副样第 j 个观察值，$i=1、2\cdots20$；$j=1、2$。

且记

$$R_i = |X_{i1} - X_{i2}| \qquad \cdots\cdots (B1)$$

$$\overline{R} = \frac{1}{20}\sum_{i=1}^{20} R_i \qquad \cdots\cdots (B2)$$

记

$$\overline{X}_i = \frac{1}{2}(X_{i1} - X_{i2}) \qquad \cdots\cdots (B3)$$

$$R_{si} = |\overline{X}_{i1} - \overline{X}_i| \qquad \cdots\cdots (B4)$$

用每个副样的两个试验的极差图来检验方差的稳定性，该图控制中心线及上、下限如下：

$$\begin{cases} \mathrm{UCL} = 3.267\overline{R} \\ \mathrm{CL} = \overline{R} \\ \mathrm{LCL} = 0 \end{cases} \qquad \cdots\cdots (B5)$$

用 20 个副样均值的移动极差图来检验制样方差的稳定性，其控制中心线及上、下限如下：

$$\begin{cases} \mathrm{UCL} = 3.27\overline{R} \\ \mathrm{CL} = \overline{R} \\ \mathrm{LCL} = 0 \end{cases} \qquad \cdots\cdots (B6)$$

按 GB/T 4891 中的规定判断，若上述两张控制图不稳定，则应调整制样和测试方法；若上述两控制图显示稳定，则剔除异常值（控制限外的个别值），用如下公式计算测试制样和取样方差。

$$S_{\mathrm{W}}^2 = \left(\frac{\overline{R}}{1.128}\right)^2 \qquad \cdots\cdots (B7)$$

$$S_{\mathrm{D}}^2 = \left(\frac{\overline{R}_{\mathrm{S}}^2}{1.128}\right)^2 - S_{\mathrm{W}}^2/2 \qquad \cdots\cdots (B8)$$

$$S_{\mathrm{S}} = \sqrt{\frac{S_{\mathrm{W}}^2}{\mathrm{n}} + S_{\mathrm{D}} + \frac{S_{\mathrm{W}}^2}{L}} \qquad \cdots\cdots (B9)$$

式中：$\overline{R}_{\mathrm{S}} = \frac{1}{19}\sum_{i=1}^{19} R_{si}$

S_{W}^2——由附录 A 得出。

B3.1 计算示例

随机选取 5 批，按上述程序制得 20 个试样，得到 SiC 含量。按 B2 试验方法得出数据见表 B1。

表 B1 精确度试验数据

试样号	X_{i1}	X_{i2}	R_i	$\overline{X}_i$	R_{si}
1	98.01	97.88	0.13	97.945	
2	97.92	97.75	0.17	97.835	0.110
3	98.13	97.41	0.32	97.97	0.135
4	98.33	98.13	0.20	98.23	0.260
5	97.77	97.34	0.43	97.555	0.675
6	97.83	98.03	0.20	97.93	0.375
7	98.46	98.66	0.20	98.56	0.630
8	98.44	98.24	0.20	98.34	0.22
9	98.25	98.05	0.20	98.15	0.19
10	98.01	97.88	0.13	97.945	0.205
11	97.38	97.39	0.01	97.388	0.560
12	97.71	97.68	0.03	97.695	0.310
13	97.69	97.35	0.34	97.52	0.175
14	97.65	97.72	0.07	97.685	0.165
15	97.64	97.53	0.11	97.585	0.100
16	97.38	97.82	0.44	97.60	0.015
17	97.78	97.58	0.20	97.68	0.08
18	97.49	97.29	0.21	97.385	0.295
19	97.50	97.30	0.20	97.40	0.015
20	97.43	97.54	0.11	97.485	0.085

如表 B1，则 $\overline{R}=0.1950$　　$\overline{R}_S=0.2421$

两张控制图的控制限分别为：

$R:\begin{cases}UCL:0.6371\\CL:0.1950\\LCL:0\end{cases}$　　$R_S:\begin{cases}UCL:0.7227\\CL:0.2421\\LCL:0\end{cases}$

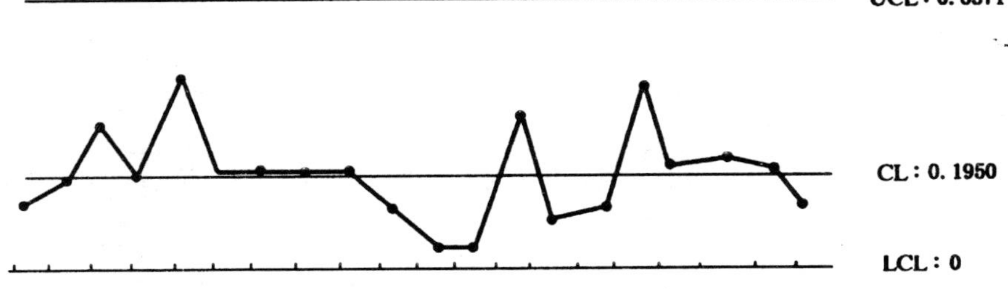

图 B1 测试值 R 图

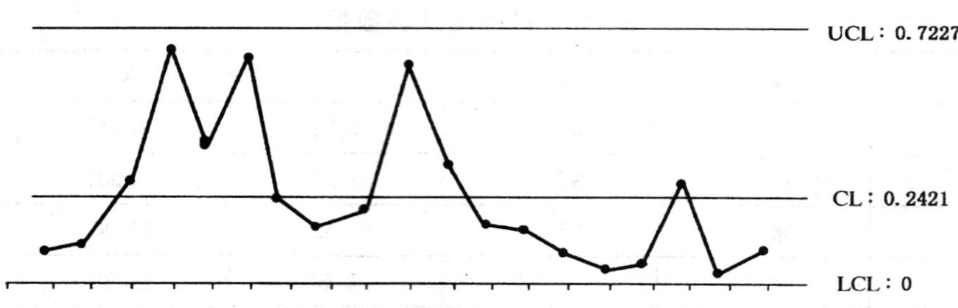

图 B2 副样同波动极差图

由于图 B1 和图 B2 均稳定也无异常值，则：

$\overline{S_M^2}=(R/1.128)^2=(0.195\ 0/1.128)^2=0.029\ 9$

$S_D^2=(0.242\ 1/1.128)-0.029\ 9/2=0.031\ 12$

$R_S^2=\frac{0.102\ 4}{100}+0.031\ 12+\frac{0.029\ 9}{20}=0.034$

B4 在使用上述 S_M^2 和 S_D^2 统计值时，必须注意现行的缩分和混合程序以及测试方法是否与估计 S_M^2 和 S_D^2 时采用的程序和方法一致，只有在两者一致的情况下，使用上述 S_M^2 和 S_D^2 的估计值才有效。

B4.1 计算出测定精确度 β_M，制样精确度 β_D 和取样精确度 β_S：

$$\beta_M = 2S_M \quad \cdots\cdots (B10)$$

$$\beta_D = 2S_D \quad \cdots\cdots (B11)$$

$$\beta_S = 2S_S \quad \cdots\cdots (B12)$$

B4.2 按下式计算总标准偏差 S_{SDM} 和精确度 β_{SDM}：

$$S_{SDM} = \sqrt{S_S^2 + S_D^2 + S_M^2} \quad \cdots\cdots (B13)$$

$$\beta_{SDM} = 2S_{SDM} \quad \cdots\cdots (B14)$$

将 β 值与所规定的精确度比较。

B4.3 取样系统误差校核按 GB/T 13732 执行。

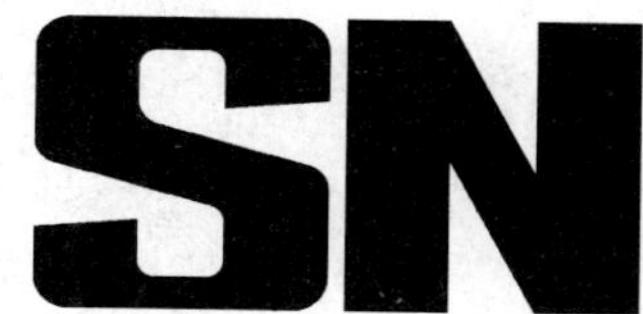

中华人民共和国出入境检验检疫行业标准

SN/T 1633—2005

锆刚玉中氧化锆(铪)含量的测定方法 氯氧化锆返滴定法

Determination of zirconia(hafnium)oxide in zirconia-alumina —Back titration with zirconium oxychloride standard solution

2005-08-18 发布　　　　2006-02-01 实施

中华人民共和国国家质量监督检验检疫总局 发布

前　言

本标准由国家认证认可监督管理委员会提出并归口。

本标准起草单位:湖北出入境检验检疫局、广东出入境检验检疫局。

本标准主要起草人:王永双、郑建国、梁献雷、张俊安、陈西征。

本标准系首次发布的出入境检验检疫行业标准。

锆刚玉中氧化锆(铪)含量的测定方法 氯氧化锆返滴定法

1 范围

本标准规定了氯氧化锆返滴定法测定锆刚玉中氧化锆(铪)量的方法。

本标准适用于锆刚玉磨料、锆刚玉耐火材料中氧化锆(铪)量的测定。测定范围(质量分数)为20%~45%。

2 规范性引用文件

下列文件中的条款通过本标准的引用而成为本标准的条款。凡是注日期的引用文件,其随后所有的修改单(不包括勘误的内容)或修订版均不适用于本标准,然而,鼓励根据本标准达成协议的各方研究是否可使用这些文件的最新版本。凡是不注日期的引用文件,其最新版本适用于本标准。

GB/T 12805 实验室玻璃仪器 滴定管

GB/T 12806 实验室玻璃仪器 单标线容量瓶

GB/T 12808 实验室玻璃仪器 单标线吸量管

3 原理

试样用硼酸-碳酸钠混合熔剂熔融分解后,在0.18 mol/L~0.36 mol/L盐酸介质中,加入盐酸羟胺还原铁,再准确加入过量的EDTA溶液配位Zr(Ⅳ),以二甲酚橙为指示剂,用氯氧化锆标准滴定溶液回滴过量EDTA至溶液由黄色变成紫红色为终点。

4 试剂

除非另有说明,在分析中仅使用确认为分析纯的试剂和蒸馏水或相应纯度的水。

4.1 硼酸-碳酸钠混合熔剂:一份硼酸与两份无水碳酸钠研细混匀。

4.2 盐酸(ρ=1.19 g/mL)。

4.3 盐酸(15+85)。

4.4 盐酸(1+1)。

4.5 盐酸(3.6 mol/L):取30 mL盐酸(4.2),加水稀释至100 mL。

4.6 盐酸羟胺溶液(50 g/L)。

4.7 EDTA溶液[c(EDTA)=0.01 mol/L]:称取3.7224 g容量法基准试剂级乙二胺四乙酸二钠($C_{10}H_{14}O_8N_2Na_2 \cdot 2H_2O$)于150 mL烧杯中,加50 mL水,低温加热溶解,冷却后移入1 L容量瓶中,用水稀释至刻度,摇匀。

4.8 二甲酚橙指示剂(2 g/L)。

4.9 氯氧化锆标准滴定溶液(0.01 mol/L或0.005 mol/L)。

4.9.1 配制

称取3.2225 g(或1.6112 g)氯氧化锆($ZrOCl_2 \cdot 8H_2O$)于200 mL烧杯中,加100 mL盐酸(4.5),加热溶解并保持微沸状态5 min,冷却后移入1 L容量瓶中,用水稀释至刻度,摇匀。

4.9.2 标定

用移液管量取20 mL EDTA溶液(4.7)于200 mL烧杯中,加6 mL盐酸(4.4),加5 mL盐酸羟胺溶液(4.6),加沸水 100 mL 并煮沸,加 2 滴二甲酚橙指示剂(4.8),立即以氯氧化锆标准滴定溶液(4.9.1)滴定至由黄色变成紫红色为终点。

按式(1)计算氯氧化锆标准滴定溶液相当于 EDTA 溶液的换算因数 f:

$$f = \frac{V_a}{V_b} \qquad \cdots\cdots(1)$$

式中:

f——氯氧化锆标准滴定溶液相当于 EDTA 溶液的换算因数;

V_a——移取 EDTA 溶液(4.7)的体积,mL;

V_b——回滴 3 份过量的 EDTA 溶液(4.7)时所消耗氯氧化锆标准滴定溶液(4.9.1)平均体积,mL。

计算结果表示到 4 位有效数字。

5 玻璃仪器

5.1 移液管:GB/T 12808 A 类。

5.2 滴定管:GB/T 12805 A 类。

5.3 容量瓶:GB/T 12806 A 类。

6 试样制备

试样应通过 88 μm(180 目)筛网,并在 105℃烘箱内烘 1 h～2 h 后置于干燥器内冷却至室温备用。

7 分析步骤

7.1 测定次数

在重复性条件下测定 2 次。

7.2 试料量

称取 0.3 g 试样,精确至 0.1 mg。

7.3 空白试验

在重复性条件下做空白试验。

7.4 测定

7.4.1 将试料(7.2)置于已盛有 3 g 硼酸-碳酸钠混合熔剂(4.1)的铂坩埚中,搅拌均匀,再覆盖 1 g 混合熔剂(4.1),盖上坩埚盖,将坩埚送入高温炉中,升温至 1 000℃～1 100℃,熔融 30 min,取出稍冷。

7.4.2 用水吹洗坩埚外壁,放入 250 mL 烧杯中,加入 100 mL 煮沸的盐酸(4.3),保持微沸状态浸出熔块,用水洗出坩埚及盖,补加 15 mL 浓盐酸(4.2),冷却至室温后转入 200 mL 容量瓶中,用水稀释至刻度,摇匀备用。

7.4.3 用移液管移取 20 mL 试液(7.4.2)于 250 mL 烧杯中,加入 5 mL 盐酸羟胺溶液(4.6),准确加入 EDTA 基准溶液(4.7)并约过量 5 mL,加 100 mL 沸水,煮沸,加入 2 滴二甲酚橙指示剂(4.8),立即以氯氧化锆标准滴定溶液(4.9.1)滴定至溶液由黄色变成紫红色为终点。

8 分析结果的计算

锆刚玉中氧化锆(铪)的质量分数按式(2)计算(以 ZrO_2 计):

$$x = \frac{c[(V_1 - V_2 f) - (V_1 - V_3 f)] \times 0.123\,222}{m \times \frac{V_5}{V_4}} \times 100 \qquad \cdots\cdots(2)$$

式中:

x——氧化锆(铪)的质量分数,%;

V_1——加入 EDTA 溶液(4.7)的体积,mL;

V_2——回滴过量的 EDTA 溶液(4.7)所消耗氯氧化锆标准滴定溶液(4.9.1)体积,mL;

V_3——回滴空白试液中过量的 EDTA 溶液(4.7)所消耗氯氧化锆标准滴定溶液(4.9.1)体积,mL;

V_4——试料溶液总体积,mL;

V_5——分取试料溶液体积,mL;

f——氯氧化锆标准滴定溶液相当于 EDTA 溶液的换算因数;

c——EDTA 溶液(4.7)浓度,mol/L;

m——试料的质量,g;

0.123 222——ZrO_2 的毫摩尔质量,g/mmol。

计算结果表示到小数点后两位。

9 精密度

本方法精密度是由 9 个实验室对 4 个水平试样进行测定,数据统计后确定。方法精密度见表 1。

表 1 精密度

氧化锆(铪)量水平范围 %	重复性 r	再现性 R
30～41	0.22	0.28

珠宝玉石和钻石标准

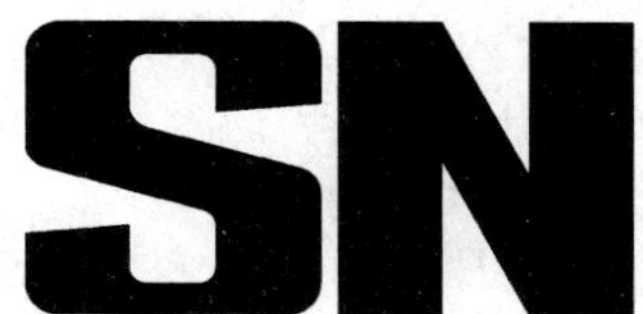

中华人民共和国出入境检验检疫行业标准

SN/T 2265—2009

毛坯钻石检验和分级

Rough diamond inspection and grading

2009-02-20 发布　　　　2009-09-01 实施

中华人民共和国国家质量监督检验检疫总局　发布

前　言

本标准参考了国家标准 GB/T 16554—2003《钻石分级》,国际标准 ISO/FDIS 11211-1:2002《抛光钻石分级　第1部分　术语及分类》、ISO/FDIS 11211-2:2002《抛光钻石分级　第2部分　检测方法》中的有关技术内容。

本标准的附录B为规范性附录,附录A为资料性附录。

本标准由国家认证认可监督管理委员会提出并归口。

本标准起草单位:中华人民共和国广东出入境检验检疫局、中山大学、上海交通大学、中华人民共和国上海出入境检验检疫局、中华人民共和国深圳出入境检验检疫局、中华人民共和国山东出入境检验检疫局、中华人民共和国浙江出入境检验检疫局、中华人民共和国宁波出入境检验检疫局、中华人民共和国珠海出入境检验检疫局。

本标准主要起草人:谭文明、薛华、丘志力、施健、何平、曹喆、梁伟章、龚盛玮、麦智强、张珠福。

本次为首次发布的出入境检验检疫行业标准。

毛坯钻石检验和分级

1 范围

1.1 适用范围

1.1.1 本标准规定了天然的单颗毛坯钻石的检验和分级规则。

1.1.2 本标准适用于宝石加工用途的单颗毛坯钻石的检验和外形、颜色、净度及质量分级。

1.2 适用条件

1.2.1 毛坯钻石质量不低于 0.002 g(0.01 ct,含),不超过 2.000 g(10.00 ct,含)。

1.2.2 毛坯钻石无皮壳。

1.2.3 毛坯钻石的颜色为无色至浅黄(褐、灰)色系列。

1.2.4 毛坯钻石的内部特征便于观察。

1.2.5 毛坯钻石预计加工成标准圆钻型,其他预计出成琢型可参照本标准的相关内容执行。

1.2.6 毛坯钻石未经覆膜、裂隙充填、改色等优化处理。

1.2.7 质量大于 2.000 g(10.00 ct)的毛坯钻石分级可参照本标准执行。

2 规范性引用文件

下列文件中的条款通过本标准的引用而成为本标准的条款。凡是注日期的引用文件,其随后所有的修改单(不包括勘误的内容)或修订版均不适用于本标准,然而,鼓励根据本标准达成协议的各方研究是否可使用这些文件的最新版本。凡是不注日期的引用文件,其最新版本适用于本标准。

GB/T 16552 珠宝玉石 名称

GB/T 16553—2003 珠宝玉石 鉴定

GB/T 16554—2003 钻石分级

GB/T 18303—2008 钻石色级目视评价方法

3 术语

GB/T 16552,GB/T 16553—2003,GB/T 16554—2003,GB/T 18303—2001 确立的以及下列术语和定义适用于本标准。

3.1

成品钻石 polished diamond

由毛坯钻石经琢磨及抛光而成,做装饰用途。常见琢型有标准圆钻型及其他异型等。

3.2

毛坯钻石 rough diamond

从沉积物或母岩中选取出来,未加工或仅经简单锯开、劈开、粗磨,或仅有少量抛光面(为了便于专业人士对毛坯钻石的内部特征进行观察抛光所致)的钻石。

3.3

毛坯钻石分级 rough diamond grading

从外形(shape)、颜色(colour)、净度(clarity)及质量(carat weight)四个方面对毛坯钻石进行等级划分。

3.4

外形分级　shape grading

通过观察和测量，从毛坯钻石的晶体形态及晶体破损程度两个方面对毛坯钻石的外形进行等级划分。

3.4.1

八面体　octahedron

等轴晶系晶体的常见单形之一(见图1)。

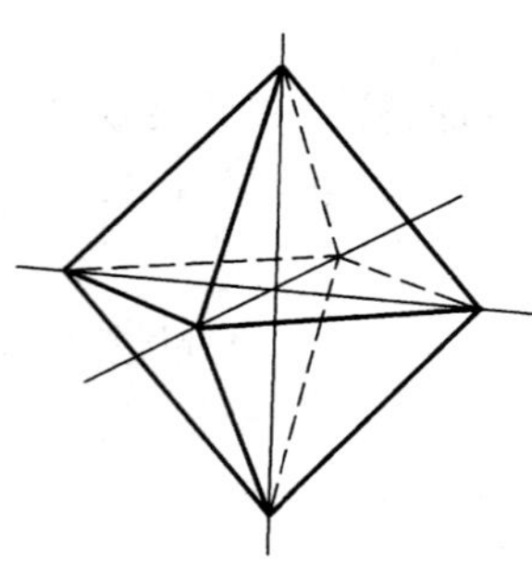

图1　八面体示意图

3.4.2

菱形十二面体　dodecahedron

等轴晶系晶体的常见单形之一(见图2)。

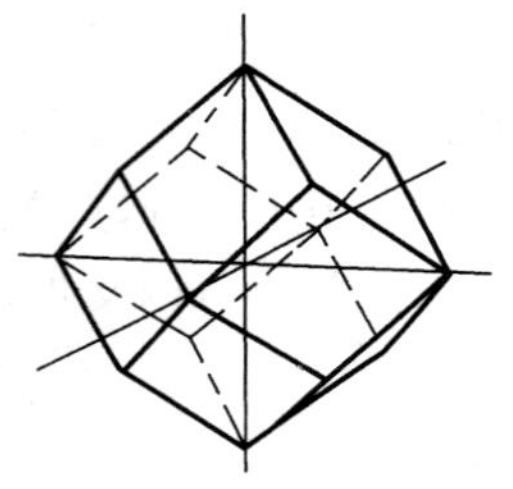

图2　菱形十二面体示意图

3.4.3

聚形　combination

两个或两个以上的单形的聚合。

3.4.4

连晶　intergrowth

两个或两个以上的单晶体，自然地生长聚集在一起。包括有连生晶体及各类双晶。

3.4.5

成型石　makeable

变形的、必须粗磨的八面体、菱形十二面体或晶面有各种蚀刻纹的带板状连生体的完整晶体，连晶及连晶残片。

3.4.6

可锯石　sawable

规则的八面体、菱形十二面体或晶面磨蚀不严重、轻微变形的较规则晶体。

3.4.7

变形率　deformation rate

晶体最长处与晶体最短处的比率。

3.4.8

出成率　yield

加工成的成品钻石(未镶嵌)总质量与原毛坯钻石的质量的比率。

3.5

颜色分级　colour grading

使用颜色分级专用仪器,或运用钻石比色石以目视比色法,在规定的环境下对毛坯钻石颜色进行等级划分。

3.6

净度分级　clarity grading

在10倍放大条件下,根据毛坯钻石内部和外部的特征进行等级划分。必要时,可对毛坯钻石进行小面积抛光。

3.6.1

毛坯钻石的内部特征　internal characteristics

包含在或延伸至毛坯钻石内部的天然包裹体、生长痕迹和人为造成的缺陷(参见表A.1)。

3.6.2

毛坯钻石的外部特征　external characteristics

暴露在毛坯钻石外表的天然生成痕迹和人为造成的缺陷(参见表A.2)。

3.6.3

成品钻石的净度分级　clarity grading of the polished diamond

成品钻石的净度分为LC、VVS、VS、SI、P五个大级别,细分为LC、VVS_1、VVS_2、VS_1、VS_2、SI_1、SI_2、P_1、P_2、P_3十个小级别。

注:成品钻石净度级别的划分规则见GB/T 16554—2003的5.2。

4　毛坯钻石检验

4.1　检验方法

毛坯钻石的检验方法见GB/T 16553—2003中4.1和4.2。

4.2　检验项目

a)　外观描述(颜色、形状、光泽、解理等至少两项);
b)　总质量(质量/总质量);
c)　光性特征(必要时);
d)　紫外荧光(必要时);
e)　放大检查;
f)　特殊性质(必要时);
g)　其他的特殊检测方法(必要时)。

5　质量分级

5.1　质量单位

毛坯钻石的质量单位为克(g),精确至0.001 g。钻石贸易中仍可沿用“克拉(ct)”作为质量单位。1.00 ct=0.200 g。

5.2　质量的称量

使用精确度为0.001 g的天平称量。质量数值保留至小数点后第3位。换算为克拉时,保留至小数点后第2位。克拉值小数点后第3位逢9进1,其他忽略不计。

5.3 质量级别

根据毛坯钻石晶体的质量，将毛坯钻石的质量划分为大钻(stone)、中钻(medium)、小钻(melee)三个级别。

5.4 质量分级规则

5.4.1 大钻

质量大于 0.200 g(1.00 ct，含)的毛坯钻石。

5.4.2 中钻

质量不低于 0.040 g(0.20 ct，含)，小于 0.200 g(1.00 ct)的毛坯钻石。

5.4.3 小钻

质量不低于 0.002 g(0.01 ct，含)，小于 0.040 g(0.20 ct)的毛坯钻石。

6 外形分级

6.1 外形级别

根据毛坯钻石晶体晶形的规则程度及晶体破损程度，将中钻和大钻的外形划分为很好(perfect)、好(excellent)、较好(fine)、一般(fair)、差(poor)五个级别。小钻的外形级别的划分遵照附录 B 的规定。

6.2 外形分级规则

6.2.1 很好

晶体完整，形状为理想的八面体、菱形十二面体、八面体与菱形十二面体的聚形，预计加工成标准圆钻型，适合做可锯石加工，通常情况下，预计加工出成率不低于 50%。

6.2.2 好

晶体完整，形状为八面体、菱形十二面体，八面体与菱形十二面体的聚形，略有变形，晶体变形率不超过 1.5∶1，预计加工成标准圆钻型，适合做可锯石加工，通常情况下，预计加工出成率高于 45%，但不超过 50%。

6.2.3 较好

晶体的角顶可能有轻微破损，形状为八面体、菱形十二面体、八面体与菱形十二面体的聚形，晶体变形率为 1.5∶1～2∶1，预计加工成标准圆钻型，适合做可锯石加工，通常情况下，预计加工出成率高于 40%，但不超过 45%。

6.2.4 一般

晶体中存在较严重的断面和破口，晶体变形率为 2∶1～3∶1，可有连晶，预计加工成标准圆钻型，适合做成型石加工，通常情况下，预计加工出成率高于 35%，但不超过 40%。

6.2.5 差

晶体严重破损，晶体变形率高于 3∶1，可有连晶，预计加工成标准圆钻型，晶体的加工方式及加工出成率受晶体形状影响极大，通常情况下，预计加工出成率不高于 35%。

6.3 分级要求

从事外形分级的技术人员应受过专门的技能培训，掌握正确的操作方法。由 2 名或 2 名以上技术人员独立完成同一样品的外形分级，并取得统一结果。

7 颜色分级

7.1 颜色级别

7.1.1 颜色级别

按毛坯钻石颜色变化，将中钻和大钻的颜色划分为白(Colorless)、浅白(Near Colorless)、浅黄白(Faint Yellow)、浅黄(Light Yellow)、黄(Yellow)五个大级别，又可细分为 D、E、F、G、H、I、J、K、L、M、N、<N12 个小级别，亦可用数字表示，详见表 1。小钻的颜色级别的划分遵照附录 B 的规定。

表 1　毛坯钻石颜色级别对照表

白			浅白				浅黄白		浅黄		黄
D	E	F	G	H	I	J	K	L	M	N	<N
100	99	98	97	96	95	94	93	92	91	90	<90

7.1.2　颜色级别划分规则

7.1.2.1　采用仪器划分颜色级别时，记录仪器测试的结果。

7.1.2.2　采用目视比色法划分颜色级别时，操作规则见 GB/T 18303—2008 的 5.1～5.3。

7.1.2.2.1　待分级毛坯钻石颜色高于比色石的最高级别，仍用最高级别表示该毛坯钻石的颜色级别。

7.1.2.2.2　待分级毛坯钻石颜色低于“N”比色石，则用黄或<N 表示。

7.2　分级要求

7.2.1　颜色分级应在无阳光直射的室内环境中进行，分级环境色调应为白色或灰色。采用目视比色法划分颜色级别时，应采用专用的比色灯，并以比色板或比色纸为背景。

7.2.2　从事颜色分级的技术人员应受过专门的技能培训，掌握正确的操作方法。由 2 名或 2 名以上技术人员独立完成同一样品的颜色分级，并取得统一结果。

8　净度分级

8.1　净度级别

在 10 倍放大条件下，中钻和大钻的净度分为 VVS、VS、SI、P、REJ 五个级别。小钻的净度级别的划分遵照附录 B 的规定。

8.2　影响净度的要素

8.2.1　外部特征

a）原始晶面；
b）表面纹理；
c）裂纹；
d）破口；
e）蚀坑；
f）蚀沟。

8.2.2　内部特征

a）点状包体；
b）云状物；
c）浅色包裹体；
d）深色包裹体；
e）内部纹理；
f）裂纹；
g）色斑及色块；
h）空洞；
i）特殊的结构缺陷。

8.3　净度分级规则

8.3.1　未观察到 8.2 规定的要素，或者在不影响毛坯钻石的正常加工出成率的前提下，8.2 规定的要素预计在加工过程中可去除，预计加工成成品钻石总体净度为 VVS 级及以上的，为 VVS 级。

8.3.2　在不影响毛坯钻石的正常加工出成率的前提下，8.2 规定的要素预计在加工过程中不宜被去除，预计加工成成品钻石总体净度为 VS 级的，为 VS 级。

8.3.3 在不影响毛坯钻石的正常加工出成率的前提下，8.2 规定的要素预计在加工过程中不宜被去除，预计加工成成品钻石总体净度为 SI 级的，为 SI 级。

8.3.4 在不影响毛坯钻石的正常加工出成率的前提下，8.2 规定的要素预计在加工过程中不宜被去除，预计加工成成品钻石总体净度为 P 级，抛光钻石透明度可能受到严重影响的，为 P 级。

8.3.5 规定的要素在加工过程中不宜被去除，预计做退料处理的，为 REJ 级。

8.4 分级要求

8.4.1 在 10 倍放大条件下分级，采用比色灯照明。

8.4.2 从事净度分级的技术人员应受过专门的技能培训，掌握正确的操作方法。由 2 名或以上技术人员独立完成同一样品的净度分级，并取得统一结果。

9 毛坯钻石分级报告的内容

9.1 毛坯钻石分级报告的内容

a) 报告编号；

b) 质量；

c) 颜色级别；

d) 净度级别；

e) 外形级别；

f) 签章和日期；

g) 其他可选择内容，如备注等。

9.2 除 g)外，9.1 中各项均为毛坯钻石分级报告中必须具备的内容。

附 录 A
（资料性附录）
常见毛坯钻石内、外部特征类型

表 A.1 常见毛坯钻石内部特征类型

编号	名 称	说 明
01	点状包体	毛坯钻石内部极小的天然固态包裹体。
02	云状物	毛坯钻石中朦胧状、乳状、无清晰边界的天然包裹体。
03	浅色包裹体	毛坯钻石内部的浅色或无色的天然固态包裹体。
04	深色包裹体	毛坯钻石内部的深色或黑色的天然固态包裹体。
05	内部纹理	毛坯钻石内部的天然生长痕迹，如生长纹理等。
06	裂纹	毛坯钻石内部或者延伸到内部的裂隙。
07	色斑及色块	毛坯钻石内部的颜色聚集。
08	空洞	毛坯钻石内部的破口。
09	特殊的结构缺陷	毛坯钻石内部的其他因结构所致的缺陷，如面缺陷等。

表 A.2 常见毛坯钻石外部特征类型

编号	名 称	说 明
01	原始晶面	毛坯钻石的天然结晶面。
02	表面纹理	毛坯钻石表面的天然生长痕迹和石纹。
03	裂纹	毛坯钻石表面的裂隙。
04	破口	毛坯钻石表面的损伤，可见晶体的部分缺损。
05	蚀坑	毛坯钻石表面的凹坑。
06	蚀沟	毛坯钻石表面的凹槽。

附 录 B
（规范性附录）
小钻分级规则

B.1 小钻的外形分级

小钻的外形根据适合的加工工艺分为成型石、可锯石两个类别。

B.2 小钻的颜色等级

小钻的颜色分为 4 个等级。与中钻和大钻的颜色级别的对应关系详见表 B.1。

表 B.1 小钻与中钻和大钻的颜色等级对照表

小钻的颜色等级	白 Colorless	浅白 Near Colorless	浅黄 Light Yellow		黄 Yellow
中钻和大钻的颜色级别	白(D、E、F)	浅白(G、H、I、J)	浅黄白(K、L)	浅黄(M、N)	黄(<N)

B.3 小钻的净度等级

B.3.1 在 10 倍放大条件下，小钻的净度分为 VS、SI、P、REJ 四个等级。

B.3.2 在不影响该毛坯钻石的正常加工出成率的前提下，预计加工成成品钻石总体净度为 VVS-VS 级的，为 VS 级。

B.3.3 在不影响该毛坯钻石的正常加工出成率的前提下，预计加工成成品钻石总体净度为 SI-P_2 级的，为 SI 级。

B.3.4 在不影响该毛坯钻石的正常加工出成率的前提下，预计加工成成品钻石总体净度为 P_3 级的，为 P 级。

B.3.5 预计做退料处理的，为 REJ 级。

参 考 文 献

[1] E. Vleeschdrager. Hardness 10:Diamond,Paris,Gaston Lachurie,1986.

[2] 史恩赐.国际钻石分级概论,北京,地质出版社,2001 年 2 月第一版.

[3] 张涌涛.钻石工艺,香港,三联书店、上海科学技术出版社,1984 年 4 月第一版.

[4] Watermeyer. Diamond Cutting,South Africa,Bytes Documents Solutions,2003 fifth edition.

[5] 国家质量监督检验检疫总局.金伯利进程证书制度与毛坯钻石检验,北京,中国标准出版社,2006 年 7 月第一版.